これだけは知っておきたい

小児医療の知識

編著 **別所文雄** 杏林大学 教授

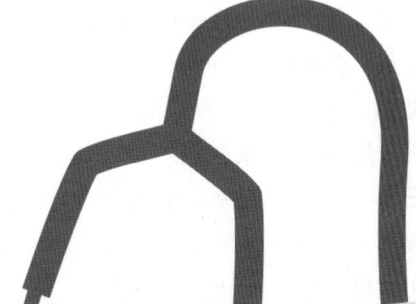

- 小児をみるとき念頭におくべき発達生理の知識

- 日常よく出会う注意すべき疾患

- 小児保健

- 小児のおもな症状と診療の要点

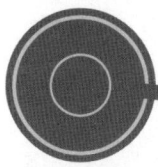
株式会社 新興医学出版社

編集

別所　文雄

執筆者一覧（執筆順）

別所　文雄	杏林大学
水口　　雅	東京大学
石井　榮一	佐賀大学
金兼　弘和	富山医科薬科大学
宮脇　利男	富山医科薬科大学
五十嵐　隆	東京大学
田中　敏章	国立成育医療センター
永田　　智	順天堂大学
山城雄一郎	順天堂大学
柳川　幸重	帝京大学
河野　寿夫	杏林大学
田中　弘之	岡山大学
野々山恵章	防衛医科大学校
伊藤　　進	香川大学
脇口　　宏	高知大学
菅谷　憲夫	けいゆう病院
城　　宏輔	埼玉小児医療センター
林　　良樹	青梅市立総合病院
関根　孝司	東京大学
賀藤　　均	東京大学
岩田　　力	東京大学
中西　俊樹	浜松医科大学
大関　武彦	浜松医科大学
渡辺　　博	東京大学
加藤　達夫	聖マリアンナ医科大学
浅井　利夫	東京女子医科大学
大久保由美子	名古屋市立大学
伊藤　哲也	名古屋市立大学
松田　博雄	杏林大学
山中　龍宏	緑園こどもクリニック
高橋　裕子	奈良女子大学
早川　　浩	東京家政学院短期大学
三山佐保子	東京都立清瀬小児病院
菅谷　明則	東京都立清瀬小児病院
松山　　健	公立福生病院
横田俊一郎	横田小児科医院
吉野　　浩	杏林大学
井田　孔明	東京大学
崎山　　弘	崎山小児科
塩川　弘郷	自治医科大学
斎　　秀二	浜松医科大学
藤澤　泰子	浜松医科大学
田中　恭子	国立精神・神経センター
加我　牧子	国立精神・神経センター
宮島　　佑	東京医科大学
田中　英高	大阪医科大学
宮本　信也	筑波大学

序文

　新しい初期研修制度が始まって2年目を迎え，多くの研修施設で小児科での研修が始まったか始まろうとしているのではないかと思われる。ここで，「小児科の研修」ではなく，「小児科での研修」と表現したことにご注意頂きたい。初期研修の目的は，その期間が2年間とされていることからわかるように，細分化した医療のそれぞれをまんべんなく経験することではなく，将来の専門領域での医療の基礎になる，すべての医師が身に着けていなければならない基本的な知識と技量を習得することであるはずである。ところが，さまざまな面で，すべての大人は小児の時期を経過して大人になっていること，とくに小児の時の健康状態が大人になってからの健康状態におおいに関係していることがしばしば忘れられているとしか思いようがない施策が実施されている。この現実に始まっている初期研修制度もその例外ではない。内科での研修は6ヵ月であるが，この6ヵ月間を，複数ある各専門内科を順繰りに回るため，各専門科での研修が短期間になってしまい，各専門内科では，腰掛け程度に来る研修医に教える意欲がわかないという意見もあるという。まったく初期研修の意義を理解していない意見である。どの専門内科でもよいから，大人をみるために必要な知識と技量を身に着けるのが「内科での研修」であるというとらえ方をすべきであり，「内科の研修」ではないことを認識すべきである。小児科での研修期間は2ヵ月となっている施設が多く，1ヵ月しかない施設もある。仮に大人をみるための研修に6ヵ月が必要ならば，小児をみるための研修も6ヵ月，むしろ自身が大人である研修医にとっては特殊な存在である小児を扱う場合は，それ以上の時間が必要かもしれない。このような観点から，内科の6ヵ月も小児の1ヵ月も見直しをする必要がある。目の前に現れた患者を，それが大人であれ，子どもであれ，またどのような訴えであれ，初期診療をおこない，必要に応じて，小児科や専門内科もそれらの一つである「専門科」に相談し，あるいは紹介することが出来る医師を育てることが初期研修である。

　小児の特徴は，いうまでもなく成長，発達の途上にあるということである。小児は，解剖学的にも，生理的にも，精神・心理的にも大人とは大きく異なっている。小児科での研修は，この点を十分に理解し，億劫がらずに子どもに接することが出来る技量を身に着けることである。本書は，短い小児科での研修に際して，そのための一助になると共に，初期研修終了後にも，小児科以外を専門とする医師が座右において診療の助けとなることを目指して企画したが，目的通り子どもをみるすべての医師に役立てていただけることを願っている。

2006年1月

別所　文雄

目次

小児をみるとき念頭におくべき発達生理の知識

1　成長・発育 ……………………………………………… 1
2　神経・精神機能 ………………………………………… 7
3　血液リンパ系 …………………………………………… 13
4　免疫系 …………………………………………………… 21
5　腎機能の発達と水電解質の調節 ……………………… 27
6　内分泌・代謝 …………………………………………… 31
7　肝・消化器 ……………………………………………… 41
8　循環器 …………………………………………………… 49
9　胸郭と呼吸器系 ………………………………………… 53
10　骨・骨格系 ……………………………………………… 59
11　体温調節 ………………………………………………… 65
12　薬物動態（ADME） …………………………………… 69

日常よく出会う注意すべき疾患

1　麻疹 ……………………………………………………… 75
2　風疹 ……………………………………………………… 79
3　流行性耳下腺炎（ムンプス） ………………………… 83
4　伝染性紅斑 ……………………………………………… 87
5　突発性発疹（HHV6感染症，HHV7感染症） ……… 91
6　水痘・帯状疱疹 ………………………………………… 95
7　インフルエンザウイルス ……………………………… 101
8　溶連菌感染症 …………………………………………… 105
9　伝染性膿痂疹 …………………………………………… 109
10　伝染性軟属腫・ウイルス性疣贅 ……………………… 111
11　上・下気道炎・中耳炎 ………………………………… 115
12　化膿性髄膜炎・ウイルス性髄膜炎 …………………… 121

13	尿路感染症	125
14	急性腎炎症候群	129
15	ネフローゼ症候群	133
16	Henoch-Schönlein 紫斑病	137
17	川崎病	141
18	アトピー性皮膚炎・食物アレルギー・花粉症	147
19	気管支喘息	151
20	糖尿病	157
21	食中毒	161

小児保健

1	乳幼児健診	169
2	予防接種	173
3	基礎疾患のある児の予防接種	179
4	学校保健・学校検診	185
5	新生児マス・スクリーニング	191
6	学校検尿	197
7	心臓検診	205
8	虐待	213
9	事故の予防活動の展開	219
10	喫煙・受動喫煙・禁煙教育	225

小児のおもな症状と診療の要点

1	発熱	235
2	発疹	239
3	咳・喘鳴	243
4	呼吸困難	247
5	チアノーゼ	253
6	不整脈	257
7	頭痛	265
8	胸痛	271

9	腹痛	277
10	四肢痛	283
11	嘔吐・下痢・便秘	287
12	貧血	293
13	鼻出血・紫斑	299
14	リンパ節腫脹	305
15	腹部膨隆	309
16	いびき，閉塞型睡眠時無呼吸症候群	313
17	睡眠障害	317
18	体重増加不良	323
19	肥満	327
20	低身長	333
21	乳房発育・思春期早発と遅発	343
22	痙攣	349
23	意識障害	353
24	不機嫌	359
25	浮腫	363
26	欠尿	367
27	血尿	371
28	めまいと耳鳴り	375
29	夜尿症	381
30	学習障害	387
31	行動異常	393
32	精神発達障害	397
33	チック	403
34	不定愁訴	407
35	摂食障害	413

これだけは知っておきたい小児医療の知識
日常よく出会う注意すべき疾患

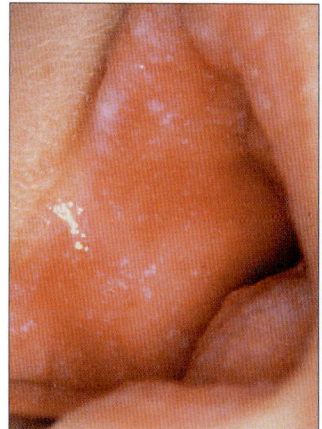

写真1　コプリック斑
（本文 p.75 参照）

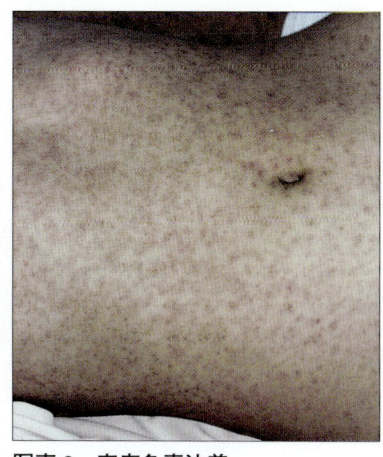

写真2　麻疹色素沈着
（本文 p.76 参照）

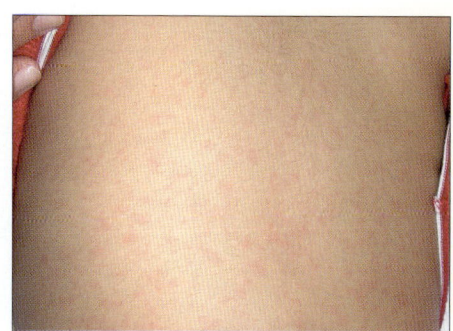

写真3　風疹
（本文 p.80 参照）

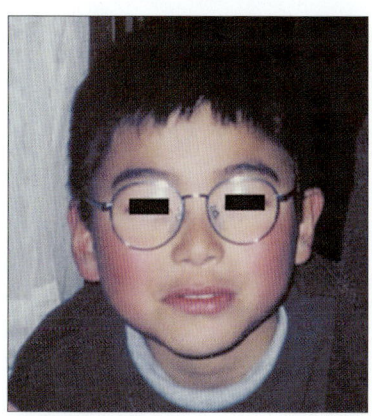

写真4　伝染性紅斑
（本文 p.87 参照）

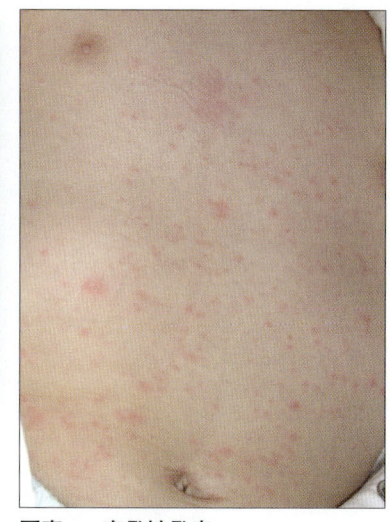

写真5　突発性発疹
（本文 p.91 参照）

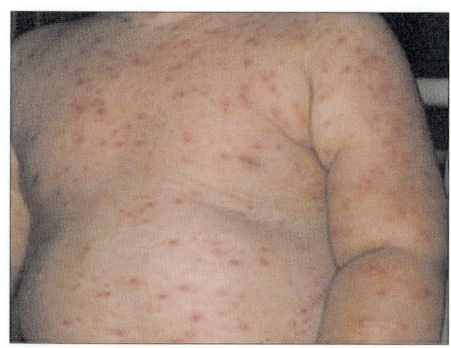

写真6　水痘
（本文 p.95 参照）

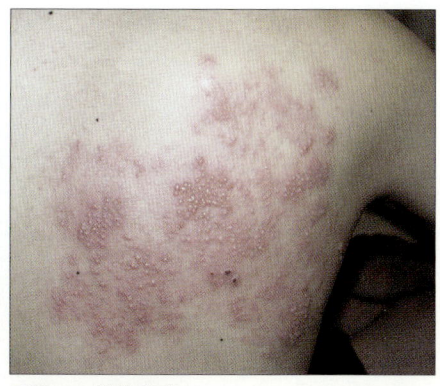

写真7　帯状疱疹
（本文 p.96 参照）

小児をみるとき念頭におくべき発達生理の知識

1 成長・発育

　「子どもはおとなのミニチュアではない」といわれる。子どもをみるとき必要なことはほぼこのことに尽きるといっても過言ではない。では「おとなのミニチュアではない」とはどのようなことであろうか。この疑問に答えるためには，子どもの特性をよく理解する必要がある。第1に，構造上の特性がある。これは，体の各部分の大きさの比率が成人のそれとはいちじるしく異なっていることである。第2に，諸臓器の機能が発達途上にあり，未熟であることである。第3に，それらの特性のため，子どものときに受けた外部からの働きかけの効果が，いわゆる晩期効果として長期間の後に現れることがある，ということである。

　精神身体の発達生理については各論として以下に詳しく述べられているので，ここでは発達生理の知識を念頭におくことが診療上のどのような問題と関係して重要であるのかを，いくつかの例について特に解剖学的な面に焦点を当ててみてみたい。

　まず，構造上の特性である。体の各部分の大きさの比率が成人と異なっていることは，実際の診療手技に影響を与える。たとえば，脊髄と脊椎管との関係をみると（図1），胎生8

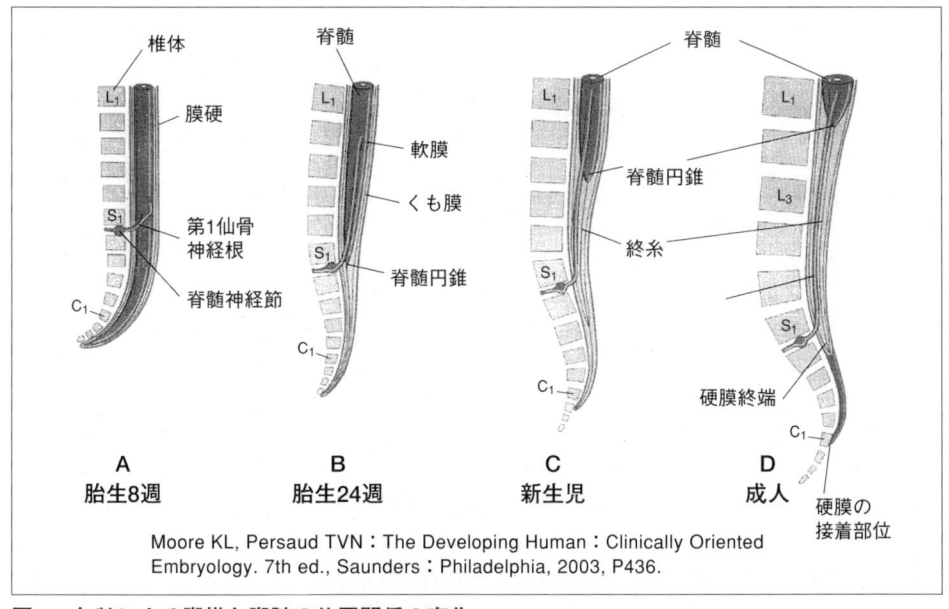

図1　年齢による脊椎と脊髄の位置関係の変化

週の頃には脊髄は脊椎管全体を占めているが，在胎週数が進むにつれて脊髄の大きさに比し脊椎管の大きさがより大きくなるため，脊髄の尾側端は，在胎6ヵ月では第1仙骨（S1）の付近に，出生時には第3腰椎（L3）付近になる。出生後もこの傾向は続き，最終的には平均的な成人の第1腰椎（L1）下端（第12胸椎（Th12）からL3の幅がある）のレベルにまで上昇する。これにしたがって，腰椎穿刺をおこなう部位は小児の場合はL3とL4の間であるが，成人ではL3とL4の間に加え，L2とL3の間でも可能であるというように，小児と成人とでは異なってくる。このことは，白血病の治療などのため繰り返し腰椎穿刺が必要な場合には重要な意味を持ってくる。成人や年長児では穿刺部位を交互に変えることにより，老化のために生じやすくなっている硬膜の損傷の可能性を小さくすることができる。

一般に薬剤の用量を決める際には体重あるいは体表面積当りを用いる。ところが，脳脊髄液腔の大きさの発育と体全体の大きさの発育との間に比例関係がない。脳脊髄液の相対的な大きさは若年者ほど大きい（図2）。したがって，脳脊髄液腔への薬剤の投与量は，体重や体表面積を基に計算して決めるべきではなく，年齢によって決めるべきである。実際に，体重あるいは体表面積で計算して決めていたときにみられていた幼若児では再発が多く，年長児ではむしろ副作用が多くなるという現象が，一部はこのことによって説明されるものと思われる。

急性リンパ球性白血病（ALL）の治療で中枢神経系白血病の予防対策が重要であることはよく知られていることであり，それが放射線照射による場合はもとより，超大量メソトレキサートによる場合であっても，患児の中枢神経系機能に大きな影響を与えることもよく知られている。またALLの年齢分布をみると2〜6歳にピークがあることもよく知られている。このことは，有名なScammonの発育曲線

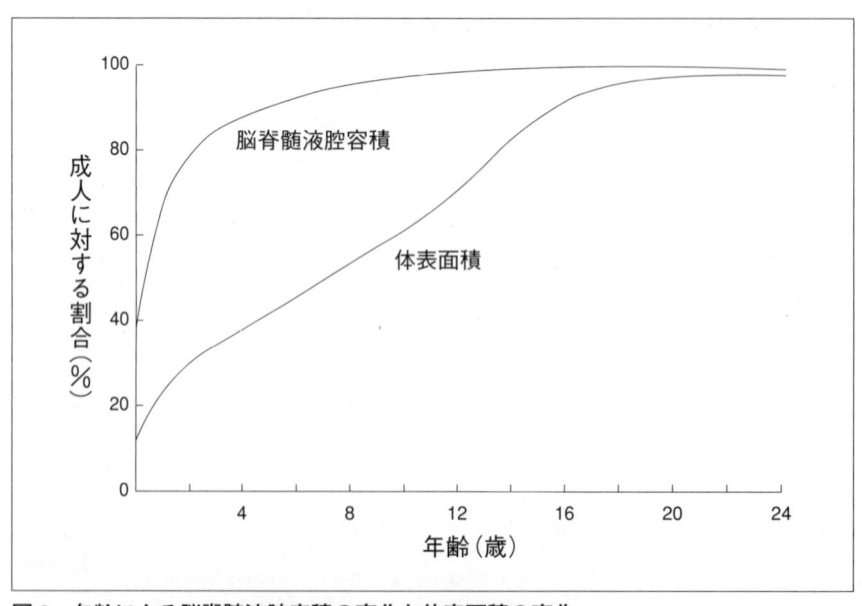

図2　年齢による脳脊髄液腔容積の変化と体表面積の変化
（Bleyer WA：Cancer Treat Rep 61：1419-1425, 1977から翻訳引用）

にALLの年齢分布図を重ねてみると（図3），中枢神経系の急速な発育の時期にALLの発生年齢のピークがちょうど重なっていることからよく理解できることである。

　この中枢神経系白血病予防のための放射線照射についてはもう一つ，散乱線による甲状腺への照射量の問題がある。若年者ほど脳頭蓋が顔面頭蓋に比べて大きいということから，頭蓋照射の照射野の下限から甲状腺までの距離が近く（図4），その結果，若年者ほど甲状腺への散乱線の量が大きくなり，1歳前後では甲状腺の照射量は頭蓋照射量の7％にもおよぶ（図5）。この量は，放射線照射後に甲状腺が示すことが知られている病理学的変化を引き起こすに十分な量になる。

　アルキル化薬の多くは悪性腫瘍の治療に使われるものであるが，シクロフォスファミドのように免疫抑制剤として使われる場合もある。この種の薬剤や放射線照射は，性腺に対して性・年齢依存性に障害を及ぼす。男性の場合，若年ほど影響を受けやすいが，女性の場合，思春期にその影響を強く受ける。この違いは，精子と卵子の形成過程の違いによるものと考えられている。

　ところで，現在の医療行為がその時点で及ぼす影響についてはたいへんわかりやすいが，発育・発達の途上での影響が，後年あきらかになるような場合については注意が必要である。しかも，その影響を知るためには小児期を越えた長期の観察が必須である。たとえば，心毒性を示すことが知られているアントラサイクリン系薬剤については，使用当座には心

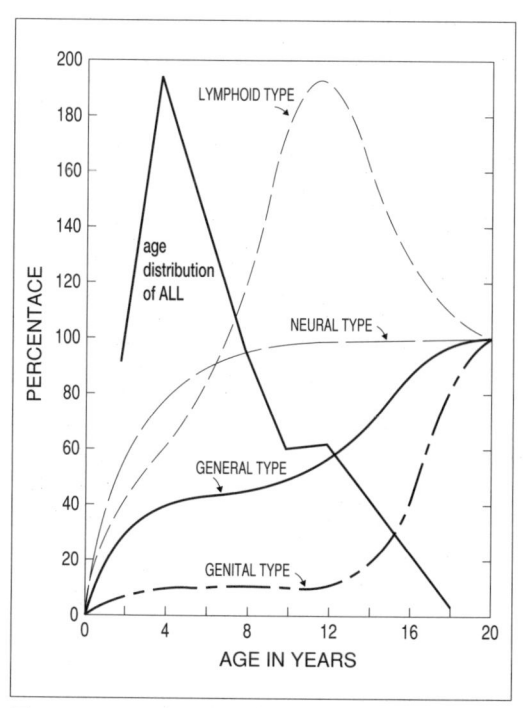

図3　Scammonの図と急性リンパ球性白血病の年齢分布の重ね合せ

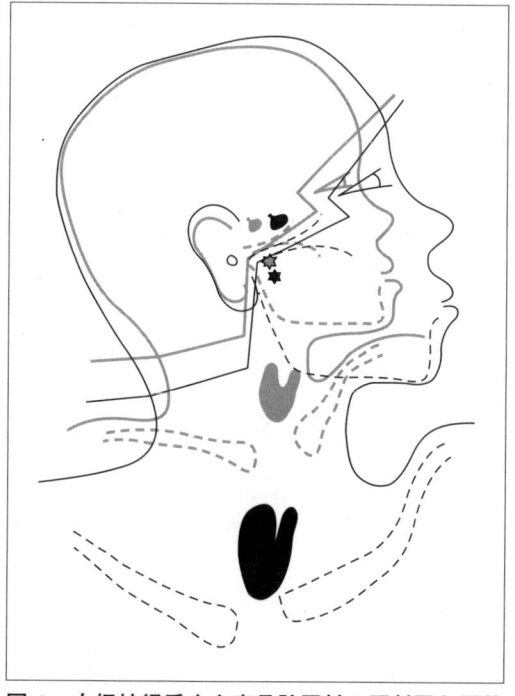

図4　中枢神経系白血病予防照射の照射野と甲状腺との位置関係
　　　グレーは5歳，黒は14歳。星印はアデノイドの位置。
　　　（別所文雄：小児癌治療における臓器障害とその対策．癌の臨床 31：1231-1239, 1985.）

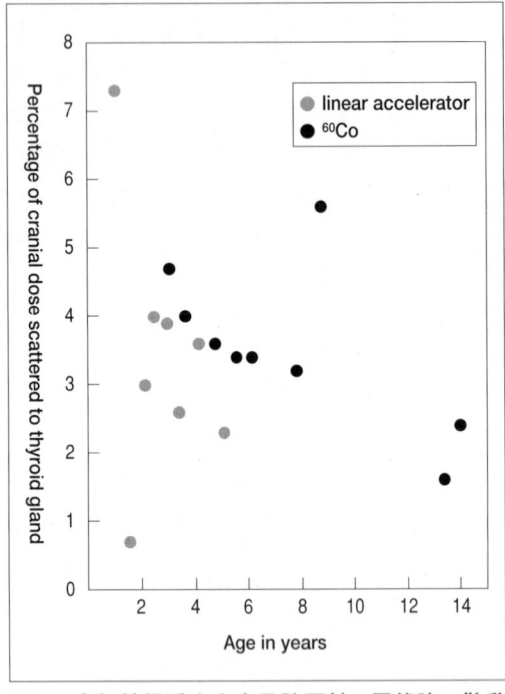

図5 中枢神経系白血病予防照射の甲状腺へ散乱する割合（％）
（Bessho F, Ohta K, Akanuma A, Sakata K : Dosimetry of radiation scattered to thyroid gland from prophylactic cranial irradiation for childhood leukemia. Pediatr Hematol Oncol 11 : 47-53, 1994.）

機能の低下をもたらさない程度の使用量であっても，以降の心臓の発育が障害されるために患児が成人に達してから必要で十分な機能を獲得できず，心不全に陥ることがあることが知られている。

近年，生活習慣病が問題視されているが，これは単に，成人だけの問題ではなく，人の一生にわたる問題として捉えることが重要である。しかも，人の一生としては生まれてからではなく，出生前の胎児の時をも含めての一生であるというところに重要性がある（図6）。近年，出生後の疾患の基礎が在胎中につくられるということに注目が集まっている。妊娠中の女性の極端な減量が低出生体重児の出生に繋がり，さらにこれが後年の心・血管系疾患，インスリン抵抗性，骨粗鬆症の発生の危険率を高めることが見出された。また，小児期の白血病は，その起源が在胎中にあるという分子遺伝学的証拠も蓄積されつつあり，それを裏付ける大規模な疫学調査結果もある。

小児期の肥満（早すぎる adiposity rebound）

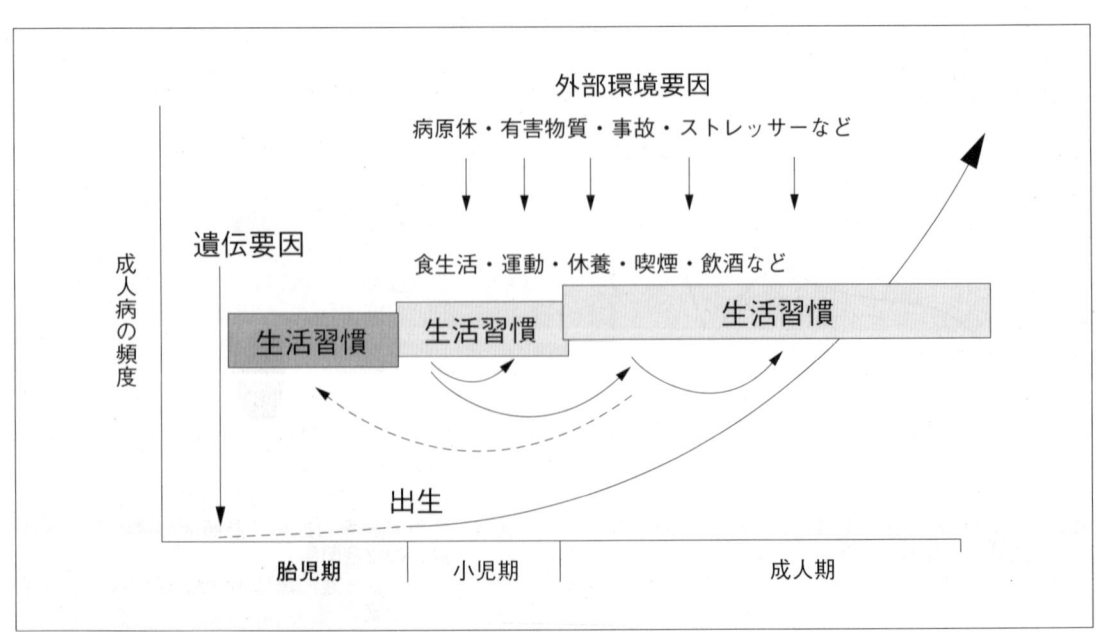

図6 成人病の発生の諸要因の関係

が，後年の肥満とそれに伴う糖尿病などの疾患の発生の危険性を高めるといわれている。カルシウムの骨への沈着は，思春期から成人に達する頃に最大となり (bone peak mass)，それ以降は減少の一途をたどる。したがって，極端なダイエットにより，この時期に十分なカルシウムの補充がなされないと，後年になって容易に骨粗鬆症に陥る。

このように，子どもをみるときには，発育・発達を念頭において，目の前の子どもが刻々と変化するそれらの過程のどこに位置しているのかを見きわめることが大切である。それによって，検査結果を解釈し，おこなおうとする医療行為の内容を決定する必要がある。医療行為の内容の決定は，おこなう時点での発育・発達に応じておこなうばかりではなく，その効果を将来にわたって予測し，その予測される結果を考慮しておこなうことが必要である。

〔別所文雄〕

Note

2 神経・精神機能

小児の神経・精神機能の発達に伴う変化，特に「正常発達では何歳で何ができるようになるか」に関しては，どの教科書にも記載されている。そこで，本稿ではやや基礎的な観点から小児脳の正常発達や小児期脳障害の特徴について概観することとする。

脳の肉眼的・組織学的形態形成

肉眼的な形態形成という見地からみた場合，脳はもっとも早期に成長する臓器である。このため小児は体重に比し脳重（脳の重量）が重い[1]（表1）。

しかし，脳の組織学的な形態形成は胎児期から出生後まで続き，特に神経線維の髄鞘化や神経回路の構築（シナプス形成）は，部位によっては成人期にいたるまで継続する。脳機能の発達はこれらの組織学的成熟に対応し，小児期全体を通じて進行する。

表1 成長に伴う脳重，体重，脳重/体重比の変動

年齢（歳）	0	1	6	12	20
脳重（kg）	0.34	0.92	1.24	1.35	(1.40)
体重（kg）	3.4	10.8	21.9	43.2	(64.0)
脳重/体重（%）	10.0	8.5	5.7	3.1	2.2

0〜12歳の脳重，体重はCoppolettaら[1]，20歳の脳重，体重は田中ら[2]による。

小児脳の臨界期と可塑性

小児の脳は発達途上にある。大きな障害を受けると，その時点以降の脳の発達プログラムに狂いを生じることが多い。このため，成人の脳ではみられない二次的な発達障害をきたしうる。

また，脳の各系には臨界期（critical period）という決定的に重要な時期があり，臨界期の発達が妨げられると，永続的な構造・機能の障害を遺しやすい。適切な入力刺激が入らないためにこのような事態が生じる例として，乳幼児期の視覚刺激遮断（先天性白内障など）による弱視，愛情遮断（虐待など）による認知・愛着障害，言語遮断（高度難聴，両親の言語障害など）による言語・知的発達遅延などがあげられる。

その反面，小児の脳は障害の影響を代償するためにプログラムを変更することができる。この場合，脳の一部分に病変が生じても，それ以外の部分が病変部の機能を代行するべく，神経回路の改造がおこなわれる。このようにして脳が自らを修復する能力を可塑性（plasticity）と呼ぶ。小児の脳には成人に比し大きな可塑性が秘められている。

小児脳の神経細胞数とシナプス数

小児の脳は前に述べたように可塑性に富むが，その背景には神経細胞とシナプスの数に余裕があるという事実がある。

脳では，必要とされる以上の数の神経細胞がまずつくられ，そのうち不要とされた細胞が死滅する現象（プログラム神経細胞死）が生理的にみられる。胎児期には産生される細胞数が死滅する細胞数を上回るため，神経細胞数が増加する。しかし出生後には，産生が激減するのに対し生理的な細胞死は続くため，バランスがマイナスとなり，ヒトの生涯を通じて脳の神経細胞数は減り続ける。逆の見方をすると，新生児は神経細胞数にかなりの余裕を持った状態で生まれてくる。このため脳の損傷により多数の神経細胞が予定外の死をとげても，発達期の脳には補欠要員が多いため，その埋め合わせをする余力がある[2]。

神経細胞と神経細胞の間はシナプスという連絡装置で結ばれる。シナプスは一方の神経細胞の電気的興奮を，神経伝達物質を利用することにより化学的変化にいったん変換して，他方の神経細胞に伝達する。シナプス形成により脳は精緻なコンピュータに比すべき回路となる。このシナプスも必要数のみがつくられるのではなく，いったん過剰な数ができた後に，つなぎ間違いのあったものや必要度の低かったものが削除される。ヒトの大脳では，シナプス密度は出生から2歳までにほぼ倍増し，その後減少に転じて10歳代に成人のレベルに到達する。乳幼児の脳は，シナプス数に余裕があるため，脳が損傷を受けて神経回路の一部が切断されても，それをバイパスするようなつなぎ換えが可能であることが多い[3]。

このような可塑性の典型例が，乳幼児期までに視力を失った患者の脳で観察される。視力障害者は文字を目で読むことができないため，点字を手指でなぞって「判読」する。正常な視力を有する健常者が字を目で読むと後頭葉の視覚野が，物を手指でなぞると頭頂葉の体性感覚野が賦活される。これに対し視力障害者が点字で「判読」する際には視覚野が賦活される。正常では視覚刺激の認知に使われる領域を，視覚障害者は体性感覚（触覚）刺激の弁別に使っていることになる[4]。

ただしシナプス可塑性には弱点ないし限界もある。たとえば臨界期に不要とみなされ削除されたシナプスは，その時期以降には再生しえない。前述の入力刺激遮断による発達障害は，このために永続化する。

小児脳機能の成熟

小児の脳における髄鞘化の進行状況は剖検やMRIにより調べることができる。それによると新生児までに髄鞘化がみられるのは脳幹や間脳の一部（橋の背側部，中小脳脚，視床の腹外側部）に限られ，大脳では内包後脚を除き認められない。出生から2歳に達するまでの間に，脳の大部分で髄鞘化が急速に進行するが，大脳の一部（皮質連合野）では10～20歳代になっても髄鞘化の進行が続く。

髄鞘化は脳の各部位の機能発達と密接に関連する。最初に発達する機能は間脳・脳幹による植物機能（呼吸，血圧，体温，下垂体ホルモン分泌など）の調節であるが，早期産児ではこれらの機能の未熟性のため無呼吸発作，低血圧，低体温などを生じやすい。乳児期前半には睡眠・覚醒のサイクルが確立されてゆくが，その機能不全によるSIDS（乳幼児突然死症候群）などがしばしばみられる。

また運動系も脊髄，脳幹（下部→上部），視床，大脳の順に成熟してゆく。これにしたがい運動は頭→尾（頸がすわる→坐る→立つ），近位→遠位の方向にしたがって発達し，運動

表2 乳幼児期の発達に伴う反射の変化

分類	出現時期	具体例	中枢
原始反射	新生児期〜乳児期前半	足の把握反射 交叉伸展反射 自動歩行 背反射 手の把握反射 緊張性頸反射 Moro反射	中枢神経系の下部 (脊髄，延髄，橋)
立ち直り反射	乳児期後半〜幼児期	Landau反射 パラシュート反射	中枢神経系の中部 (中脳，視床)
平衡反応	乳児期後半〜	傾斜反応 跳びはね反応	中枢神経系の上部 (大脳皮質)

の性質も粗大→微細となる．移動運動の発達は，乳児期後半にもっとも顕著となる．脳の成熟に伴い，反射の出現状況も変化する．反射中枢が中枢神経系の下部（脊髄，延髄，橋）にある原始反射が新生児期に出現するが，より上位の脳が成熟すると消失する．代わって中部（中脳，視床）に中枢のある立ち直り反射，上部（大脳皮質）に中枢のある平衡反応が乳児期に順次，出現する（表2）．脳性麻痺では運動発達の遅れのほかに反射の異常がしばしば認められる．立ち直り反射や平衡反応の出現が遅れ，しばしば非対称性緊張性頸反射などの原始反射が残存する．

神経・精神症状の年齢依存性変容

新生児期の大脳機能は，未発達の部分が大きい．このため大脳の広範な損傷や発達障害（水無脳症（hydranencephaly）など）があっても，新生児期の臨床症状が顕著でない場合がよくある．新生児期に仮死や黄疸のため大脳基底核に重大な損傷を受けるとアテトーゼ型の脳性麻痺になるが，その臨床症状は乳児期早期にはわかりづらいため，診断のつかないことが多い．この時期には大脳基底核の機能が生理的に未発達であるためと考えられる．

大脳基底核や小脳の発達は，成人に達するまで続く．このため基底核・小脳の特定の系が障害を受けたときの症状は，小児と成人の間で異なる．たとえば黒質線条体ドーパミン系が障害されると，成人ではパーキンソニズム（運動の減少，筋緊張亢進，振戦）を呈するが，小児では典型的なパーキンソニズムはみられない．これは間接系（線条体→淡蒼球外節→視床下核→淡蒼球内節・黒質網様部）の発達が直接系（線条体→淡蒼球内節・黒質網様部）に比し相対的に遅れるためと説明される．

大脳皮質の機能のうち視覚・聴覚認知，言語・コミュニケーション，社会性（対人関係），注意・関心，意志などがいちじるしく発達するのは幼児期から学童期にかけてである．このため，これらの大脳皮質機能障害に基づく発達障害（自閉症，注意欠陥多動性障害，学習障害など）は，3歳かそれ以上の年齢に達しないと典型的な症状を示しにくい．

脳障害の好発部位の年齢による変化

　脳の発達には上述のとおり部位によって差があり，各領域の活動性やエネルギー代謝は年齢により変動する。また，脳の血管構築も発達に伴う変化を示し，特に胎児期から新生児にかけてはそれが顕著である。

　虚血性低酸素性脳症（hypoxic-ischemic encephalopathy，以下HIE）の病因は新生児仮死，窒息，溺水など年齢によってさまざまであるが，小児・成人を問わず各年齢にみられる病態である。しかし正期産児の重症仮死にもとづくHIE病変（基底核壊死）は視床，レンズ核の一部に好発し，その分布は新生児独特のものである[5]。臨床的にはアテトーゼ型脳性麻痺の原因となる。

　一方，早期産児における循環障害（血圧，血液ガスの変動）は大脳の深部白質を障害することが多く，脳室周囲白質軟化症（periventricular leukomalacia，以下PVL）と呼ばれ，痙直型脳性麻痺の原因となる。PVLの特有の病変分布は，早期産児の深部白質が大脳動脈系の終末部により灌流されているためと説明される。児の成熟に伴い動脈の発達のバランスが変化するため，正期産児においては，大脳の皮質下白質に好発部位が移動する[5]。

小児の脳実質・脳血管と脳浮腫

　神経の軸索を取り巻く髄鞘の主成分はミエリンといい，その75％は脂質である。髄鞘化が進むと脳は硬度が増し，乳白色の色合いを帯びる。新生児，乳児の脳は髄鞘化が未発達なため，脂質が少なく，半透明で，水分が多く軟らかい。

　脳の血管には，他臓器の血管と違い，血液脳関門（blood-brain barrier）という機能がある。血液中の高分子が脳の実質内に漏れ出ないように，血管の内皮細胞が互いに強固に結合している。新生児において血液脳関門はすでに形成されているが，成人に比し破綻しやすい。新生児黄疸で血中の間接型ビリルビンが異常高値となり，大脳基底核などの脳実質に漏出すると，核黄疸を引き起こす。乳幼児においても感染（脳炎，髄膜炎，急性脳症など），高熱（熱射病など），痙攣（てんかん重積状態など），低酸素・虚血，中毒などを契機に血液脳関門が破綻して，脳浮腫を生じることが多い。

小児の痙攣

　小児の脳はシナプスが多く，神経細胞間の結合が多岐にわたるため，多数の神経細胞が同時に興奮しやすい。また抑制系の神経細胞（GABA作動性神経細胞など）が相対的に未発達であるといわれる。このため小児の脳は痙攣に対する閾値が低い。特に乳幼児期には熱性痙攣やてんかん（West症候群，Lennox-Gastaut症候群など）の頻度が高い。

　痙攣発作が長時間（15～20分以上）持続するてんかん重積状態（status epilepticus）も，この時期には多い。神経細胞が過剰に興奮すると興奮性アミノ酸（グルタミン酸など）が過剰に放出され，神経細胞死の原因となる。このメカニズムを興奮毒性（excitotoxicity）と呼ぶ。てんかん重積ではときに海馬の神経細胞が多数死滅するために内側側頭葉硬化（mesial temporal sclerosis）という病変が形成され，新たに側頭葉てんかんの病巣となってしまう。

　またWest症候群やLennox-Gastaut症候群など小児期の難治性てんかん症候群には，発作が頻発し，薬物療法に抵抗し抑制困難であるばかりでなく，精神運動発達の停滞，退行を招くという意味でも予後不良なものが多い。

これらの症候群では，発作間欠期の脳波においても発作性異常波が半ば持続的に出現しており，高度の異常所見を呈する。つまり表面的には発作のみられない時間にも，電気生理学的には神経細胞の過剰興奮が持続している。このため興奮毒性による神経障害が慢性的に進行し，脳機能の低下を招くものと推測される。これらの病態は脳の発達段階に応じた臨床症状を呈するため，年齢依存性てんかん性脳症（age-dependent epileptic encephalopathy）と総称される。このうち乳児期に好発するのがWest症候群，幼児期に好発するのがLennox-Gastaut症候群である。

文 献

1) Coppoletta JM, Wolbach SB：Body lengths and normal weights of more important vital organs between birth and twelve years of age. Am J Pathol 9：55-70, 1933.
2) 水口　雅：脳発生異常とアポトーシス．脳と発達 31：135-139, 1999.
3) 水口　雅：シナプス形成異常と疾患．Clinical Neuroscience 15：303-305, 1997.
4) Sadato N, Pascual-Leone A, Grafman J, Ibanez V, Deiber MP, Dold G, Hallett M：Activation of the primary visual cortex by Braille reading in blind subjects. Nature 380：526-528, 1996.
5) 高嶋幸男，水戸　敬：周産期脳障害．現代病理学大系23C，神経系III．中山書店，東京，pp 81-108, 1993.

（水口　雅）

Note

3 血液リンパ系

小児の血液疾患の病態には小児の造血器の発達が大きく関与しており，新生児から年長児にかけてその発達段階に応じたさまざまな疾患に罹患する．たとえば新生児期には胎生期の造血と母体の造血からの影響を強く受けるが，乳児期には小児特有の造血機能が発達する．また学童期から思春期には小児の造血機能が完成し，かつ成人の造血に移行する．したがって，小児における各時期の造血機能を理解することが小児に特有な疾患を解釈するうえできわめて重要となる．

小児の造血とその発達

I. 胎生期の造血

胎生期の造血は中胚葉造血期，肝造血期，骨髄造血期の3期に分けられる（図7）．中胚葉造血期は赤血球のみの造血で，胚型赤血球は大型で成熟しても脱核しない．胚型造血は妊娠6～8週まで続き，10週に消失する．肝造血は成体型造血で妊娠6～8週頃より始まり，3～6ヵ月頃がもっとも盛んになり，その後低下する．成体型造血には赤血球，白血球，巨核球など各造血細胞が含まれる．同じ時期に脾臓も造血をおこなうが，肝臓の1/3以下の造血能である．骨髄造血は妊娠4ヵ月頃より始まり3系統の血球が産生され，出生後は肝臓から骨髄造血に完全に移行する．

II. 造血細胞の分化と成熟

出生後の造血はおもに骨髄の造血幹細胞でおこなわれるが，臍帯血のほかに末梢血にもわずかに造血幹細胞が含まれている．この造血幹細胞は多分化能と自己再生能を有しており，各血液細胞に分化する（図8）．造血幹細胞はまず長期の造血再生能を失った多能性前駆細胞に分化する．この多能性前駆細胞はコロニー解析により，CFU-GEMM（colony-forming unit-granulocytes, erythrocytes, macrophage and megakaryocytes）として同定され，さらに各系統の細胞に限定した分化能を持つ，BFU-E（burst-forming unit-erythroid）やCFU-E（erythrocytes），CFU-MK（megakaryocytes），CFU-GM（granulocytes and macrophages）を産生する．造血の早期にはstem cell factor（SCF），insulin-like growth factor（IGF-1），interleukin-1（IL-1），GM-CSFなどのサイトカインが作用すると考えられる．

赤血球系はさらに前赤芽球から好塩基性赤芽球，多染性赤芽球，正染性赤芽球，網状赤血球から赤血球に分化する．この分化にはerythropoietin（EPO）が作用する．また前赤芽球から網状赤血球にいたる時間はおよそ72時間である．顆粒球は骨髄芽球，前骨髄球，骨髄球，後骨髄球を経て，桿状球，分葉球となり末梢血に流れる．その分化にはおもにG-CSFが作用する．また単球系の造血にはM-CSFが

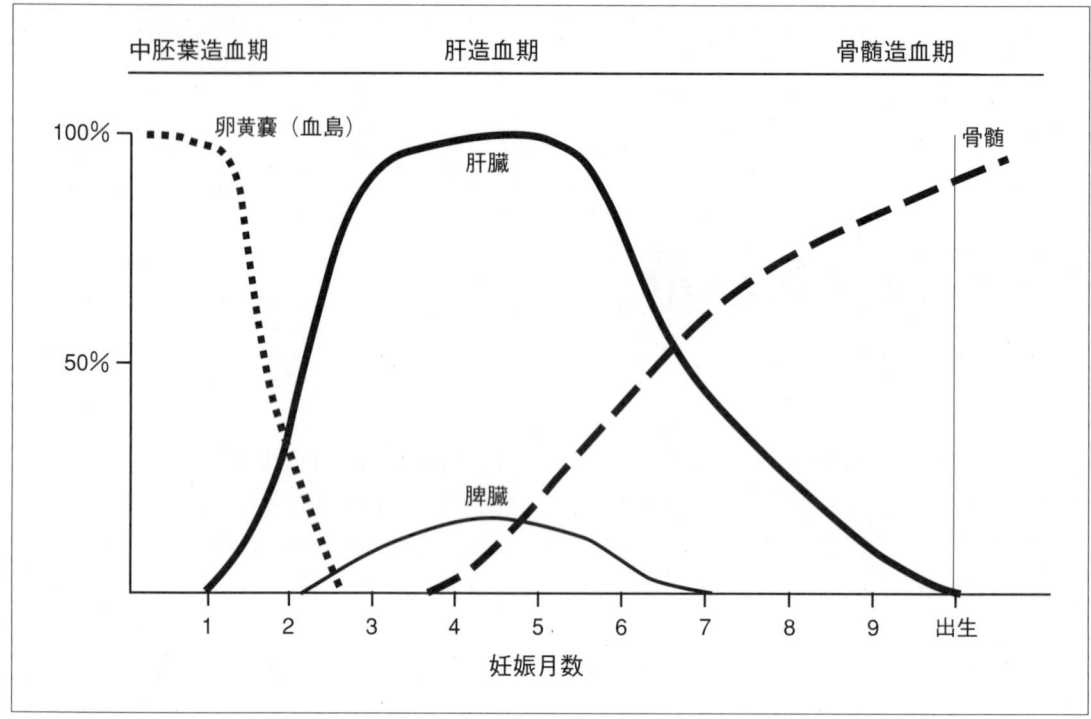

図7　胎生期の造血

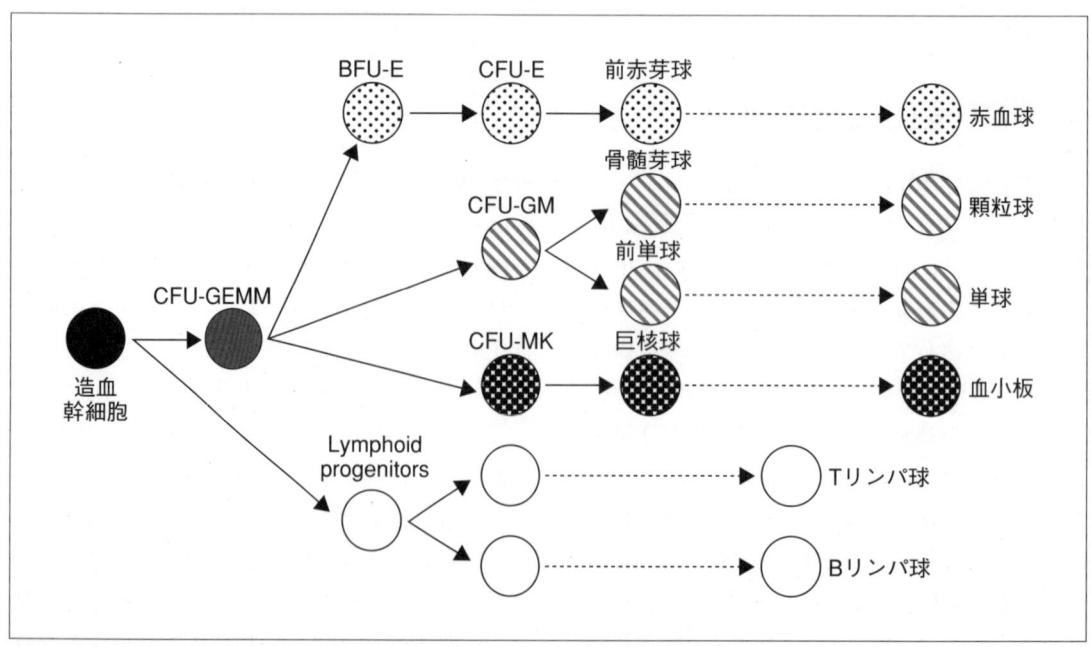

図8　血球の分化モデル

作用する。巨核球の分化は細胞の成熟とともに，2核，4核，8核，16核，32核となり血小板を産生する。巨核球の分化に関係するのはおもに thrombopoietin（TPO）である。

Ⅲ．新生児の造血

　新生児の骨髄量は小さく，造血細胞の動員には髄外造血によるところが大きい。また臍帯血中に含まれる血液幹細胞も出生後の新生児の造血にも大きな影響を与えていると考えられる。年齢別の赤血球の変化を図9に示す。血色素量は生後赤血球数と平行して変動する。新生児は出生時多血症であり，さらに生後数時間に起こる水分移動のため一過性に増加し，2週間以後から減少しはじめ生後2〜4ヵ月頃最低となる。これを乳児の生理的貧血と呼ぶ。生理的貧血が起こる理由は新生児のヘモグロビンは60〜90％が胎児型（HbF）であり，それが急速に壊され成人型（HbA）に移行することによる。生後2ヵ月ではHbFは55％となり，生後1年では1〜2％が残存するのみである。

また新生児はこれに対応する骨髄造血の代償能力が乏しいことも関係している。生下時MCV，MCHは高値で大球性高色素性であるが，それらは次第に低下し，生後4ヵ月から乳児期は小球性，低色素性で推移する。出生時の赤血球数や血色素量に影響を与える因子としては，臍帯結紮の時間，胎児仮死，母体の血圧低下，未熟児では造血機能の未熟性などがあげられる。近年未熟児の貧血に対して，EPO製剤が用いられるようになってきた。

　出生後の白血球の変動を表3に示す。出生直後は臍帯血に比し，白血球数は著明な増加を示すが生後1ヵ月までに急速に減少する。その内訳では好中球数が多く，白血球の減少と平行して変動する。出生時に認められる白血球増多はおもに胎盤産生のコロニー刺激因子（G-CSF，M-CSF）の影響によるものと考えられている。また未熟児では成熟児に比し，白血球数は少なく前骨髄球や骨髄球などの幼若細胞が出現することがある。血小板は生後1日目にはやや低値をとるが生後1〜2週で20

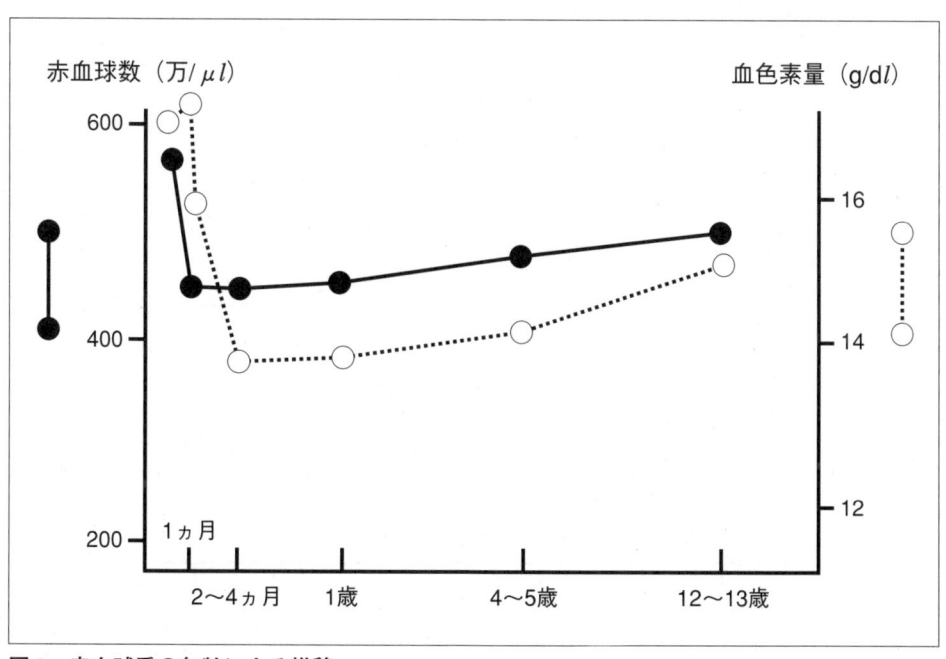

図9　赤血球系の年齢による推移

万/μl台に回復する。未熟児では10万/μl以下の低値をとることがある。

骨髄における有核細胞数も新生児期は多く18〜23万/μlで，乳児期は13〜19万/μl，幼児・学童期は8〜40万/μlと変動がいちじるしい。新生児期は赤芽球系が多く有核細胞の40％を占めるが，10日目では10％，2ヵ月後には15％となる。

Ⅳ．乳児期の造血

乳児期は新生児期の低骨髄造血が持続する一方，徐々に造血機能が上昇する時期である。

生後2〜4ヵ月に低値となった血色素と赤血球数はさらに持続し，2〜3歳くらいまで続く。すなわちこの時期は生理的貧血状態である（図8）。その後，血色素と赤血球数は漸増して4〜5歳で一定の値となり徐々に増加する。また生後4ヵ月から2歳ぐらいまでMCV，MCHは低値，すなわち小球性低色素性の傾向で経過する。

白血球数は生後1ヵ月までに減少し（表3），乳児期は同レベルで推移するがそれ以後徐々に減少する。また乳児期はリンパ球優位で経過し，4〜5歳でふたたび好中球優位となる

表3 出生後の白血球数，好中球数，リンパ球数，単球数の推移（/μl）

	母親	臍帯	1日	5日	30日
白血球	10,200	12,400	21,500	11,700	8,700
好中球	7,600	8,300	14,200	4,900	1,800
リンパ球	2,100	3,600	3,800	4,700	5,500
単球	600	1,100	1,900	1,400	600

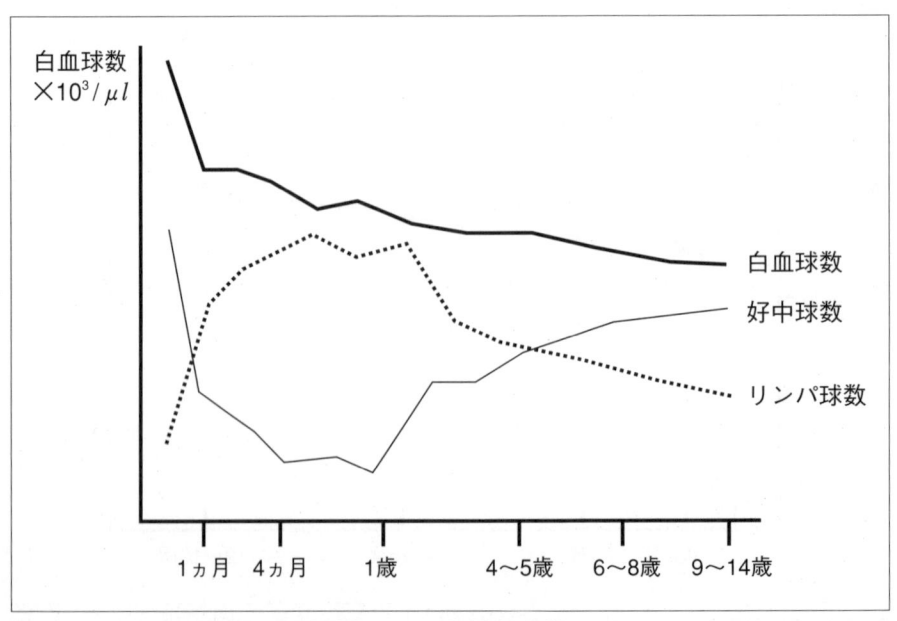

図10 出生後の白血球数，好中球数，リンパ球数の推移

（図10）。乳幼児期のリンパ球優位な傾向はリンパ組織や免疫の発達と密接に関係している。また骨髄の赤芽球も生後急激に減少し乳児期には最低となり，リンパ球が増加し，幼児期に再び赤芽球が増加し，学童期には成人に近づく。

V．学童期以降の造血

学童期は造血機能が上昇し，成人に移行する時期である。血色素量と赤血球数は4～5歳頃より徐々に増加し，12～13歳まで移行する（図9）。乳児期多かった白血球数も徐々に減少し，9～14歳でほぼ成人値に達する経過をたどる（図10）。また学童期には好中球が優位の成人値に近づく。

血球の機能

I．赤血球

赤血球の機能は，肺と組織間の酸素と炭酸ガスの輸送交換である。赤血球は酸素をヘモグロビンと結合させて酸化ヘモグロビンとする。ヘモグロビン1分子は4原子の鉄を含み，鉄1原子に対して1分子の酸素が可逆的に結合する。組織では酸素分圧が低いため，酸素はヘモグロビンから離れ組織に移行する。

II．白血球

白血球のうち好中球はブドウ球菌などの化膿菌をその食作用と殺菌作用により処理する（図11）。グラム陰性菌については補体の活性化による作用が強い。好中球は細菌の侵入部で生成された補体由来などの走化因子により遊走する。細菌に到達した好中球は細菌を貪食するが，その作用は抗体や補体により促進される。最終的には好中球の活性酸素が生成され殺菌される。リソゾームから放出されるリゾチームなども殺菌的に働く。一方，リンパ球はウイルス感染や細菌感染などの免疫反応に働くが，その作用については免疫系の項を参照されたい。

III．血小板，凝固系

血小板は血管障害部位の血栓形成（一次止血栓）に働く。血小板膜のGPIb/IX複合体と血漿中のvon Willebrand因子（vWf），血管内皮の受容体が結合し（粘着），さらにGPIIb/IIIa複合体により血小板凝集がおこり，血栓が形成

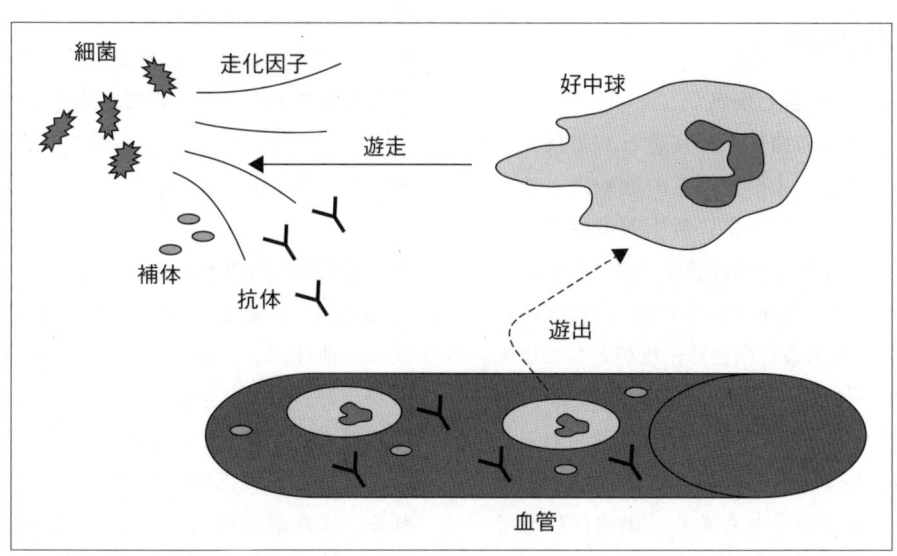

図11 好中球の作用

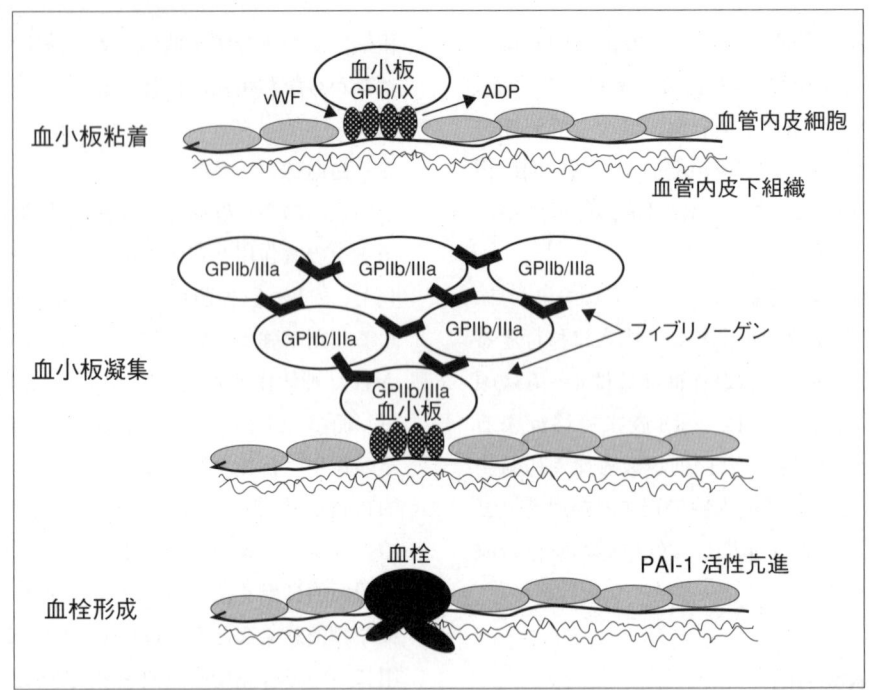

図12 血小板の粘着，凝集による血栓の形成（一次止血栓）

される（図12）。この血栓はフィブリンによりさらに強固なものとなる（二次止血栓）が，これにはさまざまな凝固因子が作用しておこる。

発達と疾患（表4）

I．新生児期の造血と疾患

新生児期には赤血球系の疾患として母児間の関係，血液学的未熟性などの機転による貧血が多い。おもなものは，新生児溶血性疾患特に血液型不適合，出血性貧血，感染性貧血などがある。先天性再生不良性貧血でDiamond-Blackfan貧血がある。白血球系疾患としては先天性好中球減少性（Kostmann症候群）や好中球機能不全症などの先天性の疾患がみられる。

白血病として予後不良の乳児白血病も新生児期から発症することもある。出血性疾患ではビタミンK欠乏や凝固因子低下による新生児・未熟児出血症がもっとも多い。また遺伝性の疾患は頻度が低いが，種類が多くその遺伝的背景を理解することが重要である。

新生児期は白血球数が多いにもかかわらず，好中球機能が未熟のため細菌感染に弱く重症化しやすいと考えられる。またコロニー刺激因子の産生能が低く，感染の重症化により容易に白血球減少となるので注意が必要である。ウイルス感染に関しては，母親からの移行抗体のため特殊な感染を除けば重症化しにくい。

II．乳児期の造血と疾患

乳児期では新生児期に引き続き各種の遺伝性の赤血球系，白血球系，出血性の遺伝性疾患が認められる。乳児期は栄養学的に重要な時期であり，特に鉄の需要と供給のアンバランスによる鉄欠乏性貧血や牛乳貧血が認められる。また溶血性貧血のうち遺伝性球状赤血球症がある。新生児期に比べ種々の急性感染

表4 年齢よりみた血液疾患

	新生児	乳児	学童
赤血球系	溶血性貧血 （血液型不適合） 出血性貧血 Diamond-blackfan貧血	鉄欠乏性貧血 牛乳貧血 溶血性貧血 感染性貧血	思春期貧血 膠原病、悪性腫瘍 自己免疫溶血性貧血 再生不良性貧血
白血球系	先天性好中球減少症 好中球機能異常	自己免疫性好中球減少症 好中球機能異常	急性白血病 悪性リンパ腫
出血性疾患	ビタミンK欠乏出血症	血小板減少性紫斑病（急性） 血友病	アレルギー性紫斑病 血小板減少性紫斑病（慢性）
関連疾患	敗血症 細菌感染	感染性血球減少 遺伝性血球貪食症候群	感染性血球減少 ウイルス関連血球貪食症候群

症に罹患する時期であり，感染性貧血も多い。

白血球性疾患では自己免疫性好中球減少症や好中球機能不全症，特に慢性肉芽腫症などの先天性の疾患，乳児白血病も発症する。出血性疾患では血友病の多くがこの時期に発症する。また感染症に引き続き発症する急性の血小板減少性紫斑病も多い。乳児期は多くのウイルス感染に罹患しやすい時期であり，ウイルス感染，特にEBウイルスやサイトメガロウイルスに伴う血球減少症や血球貪食症候群がおこる。

III．学童期以降の造血と疾患

幼児，学童期になると貧血でも再生不良性貧血や自己免疫性溶血性貧血など成人の貧血に近い疾患となる。また悪性腫瘍や膠原病などに伴う二次性の貧血も認められる。

白血球の疾患では幼児期では急性リンパ性白血病が多いが，この時期はリンパ組織が発達する時期でもありその関連性が考えられる。学童期になると白血病のほか，悪性リンパ腫も認められるようになる。出血性疾患ではアレルギー性紫斑病や血小板減少性紫斑病などが増加する。その他感染に続発する血球減少やウイルス関連血球貪食症候群などに注意を要する。

文献

1) 矢田純一：医系免疫学．中外医学社，東京，1989．
2) 横山 雄：小児の血液疾患．新興医学出版，東京，1987．
3) 赤羽太郎，塚田昌滋：小児血液疾患のアウトライン．図説臨床小児科講座12，血液疾患・腫瘍，メジカルビュー社，東京，1982．
4) 中沢洋三，小池健一：赤血球の発生・分化．症例から学ぶ小児の貧血．小児内科 35：6，2003．
5) Nathan DG, Orkin SH, Ginsburg D, Look AT : Hematology of Infancy and Childhood, Saunders, 2003.
6) 三間屋純一：血液，小児生理学．へるす出版，東京，1994．
7) 稲毛康司：血管内皮細胞と血栓．小児の血小板・血液凝固・線溶系．小児内科 30：1998．

（石井榮一）

Note

4 免疫系

　免疫系とは生体を構成する正常な組織・細胞と異なる物質や細胞を排除し，生体を防御する機構である。小児の免疫系は成人に比べると未発達であり，それゆえ小児特有のさまざまな感染症に罹患する。栄養状態の改善や抗菌薬の開発により，わが国を含め先進国ではほとんどの感染症は克服しうるが，免疫不全症では種々の微生物による反復感染と感染の長期化を招き，致死的経過をとることもあり，Pediatric emergencyの一つである。原発性免疫不全症はまれな疾患であるが，小児における正常な免疫発達と感染症に対する正しい知識があれば，診断可能である。本稿では「なぜ小児は感染症に罹患しやすいのか」という命題を解く鍵ともなる小児における免疫系の発達について概説するとともに，原発性免疫不全症の診断についても述べる。

免疫系

　免疫系には，①B細胞による液性（抗体）免疫系，②T細胞やナチュラル・キラー（NK）細胞が関わる細胞性免疫系，③好中球やマクロファージなどによる食細胞免疫系，④補体系の4つがあり，それぞれが独自に機能を発揮するとともに，相互に作用して生体防御機構を担っている。いずれのコンポーネントの異常によっても免疫不全となるが，特徴的な臨床症状から診断が類推できるものもあり，むやみやたらと検査する必要はない。その点については後述するので，まずは①液性免疫系，②細胞性免疫系，③食細胞免疫系，④補体系について述べる。

I. 液性免疫系

　抗体（免疫グロブリン）は，B細胞から分化した形質細胞から産生され，血液などの体液中に広く存在する。免疫グロブリンはIgG，IgA，IgM，IgE，IgDの5つのクラスに分けられ，さらにIgGはIgG1-IgG4のサブクラスに，IgAはIgA1とIgA2のサブクラスに分けられる。抗体は抗原と結合することで，さまざまな作用（中和，オプソニン化，補体活性化，抗体依存性細胞障害）を発揮する。血清中のおもな免疫グロブリンはIgGであり，機能的にももっとも重要である。年齢によって正常値が大きく異なるので，注意が必要である（表5）。IgGは胎盤通過性があるため，新生児期は母体と同レベルにあるが，産生能は低いため，徐々に低下し，生後6ヵ月頃に最低値となり，その後徐々に成人レベルに達する。IgGレベルが正常でもIgGサブクラスの低下を伴う場合があり，疑わしい場合にはサブクラスの測定をおこなう。特にIgG2は細菌多糖体抗原に反応する抗体を含むため，IgG2欠損症では肺炎球菌やインフルエンザ菌に対する易感

染性を認める。IgG サブクラスも年齢依存性が強く、正常範囲も広いため、解釈には慎重を要する（**表6**）。さらに血清免疫グロブリン値が低い場合には、CD19 や CD20 といった B 細胞表面抗原に対するモノクローナル抗体を用いて、末梢血の B 細胞数を測定する。2％以下の場合には先天性無γグロブリン血症の可能性が高い。

II．細胞性免疫系

細胞性免疫系の評価としてまずフローサイトメトリーによる表面抗原の解析がおこなわれる。種々の抗体の組み合わせによってリンパ球亜群の解析も容易となっているが、年齢によって正常値も異なり、正常値の幅も広い（**表7**）。特に CD4$^+$T 細胞の絶対数は T 細胞機能不全や AIDS の診断や治療経過の指標として重要である。CD45RO および CD45RA 抗原はそれぞれ T 細胞のメモリーおよびナイーブ分画に発現されるとされ、加齢とともにメモリー T 細胞の増加を反映して、CD45RO 抗原が増加する。

III．食細胞免疫系

食細胞には好中球と単球・マクロファージ系が属し、おもな機能は細菌や異物を取り込

表5　各年齢における免疫グロブリン値

年齢	IgG	IgM	IgA
新生児	1031 ± 200	11 ± 5	2 ± 3
1〜3ヵ月	430 ± 119	30 ± 11	21 ± 13
4〜6ヵ月	427 ± 186	43 ± 17	28 ± 18
7〜12ヵ月	661 ± 219	54 ± 23	37 ± 18
13〜24ヵ月	762 ± 209	58 ± 23	50 ± 24
25〜36ヵ月	892 ± 183	61 ± 19	71 ± 37
3〜5歳	929 ± 228	56 ± 18	93 ± 27
6〜8歳	923 ± 256	65 ± 25	124 ± 45
9〜11歳	1124 ± 235	79 ± 33	131 ± 60
12〜16歳	946 ± 124	59 ± 20	148 ± 63
成人	1158 ± 305	99 ± 27	200 ± 61

数字は平均±標準偏差を表し、単位はすべて mg/dl。
文献1) より引用。

表6　各年齢における IgG サブクラス値

年齢	IgG1	IgG2	IgG3	IgG4
臍帯血	528.4 — 1457.6	173.5 — 756.7	19.4 — 131.2	3.9 — 140.9
0〜2ヵ月	281.7 — 804.3	111.3 — 373.3	6.9 — 92.1	2.2 — 41.2
2〜4ヵ月	159.1 — 483.4	34.5 — 291.8	6.3 — 83.8	0.3 — 22.0
4〜7ヵ月	136.9 — 497.8	42.3 — 159.6	8.3 — 107.5	0.3 — 10.0
7〜12ヵ月	234.0 — 830.6	50.8 — 224.0	18.7 — 95.4	0.3 — 16.5
1〜2歳	291.8 — 820.7	62.2 — 275.1	15.4 — 106.8	0.2 — 76.2
2〜4歳	391.2 — 955.2	58.5 — 292.1	11.4 — 98.8	1.2 — 76.7
4〜6歳	390.5 — 1289.8	106.4 — 381.9	12.8 — 92.5	2.7 — 66.3
6〜8歳	476.2 — 1233.3	110.4 — 412.5	9.3 — 146.6	2.3 — 83.3
8〜10歳	401.8 — 1305.4	147.7 — 459.9	10.9 — 134.1	2.4 — 89.5
10〜12歳	496.2 — 1099.5	190.3 — 501.7	11.4 — 142.4	2.6 — 104.0
12〜14歳	438.3 — 1284.3	190.7 — 587.1	13.6 — 106.8	3.0 — 122.4
14〜16歳	411.1 — 1138.4	181.5 — 700.0	13.1 — 120.2	1.6 — 143.2

単位はすべて mg/dl。
文献2) より引用、一部改変。

表7 各年齢における末梢血リンパ球サブセット構成比率

年齢	%CD3	%CD4	%CD8	%CD45RO+ 細胞 CD4	%CD45RO+ 細胞 CD8	%CD20	%CD16
新生児	63.4±9.8	55.3±9.0	10.9±8.5	3.1±1.6	2.9±2.3	8.2±3.4	18.8±8.4
0〜1ヵ月	72.3±7.9	53.1±5.8	17.3±7.0	8.7±3.3	4.1±2.4	8.1±2.8	19.2±5.7
2〜3ヵ月	76.2±9.8	52.0±4.9	20.4±5.9	10.7±3.2	8.3±4.4	5.9±3.2	20.3±9.9
4〜11ヵ月	67.5±6.9	45.6±9.3	15.2±4.2	11.1±4.3	12.7±6.1	7.9±3.2	16.7±5.4
1〜2歳	65.3±6.7	45.8±7.9	15.0±7.6	16.7±5.9	15.7±6.6	5.5±4.1	15.0±6.7
3〜6歳	71.4±5.8	43.2±11.5	22.3±6.6	21.9±4.4	14.9±5.6	6.3±3.9	12.5±6.7
7〜15歳	69.5±4.6	43.1±6.0	22.0±5.4	28.7±9.2	19.0±10.0	8.0±4.4	11.2±3.5
成人	72.3±8.3	41.2±6.7	22.0±4.4	38.2±8.7	24.1±7.9	11.1±3.3	7.6±4.7

数字は平均±標準偏差を表す.

み排除することであり,走化,貪食,殺菌などの機能を有する.食細胞機能異常症の多くは,細胞内殺菌能の異常であり,活性酸素産生能の異常と顆粒の異常がある.活性酸素の産生能の測定法には,好中球が Nitroblue tetrazolium (NBT) を還元してホルマザンの生成をみる NBT 還元試験,活性酸素を生成する段階で発する光を測定する化学発光測定などがあるが,DHR123 を利用したフローサイトメトリーによる測定法が簡便である.

IV. 補体系

補体欠損症はまれな疾患であるが,反復性または播種性の髄膜炎などがみられた場合には補体系の評価をおこなう必要があり,CH50,C3,C4 によるスクリーニングの後に,個々の補体成分の蛋白量や活性を測定する.

原発性免疫不全症の診断

免疫不全症に共通して認められる症候は易感染性であり,①重症化や遷延といった難治性,②不測の合併症または異常な表現系,③病原性の低い菌種による感染すなわち日和見感染である.免疫不全症では易感染性が認められるだけでなく,自己免疫疾患や悪性腫瘍の合併もしばしば認められる点にも注意したい.表8に原発性免疫不全症にみられる一般症状についてまとめる.合併した感染症の原因菌の同定も原発性免疫不全症の診断に有用であり,①ウイルス感染は問題ないが,侵襲力の強い化膿菌による感染が反復する場合には液性免疫不全症,②カリニ肺炎を発症したり,グラム陰性桿菌,真菌,ヘルペスウイルス感染が遷延したりする場合には細胞性免疫不全症,③皮膚粘膜に細菌感染を反復する場合には食細胞機能不全症を疑い,検査を進めるとよい.原発性免疫不全症の中には症候群として,特徴的な臨床所見より診断が類推できるものもあるので,身体所見を含めて臨床症状の把握が重要である(表9).たとえば Wiskott-Aldrich 症候群では血小板減少を認め,かつそのサイズが小さいのが特徴であり,X連鎖無γグロブリン血症などのB細胞分化障害では扁桃やアデノイドは痕跡程度である.

まとめ

小児は免疫系が未発達であり,それ自体が成人に比べると易感染性である.免疫不全症

表8 免疫不全症にみられる臨床的特徴

- ●通常認められるもの
  - 反復性上気道感染
  - 重症細菌感染
  - 治療に対して不完全なまたは反応しない持続感染
- ●しばしば認められるもの
  - 哺乳不良または成長障害
  - 弱毒菌による感染
  - 皮膚病変（湿疹など）
  - 難治性の鵞口瘡
  - 下痢や吸収障害
  - 慢性副鼻腔炎，乳様突起炎
  - 反復性気管支炎，肺炎
  - 自己免疫の合併
  - リンパ節および扁桃の発育不全
  - 血液学的異常
    （再生不良性貧血，溶血性貧血，好中球減少，血小板減少）
- ●ときに認められるもの
  - 体重減少，発熱
  - 慢性結膜炎
  - 歯周炎
  - リンパ節腫脹
  - 肝脾腫
  - 重症ウイルス感染
  - 慢性肝疾患
  - 関節痛または関節炎
  - 慢性脳炎
  - 反復性髄膜炎
  - 壊疽性膿皮症
  - 胆管炎または肝炎
  - ワクチンに対する副反応
  - 気管支拡張症
  - 尿路感染症
  - 臍帯脱落遅延
  - 慢性口内炎

文献3）より引用，一部改変。

表9 原発性免疫不全症候群における特徴的な臨床所見

所　見	診　断
新生児から乳児期前半	
低Ca血症，心奇形，顔貌異常	DiGeorge症候群
臍帯脱落遅延，白血球増多，反復性感染	白血球粘着異常症（LAD）
下痢，肺炎，鵞口瘡，哺乳不良	重症複合免疫不全症（SCID）
斑丘疹状皮疹，禿頭，リンパ節腫脹	GVHDを伴うSCID
血便，耳漏，湿疹	Wiskott-Aldrich症候群
口腔内アフタ，好中球減少，反復性感染	高IgM症候群
乳児期後半から幼児期	
致死性伝染性単核症	X連鎖リンパ増殖性疾患（XLP）
経口ポリオワクチン後の麻痺性疾患	X連鎖無γグロブリン血症（XLA）
皮膚・全身のブドウ球菌感染症，粗な顔貌	高IgE症候群
遷延性鵞口瘡，爪萎縮，内分泌疾患	慢性皮膚粘膜カンジダ症
低身長，薄い毛髪，重症水痘	短肢小人症を伴う軟骨毛髪低形成症
部分的白子症，反復性感染	Chédiak-Higashi症候群
リンパ節腫脹，皮膚炎，肺炎，骨髄炎	慢性肉芽腫症（CGD）
年長児から成人	
エコーウイルスによる慢性脳炎を伴う進行性皮膚筋炎	X連鎖無γグロブリン血症（XLA）
副鼻腔肺感染症，中枢障害，毛細血管拡張	Ataxia telangiectasia
髄膜炎菌による反復性髄膜炎	C6，C7，またはC8欠損症
副鼻腔肺感染，吸収不全，脾腫，自己免疫	分類不能型免疫不全症（CVID）

文献3）より引用，一部改変。

は診断の遅れによって，致死的経過をとったり，あるいは重篤な後遺症を残しかねない。的確に診断し，治療をおこなえば救命しうる疾患であり，まれな疾患であるが，小児科医として基礎的知識は必要である。近年の分子生物学の進歩により原発性免疫不全症の多くは責任遺伝子が同定され，遺伝子診断が可能である。また責任蛋白に対するモノクローナル抗体を利用した簡易診断も可能である。症例の蓄積により，臨床的多様性が明らかとなり，成人発症や軽微な症状などの非典型例も少なからず存在することも明らかとなり，臨床診断のみでは難しいことも事実である。免疫不全症の診断にあたっては本稿を参考にスクリーニングをおこなうとともに，遺伝子診断のためにしかるべき専門医への相談も必要である。

文献

1) Stiehm ER, Fudenberg HH : Serum levels of immune globulins in health and disease : a survey. Pediatrics 37 : 715, 1966.
2) Hayashibara H, Tanimoto K, Nagata I, et al.: Normal levels of IgG subclass in childhood determined by a sensitive ELISA. Acta Paediatr Jpn 35 : 113-117, 1993.
3) Stiehm ER, Ochs HD, Winkelstein JA : Immunodeficiency disorders : general considerations. In Immunologic Disorders in Infants & Children, 5ht ed, WB Saunders, Philadelphia, pp289-355, 2004.
4) Report of an IUIS Scientific Committee : Primary immunodeficiency diseases. Clin Exp Immunol 118 (Suppl 1) : 1-28, 1999.
5) Chapel H, Geha R, Rosen F : Primary immunodeficiency diseases : an update. Clin Exp Immunol 132 : 9-15, 2003.
6) Fischer A : Human primary immunodeficiency disease : a perspective. Nat Immunol 5 : 23-30, 2004.

（金兼弘和・宮脇利男）

Note

小児をみるとき念頭におくべき発達生理の知識

5 腎機能の発達と水電解質の調節

体液の恒常性 homeostasis（体液量と体液組成がほぼ一定に保たれる状態）は正常な生命活動を維持するうえで不可欠である。水電解質の調節の中心は腎である。小児の体液生理には成人とは異なった特性があり，特に腎機能の小児における特徴と発達を知ることが小児の水電解質代謝を理解するために肝要である。

I. 小児の体の水分含有率は成人よりも高い

水分は体を構成する物質のうち最大の成分で，成人では体重の約6割，新生児では約7〜8割を占める。一般に年齢が若いほど体に対する水分の占める割合が大きい（表10）。また，未熟児は脂肪成分が少なく脂肪は水を含まないので成熟児よりも水分の占める割合が高い。女児は脂肪成分が多いので水分の占める割合は男児よりも少ない。肥満者では同じ体重の非肥満者より体の水分含有量は少ない。

II. 新生児，乳児の細胞外液は細胞内液よりも多い

体の中の水分はその局在により細胞内液 intracellular fluid （ICF）と細胞外液 extracellular fluid （ECF）とに2分される（表11）。細胞外液は血漿と組織間液 interstitial fluid から構

表10 年齢別の水分含有率と細胞内液，細胞外液の占める割合

年齢	水含有率(％)	細胞外液(％)	細胞内液(％)	細胞外液/細胞内液
0〜1日	79.0	43.9	35.1	1.25
1〜10日	74.0	39.7	34.3	1.14
1〜3ヵ月	72.3	32.2	40.1	0.80
3〜6ヵ月	70.1	30.1	40.0	0.75
6〜12ヵ月	60.4	27.4	33.0	0.83
1〜2歳	58.7	25.6	33.1	0.77
2〜3歳	63.5	26.7	36.8	0.73
3〜5歳	62.2	21.4	40.8	0.52
5〜10歳	61.5	22.0	39.5	0.56
10〜16歳	58.0	18.7	39.3	0.48

表11 細胞内液と細胞外液の平均電解質濃度

電解質	細胞外液 血漿	細胞外液 間質液	細胞内液
陽イオン			
Na^+	142	145	10
K^+	4	4	155
Ca^{2+}	5		3
Mg^{2+}	2		26
陰イオン			
Cl^-	103	114	3
HCO_3^-	26	31	10
PO_4^{2-}	1		
HPO_4^{2-}			95
SO_4^{2-}	1		20
蛋白	16		55
有機酸	6		

濃度（mEq/l）

成される。細胞内液と細胞外液の割合は年齢により大きく変動する（表10）。細胞外液は新生児では高く約44％を占めるが，年齢とともに低下して年長児では約19％に減少する。細胞内液は新生児で約35％を占め月齢の増加とともに増加し，年長児では約40％に増加する。生後2ヵ月頃の細胞内液と細胞外液の割合はほぼ等しい。

III．小児では体重あたりの必要水分量が多く，1日の水分代謝の回転が速い

必要水分量はエネルギー産生量に支配される。エネルギー1 calを産生するためには1 mlの水が必要なためである。小児は成人に比べ体重1 kgあたりのエネルギー必要量が成長に必要な分だけ多く，体重あたりの必要水分量も多い（表12）。体重あたりの必要水分量が多いことは水分代謝の回転が早いことを意味する。月齢6ヵ月，体重8 kgの乳児の水必要量は100 cal/kg/dayであるので，この乳児は平均800 calを摂取する。もし栄養を粉ミルク（約70 cal/100 ml）のみから摂取するとすると，粉ミルクを1日に1100 ml飲むことになる。この乳児の細胞外液量は体重の約30％であるので2400 mlである。したがって，体重の約14％，細胞外液の約46％の水が1日に置き換わる。一方，体重60 kgの成人の1日必要水分量は2300 mlであり，体重の約4％，細胞外液（60 kg×0.18＝10.8 kg）の約21％の水が1日に置き換わる。つまり1日に細胞外液は6ヵ月の乳児では半分近くが，成人では約2割が新しい水分に置き換わる。

IV．新生児，乳児は成人に比べ病的状態下で摂取水分量の低下，排泄の増加が容易におこりやすい

乳児は感冒，胃腸炎などの感染症に罹患すると哺乳量がいちじるしく減少したり，嘔吐・下痢によって大量の水分が喪失して脱水症が起こりやすい。哺乳量1100 mlの体重8 kgの乳児の哺乳量が半分になると，68.75 ml/kgの不足，つまり7％近い脱水となりうる。1日に100 mlの水様下痢便が5回出れば500 mlの水分が失われる。8 kgの乳児では62.5 ml/kg/dayの水分の喪失となる（約6％の脱水）。

V．小児の不感蒸泄量は成人よりも多い

皮膚と肺から失われる水分の量のことを不感蒸泄量という（表13）。水は蒸発する時に熱を体から奪う（気化熱）。体温を下げるために不感蒸泄がおこなわれる。不感蒸泄される液は水であり，電解質は含まれない。一般に人は着衣なしの状態でエネルギー産生量100 calあたり25 calを不感蒸泄によって失う。0.58 calの不感蒸泄に際して水1 mlを必要とする。したがって，100 calのエネルギー産生に際して45 mlの水が失われる（30 mlが皮膚から，15 mlが肺から）。

不感蒸泄量は湿度，着衣の状態，体温，呼吸数とその深さ，気温などの影響を受ける。

表12 熱消費量と必要水分量

年齢	体重(kg)	cal/day	cal/kg/day	熱消費量 ml/100 cal	必要水分量 ml/kg
4ヵ月	5	500	100	100	100
2歳	15	1,250	83	100	83
10歳	30	1,700	57	100	57
成人	60	2,300	38	100	38

表13 体重あたりの水分喪失量の平均（ml/kg/day）

失われる水	新生児〜6ヵ月	6ヵ月〜5歳	5歳〜10歳	思春期
不感蒸泄量	40	30	20	10
尿	60	60	50	40
便	20	10	—	—
合計	120	100	70	50

新生児は気温よりも高い温度下に裸の状態で全身状態を長期間監視したり治療するので，不感蒸泄量は無視できない。不感蒸泄量は開放型保育器では50〜200％増加する。

VI. 糸球体濾過率（GFR）は年齢とともに増加する

出生時のGFRは成人の約1/5，生後2週間後には2/5，生後2ヵ月後には1/2となる。体表面積換算ではGFRは生後2〜3歳頃までにほぼ成人と同じになる。GFRが生後増加するのは，出生後に腎皮質近傍の糸球体が機能するようになることと，糸球体の大きさが増大することによる。GFRの正確な評価は小児では困難なことが多い。臨床的には年齢・性別に準じた血清クレアチニンの正常値（**表14**）をある程度覚えておき，正常値よりも高値の場合にGFRが低下したと判断するのがよい。ただし，ごく軽度のGFRの低下では血清クレアチニンは上昇しないことが多く，GFRが正常の約半分以下になってはじめて血清クレアチニンは上昇する。

表14 年齢別，性別の血清クレアチニン正常値（mg/dl）

年齢（歳）	女児 平均値	1SD	男児 平均値	1SD
1	0.35	0.05	0.41	0.10
2	0.45	0.07	0.43	0.12
3	0.42	0.08	0.46	0.11
4	0.47	0.12	0.45	0.11
5	0.46	0.11	0.50	0.11
6	0.48	0.11	0.52	0.12
7	0.53	0.12	0.54	0.14
8	0.53	0.11	0.57	0.16
9	0.55	0.11	0.59	0.16
10	0.55	0.13	0.61	0.12
11	0.60	0.13	0.62	0.14
12	0.59	0.13	0.65	0.16
13	0.62	0.14	0.68	0.21
14	0.65	0.13	0.72	0.24
15	0.67	0.22	0.76	0.22
16	0.65	0.15	0.74	0.23
17	0.70	0.20	0.80	0.18
18〜20	0.72	0.19	0.91	0.17

(Schwarz GL, et al; J Pediatr 88：830, 1976)

VII. 新生児，乳児の腎機能は未熟で種々の異常をきたしやすい

a）新生児，乳児の尿濃縮力は成人よりも低い

腎からの水の排泄（尿量）は尿中に排泄すべき溶質の量と体内の水分量とによって決定される。成人では通常の食事による尿中への浸透圧負荷は40 mOsm/100 cal/dayであるが，乳児では16〜20 mOsm/100 cal/dayと少ない。最大尿濃縮力は新生児では400〜550 mOsm/kgと低値で，2歳までに成人と同等の1400 mOsm/kgまで可能となる。

b）新生児，乳児は低Na血症や水中毒をきたしやすい

新生児，乳児の尿希釈力は成人のそれとほぼ同等であるが，負荷された水分を一定時間以内に排泄する機能は生後7日では成人の半分しかなく，生後2週から2ヵ月頃に成人と同等の能力となる。腎からの水分排泄能はGFRと尿細管におけるNa再吸収能などの影響を受け

る。2ヵ月以内の乳児に過剰な輸液や水分を投与すると低Na血症や水中毒をきたしやすい。

文献

1) Moore FD : Determination of total body water and solids with isotopes. Science 104 : 157-160, 1946.
2) Holliday MA : Body fluid physiology during growth. Maxell MH, Kleeman CR (ed) : Clinical disorders of fluid and electrolyte metabolism. 2nd ed, New York, McGraw-Hill, pp544, 1972.
3) Friis-Hansen BJ : Body water compartments in children. Pediatr 28 : 171-179, 1961.
4) Leighton L : Body composition, normal electrolyte concentrations, and the maintenance of normal volume, tonicity, and acid-base metabolism. Fluid and electrolyte therapy. Pediatr Clinic North Am 37 : 241-256, 1990.
5) Boineau FG, et al. : Estimation of parenteral fluid requirements. Fluid and electrolyte therapy. Pediatr Clinic North Am 37 : 257-264, 1990.
6) Manz F, et al. : Renal acid excretion in early infancy. Pediatr Nephrol 11 : 231-243, 1997.

（五十嵐　隆）

6 内分泌・代謝

内分泌・代謝のおもな病態は，成長・成熟に関する疾患で，成長障害・思春期の異常が多くを占める。ここでは，正常な成長と思春期の成熟についての基本的な発達生理を概説する。

成長

約50 cmで生まれた子どもは，約15〜18年のあいだに男で約170 cm，女で約157 cmに達するが，一定の割合で伸びていくわけではない。発育パターンは，4歳頃までの乳幼児期・4歳頃から思春期のスパートが始まるまでの前思春期および思春期と3つの特徴的な成長パターンに分けられる。

Karlberg[2)]は，212名の正常小児の縦断的成長を数学的に解析して，infancy・Childhood・pubertyの3つの成分に分けるICPモデルを発表している（図13）が，それぞれほぼ乳幼児期・前思春期・思春期に相当する。各成分がなにによって調節を受けているかは，まだあきらかではないが，Infancy成分は胎児発育に

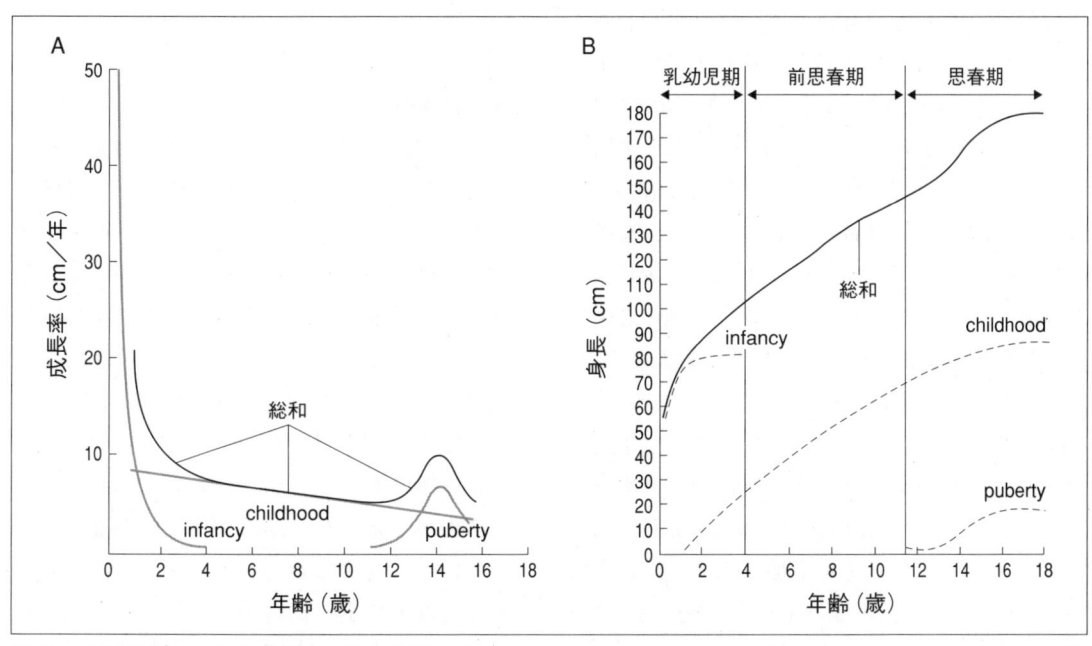

図13 ICPモデル　A：成長率　B：身長

重要な因子，たとえばIGF-I，インスリン，栄養などが関与していると考えられる。Childhood成分は，1歳頃より始まり，緩やかに下降していく直線で，成長が停止するまで続く。この成分は，おもに成長ホルモンの影響が大きいと考えられる。Puberty成分は，思春期のスパートを形成するおもな成分で，おもに性ステロイドホルモンの調節を受けている（図13A）。各成分の総和が，実際の成長となる（図13B）。

　乳幼児期は胎児から続いていた急激な成長率が低下してくる時期，前思春期は成長率がほぼ一定だが徐々に低下する時期，思春期は急速な成長のスパートがみられ，最終的に成長が止まる時期である。乳幼児期・前思春期は，男子・女子の間には，成長パターンに大きな差はない。しかし，第二次性徴の発現時期である思春期の成長パターンには，男子と女子の間には，大きな違いがある。

　図14に，男女の縦断的な成長曲線を示す[3]）。

I．乳幼児期

　成長率で表すと，Infancy成分は，生後急速に低下し，3～4歳頃に終わる。女子では，生まれたとき平均48.9 cmだった赤ちゃんは，1年間で平均24.7 cm伸び，1歳時には平均74.0 cmになり，生まれたときの約1.5倍になる。この間の身長増加も一定ではなく，女子の場合最初の1ヵ月は平均で6.4 cm，2ヵ月目3.8 cm，3ヵ月目3.0 cm，4ヵ月目2.5 cm，5ヵ月目2.1 cmと，最初の1ヵ月目が一番大きく，以後徐々に伸び率は低下していく。

　体重の変化も身長と似た傾向を示すが，1歳以降の体重増加率の変化は，身長ほど著明ではない。女子は平均3.1 kgで生まれ3ヵ月で約2倍，1年で約3倍と体重増加を示す。以後は1～2歳までの体重増加は平均2.2 kg，2～3歳は平均1.9 kg，3～4歳は平均2.4 kgとほぼ一定の傾向を示す。その結果，体重は1歳の時には9～10 kg，2歳の時には11.5～12 kg，3歳の時には13.5～14 kg，4歳の時には15～16 kgの体重を示す。

　この間の体型的変化として乳児期は頭部が体の中で相対的に大きく，上肢と下肢が体幹に比べて相対的に短いことが特徴としてあげられる。乳児期後半で，順調に育っているときには，皮下脂肪が付いて体が丸々とした感じになることも大きな特徴である。それが幼児期になるにつれて，身長の増加と皮下脂肪の相対的減少に伴い，体型は細身になり，頭部と上下肢のバランスも徐々に成人型に近づいていく。

II．前思春期

　4歳から思春期のスパートが始まるまでの前思春期の時期は，小児の成長は男女ともほぼ一定である。年間約5～6 cmの割合で身長は伸びていく。しかし，詳しくみていくと徐々に成長率は低下していく（図13A）。しかし，体重の増加率は，この時期は徐々に増加していく。

III．思春期

　思春期は小児から成人への移行の過渡期にあたる時期で，種々の成熟段階を経て身体全体が成人に成熟する。この過程は，脳下垂体からゴナドトロピン（性腺刺激ホルモン）が分泌され，その刺激を受けて性腺（男性は精巣，女性は卵巣）から性ステロイドホルモン（男性ホルモン，女性ホルモン）が分泌されて二次性徴を発現・成熟させる。

　思春期の発来は，男子においては精巣容量の増大から始まり，陰茎増大，陰毛発生と進んでいく。女子においては乳房の発達から始まり，陰毛発生，初経と進んでいく。思春期の開始は，女子で乳房の発育開始でわかりや

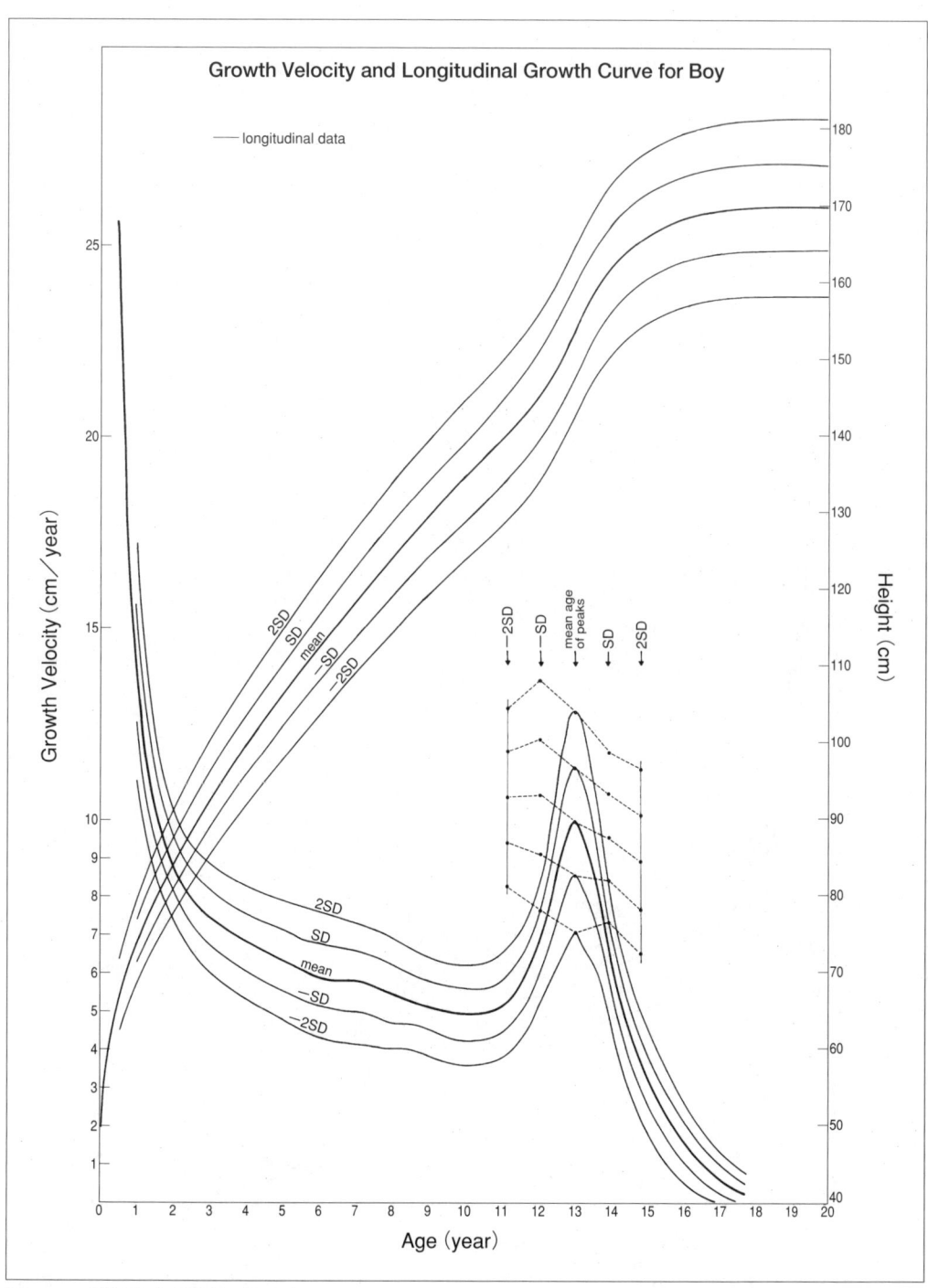

図14A　縦断的成長曲線（男子）

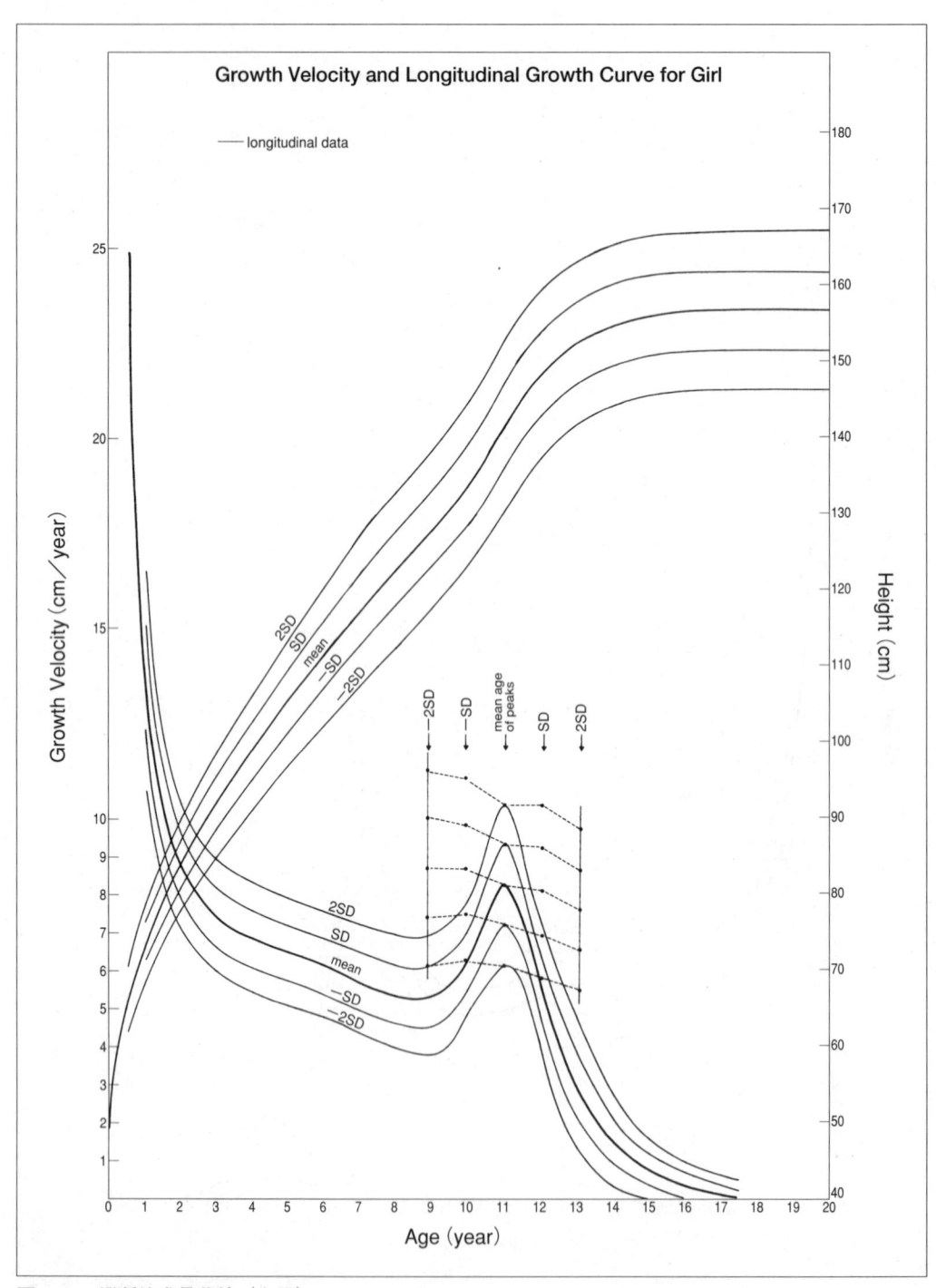

図14B　縦断的成長曲線（女子）

すいが，男子では精巣の4ml以上の増大であるので，思春期に入ったことが専門医でないとわかりにくい。陰毛の発生は思春期の半ば，初経・声変わりは思春期の終わりの時期である。

思春期は，二次性徴の発現・成熟とともに，成長のスパートがみられる時期でもある。思春期の成長は，性ホルモンの影響によるもので，当然二次性徴の発現と密接な関係があり，また男女差がはっきりしてくる。女子の乳房の発育の開始の平均年齢は約10歳，平均身長は約135cm，男子の精巣が約4mlに増大する平均年齢は11歳6ヵ月前後，平均身長は約145cmである。女子の方が平均的に早く思春期が来るので，11～12歳頃は女子の方が平均身長は高いが，男子が思春期にはいると思春期の成長速度は男子の方が大きいので，13歳頃になると男子の平均身長が大きくなる。女子の初経は，成長のピーク時よりも平均約1歳3ヵ月後の12歳3ヵ月前後に発来する。初経発来後も最終身長に達するまでは平均して約6cm程度伸びるが，ピーク成長率を越えた後であり，その後の伸びの印象が弱いため，よく女子は初経がくると身長が止まるといわれる。

思春期の伸び（思春期開始から最終身長までの伸び）は，思春期の開始年齢により異なり，思春期が早い子は大きく，思春期が遅い子は少ない。平均的には男子では約25～30cm，女子では約20～25cmである。

体重の増加率は，前思春期にも徐々に上昇していたが，思春期になると身長と同様に急激に上昇し，ピークに達し以後急激に下降する。女子における体重増加の約3分の2は体脂肪の増加のためだが，男子における体重増加のほとんどは脂肪以外のlean body massと呼ばれる除脂肪体重の増加で，そのうち約3分の2は筋肉量の増加によるものである。そのため，

思春期を過ぎると男女の体格の差がはっきりして，男子は筋肉質に，女子は丸みを帯びた体つきになる。

いままで述べた，思春期の成長は，あくまでも平均的な成長パターンを示したもので，個々の子どもの成長パターンは，実に千差万別で，個人差が大きいことを念頭においておかなければならない。一般に背の高い子は思春期に入るのが早く，背の低い子は遅い傾向がある。また，身長が同じ程度なら，思春期が遅いほうが最終身長が高くなる。

思春期は性の成熟の時期で，最終的に生殖機能を獲得・維持するようになる。それと同時に成長の終了の時期でもある。成長が止まる，すなわち骨端線が閉鎖する機構には性ホルモンが関与している。子どもの思春期をみるときには，二次性徴の成熟とともに，成長を同時にみていく必要がある。

骨年齢

成長・発達過程（成熟度）を表す発達年齢の評価の指標の代表的なものが骨年齢である。骨年齢は，原則的にどの骨を用いてもできるが，実際にもっとも便利で標準化され臨床応用されているのは，手と手首のX線写真である。各骨とも骨化が1次中心部から始まり，骨化した部分の肥大と形態変化を伴って成熟する（図15A）。長管骨では，骨端の骨化が骨の主幹部と融合したときに成人の形態に到達する（図15B）。

従来骨年齢の基準として用いられていたのは，アメリカ人の標準のGreulich-Pyle法[3]，およびイギリス人の標準のTanner-Whitehouse 2法[4]であった。これらの標準を日本人小児に用いると，特に10歳前後より骨年齢が急速に進んで，まだ伸びると思っていたのに最終身

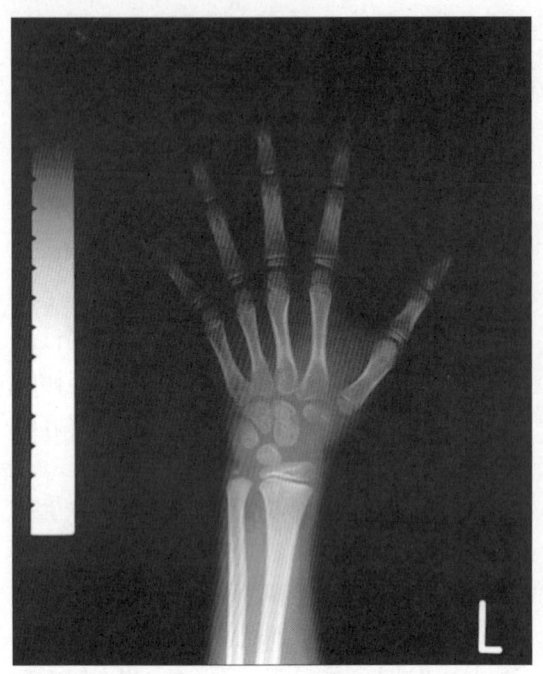

図15A　8歳6ヵ月　男子の骨年齢

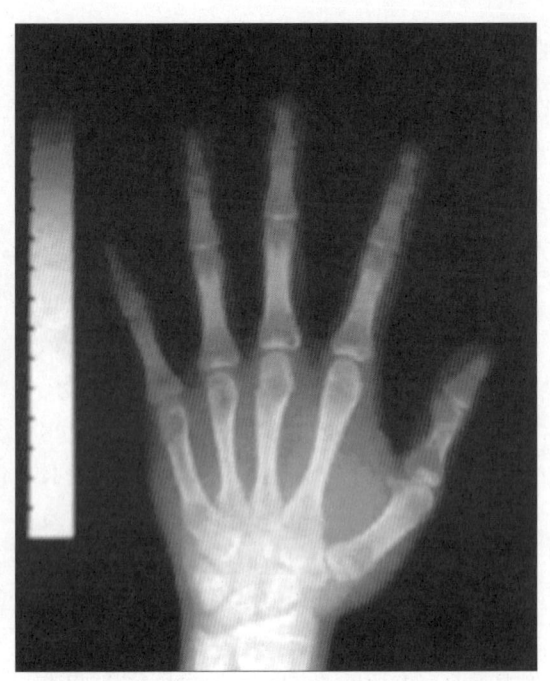

図15B　15歳6ヵ月　男子の骨年齢

長に達してしまったというような経験が少なくなかった。われわれは，東京女子医科大学第二病院小児科，慶応大学小児科，大妻女子大学人間生活科学研究所，東京都立大学理学部身体運動学研究所，日本体育協会などとの共同研究で，日本人小児の骨年齢の標準化をおこない，Tanner-Whitehouse 2 法に基づく日本人骨年齢の標準化をおこなった[5]。

骨年齢の成熟は，甲状腺ホルモン・成長ホルモン・副腎皮質ホルモン・性ステロイドホルモンなどのホルモンや栄養などの影響を受ける。

先天性甲状腺機能低下症では，新生児期より著明な骨年齢の遅れがみられる。新生児期には，手と手首のX線写真は有用性が低く，大腿骨遠位骨端のX線写真が診断的価値が高い。慢性甲状腺炎などの後天性甲状腺機能低下症では，発症以降著明な成長率の低下，肥満度の上昇とともに，骨年齢の進行が発症時期の骨年齢でほぼ停止する。甲状腺機能亢進症では，軽度の骨年齢の促進が認められる場合が多い。

成長ホルモン分泌不全性低身長症では，骨年齢の遅れがみられ，重症型では骨年齢は暦年齢の70％以下を示すことが多い。成長ホルモン分泌過剰による下垂体性巨人症においては，骨年齢は促進が認められるが，軽度である。

性ステロイドホルモンは，骨年齢を促進する。先天性副腎皮質過形成症は，胎内より男性ホルモン過剰状態に曝されているが，新生児・乳児期には骨年齢の促進はみられず，1歳半頃からあきらかな促進がみられる。思春期早発症では，著明な骨年齢の促進がみられ，未治療では早期に骨端の融合をきたすために，低身長に終わる。LH-RHアナログにより性ホルモンを抑制すると，骨年齢の進行も停滞する。性腺機能不全を合併しているターナー症候群では，骨年齢の進行は10歳を過ぎる頃から停滞し，13歳を越えることはない（図16）[6]。

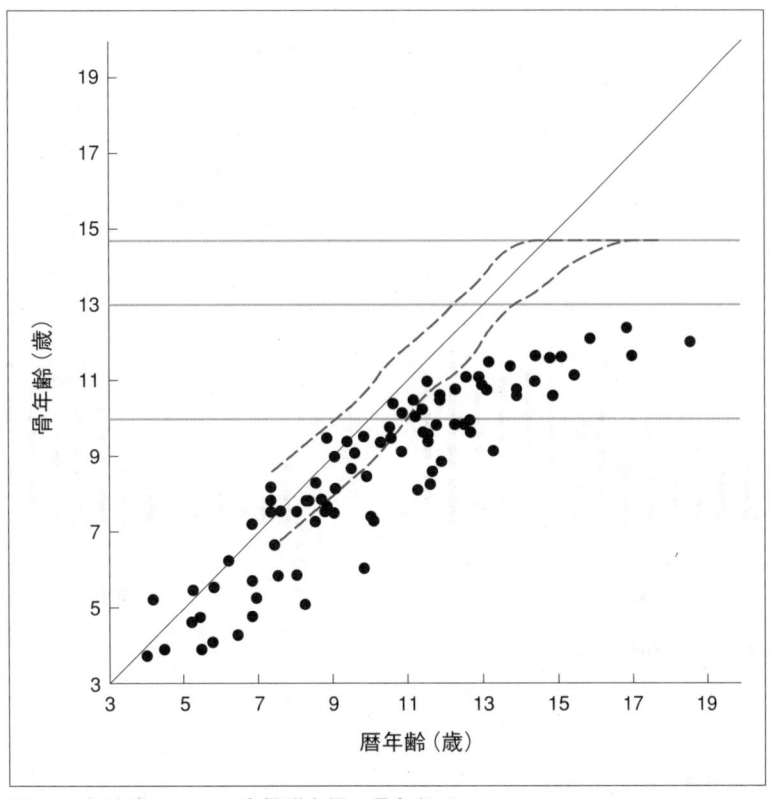

図16　無治療ターナー症候群女児の骨年齢[6]

　肥満小児は前思春期には一般的に身長も高いが，骨年齢も暦年齢より促進していることが多い。

　骨年齢を評価することは，正常の成長・成熟の評価とともに成長障害をきたす多くの内分泌疾患のスクリーニングとしても有用である。

ホルモン

I．成長ホルモン[7]

　成長ホルモン（GH）の生理的分泌は脈動的で，一般的には睡眠時に大きな分泌が認められる。新生児期には血中濃度は高く，睡眠とのはっきりした関係は認められていない。生後3ヵ月以降に覚醒時の血中GH濃度が有意に低くなる。

　1歳以降の覚醒時の随時採血の血中GH濃度は，前思春期には男女差はない。血中GH濃度の中央値は，低年齢にはやや高く（3.5〜4.5 ng/ml）年齢とともに徐々に低くなっていくが（2.5〜3.5 ng/ml）思春期には少し高くなる（3〜5.25 ng/ml）。

II．性腺刺激ホルモン[7]

　黄体形成ホルモン（LH）は，男子では思春期に精巣のLeydig細胞に作用し，テストステロンの分泌を促し，女子では思春期以降に排卵後の卵胞を黄体化し，プロゲステロンの分泌を促す。その血中濃度は，新生児期・乳児期には比較的高く6ヵ月以降には前思春期レベルに低下し，思春期直前まではその中央値は0.2 mIU/ml以下である。乳児期には男子の方がやや高く，思春期には女子の方がやや高い

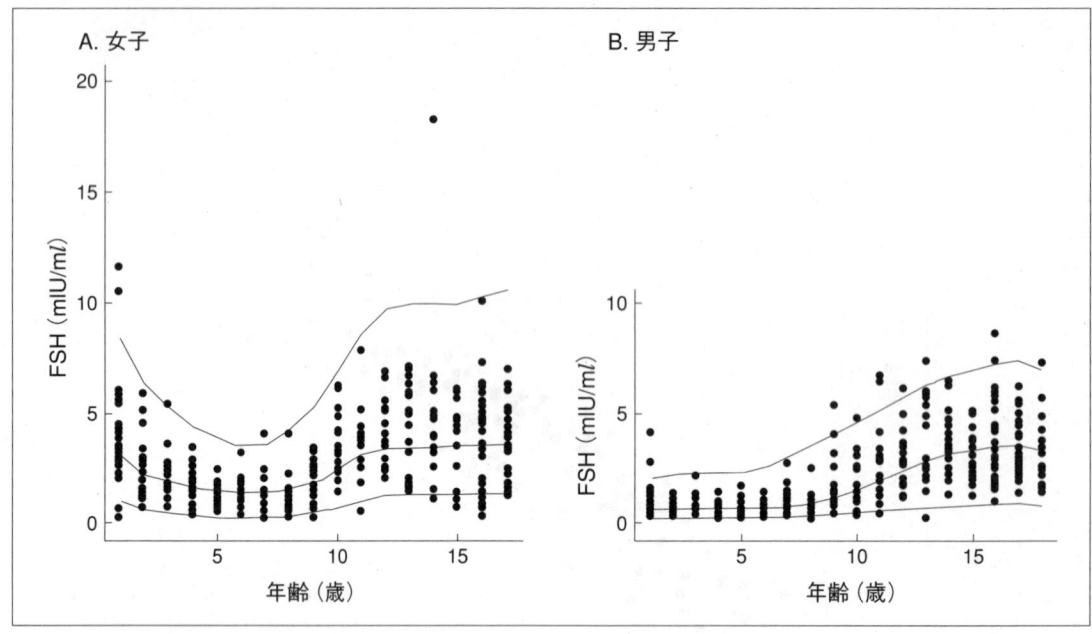

図17 女児・男児の血中FSH

表15 血中IGF-I標準値（単位 ng/ml）

年齢（歳）	男性	女性
0	41 〜 128	31 〜 120
1〜2	26 〜 212	31 〜 191
3〜4	29 〜 256	33 〜 258
5〜6	35 〜 293	65 〜 383
7〜8	127 〜 403	86 〜 460
9〜10	139 〜 424	135 〜 1,006
11〜12	156 〜 1,094	100 〜 1,112
13〜14	—	183 〜 1,352
15〜16	144 〜 793	164 〜 975
成人	100 〜 315	79 〜 383

が，前思春期には著明な男女差は認められない。

　卵胞刺激ホルモン（FSH）は，思春期において男子では精子形成に，女子においては卵胞の発育，エストロゲンの分泌に重要な役割をする下垂体ホルモンである。その血中濃度は，LHと同様に新生児期・乳児期は高く徐々に低くなるが，著明な男女差があり常に女子が男子よりも高値を示す（図17）。

Ⅲ．insulin-like growth factor-I（IGF-I）

　成長ホルモン依存性の成長因子で，種々の組織で産生され，成長促進作用，インスリン様作用，細胞の増殖・分化など多様な作用を示す。血中IGF-Iの多くは肝臓でつくられ，前思春期には男女差はない。

　乳幼児期には低く，思春期に成長のスパートと平行したあきらかなピークを示し，以後年齢とともに徐々に低くなる（表15）。

まとめ

　小児の成長と成熟について述べた。乳幼児期の成長はおもに栄養依存性であるが，前思春期の成長は成長ホルモン依存性であるので，この時期の成長率の低下を見逃さないようにする。思春期は性の成熟の時期で，最終的に生殖機能を獲得・維持するようになるが，そ

れと同時に成長の終了の時期でもある．子どもの思春期をみるときには，二次性徴の成熟とともに，成長を同時にみていく必要がある．

文献

1) Karlberg J : On the construction of the infancy-childhood-puberty growth standard. Acta Paediatr Scand (Suppl) 356 : 26, 1989.
2) Suwa S, Tachibana K, Maesaka H, Tanaka T, Yokoya S : Longitudinal standards for height and height velocity for Japanese children. Clin Pediatr Endocrinol 1 : 5, 1992.
3) Greulich WW, Pyle IS : Radiographic atlas of skeletal development of the hand and wrist. 2nd ed, Stanford University Press, Stanford, 1959.
4) Tanner JM, Whitehouse RH, et al. : Assessment of skeletal maturity and prediction of adult height (TW2 method). Academic Press, London, 1983.
5) 村田光範, 松尾宣武, 田中敏章, ほか：骨成熟研究グループ：日本人標準骨成熟アトラス．金原出版，東京，1993.
6) Tanaka T, Satoh M, Tanae A, Hibi I : Bone age maturation during growth promoting and GnRHa treatment in Turner syndrome. Turner Syndrome in a Life-Span Perspective (eds by Albertsson-Wikland K, Ranke M) Elsevier Science B.V., Amsterdam, pp191, 1995.
7) 小児基準値研究班編：日本人小児の臨床検査基準値，日本公衆衛生協会，東京，1996.

(田中敏章)

Note

小児をみるとき念頭におくべき発達生理の知識

7 肝・消化器

消化管の生理発達

I. 運動機能の生理発達

a) 哺乳

新生児は，24〜48時間以内に吸啜，咀嚼の協調運動が完成して，索乳・捕捉・吸啜・嚥下反射といった原始反射によって，疲労するまで哺乳することができる。乳児では，これら一連の哺乳のための運動と呼吸とを複雑に交互に組み合わせておこなうため，気道内の一定量の空気は乳汁とともに胃内に嚥下される。したがって，空気嚥下に伴う腹部膨満や吐乳を防ぐため，授乳後の排気（しばらく座位にして，背部を軽くタッピングするなど）が必要である。いわゆる「しゃっくり」は，胃内の空気圧により横隔膜が下方より刺激を受けるためにおこり，排気により改善することが多い。

低出生体重児では，このような哺乳〜呼吸の一連の反射は未熟で，無理な授乳により呼吸障害によるチアノーゼを呈するため，経鼻胃チューブによる哺乳が必要となる。ただし，新生児壊死性腸炎や新生児突発性胃破裂の原因になるため，搾乳した母乳を与えることが重要である。

b) 咀嚼

生後3〜4ヵ月頃，固形物を舌で押し出す提舌反射が消失し，ドロドロした形状の食物を舌根周辺に与えてやれば嚥下できるようになる。その後，生後7〜8ヵ月（離乳中期）は，舌でつぶし，生後9〜11ヵ月（離乳後期）には，歯ぐきでつぶし，第一乳臼歯が生えてくる1歳4〜5ヵ月頃に本格的咀嚼運動ができるようになる。咀嚼能力は，6歳で成人の40％，10歳で75％，16歳でやっと成人と同じ能力をもつようになる。

c) 嚥下

生後2〜3日は嚥下に必要な食道の蠕動はほとんどないが，その後急速に発達する。

d) 歯

乳歯は胎生16週頃から石灰化が始まり，24週頃からエナメル質や象牙質がつき始め，永久歯の原形も形成し始められる。歯牙は完成するとカルシウムを吸着しないため，妊娠中の母体および乳児期早期の食餌はカルシウムの供給源としても重要である。乳歯の数はおおよそ「月齢−6」で当たるが，むろん，個人差はかなりあるようである。満1歳で，上下4本ずつ，満2歳で上下8本ずつ，満3歳頃までに上下10本をだいたいの目安とするとよい。

e) 胃

生後1〜2ヵ月頃までは，噴門部の機能がま

だ未熟のため，溢乳がおこりやすい。また，胃の蠕動運動が機能してくるのは生後1ヵ月頃といわれている。胃内停滞時間は人工栄養児の方が母乳栄養児より2倍近く長く，未熟児ではさらにその傾向が強くなる。食餌内容にも影響を受け，飽和脂肪酸を多く含む食物や高張のミルク＜胃内に多量の凝乳（カードという）を作るため＞は，停滞時間を長くし，多量の炭水化物，変性蛋白を含む食品，等張の飲み物は，停滞時間を短縮させる。

f）十二指腸・小腸

小腸の運動は胎生36週頃から秩序ある蠕動パターンを呈するが，その強さは成人の半分以下といわれている。

g）大腸

生後1ヵ月過ぎまでは胃内に食物が入ると直腸を刺激する胃-直腸反射により，1日数回の便通がある。排便を自分でコントロールできるようになるのは2歳後半といわれている。

①腸内細菌叢：大腸は便1gあたり10^{11}〜10^{12}個の腸内細菌を有しており，特に母乳栄養児では，ビフィズス菌が優位（便1gあたり10^{11}個以上）である。これらは，

(a) 大腸内で，ビタミンB1，B2，B6，葉酸，ニコチン酸などを合成。ただし，ビタミンKの合成は大腸菌の方が優っている。

(b) 病原菌の増殖を抑える。糖質を分解して乳酸や酢酸，酪酸などの短鎖脂肪酸を産生し腸内を酸性に保ち，大腸菌をはじめとするグラム陰性桿菌（チフス菌，赤痢菌，クロストリジウムなど）の発育に不利な環境をつくったり，病原体が大腸の表面の粘膜を侵襲して増殖するのを防ぐ。

(c) 腐敗産物（アンモニア，硫化水素，インドール，フェノール，アミン類など）を産生しない。対して大腸菌などほかの多くの腸内細菌は産生する。

(d) 粘膜免疫の発達，アレルギーの予防（後述）。

といった利点をもち，近年probioticsとして低出生体重児や低免疫状態の小児への経腸投与の有用性が期待されている。

II．消化・吸収の生理発達

a）糖質

経口摂取された多糖類は，唾液のアミラーゼによりデキストリンとマルトース，グルコースに分解されるが，新生児期は膵臓を刺激しても十二指腸に膵臓から分泌されるアミラーゼの濃度は成人の1/10程度に過ぎず，成人と同等の濃度に達するのは1歳頃といわれている。これに対して乳糖，蔗糖，マルトース，イソマルトースなどの二糖類は小腸粘膜の刷子縁酵素の二糖類分解酵素により単糖類に分解され吸収されるが，これらを分解する酵素は新生児期よりほぼ成人値に達している。特に母乳中の糖質の95％を占める乳糖を分解するラクテース（乳糖分解酵素）は生下時に成人値よりはるかに高い活性を有し，幼児期にむしろ活性が急激に低下し，牛乳を飲まなくなる成人期がもっとも低下する。未熟児では，乳糖分解酵素活性は成熟児より低いが，哺乳後2〜3日で急上昇する。膵アミラーゼの活性がほとんどない未熟児，新生児でも，グルコースポリマー（グルコースが5〜10個鎖状に結合したもの）は消化可能で，未熟児用ミルクの糖質にも利用されている。食物中の糖質の消化について**図18**[1]にまとめる。こうした単糖類は小腸粘膜から能動的に吸収される。

b）蛋白質

①栄養素としての蛋白質：食物中の蛋白質は胃内で一部はペプシンによりペプチドと

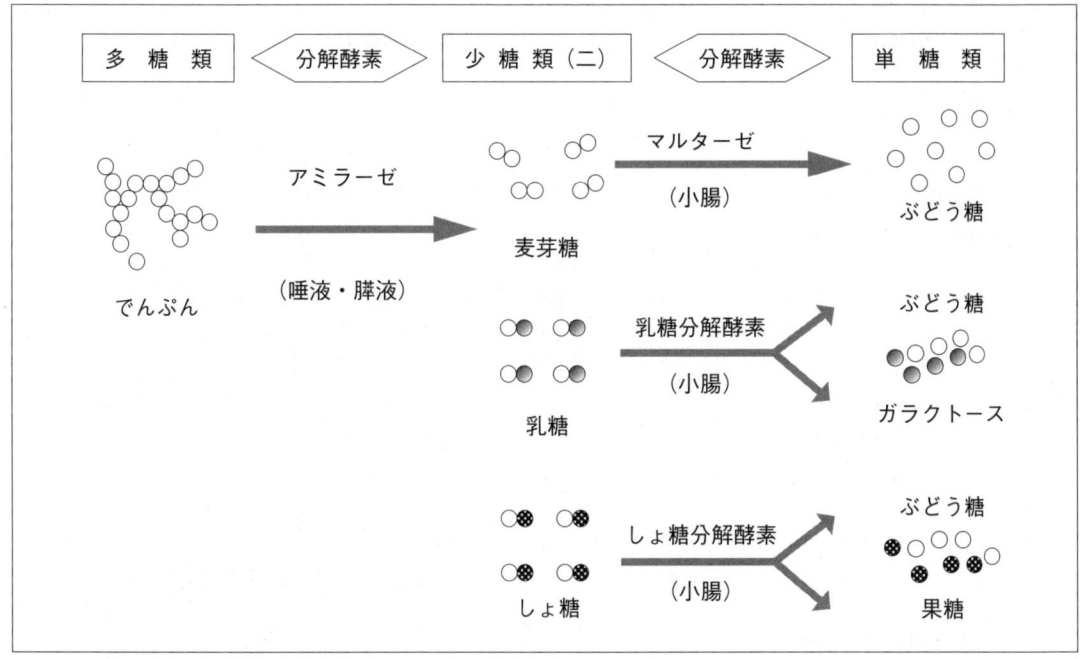

図18 糖質の消化

アミノ酸に分解され十二指腸に送られ，膵液中のトリプシン，キモトリプシン，エラスターゼ，カルボキシペプチダーゼなどによりオリゴペプタイド（アミノ酸が2～10個結合）とアミノ酸群に分解される。これら膵液中の蛋白分解酵素は，十二指腸内に分泌されて初めて活性化される。新生児の蛋白分解酵素の活性は成人の60％程度であるが生後1～2ヵ月頃に急激に上昇して生後1歳頃に成人値に近い値になる。蛋白分解酵素で分解されたオリゴペプタイドは，小腸粘膜の刷子縁酵素である分解酵素によりさらに分解を受けジペプタイド（アミノ酸が2結合）として吸収され，門脈系を経て肝臓に送られる。

　②母乳中の蛋白質：母乳は，分泌型IgA（sIgA）や，鉄の吸収を助け腐敗菌を静菌・殺菌するラクトフェリン，リゾチーム，感染防御などのさまざまな機能を有する蛋白質を含んでいる。

c）脂質

　中性脂肪はグリセリン（モノグリセリド）と脂肪酸でできており，食品中では大部分が長鎖脂肪酸（炭素Cが14個以上の脂肪酸）のトリグリセリドである。トリグリセリドは，舌と胃から分泌されたリパーゼの作用により乳化されて分解が始まり，十二指腸に入って空腸に達するまでに膵リパーゼの作用でグリセリンと脂肪酸を生じる。しかしこれらは水溶性でないため微絨毛の上に広がる糖皮の層を通過できず，このままでは吸収されない。そこで，水溶性の胆汁酸に包み込まれミセルを形成することによって，この糖皮の層を通過し，胆汁酸とともに吸収されるのである。脂肪酸のほかに脂溶性ビタミンとよばれているビタミンA，D，E，K等も同様の機序で吸収される。空腸の細胞内で脂肪酸はもとのトリグリセリドに再合成され，蛋白質の膜で包み込まれカイロミクロンとなって，腸管のリンパ管から胸管を経て血流に入る（図19）[1]。

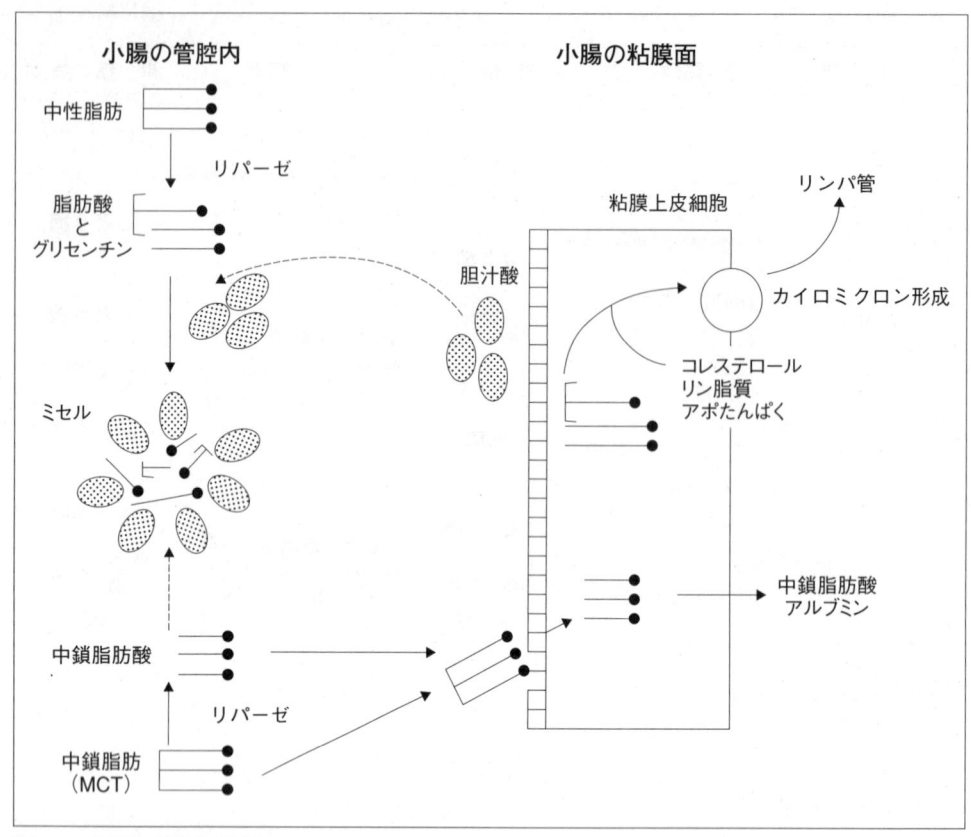

図19　脂質の消化と吸収

　他方，食品中には中鎖脂肪酸（炭素Cが8〜12個の脂肪酸）でつくられたトリグリセリド（MCT）が存在し，母乳では脂肪酸の6〜8％を占めている。これらは，水溶性であるため，膵リパーゼや胆汁酸の助けを借りなくても，直接吸収され，リンパ管を経ず，門脈を経て直接肝臓へ入る特性を有している。

　新生児では，膵リパーゼの活性や胆汁酸濃度は低く，その傾向は未熟児でさらに顕著である。しかし，母乳栄養児の場合は，母乳中に胆汁酸刺激性リパーゼ（BSSL）が存在して脂肪の分解吸収を助けている。また母乳中の脂肪自体も牛乳に比較して易吸収性であるため，一般に母乳栄養児では，脂肪の吸収はよく保たれている。膵リパーゼ活性は，生後2〜3歳頃までに上昇して成人値に達する。

　脂肪酸には，その構造式に二重結合を含まない飽和脂肪酸と一つを含む一価不飽和脂肪酸，二つ以上を含む多価不飽和脂肪酸に分けられる。さらに多価不飽和脂肪酸は，二重結合の位置によりn-3系とn-6系に分けられる。これらは，互いに体内で相互変換をすることがなく，たとえばn-3系脂肪酸の摂取が不足してもほかの脂肪酸で代用できない。このn-3系脂肪酸には，α-リノレン酸，エイコサペンタエン酸（EPA），ドコサヘキサエン酸（DHA）が含まれ，乳児期の神経細胞の髄鞘形成（myelination）を促進し，運動・精神発達に重要な役割を果たしていることが知られている。α-リノレン酸はシソ油，エゴマ油，EPA，DHAは魚介類，海獣類に豊富に含まれている。

III. 消化管免疫の発達

新生児でも，消化管の病原体侵入に備えてsIgAが消化管粘膜上に分泌されるが，その産生はきわめて低く，実際には母乳，特に初乳中のsIgAがこれを代償している．児のsIgAの産生は，12ヵ月の間に急激に上昇して成人値に近づく．

免疫力の低い低出生体重児にprobioticsとしてビフィズス菌を経腸投与すると，出生早期に壊死性腸炎の原因ともなる嫌気性桿菌の割合が減少するとともに，IgAの産生増強，免疫寛容の誘導，抗炎症作用，上皮細胞の成長促進などの作用をもつサイトカインであるTGF-βの産生が亢進し，免疫調節作用が期待されている[2]．

肝の生理発達

肝の機能は多岐にわたるが，本稿ではI．ビリルビン代謝，II．胆汁酸代謝，III．解毒と貯蔵　の各トピックに絞って概説する．

I．ビリルビン代謝

a) ビリルビン生成

約75～85％のビリルビンは，成熟赤血球が脾，Kupffer細胞等の細網内皮系で破壊され，ヘモグロビンから生成される．正常新生児の赤血球寿命は成人より短く，ビリルビン生成速度は成人のそれより約2倍速く，新生児黄疸の原因の一つといわれている[3]．

b) ビリルビンの運搬

ヘモグロビンの分解により生成された非抱合型ビリルビンは，アルブミンと強く結合して存在するが，新生児では成人に比べてこの結合力は弱く，unbound bilirubinの濃度は成人より高い．unbound bilirubinは，脂肪に富んだ脳細胞膜内へ容易に転送され沈着するので，重症新生児黄疸では核黄疸をおこす原因となる．また，ほとんどの胎生期のビリルビン代謝は，胎盤を介して母体によりおこなわれており，出生後母体からの独立に伴って，児の肝の代謝機能の未熟さゆえに新生児黄疸がおこるといわれている．

c) ビリルビンの肝細胞内転送

非抱合型ビリルビンは，肝細胞質内に取り込まれるとY，Z蛋白と結合して転送される．Y蛋白は出生時に成人の5～20％に認められ，生後5～15日で成人値に達する．Z蛋白は出生時すでに成人値に達しているという．

d) 抱合

ビリルビン抱合に必要なuridine diphosphate glucuronic acid （UDPG）は新生児低血糖（ガラクトース血症，飢餓，糖尿病母体児など）で低下する．また重要な酵素であるbilirubin UDP glucuronyl transferaseなども生後1週頃まで低値を示し，その後成人値に達する．この活性化の遅れも新生児黄疸の一因と考えられている．glucuronyl transferaseは肝のほかに腎，小腸にも少量存在するので，重症肝障害の際には，腎，小腸はビリルビン抱合を代償的におこなう重要な臓器である．

e) 排泄

ビリルビンは抱合化されることにより水溶化し，肝毛細胆管内に排泄されるが，新生児ではこの排泄能が低いため，重症溶血性疾患のようにビリルビン生成の亢進している病態では，抱合されたビリルビンは肝細胞内にうっ滞するか循環血流内に逆流するため直接型の高ビリルビン血症を呈する．

f) ビリルビンの腸肝循環

十二指腸内に排泄された抱合型ビリルビン

は，腸管内でβ-glucuronidaseの作用により一部は非抱合型に水解され，胆嚢，胆道，小腸の上皮細胞で再吸収される。腸管に排泄されたビリルビンは，腸内細菌によって無色のウロビリノーゲンに還元され，その75％は腸管に再吸収されるが，残りは腸内細菌により酸化され黄褐色のウロビリンになって糞便とともに排泄される。新生児では，腸管内でのβ-glucuronidaseの活性が高く非抱合型ビリルビンへの水解は促進される一方，腸内細菌が未熟でウロビリノーゲンは産生されないため，胎便中に高濃度の非抱合型ビリルビンが検出される。しかるに胎便の通過障害のおこる先天性小腸閉鎖，胎便塞栓症候群，Hirschsprung病，膵嚢胞性線維症などでは，胎便中の非抱合型ビリルビンが腸管より再吸収され間接型高ビリルビン血症をおこす。

II．胆汁酸代謝

　コレステロールの異化産物として肝細胞で合成され，胆汁中に排泄される胆汁酸は一次胆汁酸とよばれ，コール酸（C）およびケノデオキシコール酸（CDC）がある。一次胆汁酸が十二指腸に排泄され腸内細菌によって脱水酸基されできたデオキシコール酸（DC）およびリトコール酸（LC）を二次胆汁酸という。LCは再吸収されにくく大部分便中に排泄されるが，DCは一次胆汁酸とともに主として回腸末端より再吸収され（全胆汁酸の85％）門脈を経て肝に戻り，胆汁中に排泄される（腸肝循環）。腸肝循環している胆汁酸を胆汁酸プールとよび，これらが1日数回以上循環しているといわれている。胆汁酸は，循環しながら前述したように脂肪および脂溶性ビタミンの吸収，コレステロール代謝の調節（胆汁酸代謝のnegative feedback），コレステロールの溶解，催胆作用，下痢作用，抗菌作用など多くの生理作用を有する。他方，胆汁酸は肝炎，肝硬変症，胆道閉鎖症，胆石症，Byler病など病的状態では，胆管および肝細胞に対する障害作用をも示す。

　新生児では，Cより毒性の高いCDCを優位に産生している点，慢性肝炎，肝硬変症で認められる肝胆系に有害なモノハイドロキシ胆汁酸を生理的に産生している点，タウリン抱合がグリシン抱合より優位で胆汁酸の解毒作用が弱い点など，幼児以上に比し生体にとって不利な胆汁酸代謝系をもっているが，詳細はあきらかではない。

III．貯蔵

a）糖質

①肝グリコーゲン生成（glycogenesis）

　糖をグリコーゲンに変えて貯蔵する。関与する酵素はglucokinaseなど。食餌によって摂取した糖質の約1/12が肝臓に1/6が筋にそれぞれグリコーゲンとして蓄積される。グリコーゲン貯蔵能は肝重量の20％まで可能である。

②ブドウ糖放出（glucogenesis）

　glucose-6-phosphataseをglucose-6-phosphataseにより加水分解してブドウ糖を産生する。フルクトース，ガラクトースからグリコーゲンを経ずにブドウ糖が産生されるのはこの経路による。

③糖新生（gluconeogenesis）

　脂質（グリセロール分画），蛋白質（糖原性アミノ酸）から糖（dextrose）を生成する。glucose-6-phosphatase，phosphoenolpyruvate carboxykinase，pyruvate carboxylaseなどがkey enzymeであるが，とくに低血糖が持続する新生児，乳児で後二者が未発達なことがある。

④解糖（glycolysis）

グリコーゲンを glucose phosphate に戻して嫌気的に分解してピルビン酸を生ずる。glucokinase, pyruvate kinase などが key enzyme。

⑤肝グリコーゲン分解または糖化
　（glycogenolysis）

グリコーゲンをブドウ糖などに分解する。これらに関与する酵素が欠損するとグリコーゲンが過剰に肝に蓄積することになり，それぞれ糖原病Ⅰ型（von Gierke disease；Ia型：glucose-6-phosphatase 欠損，Ib型：その輸送蛋白の欠損，Ic型：リン酸の輸送蛋白の欠損），Ⅲ型（グリコーゲン脱分枝酵素欠損），Ⅳ型（グリコーゲン分枝酵素欠損），Ⅴ・Ⅵ型（それぞれ筋・肝型 phosphorylase 欠損）などとよばれている。

b）脂質

肝は脂質を合成して酸化する機能を有しており，その貯蔵脂質量は肝重量の0.5％以下である。肝脂質の源は食餌，肝における合成および新生，脂肪組織からの動員である。「Ⅱ．消化・吸収の生理発達」の「③脂質」で述べた経路で，肝に達したカイロミクロンのトリグリセリドは，肝細胞において脂肪酸とグリセロールに分解され，さらに酸化されてエネルギーを供給する一方，acetyl-CoA carboxylase, fatty acid synthetase などの酵素により脂肪酸合成に利用される。脂肪酸はさらにトリグリセリド再合成，リン脂質，コレステロールなどの合成に使われる。脂質新生は嫌気性解糖系，五炭糖リン酸回路により酢酸，ピルビン酸からおこなわれる。脂質は，トリグリセリドとして腸管から肝へはカイロミクロン，肝から脂肪組織へはリポ蛋白の形で移動するが，脂肪組織から動員されるときは，遊離脂肪酸の形をとる。リピドーシスは，先天的な脂質代謝の酵素異常により酵素の基質となる脂質の蓄積，酵素欠損による代謝産物の欠如をきたす。これに対して，脂肪肝は肥満，糖尿病などで中性脂肪が肝に蓄積される病態で区別を要する。

c）蛋白質

肝の蛋白質は総重量の約20％を占め，食餌蛋白の影響を受け増減し，また血漿蛋白や組織蛋白の保持もおこなっている。肝の貯蔵蛋白は，腸管から吸収したアミノ酸から合成されるが，貯蔵されないものはアミノ基・メチル基の転移により新しいアミノ酸に合成されたり，脱アミノ化されて糖質や脂質に転換される。このように肝が合成する蛋白質の種類はアルブミン，トランスフェリン，セルロプラスミン，プロトロンビン，フィブリノーゲンなど凝固因子も含めて非常に多様である。

d）ビタミン，鉄

肝はビタミン類の貯蔵と活性化にも関与している。脂溶性ビタミンであるA，Dなどは貯蔵量も多く，投与された後も長期間残存している。ビタミンAは肝においても生成されるが肝障害時には産生・貯蔵が低下する。そのほか，肝はビタミンC，E，Kなどの貯蔵・代謝にも重要な働きをしている。ビタミンB類の中には，さまざまな代謝回路の補酵素として肝に貯蔵されているものもある。

鉄は腸管より無機鉄もしくはヘムとして吸収され，フェリチンとして貯蔵され，血中にトランスフェリンとともに遊離される。胎児期に体内に蓄積された鉄は正常成熟児では生後5ヵ月頃から，早産児や低出生体重児では生後3～4ヵ月頃から欠乏し始める[1]。しかし母乳栄養児では母乳の鉄の吸収率がよいため生後6ヵ月頃まで欠乏することはないといわれている。一方，牛乳は鉄と不溶性の複合物を形

成し腸管からの鉄の吸収を阻害する。鉄の吸収率は母乳は50％，牛乳は3〜13％，牛肉と鶏肉は40％，ほうれん草は2％といわれている。またタンニン，ポリフェノール，食物繊維，卵黄などは鉄吸収阻害，ビタミンCは促進に働く。牛乳は生後12ヵ月以下の乳児に投与することは，鉄の吸収減がおこると同時に，牛乳蛋白に対する細胞性免疫型アレルギー反応に起因する消化管出血がおこりやすいという報告もあり，勧められていない。鉄の肝への異常蓄積症としてhemochromatosis（肝硬変など肝組織損傷伴う），hemosiderosis（肝組織損傷なし，鉄の負荷のため）があげられる。

文 献

1) 山城雄一郎：離乳食の基本―理論編．母子衛生研究会，東京，pp5-22，2002.
2) Yamashiro Y：Protective effects of probiotics from infection and NEC in VLBW infants. 中国小児科学会，武漢，2003.
3) 岡庭真理子，加藤英夫，山岸　稔：肝および胆道の解剖，生理と生化学．小児消化器病学．加藤英夫，篠塚輝治　編，金原出版，東京，pp74-103，1980.

（永田　智・山城雄一郎）

8 循環器

小児の心臓の特徴

新生児期から成人へと発達していく小児の心臓において，もっとも成人と異なって小児の心臓の特徴が現れているのは新生児の心臓であるので，まず，新生児の心臓の特徴について述べる。

新生児の心筋の特徴をまとめると，低酸素環境に対しては抵抗性を示し，組織障害に対して過剰に肥大型の反応を呈しやすく，compliance（柔らかさ）が低く，前負荷が増加しても収縮力は増加しにくいことがある。この特徴は，新生児の心筋は後負荷増加に対しては，弱いことを意味している。また，新生児の心筋は流血中のカテコラミンに対して敏感に反応する。これらの特徴は，新生児期から小児期に近づくにつれて消失していくが，このような特徴があったことは意識しておくべきであろう。

この理由について，以下に述べる。

新生児の心筋の特徴

I. 新生児の心臓は低酸素環境に対しては強い

新生児の心臓は，低酸素状態に対して抵抗性を示す。この事実は，新生児の心臓は，胎児循環の時期から非常に低い酸素環境に暴露されながら動き続けているという事実からも，容易に理解できる。子宮を還流する母親側の動脈血のPo_2が98 torrであるときに，臍帯静脈のPo_2は35 torrであることからわかるように（羊での実験による），胎児ヘモグロビン（HbF）の酸素親和性の高さに助けられているとはいえ，胎児は非常に低酸素の環境で生存・成長してきている。この低酸素に対する強さの理由は，好気的な脂肪酸代謝でエネルギーを得ている成人と異なり，新生児（胎児）の未熟な心筋は，グルコース，ピルビン酸，乳酸などの糖質・炭水化物の嫌気的代謝から収縮エネルギーを得ていることにある。これが，糖質の供与が十分であるかぎり，未熟な心筋が低酸素に対しては強い理由の一つである。また，これを裏付ける所見として，新生児心筋細胞においては，ミトコンドリアは少なく，グリコーゲン蓄積が多いことがあげられる。

これらの事実から，糖質が十分供給されている環境では新生児の心筋は低酸素と虚血には比較的耐えやすいことが理解できる。また，新生児の未熟な心筋においては 5'-nucleotidase が相対的に不足しているので，成人の心筋より虚血状態において AMP が枯渇しにくいことからも，新生児心筋が虚血状態から復活しやすい状態となっているとも，説明されている。

Ⅱ．新生児の心筋は組織障害に対して過剰で肥大型の反応を呈しやすい

　胎児・新生児の心筋は成人の心筋と比較して一つのまとまった「合胞体」的な筋肉の特徴が少ない。つまり，成人の心筋に比べて，細胞内小器官，収縮性蛋白，細胞外構造は未熟であり，ストレスに反応しやすく肥大，肥厚化しやすい。このことは，別の角度からみると，心筋障害に対しての回復力の高さを示していることにもなる。

Ⅲ．新生児の心筋は compliance（柔らかさ）が低く，前負荷が増加しても，収縮力は増加しにくい

　成羊の心筋においては収縮に関与しない構造物が40％であるのに対して，新生仔羊のそれは70％近くを占めるという報告から理解できるように，新生児の心筋では，収縮に関与しない構造物である筋線維鞘（sarcolemma）と細胞内小器官（intracellular organelles）の全体に対する割合が多い。このため新生児の心筋は，硬く広がりにくい（compliance が低い）。この事実を Frank-Starling 機構，つまり，心臓は前負荷によって伸展されるとそれだけ心拍出量が増加するという機構に当てはめて考えると，新生児の心筋は拡張しにくいので，前負荷を増加させても心収縮力は増えにくいということになる。具体的には，容量負荷が増えても心拍出量はほとんど増えない。また，新生児心室の正常な拡張末期圧は，成人の正常拡張期末期圧より低い。これらが，新生児心筋が容量負荷に対して弱い理由である。言い換えれば，Frank-Straling 曲線の一番高い部分をわずかに越える容量負荷でも，静脈圧を上げ，心筋収縮力を下げてしまうことになるといえる。

Ⅳ．新生児の心筋の収縮力は増加しにくく，後負荷増加に弱い

　収縮蛋白，ミオシン ATPase やカルシウム・トロポニン関係のような筋収縮のメカニズム自体は成人心筋でも新生児心筋でも同じである。しかし，新生児の心筋の筋小胞体には成人よりもカルシウムが少なく，また，拡張期のカルシウムの再取り込みもあまり効果的におこなわれない。この利用可能なカルシウムの少なさと収縮蛋白の少なさは，新生児心筋の収縮力を低下させることになる。この結果，新生児の心筋は後負荷の増加に対して，収縮力を増強しにくいことになる。これが，新生児の術後管理などにおいては，後負荷を軽減することが特に大切である理由である。

Ⅴ．循環血液中のカテコラミン依存性

　新生児心筋のアドレナリン受容体は十分発達しているが，交感神経系の心臓への分布は未熟で不十分である。この結果，新生児心筋は，交感神経で分泌されるノルエピネフリンよりも流血中のカテコラミンに対して敏感に反応することになる。

　このような新生児心筋の特徴は，新生児の心臓手術などにおいて特に顕著であり，治療上，十分留意しておくべきことであり，術後のみならず疾病時には知っておくべき特徴である。この特徴は，年齢が上になるにつれて少なくなり成人の心筋に近いものとなっていくわけであるが，小児の循環器の発達生理学的特徴として理解しておきたい。

乳児・小児期の心臓・循環の特徴

　乳児期・小児期に近づくにつれておこる変化として，記憶しておくべき特徴は以下にあげられる。

I．乳児の心不全の症状

　肝腫大はおきやすいが，目に見える浮腫（むくみ）はおきにくく，眼瞼の浮腫としてみえる程度のことが多い。ただし，中心静脈圧が非生理的な範囲まで上昇する状態では，浮腫はおこる。

　幼児の肝臓の被膜は柔らかいので，右心系のうっ血による中心静脈圧の上昇で容易に腫大する。浮腫（むくみ）は毛細血管の浸透圧が末梢組織のコロイド浸透圧よりも高く続くことからおこる。成人の心不全においては中心静脈圧は 20 mmHg 程度まで上昇することがあるが，幼児ではこのような高さにまで中心静脈圧が持続することは少ない。これが，乳児では心不全の症状として浮腫のみられにくい原因であるが，注意すると眼瞼浮腫としてはみられることがある。

II．小児期の心臓の compliance

　とくに右室 compliance は，新生児期から小児期に向けて上昇していく（柔らかくなっていく）。

　この現れとして観察されるのが心房中隔欠損における左右短絡量の変化である。compliance が低く肥厚した新生児の右室心筋は，心房中隔欠損において短絡量が急速に増加しない理由となっている。なぜならば，心房中隔欠損における左右短絡量は，両心房間の圧差によるものではなく，右室の compliance に依存しているからである。心室中隔欠損と異なり，出生時に左右短絡量が急速に増加しない事実が，心房中隔欠損では新生児・乳児期には心不全をおこしにくい理由となっており，かつ，多くの心房中隔欠損例で幼児期から学童期にかけて短絡量の増加がおこり，それによる臨床症状が出現する理由である。

III．小児の心電図

　成人と比較して右室肥大傾向を示す。

　胎児循環においては，左心室と右心室は共同作業で胎児の循環を維持してきている。胎児循環では，左室は大動脈から大動脈弓に至るまでの部位から分かれる腕頭動脈，左頸動脈，左鎖骨下動脈を経由して頭部と上肢に血流を送ってきている。一方，右室は肺動脈から動脈管を経由して下行大動脈へと血流を送り，腹腔臓器，下肢へと血流を送ってきている。ほぼ同じような抵抗に対して血流を供給してきた左室と右室は，同程度に肥厚している。しかしながら，出生後の動脈管の閉鎖に伴い，右室は肺血管床という抵抗の少ない血管系へと血流を送るので，新生児期に肥厚していた右室心筋は加齢とともに薄くなってくる。この右室心筋が薄くなった結果が，成人型の心電図としてみられているわけである。

　つまり，新生児期から乳児期にかけてまだ左室と同程度の厚さを保っている右室が，心電図上では，成人に比して「右室肥大」傾向として観察されるわけであるが，これが，新生児期から小児期に認められる「小児の右室肥大型」心電図の理由である。

（柳川幸重）

Note

9 胸郭と呼吸器系

気道と肺胞の発達

胎児期から出生後の肺の発達は表16のように、胎児期、腺様期、管腔期、嚢胞期、肺胞期に分けて考えられている。在胎24週を過ぎる頃に肺におけるガス交換が可能な構造となる。

I. 気管, 気管支

気管, 気管支は, 出生時には分岐は完成しており, その後年齢とともに太く長くなる。生後数カ月は急激に太くなり, その後の発育は緩徐となる。

乳幼児では気管支腔, 細気管支腔は狭く, 気道抵抗が大きい。成人では末梢の気道抵抗は中枢の気道抵抗に比べはるかに小さいが, 小児では末梢の気道抵抗の割合は大きく, 年齢とともに成人の比率に近づき, 6～7歳頃には成人と同様の関係となる。気流に対する気道抵抗は半径の4乗に反比例して大きくなることから, 管径の細い小児ではわずかな閉塞で強い閉塞症状が出現する。また, 乳児では細気管支壁の平滑筋の発育がよくないため構造も弱く, 細気管支は虚脱しやすい。

II. 肺胞

肺胞の85％は出生後に形成される。出生時2000万個の肺胞終末嚢は, 出生後肺胞化を生

表16 呼吸器系の発達

1. 胎児期 embryonic period（胎生4週～6週）
   肺の原基である胚芽が形成され気管支の分枝が始まる。
2. 腺様期 glandular period（胎生7週～16週）
   気管支の分枝が第20分岐に及ぶ。気管に軟骨が出現する。
3. 管腔期 canalicular period（胎生17週～27週）
   気管支に内腔が生じてくる。気管支先端にガス交換にかかわる細葉（acinus）が出現する。肺胞周囲に毛細血管が発達してくる。24週を過ぎるとガス交換が可能な構造に近づいてくる。
4. 嚢胞期 saccular period（胎生28週～35週）
   28週を越えると上皮が薄くなり毛細血管が内腔に突出し, 肺容量と表面積が急激に増加してゆく。
5. 肺胞期 alveolar period（胎生36週～）
   終末嚢が肺胞となり, 肺胞表面積はさらに増大してゆく。

じ肺胞の個数も増加する。2歳までは急激に肺胞数は増加し，その後ゆるやかに増え8歳頃に成人の数（3億個）と等しくなる。

最近，早産児が出生前後にステロイド投与を受けたり，人工換気による損傷を受けると出生後肺胞の発達（肺胞化）が阻害され，気管支肺異形成（慢性肺疾患）の原因となると考えられるようになった。このような機序で生ずる気管支肺異形成では，肺胞数が少なく個々の肺胞が大きい特徴がある。

Ⅲ．血管系の発達

末梢の肺動静脈は気管支の発達と並行して発達していく。胎児期，肺動脈壁は，中枢側では成人と同様の形態であるが，末梢側の肺動脈壁の平滑筋は成人より厚い。出生直後に呼吸開始による肺動脈の拡大とともに急速に薄くなり，血管抵抗が下がる。新生児遷延性肺高血圧症（PPHN）を合併した新生児では，末梢の肺動脈血管壁が厚く，本来新生児でも筋層の認められない呼吸細気管支や肺胞管に伴走する動脈にも筋層が認められ，肺高血圧の原因となっていると考えられている。

Ⅳ．胎児期から新生児期にかけての変化

a）胎盤呼吸から肺呼吸へ

胎児のガス交換は胎盤を介しておこなわれているが，出生後瞬時に，自らの肺を用いた呼吸に切り替えられる。胎児の循環系，呼吸器系はこの急激な変化に備え，複雑な循環をしている。臍帯動静脈による胎盤の循環が存在し，動脈管が存在するため肺をバイパスする流れが可能となり，卵円孔を通して臍帯静脈よりもたらされた酸素飽和度の高い血液が左心系へと流入する機構となっている。これが，出生とともに胎盤は切り離され，肺の血流が急増し，肺によるガス交換が開始すると卵円孔が閉鎖し，動脈管が閉鎖して成人の循環へ移行していく。

b）生化学的発達（サーファクタント）

肺サーファクタントは，肺の成熟に伴って肺胞Ⅱ型細胞により合成，分泌される。サーファクタントはリン脂質が主成分で，肺における気体と液体の接触する界面に生ずる表面張力を減少させる働きを持つ。在胎28〜32週頃より出現し，在胎33〜36週には肺胞表面の表面張力を低下させるのに十分な量が分泌される。この時期になると肺胞の構造上ガス交換が可能な状態になっており，出生しても生存可能であるが，サーファクタントが十分に分泌される以前に出生すると呼吸窮迫症候群（RDS）を発症する。

c）肺液 lung fluid

胎児期に肺液は肺胞内を満たしており，塩素イオンを多く含み，塩素イオンの能動輸送により分泌されている。出生前2〜3日より分泌が減少しはじめ，分娩が始まってから肺液量が減少しはじめる。分娩中には逆に肺液は吸収され，肺液量は2/3に減少する。呼吸の開始により肺胞内に空気が入ると，肺液は間質内に移動しリンパ流，血流により吸収される。この吸収の過程が遅延すると新生児一過性多呼吸（TTN）を発症する。

肺液の存在は，胎児の肺の成長にとって重要で，十分な量の肺液が存在しないと肺の成長が抑制される。腎臓の無形成や機能不全により羊水の産生量が減少したり，長期破水により羊水が減少すると，肺胞内からの肺液流出を引きおこし，結果として肺低形成を生ずる。

d）胎児期の肺の発達に影響を及ぼす因子

胎児期の肺の発達には，種々の因子が関与している。羊水量，胎児呼吸様運動といった

物理学的な因子，糖質コルチコイド（ステロイド），甲状腺ホルモンなどのホルモン，成長因子などが考えられている。ステロイドはサーファクタントの産生を促すことから，早産児の呼吸窮迫症候群（RDS）の発症を予防するため母体への投与がおこなわれる。

胸郭の発達と呼吸

胸郭は骨（脊椎，肋骨，胸骨）および筋肉（横隔膜，呼吸筋）より成り立っている。成人と比較し，小児の胸郭は脆弱で形状も異なっており，呼吸運動に不利な点も多く呼吸不全をおこしやすい。

Ⅰ．胸郭のコンプライアンス

新生児，小児の肺のコンプライアンスは成人と変わらないが，胸郭のコンプライアンスは大きく（胸郭が柔らかく），静的な状況で考えると肺のrecoil（元に戻る力）と胸郭のrecoilのつり合った点，すなわち機能的残気量（FRC）にあたる気量は大人に比べ相対的に小さくなる（図20）。呼気終末時の肺気量が小さいと無気肺を生じやすく，酸素化の予備力も少なくなる。新生児では呼気が完全に終了する前に吸気が開始され，FRCを機能的に大きく保っている。

Ⅱ．胸郭の形状

小児の胸郭の断面は，成人に比べ前後径が長く，肋骨が水平に近い走行をしている。このため，吸気時に作成される陰圧が小さく換気不全が生じやすい。肋骨は10歳くらいで成人と同じ角度の走行となる。

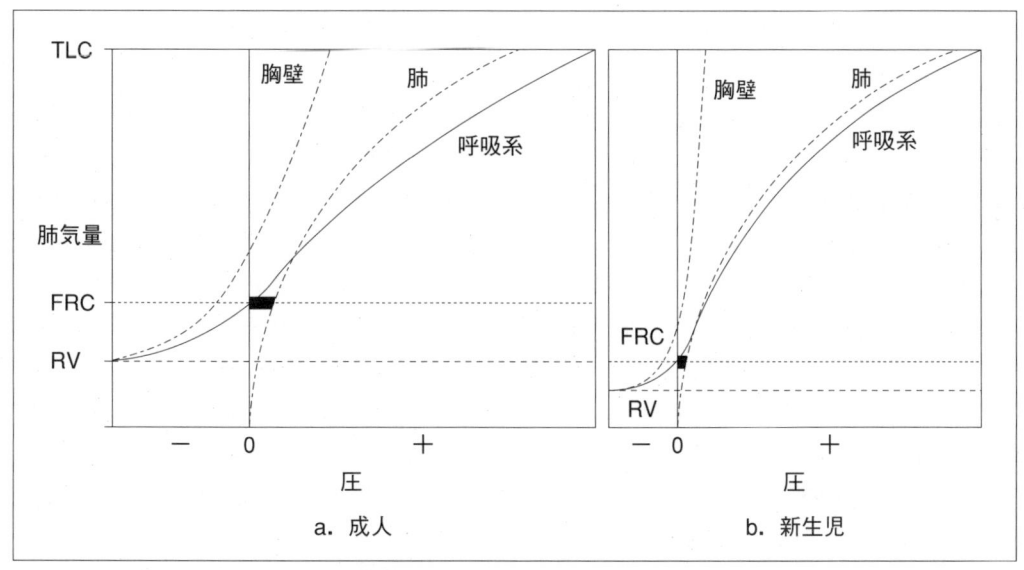

図20 成人（a）と新生児（b）の呼吸系のコンプライアンス
呼吸系のコンプライアンス（実線）は，胸壁のコンプライアンス（点線）と肺のコンプライアンス（点線）により決まる。
肺のコンプライアンスは，成人も新生児も同じであるが，胸壁のコンプライアンスは新生児が成人に比べいちじるしく大きい。それゆえ，新生児の残気量（RV），機能的残気量（FRC）は成人に比べ小さくなる。
(Avery'Disease of the Newborn 7th ed. p562 より引用改変)

III. 胸郭の distortion（歪曲）

　新生児，乳児では，横隔膜の収縮時，同時に収縮して胸郭の安定化をもたらしている肋間筋のトーンが減少しており，特に REM (rapid eye movement) 期には胸郭の distortion（歪曲）をおこしやすく，吸気時，胸郭が引き込まれる。このため，成人に比し，新生児・乳児では分時換気量あたりの呼吸の仕事量が大きく，筋肉の疲労，呼吸不全に陥りやすい。

呼吸のコントロール

　胎児期に呼吸様の運動が認められるが，ガス交換には関与しておらず，持続していない。出生後第一呼吸の開始とともに，肺におけるガス交換が開始し，呼吸運動も持続される。この呼吸運動の継続には，末梢の受容器からの刺激，呼吸中枢，効果器である呼吸筋の間のフィードバック機構により成り立っている。出生直後や早産児においてはこの機構が未熟であるため，無呼吸，周期性呼吸が生ずる。日齢とともに呼吸は規則正しい運動に移ってゆく。

I. 胎児の呼吸様運動

　胎児は胎内で呼吸に似た運動をしている。この運動は，ガス交換に関与していないことから胎児呼吸様運動と呼ばれている。胎生 11 週頃より始まる不連続，不規則な運動で，30～70/分の回数である。胎児呼吸様運動では 1 回換気量は小さく，通常羊水が肺内に流入することはない。胎児の呼吸様運動は，出生後の呼吸の発達に影響していると考えられている。

II. 出生時の呼吸

　出生時，PaO_2 の低下，$PaCO_2$ の上昇，pH の低下，寒冷刺激等さまざまな刺激が第一呼吸の開始に関与している。第一呼吸により肺内に入った空気は，肺胞内の肺液とのあいだに気体液体の界面を形成する。界面に働く表面張力はサーファクタントの作用により低下し，肺は開いた状態となり低圧で換気を続けることができる。また，第一呼吸後の啼泣は，声門を狭くし呼気に抵抗を加えることにより機能的残気量を増加させてゆく。

III. 出生後の移行期

　出生後，呼吸運動が始まり持続する。この呼吸運動の調節機構はすでに胎児の頃から存在するが，胎内では抑制されていると考えられている。この抑制の解除には，出生による代謝の活性化と胎盤由来のアデノシン，プロスタグランディンなどの減少が関与していると考えられている。

　早産児や出生直後の成熟児では，末梢受容器からの刺激に対する呼吸中枢の反応は未熟で周期性呼吸が存在するが，日齢とともにフィードバック機構は成熟していく。

　新生児期に特有な呼吸の反射として，Hering-Breuer 反射と Head の奇異反射 (paradoxical head reflex) がある。Hering-Breuer 反射は肺の伸展受容体（stretch-receptor）から迷走神経を介する反射で，大きな呼吸がおこった場合，吸気を止め呼気を開始させるよう働く。吸気時間が短くなり多呼吸となる。成熟児では 1 週間頃まで残っており，その後消えてゆく。Head の奇異反射は，刺激受容体 (irritant receptor) を介した反応で，急速な吸気時にさらに深い吸気がおこる反射である。深呼吸のできない新生児で，機能的残気量を確保するのに重要な反射である。この反射も新生児早期のみに存在する。

IV. 規則正しい呼吸運動の持続

　日齢 10 日を過ぎる頃には呼吸中枢の刺激に対する反応は成熟し，新生児期特有の反射も

消失する.生後数ヵ月以内で周期性呼吸はみられなくなり,吸気時間が長くなって呼吸数も少なくなり,成人のような規則正しい呼吸運動がおこなわれるようになる.

文　献

1) Taeusch HW, Ballard RA：Avery's Disease of the newborn. 7th ed, W.B.Saunders Company, 1999.
2) Gluckman PD, Hymann MA：Pediatrics and Perinatology. The scientific basis. 2nd ed, Arnold, 1996.
3) Chernick V, Mellins RB：Basic Mechanisms of Pediatric Respiratory Disease. 2nd ed, BC Decker Inc. Philaderphia, 2002.
4) 現代小児医学大系,9A,小児呼吸病学Ⅰ.中山書店,1982.
5) 河野寿夫：新生児の生理的特徴.新生児ケアの実際.多田裕　編,診断と治療社,pp9-20, 2000.

(河野寿夫)

Note

10 骨・骨格系

骨疾患の分類

骨は大きく分類して骨膜から形成される膜性骨形成と，軟骨が骨に置き換えられて形成される軟骨性骨形成がある．骨格発生の異常としてとらえられる骨系統疾患の特徴的な形態異常は，このうちどちらの異常が原因であるか，どの時期の発生した異常であるのかによって決定される．従来より，骨系統疾患の診断は全身骨のX線写真をもとにおこなわれているが，その原則は図21に示すように，脊椎に異常を認めるか，長管骨の変化は骨幹端にあるのか，骨端にあるのかで，X線学的な名称がつけられることである．また，長管骨の異常は，主たる病変が存在する場所によって近位から遠位に向かってrhizomelic, mesomelic, acromelicと呼ばれる．実際の診断名は，このいわば病変部位に基づく診断と病変の形状，臨床症状をもとにさらに細分化されたものが用いられる．

骨系統疾患は本来は全身的な軟骨異形成（chondrodysplasia）のみを意味する言葉であり，特定の骨の異常や奇形はdysostosisとして別の範疇に分類されていた．しかし，軟骨無形成症の遺伝子変異があきらかとなって以来，多くの骨系統疾患の原因遺伝子があきらかとなってきた．その結果，骨系統疾患は従来考えられてきたように，骨軟骨の基質蛋白の異常だけではなく，成長因子，成長因子受容体，細胞内情報伝達因子，核内転写因子，RNAプロセッシングに関わる因子など多岐にわたっていることがあきらかとなっており，dysplasiaとdysostosisを明確に区別することは意味のないことになっている．これらは**表17**のようにまとめると整理しやすい[1]．しかしながら，同じ遺伝子の異常であっても，異なる症状を示す疾患も存在することや，異なる遺伝子に異常があっても，表現型では区別できない場合

病的X線像を認める部位	病名
AD	正常
BD	骨端異形成症 (Epiphyseal Dysplasia)
CD	骨幹端異形成症 (Metaphyseal Dysplasia)
BE	脊椎骨端異形成症 (Spondyloepiphyseal Dysplasia)
CE	脊椎骨幹端異形成症 (Spondylometaphyseal Dysplasia)

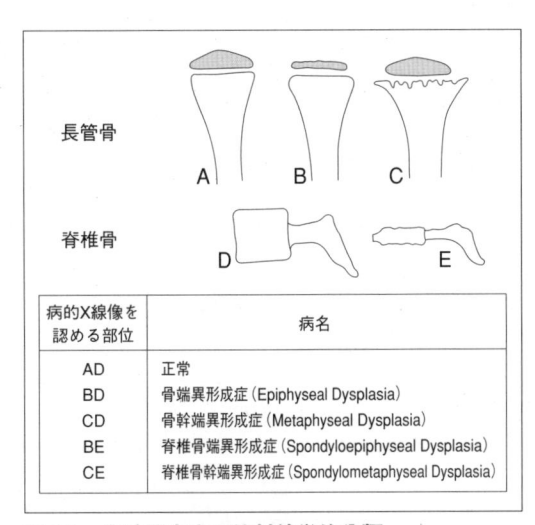

図21 骨系統疾患の放射線学的分類
骨系統疾患はX線像で病変を認める場所，おもにどこであるかによって分類されている．さらに，病変の特徴的な所見（点状の骨端：chondrodysplasia punctata, 骨端核が複数ある：multiple epiphseal dysplasia）でさらに細かく分類されている．

表17 骨系統疾患の原因病態を考慮した分類

遺伝子または蛋白質	遺伝形式	疾患名
1群：細胞外基質蛋白の異常		
COL1A1, COL1A2		Osteogenesis imperfecta
COL2A1		Achondrogenesis 2
		Hypochondrogenesis
		Congenital spondyloepiphyseal dysplasia（Kniest）
		Stickler arthro-ophthalmopathy
		Familial osteoarthritis
COL9A1, COL9A2, COL9A3	AD	Multiple epiphyseal dysplasia
COL10A1	AD	Metaphyseal dysplasia（Schmid）
COL11A1, COL11A2	AR, AD	Oto-spondylo-megaepiphyseal dysplasia
COMP（cartilage oligomelic matrix protein）	AD	Pseudoachondroplasia
		Multiple epiphyseal dysplasia
MATN3（matrilin-3）	AD	Multiple epiphyseal dysplasia
2群：代謝異常（酵素異常，チャンネル病を含む）		
TNSALP（組織非特異的ALP）	AR, AD	Hypophosphatasia
ANKH（ピロリン酸輸送体）	AD	Craniometaphyseal dysplasia
DTDST/SLC26A2（硫酸輸送体）	AR	Achondrogenesis 1B
		Atelosteogenesis 2
		Diastrophic dysplasia
		Recessive multiple epiphyseal dysplasia
TCIRG1（水素イオン輸送体）	AR	Severe infantile osteopetrosis
ClC-7（Clチャンネル）	AR	Severe infantile osteopetrosis
Carbonic anhydrase II	AR	Osteopetrosis with renal tubular acidosis
MGP（基質Gla蛋白）	AR	Keutel syndrome
ARSE（arylsufatase E）	XLR	X-linked chondrodysplasia punctata
PEX7（peroxisomal receptor）	AR	Rhizomelic chondrodysplasia punctata 1
DHAPAT（peroxisomal enzyme）	AR	Rhizomelic chondrodysplasia punctata 2
3群：生体高分子の修飾，分解異常		
Sedlin	XR	X-linked spondyloepiphyseal dysplasia
Cathepsin K（破骨細胞特異的リソゾーム酵素）	AR	Pyknodysostosis
Lysosomal acid hydrolases and transporters	AR, XLR	Lysosomal storage diseases
Targeting system of lysosomal enzymes	AR	Mucolipidosis
MMP2（matrix metalloproteinase 2）	AR	Torg type osteolysis
4群：内分泌とその情報伝達機構の異常		
ビタミンD1α水酸化酵素	AR	Vitamin D dependency I
ビタミンD受容体	AR	Vitamin D dependency II
CASR（カルシウム感知受容体）	AD	Neonatal severe hyperparathyroidism with bone disease
PTH/PTHrP受容体	AD	Metaphyseal dysplasia（Jansen）
	AR	Blomstrand lethal dysplasia
Gsα	AD	Pseudohypoparathyroidism
		McCune-Albright syndrome
PHEX	XL	X連鎖性低リン血症性くる病
FGF23	AD	常染色体優性遺伝性低リン血症性くる病
FGFR1	AD	Craniosynostosis（Pfeifferなど）
FGFR2	AD	Craniosynostosis（Apert, Crouzon, Pfeifferなど）
FGFR3	AD	Thanatophoric dysplasia

FGFR3	AD	Achondroplasia
		Hypochondroplasia
		SADDAN
		Crouzon with acanthosis nigricans
		Muenke nonsyndromic craniosynostosis
TNFRSF11A（RANK）	AD	Familial expansile osteolysis
TGFβ1	AD	Diaphyseal dysplasia（Camurati-Engelman）
CDMP1	AR	Acromesomelic dysplasia
SOST（sclerostin）	AR	Sclerosteosis
LRP5（LDL receptor-related protein 5）	AR	Osteoporosis-pseudoglioma syndrome
5群：転写因子，核内蛋白		
SOX9	AD	Campomelic dysplasia
TRPS1　（zinc-finger gene）	AD	Tricho-rhino-phalageal syndrome
EVC（leucin-zipper gene）	AR	Chodroectodermal dysplasia（Ellis-van Creveld）
TWIST（helix-loop-helix transcription factor）	AD	Craniosynostosis（Saethre-Chotzen）
CBFA-1	AD	Cleidocranial dysplasia
LXM1B	AD	Nail-patella syndrome
HOXD13（homeobox gene）	AD	Synpolydactyly
MSX2（homeobox gene）	AD	Craniosynostosis（Boston）
	AD	Parietal foramina
TBX3	AD	Ulnar-mammary syndrome
TBX5	AD	Holt-Oram syndrome
SHOX	Pseudoautosomal	Leri-Weill duschondrosteosis
6群：癌遺伝子と癌抑制遺伝子		
EXT1，EXT2	AD	Multiple exostoses syndrome
SH3BP2	AD	Cherubism
7群：核酸のプロセッシングの異常		
RNAseMRP-RNA component	AR	Cartilage-hair-hyopoplasia

〔遺伝形式〕AD：常染色体優性遺伝　AR：常染色体劣性　XLR：X連鎖性劣性，XLD：X連鎖性優性

も存在することには注意すべきである．個々の疾患については本稿では詳細は述べないのでMcKusickのMendelian Inheritance in Manのon line版（http://www.ncbi.nlm.nih.gov/entrez/query.fcgi?db=OMIM）などを参考にしていただきたい．

遺伝性骨疾患の分類の概要

●1群：細胞外基質蛋白の異常

従来よりよく知られている疾患群であり，おのおのの蛋白がどの臓器に発現しているのかによって，症状の重症度や合併症状が決定される．

●2群：代謝異常（酵素異常，チャンネル病を含む）

細胞局所にあって，機能に重要な蛋白の異常である．ALPは骨石灰化の抑制因子であるピロリン酸の分解に重要であり，骨に無機リンを供給する．ANKHはピロリン酸を細胞外に放出するために重要で，この障害により骨の過剰な石灰化が生じる．軟骨基質に重要な硫酸基の分泌に必要なチャンネル（DTDST）やその代謝酵素（ARSE）の異常は軟骨の異常

となる。骨吸収細胞である破骨細胞の骨吸収機能に酸は重要で，酸の分泌に関わる3つの遺伝子が骨大理石病の原因とされるが，この遺伝子異常で説明されるのは全症例の半数にすぎない。

● 3群：生体高分子の修飾，分解異常

storage diseaseの大半がこの範疇に属する。Sedlinの正確な機能は不明であるが，蛋白の細胞内移動に関与している。

● 4群：内分泌とその情報伝達機構の異常

内分泌の異常に基づく疾患は，異常内分泌因子の補充によって治療できる可能性がある。これらの中でも代表的な軟骨無形成症に対しては，FGFR3（線維芽細胞成長因子受容体3型）の構成的活性化が原因であることから，抗体を用いた情報伝達の抑制の試みがマウスを用いておこなわれようとしている。また，LRP5遺伝子の変異についてはosteoporosis pseudoglioma の原因として同定されて[2]以来，本遺伝子の骨代謝における重要性が次々にあきらかとなっている。

● 5群：転写因子，核内蛋白

骨，軟骨の発生に重要な蛋白の転写の異常によって症状を表すと考えられる。

● 6群：癌遺伝子と癌抑制遺伝子
● 7群：核酸のプロセッシングの異常

現在，この範疇に入る疾患の数は少ないが，生命現象の基盤である核酸のプロセッシングに異常が生じるため，骨以外にも多彩な症状を呈する。

骨とミネラル代謝

骨格系の疾患の理解にはミネラル代謝についての理解も必須である。表18に基準値を示す。小児で注意すべきことは，リン値が成人に比較して高値を示すことである。これは，活発な骨代謝によって成長する小児の状態を考えると，合目的的である。

I．Ca代謝 (図22)

体内のCaの動きとその調節因子である1,25水酸化ビタミンDとPTHの作用点を図22にまとめた。体液中のイオン化Ca濃度は非常に厳密に一定範囲に調節されている。

消化管から吸収されるCaの量は，十分な量のCaが食品中に存在するならば100〜150 mgで安定しており，この結果尿中には同量のCaが排泄される。

血中Caの異常が生じる主たる原因は腎における排泄の異常と消化管からの吸収障害である。

これらの要因の解析にもっとも簡便なのは，食品中のCa量を一定にして尿中へのCaの排泄量を評価することである。一般的にはCaは400 mg/dayに制限する。

表18 骨ミネラルの基準値
　　　血中のリン濃度はあきらかに年齢依存性を示すことに注意。

	年齢 (歳)	イオン化Ca (mM)	血清Ca (mg/dl)	リン (mg/dl)	Mg (mg/dl)
乳幼児期	0〜0.25	1.22〜1.40	8.8〜11.3	4.8〜7.4	1.6〜2.5
	1〜5	1.22〜1.32	9.4〜10.8	4.5〜6.2	1.6〜2.5
小児	6〜12	1.15〜1.32	9.4〜10.3	3.6〜5.8	1.7〜2.3
成人男性	20	1.12〜1.30	9.1〜10.2	2.4〜4.5	1.7〜2.6
成人女性	20	1.12〜1.30	8.8〜10.0	2.4〜4.5	1.7〜2.6

Ca値(mg/dl) = Ca値(mm/dl：mM) × 4 = Ca値(mEq/l) × 2

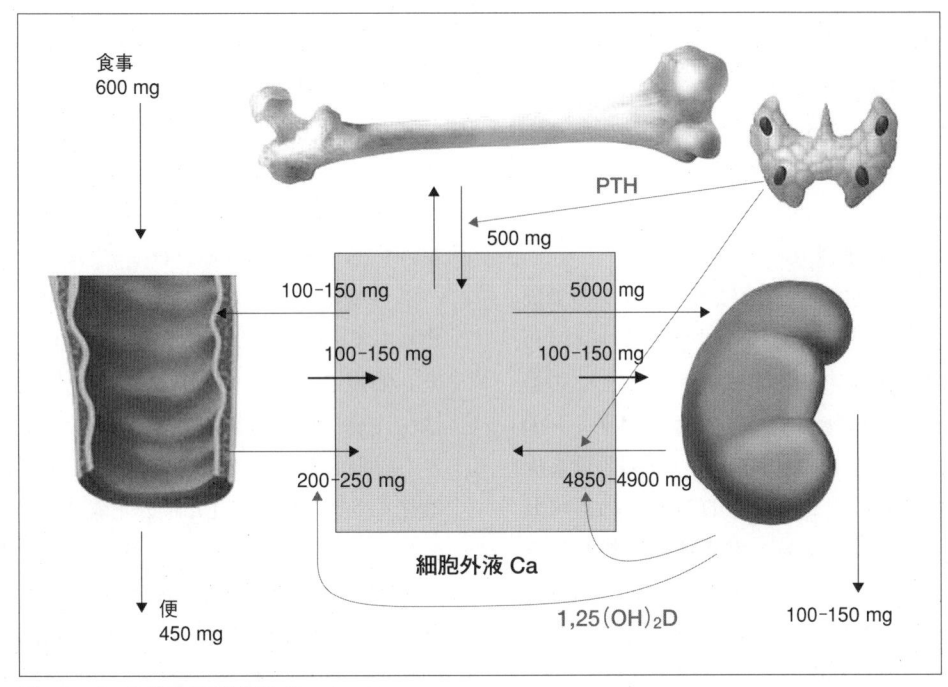

図22 Caの体内動態を示す

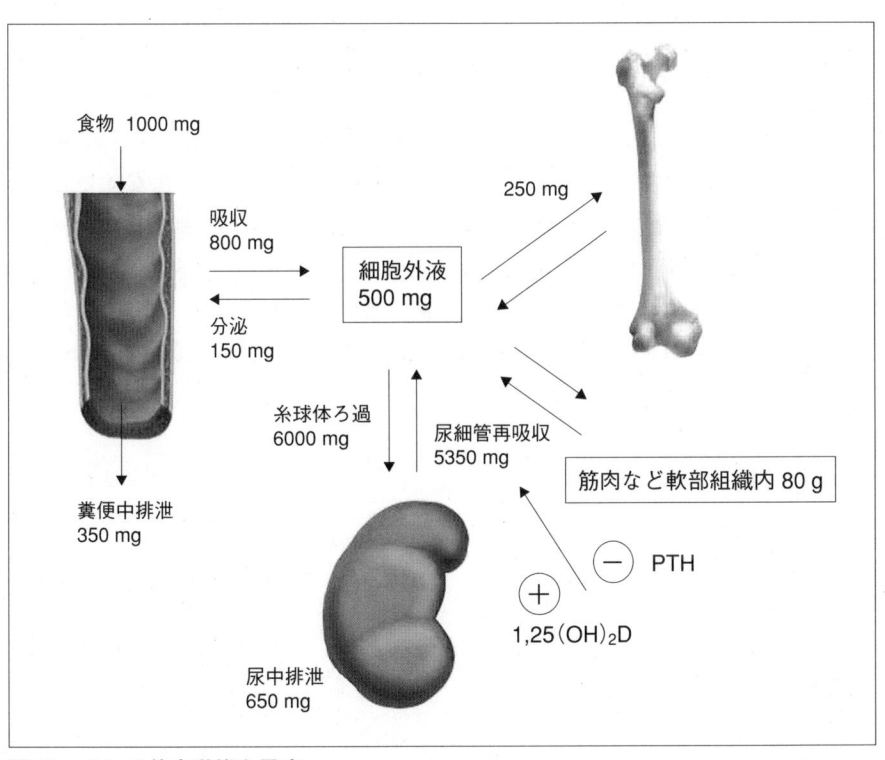

図23 リンの体内動態を示す

尿中Ca排泄の評価
　　1日排泄量　　200 mg
　　Ca/Cr　　0.3
　　FECa = Cca/Ccr > 0.01

II．リン代謝（図23）

　リンの体内動態を図23に示す。リンの調節臓器は腎臓で，近位尿細管におけるリンの再吸収の調節が血中リン濃度調節に大きく影響する。Caともっとも異なる点は，ビタミンDとPTHの作用であり，PTHはリンの排泄を促進するのに対し，ビタミンDはリンの再吸収を促進することである。健康成人に低リン食を与えると尿中リンは1日以内に低下を認め，2日目以降には尿中リン排泄はほとんど消失する。逆にかなり高度の高リン負荷があっても，腸管より吸収されたリンは腎機能が正常である限り全量尿中に排泄される。TmP/GFR（尿細管リン最大吸収量）を越えると正常な機能を持つ腎ではリンをその負荷量に応じてほとんどすべてを排泄する。

● TmP/GFR

　この値以下では100％リンは再吸収されるという理論的な血漿リン濃度を表す。早朝絶食下2時間で排泄される尿中のリンとクレアチニン濃度とその時の血漿中のリンとクレアチニン濃度より，Walton and Bijvoetのノモグラムより求められるが，以下の近似式でも求められる。

TmP/GFR = Serum Pi × {1−(U_{Pi} × P_{Cr})/(P_{Pi} × U_{Cr})}

III．副甲状腺ホルモン（PTH）

　副甲状腺細胞に存在するCa感知受容体が細胞外のCaイオンの低下を感知して，分泌される。その作用は細胞外液のCa濃度を上昇させることにあり，腎に作用してビタミンD活性化の鍵である1α水酸化を促進し，活性型ビタミンD濃度を上昇させるとともに，単独でも骨に作用し破骨細胞による骨吸収を促進させる。

IV．1,25水酸化ビタミンD

　活性型のビタミンDである。おもに腸管に作用しCaとリンの吸収を促進し，血中のCa，リン濃度を上昇させる。ビタミンDの活性化は，皮膚で産生されたビタミンDまたは食品から吸収されたビタミンDが肝臓で25位の水酸化を受け，腎臓で1α位の水酸化を受けることによりおこなわれる。一方，24位の水酸化は通常ビタミンDの非活性化過程としてとらえられる。25位の水酸化の予備能は高く，肝硬変の末期にでもならないと活性が低下することはない。これに対して腎の1α水酸化酵素はGFRが50％をきったあたりから活性は低下してくる。また，1,25水酸化ビタミンDは不安定であるため，体内のビタミンD栄養状態を把握するためこの値を測定することは意味がない。実際，高度のビタミンD欠乏で初めて低下する。これに対してその前駆物質である25水酸化ビタミンDは安定であり，ビタミンDの栄養状態を評価するのに適している。従来，25水酸化ビタミンD濃度が10 ng/ml未満をビタミンD欠乏としていたが，PTHの分泌状態から最近では欠乏域を20 ng/ml以下に設定することが多い。

文献

1) Superti-Furga A, Bonafe L, Rimoin DL : Am J Med Genet 106 : 282-293, 2001.
2) Gong Y, Slee RB, Fukai N : Cell 107 : 513-523, 2001.

（田中弘之）

11 体温調節

正常体温

　体温は深部体温と表層体温に分けられる。表層体温は身体外殻部（shell）の温度であり環境により変動するが，深部体温は身体核心部（core）の体温であり一定になるように調節されている。一般的には深部体温が測定される。正常値はおおよそ口腔温37.2℃，腋窩温36.8℃，直腸温37.5℃であり，直腸温がもっとも高い。腋窩温は本来は表層体温であるが，腋窩を十分に長い時間閉じておくと深部体温に近くなり，体温の測定に腋窩温が用いられている。最近測定されるようになった鼓膜温は，鼓膜前下方部分の測定により視床下部周囲を走行する内頸動脈の血液温度を反映する深部体温であるとされている。

　体温は日内周期（circadian rhythm）がみられる。早朝に低く，正午〜夕方に高いが，変動幅は1℃以内である。成人女性では黄体ホルモンによる体温上昇が概月周期（circalunar rhythm）でみられる。

　体温が41℃を超えると体温調節機構が障害され人為的体温降下処置が必要になり，43℃以上では生存が困難になる。34〜35℃以下になると低体温で体温調節機能が障害され，30〜33℃でふるえ，消失，混迷がおこる。

体温調節機構

　体温は一定の範囲内に保たれるように調節機構が存在する。この調節機構は，受容器，体温調節中枢，効果器でフィードバックの経路が構築されていて，これにより深部体温を一定に維持している（図24）。

　この経路の入力部分に当たる温度受容器は，2種類ある。1つは皮膚の温度受容器であり，体の表面の温熱を感じて体温調節中枢に伝える。この温熱は大脳皮質にも連絡されるため，暑さ寒さとして認識される。もう1つは深部の温度受容器である。温度感受性ニューロン（温ニューロン）が体温の上昇低下を感知して，それを体温調節中枢に伝える。この温ニューロンは前視床下部・脳幹・脊髄などにある。

　体温調節中枢は視床下部にあり，末梢および中枢温度受容体からの入力が送られる。体温調節中枢には体温の設定値（セットポイント）が存在し，温度受容体からの入力信号と比較し，セットポイントに合致するように出力信号を効果器に出す。出力信号は，自律神経系，体性神経系，内分泌系を経由する。

　効果器では熱産生と熱放散がおこなわれる。熱産生は，骨格筋のふるえ（shivering）による熱産生，非ふるえ熱産生（non-shivering thermogenesis，NST）などにより得られる。shiveringは，寒冷時に体をふるわせる現象で

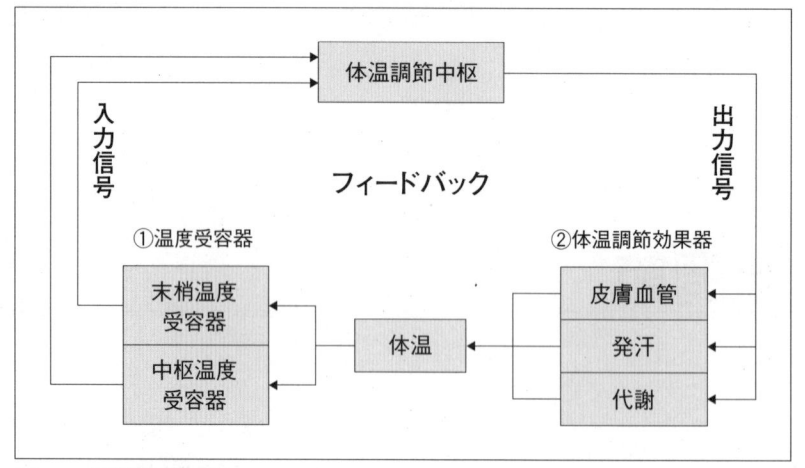

図24 体温調節機構

あり，等尺性収縮のため外部への仕事がなされないので，筋収縮によるエネルギーが熱に効率よく変換される。非ふるえ熱産生（NST）は，新生児に存在する褐色脂肪組織に働いて，脂肪の分解を促進し熱産生をおこす。また，肝臓，骨格筋などの臓器での代謝亢進による熱産生も含む。寒冷暴露により交感神経系が働きアドレナリン，ノルアドレナリンが増加し臓器の代謝を亢進させ熱産生が促進する。内分泌系も熱産生に関与していて，視床下部下垂体系が働いて，下垂体前葉から甲状腺刺激ホルモン（TSH）や副腎皮質刺激ホルモン（ACTH）が出て，甲状腺ホルモンと副腎皮質ホルモンの分泌を増やすことによって代謝を亢進させ，熱産生に働く。

熱放出は，放射，伝導，蒸泄によりおきる。すなわち，皮膚からの輻射や伝導と発汗による蒸泄，肺からの蒸泄，尿や便が排泄されるときに熱が失われる。熱の放散はその約90％が皮膚からである。皮膚から輻射や伝導によって失われる熱量は，環境温・湿度に依存するが，外気の温度が低いほど，また湿度が高いほど大きくなる。体温調節には温熱性発汗が重要である。

体温の調節は，体温中枢からの指令により，効果器が熱の発生や放散を増減することによりおこなわれる。熱の発生を増減して調節する場合は，たとえば暖かいときに，筋は弛緩して熱の発生を少なくする。寒いときは，筋肉を運動させ，熱の発生を盛んにする。熱の放散を増減して調節する場合，寒いときは，皮膚の血管を収縮して血液から熱が失われるのを防ぎ，暑いときは，皮膚の血管を拡張して多量の血液を循環させて熱の放散を大きくし，同時に発汗を盛んにして，その蒸発によって熱を奪い，体温を下げる。特に筋肉労働をするときは熱の発生が大きいので，血管や汗腺による放熱のほかに，呼吸の回数や深さを増して換気量を大にし，呼吸によって大量の熱を放散する。

小児の体温調節の特徴

小児では基礎代謝が高く熱産生が多い。体温は新生児期には高い傾向にあり，成長とともに下がる傾向がある。また，小児ことに新生児・乳児では放射による熱喪失が大きい。これは成人よりも体表面積が体積に比べて大きいこと，皮膚の温度調節機構が十分に働かないことによる。新生児ではshiveringがおき

ず，熱産生において non-shivering による熱産生が重要になるという特徴を持つ．また，温熱中間帯 neutral zone は，皮膚血管の拡張・収縮のみで熱平衡が保たれ，代謝による調節を必要としない環境の温度を指すが，新生児では 32～34℃ とされ，成人では 29℃ とされている．体温調節の可能な環境域も新生児では狭く，1～2 時間正常体温を維持できる環境温は 20～23℃ であるが，成人では 25℃ とされている．

発熱の原理

発熱・解熱の機序は，体温調節中枢のセットポイント（設定値）の上下によって説明されている（図 25）．感染，炎症，外傷に由来する外因性発熱物質（エンドトキシン，ウイルス，病原性真菌など）がリンパ球，単球・マクロファージなどに作用して，内因性発熱物質（endogenous pyrogen）を放出させる．内因性発熱物質は IL-1（インターロイキン-1），IL-6（インターロイキン-6），TNF，MIP-1，IFN であると考えられている．内因性発熱物質は，視床下部に作用してプロスタグランディン E1（PGE1）を産生誘導し，セットポイントを上昇させると考えられる．セットポイントが上昇することにより，熱産生の促進，熱放散の抑制がおこり，体温は急速に上昇し，熱感を覚える．逆に，設定値が下降すると熱産生の抑制，熱放散の促進がおこり，解熱する．多くの解熱薬は，体温調節中枢に作用して，高くなっているセットポイントを正常に戻す．たとえばアスピリンはシクロゲナーゼ抑制により PGE1 の合成を抑制し，設定値を低下させ，体温を低下させる．

なお，熱中症などの受動的発熱は，セットポイントの移動による体温上昇ではないので，解熱薬は効果がない．冷却により熱を放出させることが必要となる．

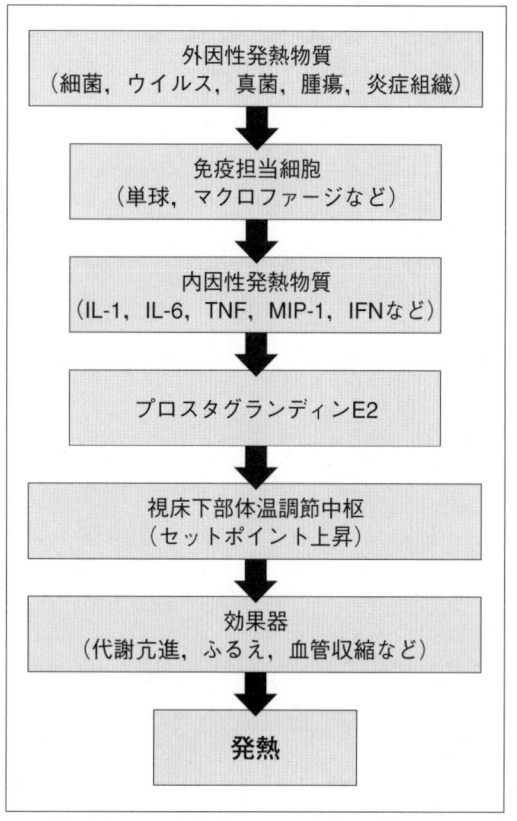

図 25 発熱の機序

外因性発熱物質
（細菌，ウイルス，真菌，腫瘍，炎症組織）
↓
免疫担当細胞
（単球，マクロファージなど）
↓
内因性発熱物質
（IL-1, IL-6, TNF, MIP-1, IFN など）
↓
プロスタグランディン E2
↓
視床下部体温調節中枢
（セットポイント上昇）
↓
効果器
（代謝亢進，ふるえ，血管収縮など）
↓
発熱

（野々山恵章）

Note

12 薬物動態（ADME）

　小児の薬物療法は，発達的区分により検討をする必要がある。International Conference on Harmonization of Technical Requirements for Registration of Pharmaceutical for Human Use（ICH）の Pediatric Proposal Concept Paper（1, September 1998）によれば，①未熟児（preterm newborn infants）在胎36週未満，②新生児（neonates/term newborn infants）〜1ヵ月未満，③乳幼児（infants）1ヵ月以上2歳未満，④小児（children）2歳以上12歳未満，⑤青年（adolescence）12歳以上成人まで（16歳から18歳）に分けられている。その中でも，未熟児・新生児における薬物動態の発達的変化がもっとも重要である。

　未熟児・新生児には，母体に投与された薬物の影響と児自身の子宮外適応を含めた薬物代謝の特徴がある。前者は母体に投与した薬物の胎盤移行と乳汁移行による児への影響の母子相互作用に関するものであり，後者は成人と異なる薬物の吸収・生体内分布・代謝や排泄（ADME）および薬理作用（受容体）である。そして，後者には出生体重1000g未満の超低出生体重児から正期産児までの発達段階の幅広さのみならず生後の薬物代謝のダイナミックな変化が加わり，各薬物の有効性と安全性を証明するデータが不足しているのはあきらかである。また，新生児期以後の薬物代謝の発達変化は，多くの薬物の薬用量が各時期の体表面積により決められているように，体表面積に比例する細胞外液量に基づいていると考えられる。小児の適応外使用医薬品が多く使用されている現状においてもっとも大切なことは，小児全般に使用されしかも毒性の強い，つまり有効血中濃度の幅の狭い薬物の有効で安全な平均的な薬用量を臨床試験により決めることである。

母子相互作用

　薬物の経胎盤での新生児への影響として，neonatal depression と withdrawal syndrome がある。これらの症例の発見は，新生児の症状を点数化（Finnegan あるいは磯部[1]のスコアー）して記載するとともに母親の嗜好品を含め投与された薬物を知ることが大切である。われわれは，その点数が6〜9点以上でフェノバルビタールかジアゼパムにより治療をしている。

　薬物の乳汁移行に関して，授乳の禁忌薬物（American Academy of Pediatrics, Committee on Drug）は，ブロモクレプチン，コカイン，シクロスポリン，ドキソルビシン，エルゴタミン，リチウム，メトトレキサート，phencyclidine, phenindione, 嗜好品（覚せい剤や麻薬）や放射性同位元素である[2]。授乳中の妊婦への指導は，安易な授乳禁の指導をせず，乳汁移

行のデータを検索し，同効の薬物であれば乳汁移行の少ない薬物で児への蓄積の少ない薬物を選択する。そして，薬物ごとの the exposure index（児の体重で換算した投与量の％として示される）＝【(平均的な体重あたりの母乳摂取量，ml/kg/min）×（乳汁中濃度/母親の血中濃度，M/P 比）/（児のクリアランス，ml/kg/min）】×100 を計算し，高い％（10％以上）を示すものは注意して母乳育児を行う[3]。服薬前の授乳や薬物の乳汁移行による児の症状の観察方法などを指導し，母乳育児を継続する方針で指導することが大切である。

薬物代謝

薬物代謝に影響を与える因子として，薬物の吸収・蛋白結合を含む薬物の分布・代謝・排泄がある。それらの関係について図 26 に示した。

経口・経直腸・経皮投与の場合は吸収の因子が大きく影響し，生物学的利用率の検討が必要となる。First pass 効果における腸管に分布しているチトクローム P450（CYP）3A4/5 の重要性やジアゼパム坐薬の解熱薬との相互作用などが報告されている。生体内分布には，血中の薬物結合蛋白が重要な役割を果たしている。酸性や中性の薬物は，おもに血清アルブミンと結合し，塩基性の薬物は，おもに α_1-酸性糖蛋白と結合する。しかし，α_1-酸性糖蛋白の血中濃度は血清アルブミンの 1/100 程度であり，高濃度の塩基性薬物に対してどの程度の役割を果たしているかは不明である。その分布において，遊離薬物が薬物受容体に結合して薬効を示す。狭義の薬物代謝の主要な臓

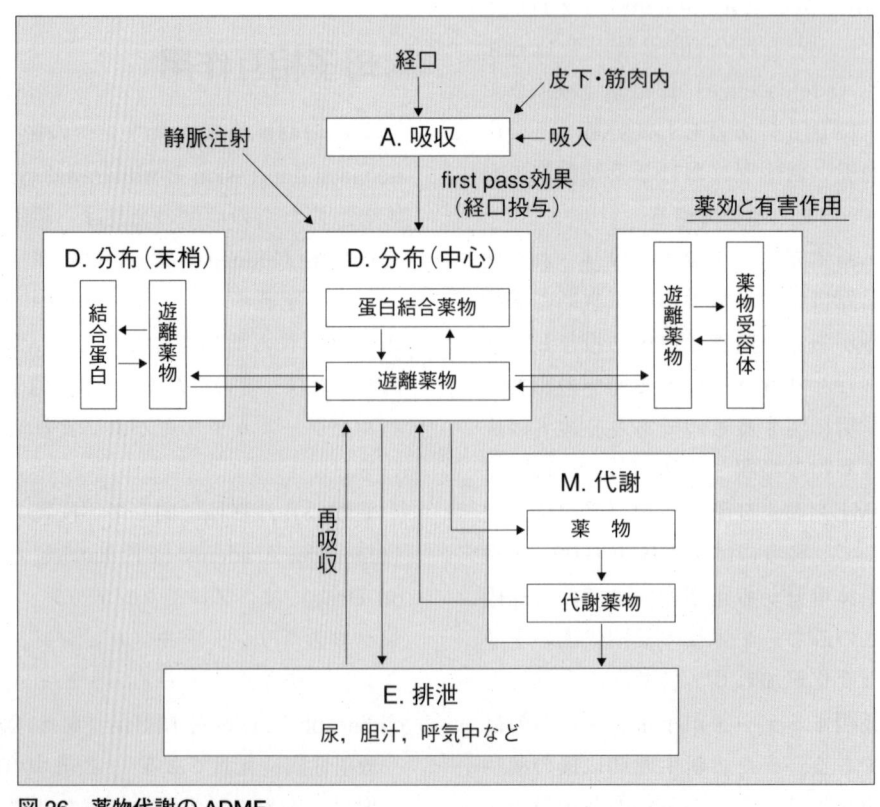

図 26　薬物代謝の ADME

器は肝臓であるが，肝での薬物の摂取・排泄に関係する輸送体，肝細胞内の結合蛋白や薬物代謝酵素系（第Ⅰ相および第Ⅱ相反応）がある。その中で薬物代謝酵素系は，遺伝子多型および発達変化の検討がある程度なされている。排泄は肝と腎でなされるが，肝で排泄される薬物の特徴は分子量約600以上で強い極性と脂溶性の両基を分子構造にもち生体膜輸送体【multidrug resistance protein（MDR）1, 2 や multidrug resistance-associated protein（MRP）2 など】でなされ，腎からの排泄は糸球体，尿細管での分泌および再吸収の総和によりなされる。尿細管の分泌および再吸収は，生体膜輸送体【MDR1, organic anion transporter（OAT）1, 2, 3, 4 や organic cation transporter（OCT）1, 2, 3 など】でなされている。

未熟児・新生児から成人にいたる薬物代謝

Ⅰ．吸収（A. absorption）

経口投与される薬物の吸収は，胃内のpH，胃内容排泄時間，小腸内pH，蠕動運動や腸内細菌叢が関与する。新生児期は，胃・小腸内のpHは成人より高く，胃内容排泄時間は長く，蠕動運動は不規則である。それらは，生後3ヵ月までに成人の値に近づく。筋肉内投与は細胞内液に対する細胞外液の比率が高く，特に新生児で，組織浸透率が悪い。筋肉注射による筋短縮症の歴史を繰り返さないためにも，注射薬の物理化学的性質，注射方法や注射部位に注意する必要がある。皮膚での吸収は，おもに角質層細胞内の拡散によりおこなわれる。表皮は在胎23週から33週の間に成熟するため，在胎の短い未熟児ほど皮膚からの吸収は良い。そのため皮膚から吸収された物質の有毒反応として，ヘキサクロロヘン，ホウ酸，ステロイド薬，ヨード消毒薬などの中毒が知られている。

以上のことより，新生児期の薬物療法は，血中濃度の安定性を考えておもに静脈内投与でなされている。その静脈注射での問題点は，①希釈の間違いや攪拌の不完全，②漏れや回路でのよどみ，③回路の太さや長さの問題で時間内に薬物が体中へ入らない，④薬物の混合や光による分解，⑤毒性添加物の影響，⑥ルートやフィルターでの薬物の吸着・吸収およびポリ塩化ビニル製品からのフタル酸化合物の溶出などがある。

Ⅱ．分布（D. distribution）

水分や体脂肪の発達的変化は，薬物の生体内分布を考えるうえで重要である。体重あたりの総水分量は，在胎3ヵ月未満の胎芽の92％（細胞外液 約65％，細胞内液 約25％）から，正期産児の出生時の75％（細胞外液 約35〜44％，細胞内液 約33％）に減少する。出生後，細胞外液は約3ヵ月間で約1/2に急激に減少するが，細胞内液はわずかに増加して成人の総水分量50〜60％（細胞外液 20％，細胞内液 40％）となる。一方，脂肪含有量は胎生初期の1％から正期産児の出生時の15％まで増加する[4]。その分布において，臓器・組織の体重に占める割合も重要で，未熟児・新生児は成人に比較して中枢神経系の重量が大きいため，脂溶性の薬物は中枢神経系に集中する傾向がある。

薬物の血中薬物結合蛋白の発達変化は，その結合蛋白である血清アルブミンおよびα_1-酸性糖蛋白が新生児期では成人より低値であり，その結合蛋白から薬物を遊離させるビリルビンや遊離脂肪酸などの内因性物質も高値である。そのため，成人と同じ薬物血中濃度であっても，新生児期には薬物の遊離画分が増加し，薬効が増す可能性がある。

III. 代謝（M. metabolism）

第I相のCYPでは，その分子種ごとの遺伝子多型による個人差と発達的変動が検討されている。遺伝子多型では，白人で変異が多いCYP2D6（基質：コデインやプロプラノロールなど）や日本人で変異が多いCYP2C19（基質：オメプラゾールやジアゼパムなど）が検討されている。CYPの分子種の発達的変動は，3つのグループに分けられている。CYP3A7（基質：エリスロマイシンやニフェジピンなど）のように胎生期に成人活性の約30～40％であるもの，CYP2D6やCYP2E1（基質：エタノールやハロタンなど）のように胎生期は非常に低値で出生と同時に発現してくるもの，CYP2Cs，CYP3A4（基質：コルチゾール，リドカインやミコナゾールなど）やCYP1A2（基質：テオフィリンやフェナセチンなど）のように生後一週間で発現するものに分けられる[5]。これらのなかで，CYP3A7の減少とCYP3A4の発現・増加が並行しておこっていることと，CYP1A2の発達がもっとも悪く生後1～3ヵ月で増加し1年で成人の50％に到達するのが特徴的である。第II相反応の薬物代謝系では，CYPと同様に遺伝子多型が報告されている。UDP-グルクロン酸転移酵素（UGT，注：UGTの基質ごとの詳しい親和性については，Tukey & Strassburgの文献[6]を参照）のUGT1A1（基質：イリノテカンやビリルビンなど）とチオプリンS-メチル転移酵素（基質：メルカプトプリンやアザチオプリンなど）の遺伝子多型が知られている。発達的変化については，UGT1A1は出生と同時に急激に上昇し，出生時の活性は成人の1％程度で生後100日に成人のレベルに達する[7]。最近，その遺伝子多型が日本人の新生児高ビリルビン血症[8]と母乳性黄疸に影響していることが報告されている。UGT1A3は胎生期・新生児期に成人の30％の活性をもち，UGT1A6は，胎生期に成人の1～6％の活性で生後ゆっくり上昇し，在胎週数に関係なく6ヵ月で成人活性の50％になる。UGT2B7は在胎15～27週で成人活性の10～20％で，その活性は分娩の影響を受ける。UGT2B7は，胎生期に成人活性の10％未満で，新生児期に約10％である。硫酸転移酵素は，少なくとも11種類以上の酵素が関与する3'-phosphoadenosine-5'-phosphosulfateを一方の基質としており，内因性や外因性物質の硫酸抱合をおこなう。アセトアミノフェンの硫酸抱合は，新生児期から乳児期に活発であり，発達とともにグルクロン酸抱合が主体に変化する[9]。そのほか，アミノ酸の抱合酵素も発達変化が認められている。また，有毒な活性代謝産物であるエポキシ体を代謝するエポキシドヒドロラーゼやグルタチオン転移酵素（GST）は胎生期にすでに成人レベル以上に発達している。

これらの薬物代謝酵素系，薬物輸送体および核内受容体の制御をしている核内受容体が，それらの発現および発達に重要な働きをしている。ダイオキシンなどの受容体であるaryl-hydrocarbon receptor（AhR）は，CYP1A/1BおよびUGT/GST/quoin oxidoreductaseの遺伝子を発現させる。フェノバルビタールなどの受容体であるconstitutive androstane receptor（CRA）は，CYP2B，UGT1AA/GSTおよびMRP2/OATP2,4の遺伝子を発現させる。リファンピシンなどの受容体であるpregnane X receptor（PXR）/steroid and xenobiotic receptor（SXR）は，CYP3A, UGT/SULT/GST, MDR1/MRP2およびAhRを発現させる。これらの関係は，外因性物質が薬物代謝酵素系をいびつに発現させ有害な中間代謝産物を体内に蓄積させることがあり注意が必要である。

IV. 排泄（E. excretion）

肝からの排泄は，その大部分はグルクロン

表19 腎機能の発達変化

年齢		GFR (ml/min/1.73m²)	腎血流量 (ml/min/1.73m²)	最大尿浸透圧 (mOsm/kg)	血清クレアチニン (mg/dl)	Na排泄率 (%)
新生児	未熟児	14±3	40±6	480	1.3	2～5
	満期産児	21±4	88±4	800	1.1	<1
1～2週		50±10	220±40	900	0.4	<1
6ヵ月～1年		77±14	352±73	1,200	0.2	<1
1～3年		96±22	540±118	1,400	0.4	<1
成人		118±18	620±92	1,400	0.8～1.5	<1

酸抱合体であって血液中と胆汁中の濃度差に逆らって能動輸送される。それらの輸送体はbile salt export pump（BSET）やMRP2であり，グルクロン酸抱合体の一部は肝細胞の側壁に存在するMRP3により流血中に入り腎から排泄される。腎からの排泄は，表19に示すように発達する[10]が，出生を転機として急激な糸球体濾過率が増加する。それは生後の腎血流量の増加によると思われる。また，各薬物の尿細管に存在する輸送体はある程度決まっている。そのため，代表的薬物で発達的変化がすでに検討されていれば，それと同じ輸送体で排泄される薬物は排泄の発達変化を類推できる。たとえば，MDR1（P糖蛋白質）で排泄されるジゴキシンの総体クリアランスは生後3～9日で1.8，1.3～11ヵ月で10.7，2～5歳で5.8 ml/kg/minと報告されている。この発達変化は，同じ輸送体で排泄されるアミオダロン，β遮断薬やベラパミルなどに応用できると考えられる。

まとめ

ここでは紙面の関係で記載をしなかったが，体重に占める有効な代謝臓器の比率，肝循環や薬物受容体などの発達的変化も薬物代謝を考えるうえで重要である。今後，現在使用されている薬物および新薬について薬物ごとの薬物代謝経路（薬物代謝酵素や排泄の輸送体など）を明確にして，現在までに判明している各々の薬物代謝経路の発達変化を参考に小児の薬用量を決めることが大切である。

文献

1) 磯部健一，ほか：新生児離脱症候群の管理．厚生省心身障害研究「ハイリスク児の総合ケアシステムに関する研究」，平成6年度研究報告書，pp60, 1995.
2) Kauffman RE, et al.: The transfer of drugs and other chemicals into human milk. Pediatrics 93: 137-150, 1994.
3) Ito S, et al.: Drug therapy for breast-feeding women. New Engl J Med 343: 118-126, 2000.
4) Friis-Hansen B: Body composition during growth. In vivo measurements and biochemical data correlated to differential anatomical growth. Pediatrics (Suppl 2) 47: 264, 1971.
5) Oesterheld JR: A review of developmental aspects of cytochrome P450. J Child Adolesc Psychopharmacol 8: 161-174, 1998.
6) Onishi S, et al.: Postnatal development of uridine diphosphate glucuronyltransferase activity towards bilirubin and 2-aminophenol in the human liver. Biochem J 184: 705-707, 1979.
7) Tukey RH, Strassburg CP: Human UDP-glucuronosyltransferase: metabolism, expression, and disease. Ann Rev Pharmacol Toxicol 40: 581-616, 2000.
8) Akaba K, et al.: Neonatal hyperbilirubinemia and a common mutation of the bilirubin uridine diphosphate-glucuronosyltransferase gene in Japanese. J Hum Genet 44: 22-25, 1999.

9) Hae-Hhol Lee：高速液体クロマトグラフィーによる acetaminophen の抱合能と pharmacokinetics およびその動態に関する研究．名古屋市立大学医学会雑誌 29：342-364, 1978.
10) Ellis D, Avner ED：Fluid and electrolyte disorders in pediatric patients. Disorders of fluid and electrolyte balance：diagnosis and management. Puschett JB Ed, Churchill Livingstone, New York, 1985.

（伊藤　進）

日常よく出会う注意すべき疾患

1 麻疹

病因・概念

パラミクソウイルス科モルビリウイルスに属する麻疹ウイルス感染による急性熱性発疹性疾患である。高度の咳嗽，二峰性の高熱が出現し，不顕性感染はきわめて少ない。

疫学

麻疹ウイルスの自然宿主はヒトと霊長類だけである。早春に好発し，生後6ヵ月から3歳の幼弱乳幼児に多いが，1歳児がもっとも多い。近年，麻疹ワクチン既接種年長児や成人の麻疹が増加している。

ワクチン接種率が90％を超え，MMR（麻疹，ムンプス，風疹）2回接種となっている米国では年間100例以下の発生数であるが，わが国では10〜20万人の麻疹患者が発生している。ヨーロッパ各国でも多くの国で年間1〜2万人以下の発生である。

潜伏期間

10〜12日（11日）と潜伏期間のばらつきがほとんどないのが特徴である。伝染力は強く飛沫感染あるいは空気感染し，ウイルス排泄期間はカタル期直前から発疹出現後4〜5日である。

症状

I．カタル期

38.5℃以上の発熱，咳嗽，鼻汁で発病し，2〜3日後には眼脂，眼瞼充血がみられるようになる。咳嗽は次第に犬吠様咳嗽となる。カタル期の終わり3〜5病日に下臼歯部の頬粘膜に紅暈を伴うやや隆起した1〜2mmの白色斑点（Koplik斑；写真1）が出現し，一時解熱傾向を示す。コプリック斑は2日前後で消失する。

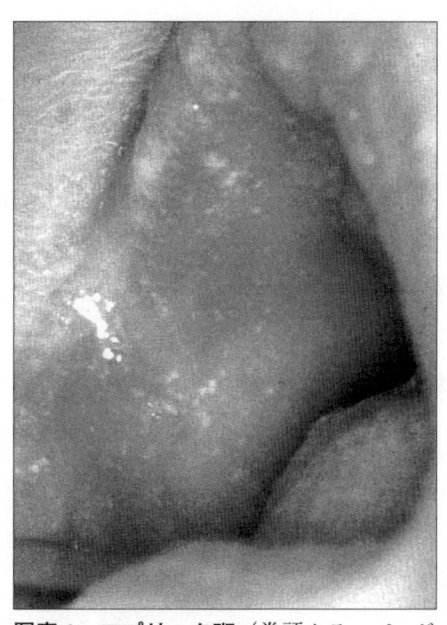

写真1　コプリック斑（巻頭カラーページ写真1参照）

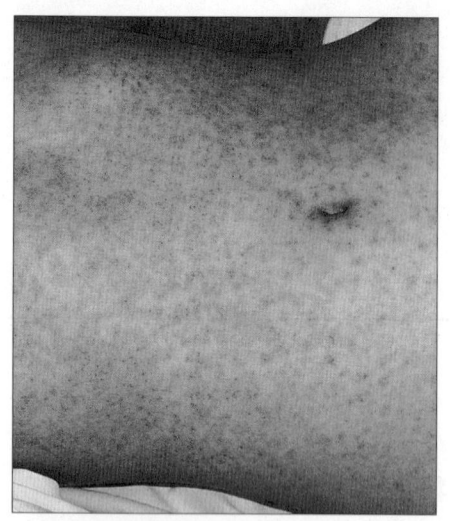

写真2 麻疹色素沈着（巻頭カラーページ写真2参照）

表20 麻疹のまとめ

原因	麻疹ウイルス初感染
潜伏期	10〜12（11）日
発疹の性状	癒合する紫紅斑
	回復期色素沈着
異常な感染症	修飾麻疹
	亜急性硬化性全脳炎
	成人では重症
免疫	細胞性免疫低下で重症化
出席停止期間	解熱後3日間
予防	ワクチン接種
	γグロブリン

II．発疹期

コプリック斑出現後，再発熱とともに発疹が耳介後部・頸部に始まり，顔面，全身へと2〜3日で全身性に出現する。発疹は濃いピンク色をした径数mmの丘疹性紅斑で，急速に融合し地図状となるが，境界は明瞭で健康皮膚面を残す。発熱は39〜40℃の高熱が3〜4日間持続する。

III．回復期

次第に解熱し，咳嗽も徐々に軽快する。発疹は出現した順に消褪し，褐色の色素沈着を残し（写真2），2〜3週間後にはほとんど目立たなくなる。

表20に麻疹のまとめを示す。

検査

白血球減少，比較的リンパ球増多，高LDHを伴うが，CRP上昇は軽度である。細菌感染を合併すると白血球増加，好中球増加，CRP強陽性となる。

診断

発熱，特徴的な顔貌，犬吠様咳嗽があれば麻疹を疑い，これらに加えてコプリック斑が観察できれば発疹前に診断できる。コプリック斑が消失した後の診察でも犬吠様咳嗽と癒合傾向を示す発疹が色素沈着を伴えば麻疹と考えてほぼ間違いない。

確定診断はウイルス分離，PCRによるウイルスゲノムの検出あるいは血清抗体の測定による。ウイルス学的診断は特殊な装置や組織培養を要するので，一般的ではない。

抗体測定は急性期〜早期回復期に麻疹特異的IgM抗体を検出，あるいはペア血清で有意（4倍あるいは2管以上）の抗体上昇を得れば診断的である。麻疹IgM抗体は全例に陽性となるわけではないので，ペア血清による抗体価の上昇を確認する必要がある。特に発疹出現後3日間は陽性率が低いが1ヵ月以上陽性が持続するので，陰性例では数日後に再検するべきである。ペア血清で抗体を測定する場合には赤血球凝集阻止（HI）抗体，中和（NT）抗体，ゼラチン凝集（PA）法などで測定する。

麻疹歴，あるいは抗体陽性状況を分析する場合にはHI抗体，CF抗体は陰性例が多く不適当である．NT抗体あるいはEIA抗体が望ましいが，NT抗体は組織培養によるので，測定結果を得るのに時間を要する．

鑑別診断

特有の臨床症状から診断に苦慮することは少ない．修飾麻疹の場合，乳児では突発性発疹，幼児・小児では風疹，川崎病，薬剤アレルギーなどとの鑑別が必要である．

合併症

中耳炎，熱性痙攣，肺炎，下痢などのほか，脳炎，角膜潰瘍，血小板減少性紫斑病などがある．また，麻疹の経過中から回復後には細胞性免疫が低下するので，結核罹患者では再発・悪化する危険性が高い．

I．肺炎

細菌性肺炎と麻疹ウイルスによる巨細胞性肺炎がある．細菌性肺炎では黄色ブドウ球菌，肺炎球菌，インフルエンザ桿菌が多い．巨細胞性肺炎は細胞性免疫低下例に合併しやすく重症致死的である．

II．熱性痙攣

インフルエンザと突発性発疹，麻疹は熱性痙攣の合併頻度が高い代表的熱性疾患である．麻疹の急性期には脳波異常が高頻度にみられサブクリニカルな脳炎を合併しているとされる．

III．脳炎

麻疹患者1000人に1人の頻度で発生する．麻疹ウイルスの直接侵襲による脳炎と脳組織に対する自己免疫的反応による脳炎とがある．前者ではリコール，脳組織からウイルスが検出されるが，後者ではウイルスは検出されず血管周囲の炎症，脱髄病変が主役である．

IV．亜急性硬化性全脳炎 SSPE

麻疹ウイルスの遅発性ウイルス感染症で，麻疹罹患後数年～10数年経過して徐々に発病し，麻疹罹患者の10万人に1人の頻度で発生する．麻疹生ワクチン接種例ではほとんど発症しない．原因はM蛋白が変異した麻疹ウイルスでSSPEウイルスとも呼ばれる．性格変化や知能低下で発病し，ミオクローヌス，全身痙攣，昏睡，除脳硬直，植物状態へと進行し，致死的経過をとる．症例によって進行速度に差があり，まれには自然寛解例もみられる．インターフェロンの髄腔内注入，イソプリノシン内服などで治療され，有効例が観察されるが，予後は不良である．最近，リバビリンの脳室内投与の有効性が報告されている．

V．角膜潰瘍

ビタミンA欠乏で合併するもので，失明の原因となる．重症で経口摂取ができない例ではビタミンA点眼などの予防的処置が必要である．

VI．血小板減少性紫斑病

麻疹生ワクチン接種後にも血小板減少をきたすことがあるが，一過性で出血傾向が問題となることはほとんどない．麻疹後の血小板減少は風疹と同様にまれではないが，ほとんどが急性自己限定性に経過する．

治療

麻疹に有効な抗ウイルス薬は開発されてなく，特異的な治療薬はない．高熱，咳嗽，下

痂などで消耗するので保温，安静，水分補給に留意する。血清ビタミンAが低値の小児では重症例が多く，死亡率も高いので，麻疹による死亡率が高い地域ではビタミンAの全身投与が推奨されるが，乳幼児での安全性は不明であるので過剰投与は慎むべきである。

角膜潰瘍の予防にはビタミンA（チョコラA）点眼薬が使用される。

細菌感染を合併した場合には適正な抗菌薬を投与する。鎮咳薬は必要に応じて併用する。痙攣の既往がある例では発熱に気づき次第ジアゼパム坐薬0.4〜0.5 mg/kgを8〜12時間間隔で2回挿肛する。

予後

合併症がなければ予後良好である。

脳炎は死亡率が高く，救命された例でも中枢神経障害を残す。巨細胞性肺炎は細胞性免疫不全症を基礎に持つ例に多く，予後不良である。

予防

出席停止期間は解熱後3日間とされている。

麻疹の予防は麻疹生ワクチンの接種により，その効果は95％以上である。定期接種の接種期間は生後12〜90ヵ月であるが，麻疹患者は1歳児にもっとも多いことから生後12〜15ヵ月に接種することが望ましい。生後6〜12ヵ月に麻疹生ワクチンを接種された場合には生後12〜15ヵ月以降に再接種されるべきである。

麻疹患者と接触した際には，暴露後72時間以内であれば麻疹ワクチンの緊急接種で発症を抑制可能である。暴露後6日以内であれば筋注用γグロブリン20〜50 mg/kgの投与で発症抑制ないし軽症化することが可能である。完全分子型静注用γグロブリン製剤50 mg/kgも同様に有効であり，免疫不全症でγグロブリン200〜400 mg/kgを定期補充療法中の例では投与後3週以内であれば追加投与の必要はない。γグロブリン投与後に生ワクチンを接種する場合には3ヵ月以上の間隔をあけることが推奨される。

（脇口　宏）

2 風疹

病因・概念

　トガウイルスに属する風疹ウイルス感染による急性発疹性疾患である。胎児に感染すると催奇形性があり先天性風疹症候群（CRS）を引きおこすことがある。

疫学

　風疹ウイルスは普遍的なウイルスで、3〜5年間の不規則な間隔で流行的に発生する。好発季節は2〜6月で、3〜10歳の小児に多いが、成人例も少なくない。不顕性感染は20〜50％である。
　風疹罹患歴のあるものやワクチン接種例の風疹感染はないと考えられていたが、ブースター効果による免疫増強がない環境では再感染やセカンダリーワクチンフェーラーが生じることが知られるようになった。

潜伏期間

　潜伏期間は14〜21日で唾液などの気道分泌液を介する飛沫感染で伝播する。感染したウイルスは局所リンパ節で増殖し、ウイルス血症を介して全身の皮膚、呼吸器などに達し、そこで2次増殖して発症する。
　ウイルスは発疹出現7日前から計3週間にわたって咽頭、血液などから検出されるが、感染力が強いのは発疹出現前後それぞれ数日間である。

症状

I．リンパ節腫脹

　発疹出現3〜4日前からみられ、特に頸部、項部、後頭部リンパ節の違和感、圧痛に始まり次第に著明となり疼痛も伴うようになる。リンパ節腫脹は発疹出現時期に最大となり、3〜6週間かけて徐々に縮小する。

II．発熱

　発疹出現前後から37.5℃以上の発熱がみられることがあるが、その頻度は約40％で、多くは1〜3日と短く全身状態がおかされることも少ない。

III．発疹

　発疹で気づかれることも少なくない。発疹は2〜5mmの淡い紅斑で、麻疹ほどには濃くなく、融合傾向も認めない（**写真3**）。顔面から体感、四肢に広がり、3日前後で色素沈着を残さず消褪することから三日はしかと呼ばれてきた。

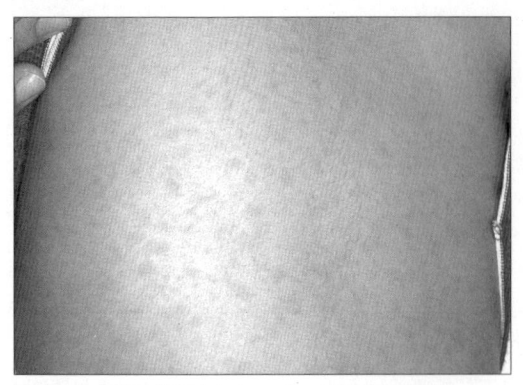

写真3 風疹（巻頭カラーページ写真3参照）

表21 風疹のまとめ

原因	風疹ウイルス初感染
潜伏期	2〜3週間
発疹の性状	粟粒大紅斑，癒合なし 色素沈着なし
異常な感染症	先天性風疹症候群
出席停止期間	発疹消失まで
予防	ワクチン接種

Ⅳ．その他

咽頭発赤は軽度で，肝脾腫はないかあっても軽度である。表21に風疹のまとめを示す。

検査

白血球は減少するが，脳炎などのストレスが加わると増加する。形質細胞様の異型リンパ球増加が特徴的であるが数％以下であることが多い。血小板減少は比較的高頻度に観察されるが，肝機能，腎機能に異常が出ることは少ない。伝染性単核球症，突発性発疹と同様に，急性期のリンパ球サブセットを分析するとCD8+HLA-DR+細胞の増加が観察される。

診断

流行時には臨床症状から診断は比較的容易であるが，臨床症状が非特異的であることから散発例の診断は困難である。血液検査で形質細胞用の異型リンパ球が観察される急性発疹性疾患では血清学的検査，あるいはウイルス学的検査で確定診断する。

血清診断は急性期の風疹特異的IgM抗体（酵素抗体EIA，蛍光抗体IF）の検出，あるいはペア血清による赤血球凝集阻止（HI）抗体，中和（NT）抗体，蛍光（FA-IgG）抗体の有意（2管あるいは4倍以上）な上昇による。補体結合（CF）抗体は検出感度が低く抗体反応も弱いので臨床診断には不向きである。EIA抗体は抗体蛋白量の定量には優れているが，抗体活性を反映するものではなく，ペア血清によるIgG抗体の上昇で診断することは一般的ではない。

組織培養によるウイルス分離は専用の施設が必要であり，分離に時間もかかることから臨床診断には有用ではないが，確定診断のゴールドスタンダードというべきである。迅速診断には血液，体液，咽頭拭い液などのRT-PCRによるウイルスゲノムの検出が有用である。

鑑別診断

麻疹，突発性発疹，伝染性単核球症，溶連菌感染症などの発疹性疾患は発熱と発疹の時間的関係，咽頭や発疹の性状，白血球像などから鑑別は比較的容易である。エンテロウイルスによる発疹症は夏期に多くリンパ節腫脹を伴うことも少ない。

合併症

Ⅰ．脳炎
　数千例に1例の頻度で，多くは発疹出現後2～6日に発症する．意識障害が高度で，呼吸停止のために人工呼吸管理が必要な例が多いが，急性期を無事乗り切ることができれば後遺症を遺すことはほとんどない．まれに，基礎疾患のある例では回復後に，亜急性硬化性全脳炎様の進行性知的・運動障害をきたす進行性風疹脳炎を合併することがある．

Ⅱ．血小板減少性紫斑病
　急性血小板減少性紫斑病を3000例に1例の頻度で合併する．小児・女児に多く，発疹出現後数日以内が多いが2週間後の例もある．

Ⅲ．関節炎
　成人女性に多く，比較的高頻度に合併する．発疹出現後数日以内に大関節に好発し，多くは数日の経過で軽快する．多くは関節痛の程度であるが，まれに関節の発赤，腫脹，浸出液貯留を伴うことがある．

治療

　予後良好な疾患であり，合併症がなければ特に治療は必要ない．
　脳炎に対しては脳代謝の抑制，脳圧・呼吸管理，酸素吸入などをおこなう．
　血小板減少性紫斑病は血小板が3～4万以上の場合には無治療で経過観察する．血小板数に応じた治療は特発性血小板減少性紫斑病に準じるが，粘膜出血のある例や血小板数が1万未満の例では大量ガンマグロブリン療法（400 mg/kg/日×5日）やステロイドパルス療法の適応となる．
　関節炎に対してはアスピリンなどのNSAIDSが有用である．

予後

　一般に予後良好な疾患である．妊婦が罹患した場合の先天性風疹症候群，進行性風疹脳炎，急性脳炎で呼吸停止に対する対応が遅れた場合や血小板減少で頭蓋内出血をきたした場合には，予後不良となる．

予防

　出席停止期間は発疹消失までとされているが，発疹出現後7日間はウイルス排泄がみられる．
　風疹生ワクチンの接種が最良の予防法である．患者との接触後3日以内であれば生ワクチンの緊急接種で発病を抑制できるが，妊婦に対する接種は禁忌である．定期接種は生後12～90ヵ月の乳幼児が対象となる．風疹ワクチンは安全かつ有効なワクチンであるが，現行の1回接種ではセカンダリーワクチンフェーラーによる風疹，先天性風疹症候群が発生することが予想される．現実にワクチン接種者の10数％に風疹罹患が生じるとされており，麻疹同様複数回接種への移行が望まれる．現在でも，まれではあるが再感染やワクチン歴のある妊婦からの先天性風疹症候群の報告がみられている．

先天性風疹症候群

　妊娠早期の妊婦が風疹に罹患した場合に胎児に奇形をきたすことがあり，これを先天性風疹症候群とよぶ．症状は白内障，心血管系異常（動脈管開存，肺動脈弁狭窄など），難聴が3主徴である．そのほか行動異常・精神遅滞，血小板減少，溶血性貧血，肝炎などを伴うこ

とが多い。

　先天性風疹症候群の発生頻度と症状は妊婦の風疹罹患時期によって差がある。妊娠2ヵ月以内の感染であれば3主徴のうち2つ以上がみられることが多いが，3～5ヵ月では難聴のみであることが多い。発生頻度は妊娠1ヵ月以内では約50％，2ヵ月で20～30％，3ヵ月で約10％，4ヵ月で5～7％とされているが，不顕性感染で先天性風疹症候群を合併することもある。

　妊婦に発疹が出現した場合，風疹歴，ワクチン接種歴が不明な場合には風疹特異的IgM抗体，あるいはペア血清でHI抗体を測定する。疑わしい場合にはワクチン歴や罹患歴があっても風疹流行中であれば検査することが望ましい。IgM抗体陽性，ペア血清で2管以上の抗体上昇，あるいはピーク値のHI抗体価が1：512以上の場合には風疹に罹患したと診断される。胎児への感染はPCR法で羊水中の風疹RNAの検出が可能であるが，陽性例に対する処置については慎重な対応が必要である。

　新生児については臍帯血あるいは新生児血液で風疹特異的IgM抗体の測定，咽頭スワブ，尿，髄液からのウイルス（遺伝子）の検出で診断する。先天性風疹症候群では血清抗体価の高値にもかかわらず，鼻咽頭や尿中へのウイルス排泄が1年以上にわたって持続し，感染源となりうる。

　　　　　　　　　　　　　　（脇口　宏）

③ 流行性耳下腺炎（ムンプス）

病因・概念

パラミクソウイルスに属するムンプスウイルス感染による発熱，唾液腺炎，おもに耳下腺の有通性腫脹をきたす疾患である。

疫学

晩冬から春に好発する。年長児から成人では重症化傾向が強く1歳以下の乳幼児では不顕性感染が多い。3歳以上では典型的な両側の耳下腺炎を呈し，3～5歳に好発し患者の85％は15歳以下である。不顕性感染は30～40％にみられる。妊娠初期に感染すると流産の頻度が高くなるが，胎児奇形については証拠がない。

ムンプスウイルスは唾液を介して飛沫感染し，鼻咽頭の粘膜上皮で一次増殖する。ついで所属リンパ節で増殖後，ウイルス血症を起こして全身臓器に播種する。

自然宿主はヒトだけである。

潜伏期間

潜伏期間は2～3週間（16～18日が多い）である。ウイルス排泄は耳下腺腫脹の7日前から腫脹後9日後までであるが，感染性があるのは1～2日前から5日後である。

症状

発熱とほぼ同時に耳下腺腫脹が出現することが多い。多くは両側同時に発症するが，一側の耳下腺腫脹に始まり1～2日内に対側に及ぶことも少なくない。1/4の例では片側のみで軽快するが，両顎下腺もおかされることも少なくない。唾液腺は疼痛，圧痛を伴うが，発赤・熱感を伴うことはない。

唾液腺腫脹は数日で軽快するが，10日前後持続する例もあり，特に両耳下腺・顎下腺の腫脹を次々ときたした例では2週間程度持続する。発熱は半数の例にみられ数日間持続するが，解熱後は比較的すみやかに唾液腺腫脹が軽快する。

発熱が長期間持続する例，あるいは再発熱を認める例では髄膜脳炎，膵炎などを合併していることが多い。

検査

白血球数は正常ないし軽度減少し，急性炎症性反応は乏しい。

血清，尿中アミラーゼはほぼ全例で上昇し，唾液腺由来（S型）のアミラーゼの上昇である。膵由来（P型）アミラーゼあるいはリパーゼの上昇は膵炎の合併を意味する。

診断

 発熱，両側耳下腺の腫脹がみられる典型例では診断は容易である。ワクチン接種歴のある例では発熱もなく，1個の唾液腺のみの腫脹に終わることが多い。そのような例ではウイルス学的あるいは血清学的診断が必要である。唾液・口腔ぬぐい液，尿からのウイルス分離，あるいはPCR法によるウイルスゲノムの検出をおこなう。
 血清学的診断は急性期にムンプス特異的IgM抗体（EIA法）が陽性あるいはペア血清で有意な抗体価（中和抗体，HI抗体など）の上昇が得られれば診断可能である。
 過去の感染歴を判定するには中和抗体，HI抗体ともに検出感度が十分ではない。特に，HI抗体とCF抗体は不適当で，EIA-IgG抗体を測定するのがよい。

鑑別診断

I．他のウイルス性耳下腺炎

 パラインフルエンザウイルス3型，コクサッキーウイルス，A型インフルエンザウイルス，EBウイルス，サイトメガロウイルス，エンテロウイルスなどによるものがあるが，サイトメガロウイルスとエンテロウイルス以外はいずれも片側耳下腺炎のことがほとんどである。診断にはウイルス学的，血清学的診断が必要である。

II．急性化膿性耳下腺炎

 腫脹耳下腺部の皮膚発赤，熱感を認め，腫脹部を圧迫するとステノン管から膿が排出されることが多い。

III．アレルギー性耳下腺炎

 薬剤性（ヨード，イソプロテレノール，チオウラシルなど），食事アレルギーなどによる。

表22 ムンプスのまとめ

原因	ムンプスウイルス初感染
潜伏期	2～3週間
性状	両側耳下腺腫脹
異常な感染症	成人では重症
出席停止期間	耳下腺腫脹消失まで
予防	ワクチン接種

IV．反復性耳下腺炎

 主として片側の耳下腺腫脹を数ヵ月から数年の間隔で反復するもので，同側の場合とその都度腫脹部位が異なる場合とがある。前者の場合には耳管の奇形，唾石などが原因であることが多く，その都度原因が異なることが多い。

V．その他

 急性白血病，悪性リンパ腫，全身性紅斑性狼瘡，シェーグレン症候群，サルコイドーシスなどで耳下腺腫脹をきたすことがある。
 表22にムンプスのまとめを示す。

合併症

I．無菌性髄膜炎

 もっとも多い合併症で，ムンプスの10％に認める。解熱後あるいは回復期に多く発熱（遷延性あるいは再発熱），頭痛，嘔吐で発病する。後部硬直などの髄膜刺激症状を伴い，数日の経過で自然軽快する。リコールは単核球優位の細胞増多（50～1,000/μl＝150～3,000/3前後）を認め，糖，蛋白の異常は認めない。リコール細胞増多のみの例を含めると50％以上の例で無菌性髄膜炎を合併するという。

ムンプス髄膜炎では意識障害を伴うことはなく，臨床的には無菌性髄膜炎であるが，病理学的には脳炎を伴っているのでムンプス髄膜脳炎と呼ばれることが多く，一過性ではあるが局在性棘波などの脳波異常を残すことが多い。意識障害を伴う重症脳炎は0.2％程度に報告されている。

　エンテロウイルス性無菌性髄膜炎では細胞増多は1,000/3以下のことが多く，初期には多核白血球優位である。

II．膵炎

　頻度は低いが，重症で発熱，腹痛，嘔吐，下痢などを呈する。ムンプス経過中の再発熱で発症することが多く，血清・尿中のP型アミラーゼ，リパーゼの上昇，CRPなどの急性炎症反応が陽性となる。

III．睾丸炎，精巣上体炎

　思春期以降の例では20～30％に合併する。高度の腫大，疼痛を伴い病側の精巣機能は低下するが，通常は片側性であるので不妊の原因となることはほとんどない。小児，幼児ではほとんどみられない。

IV．卵巣炎

　思春期以降の例では約7％に合併するが，精巣炎と同様に片側性で不妊の原因となることはほとんどない。

V．難聴

　頻度は1/1万8000人と低く，片側性であるが，病側の第8神経障害は高度で永続的な聴覚機能の喪失をきたす。予防，治療に有効な方法はなく，唯一ムンプス生ワクチン接種によるムンプス予防がこれらの合併症の予防策である。

VI．その他

　頻度は高くないが腎炎，無痛性の急性甲状腺炎，心筋炎，関節炎，溶血性貧血などがある。

治療

　有効な治療法はなく，安静，対症療法で経過観察する。発熱，疼痛に対しては解熱・鎮痛薬を使用しても良いが，アセトアミノフェン，イブプロフェンに限定するのがよい。

　無菌性髄膜炎は診断に施行する腰椎穿刺で減圧効果がえられ，治療効果もある。

　膵炎に対しては急性膵炎に準じた治療をおこなう。

予後

　一般に良好であるが，成人では死亡例もある。

予防

　出席停止期間は耳下腺腫脹が消失するまで（腫脹後7～9日が多い）とされている。

　予防策としてはムンプス生ワクチン接種が最良の方法である。生後12ヵ月以降に定期接種の合間に接種する。抗体陽転率は90～95％と麻疹ワクチンや風疹ワクチンに比較するといくぶん低い。2～3％に耳下腺腫脹，1万人に1人の頻度で無菌性髄膜炎を合併するが，脳炎，難聴をきたすことはほとんどなく，またこれらの予防にも有用なことから，麻疹・風疹ワクチン接種が終わり次第接種することが推奨される。γグロブリン投与後は3ヵ月以上の間隔をあけて接種する。ムンプスワクチンウイルスは胎児催奇形性の有無は不明であるが，胎盤を通過して胎児感染を生じるので妊婦に対する接種は禁忌である。

ムンプス生ワクチンの効果は長期間持続するが，麻疹と同様に数年以上経過するとセカンダリーワクチンフェーラーが生じることがある。

　ムンプスに暴露後のムンプス生ワクチン緊急接種の有効性は確認されていないが，副反応が増加するわけではない。γグロブリンの投与の有効性も確認されていない。

（脇口　宏）

日常よく出会う注意すべき疾患

④ 伝染性紅斑

病因・概念

　DNAウイルスのヒトパルボウイルスB19（HPV-B19）感染によって感冒症状の後，四肢に移動性のレース状，網目状紅斑が出現する疾患である．リンゴ病の別名を持つ．

疫学

　感染経路は気道分泌物を介した飛沫感染で，輸血，血液製剤を介した感染もある．感染後1週間でウイルス血症をきたし，2～3日間感冒症状を呈し，この時期に気道からウイルスが排泄される．本症特有の発疹は感染後17～18日に出現することが多い．発疹出現時にはウイルス血症は消失しているが，免疫不全や無形成クリーゼ例ではウイルス血症，感染性が1週間以上持続する．晩冬～初春に多く，学童に好発し，15歳までに50％が抗体陽性となる．

潜伏期間

　感冒症状までの潜伏期は4～14日であるが，発疹出現までの期間は17～18日である．

症状

　感染後1週間くらいして2～3日持続する咽頭痛，倦怠感，頭痛，筋肉痛，発熱などがみられる．さらに7～10日後に両側頬部に境界明瞭ないくぶん黒みがかった赤い紅斑が出現する（**写真4**）．引き続き対称性で痒みを伴うことが多いレース状の斑丘疹が四肢，躯幹に出現し，数日～数週間にわたって変動するが，日光，気温などの環境変化によっても再燃することが多い．関節痛，関節炎は小児ではまれであるが，成人女性では高頻度に出現し，数ヵ月以上持続することもある．

　発疹は出現しない例も多く，特に無形成クリーゼ例，成人の関節炎例などでは発疹を伴わないことが少なくない．

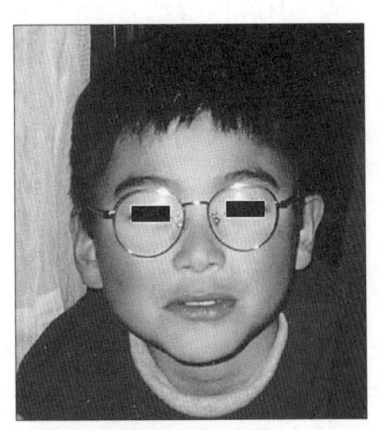

写真4　伝染性紅斑（巻頭カラーページ写真4参照）

表23 伝染性紅斑の特徴

原因	ヒトパルボウイルス(HPV)-B19初感染
潜伏期	感冒様症状まで4〜14日 発疹まで17〜18日
発疹の性状	アップルチーク 四肢・躯幹のレース状発疹
異常な感染症	赤血球無形成クリーゼ 胎児水腫
出席停止期間	なし

表23に伝染性紅斑のまとめを示す。

検査

ウイルス血症が消失する感染後10〜14日頃にHPV-B19-IgM抗体が出現する。HPV-B19は赤芽球の核内で増殖するので発疹出現の頃には網赤血球減少，貧血，白血球減少などがみられる。

診断

典型例では特有の発疹から診断は容易である。免疫正常例では発疹が出現する時期にはウイルス血症が消失していることが多いのでPCR法などによるウイルス学的診断は困難であるが，数ヵ月以上にわたって検出される場合もある。免疫低下例ではウイルス血症が遷延する。

血清学的診断はHPV-B19-IgM抗体の検出で診断される。

鑑別診断

全身性エリテマトーデス（SLE），異型麻疹，薬疹などとの鑑別が必要であるが，問題となることは少ない。

合併症

健常児では合併症を認めることはほとんどない。

I．無形成クリーゼ（aplastic crisis）

遺伝性球状赤血球症，サラセミア，自己免疫性溶血性貧血，鎌状赤血球症などではウイルス血症によって赤芽球が破壊されると赤血球寿命が短いために容易に貧血が生じる。免疫不全症ではウイルス排除に時間を要するためにクリーゼが遷延することが多い。発熱，倦怠，筋肉痛などの前駆症状に引き続き，高度の貧血が生じる。貧血は7〜10日間持続し，貧血だけではなく，高熱，汎血球減少症をきたすことも少なくない。

II．胎児水腫

妊婦がHPV-B19に感染し，胎児感染が生じると，胎児赤芽球の破壊が生じる。胎児では造血が亢進していることに加え，赤血球寿命が短く，免疫機能も未発達であることからウイルス排除が遅延する。その結果，胎児は高度の貧血が進行し胎児水腫，胎児死亡が生じることになる。在胎11〜19週の胎児で特に影響が大きく，胎児にHPV-B19感染成立後7週以内に胎児水腫が発症する。そのほか，小眼球症，水晶体異常などの奇形を伴うこともある。妊婦から胎児への感染率は10〜20％程度であるが，妊娠可能年齢の女性における抗体保有率は20％前後であり，流行発生時には特に注意を要する。

III．関節炎

成人女性に多く，左右対称性，末梢関節に多い。多くは2週間以内に軽快するが，長期間持続して慢性関節リウマチ，若年性関節リウマチなどとの鑑別が必要となる例もある。

IV. その他

脳炎，血小板減少性紫斑病，血管性紫斑病，腎障害，心筋炎などとの関連が示唆されている。

治療

特に治療は必要ない。掻痒に対しては抗ヒスタミン薬の内服を使用しても良い。

無形成クリーゼに対しては輸血が必要な場合がある。

慢性関節炎に対してはNSAIDSによる消炎鎮痛が必要な例も少なくない。

予後

健康児では特に合併症もなく自然治癒することが多い。胎児水腫をきたした例では胎児死亡，流産に至ることが少なくない。

予防

発疹が出現したときにはウイルス血症は消失しており，感染性がないために，隔離，出席停止などの処置は不用である。感冒症状の患者を隔離・出席停止処分とすることはできず，施設内感染を予防することは困難である。無形成クリーゼの例と免疫不全患者の伝染性紅斑では感染力が強いので7日間の感染予防策を施行する。

γグロブリン製剤などの血液製剤を介して感染する例があるので，基礎疾患のある患者では慎重に投与する。

（脇口　宏）

Note

5 突発性発疹（HHV6感染症，HHV7感染症）

病因・概念

ヒトβヘルペスウイルス亜科に属すヒトヘルペスウイルス6（HHV6）variant Bと7（HHV7）の初感染で発症する急性熱性発疹性疾患で，乳児に多い。同様の臨床経過はエンテロウイルス，EBウイルス感染でもみられることがある。

疫学

本症の90％が1歳以下の乳児である。不顕性感染は約30％で，2歳までにほぼ全員が感染するが，HHV7の方が遅く感染することから2回目の突発性発疹の原因となることが多い。急性期にはTリンパ球から分離され，その後は単球などに持続潜伏感染し，唾液中に排泄される。感染源は両親の唾液を介する飛沫感染が考えられるが，感染力は弱く流行的発生はない。

潜伏期間

HHV6の潜伏期間は9〜10日であるが，HHV7は不明である。

症状

HHV6の初感染像は多彩で不顕性感染，頸部リンパ節腫脹，消化器症状，気道症状，鼓膜炎などがあるが，約20％が突発性発疹を呈する。

突発性発疹では39℃以上の高熱が突然出現し，3〜5日間持続することが多い。発疹は鮮紅色の斑状丘疹性紅斑で，解熱に前後して躯幹から始まり全身に出現する（**写真5**）。発疹は4〜5日内に色素沈着を残さないで消褪す

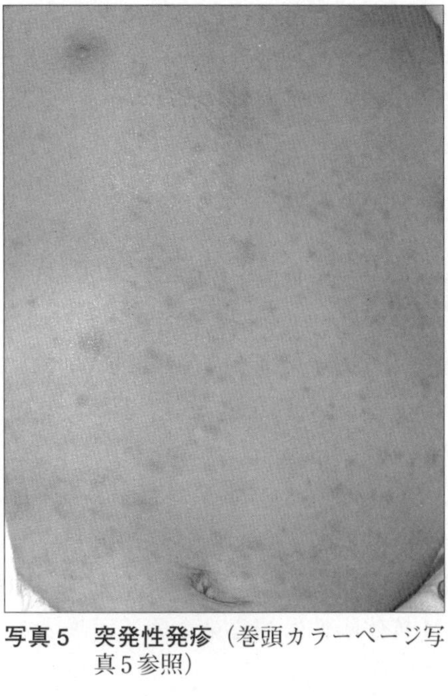

写真5 突発性発疹（巻頭カラーページ写真5参照）

表24　突発性発疹のまとめ

原因	ヒトヘルペスウイルス（HHV）6 HHV7 初感染
潜伏期	9～10日
発疹の性状	風疹様，麻疹様 色素沈着なし
異常な感染症	移植例でGVHD様発疹
治療	ガンシクロビル？
出席停止期間	なし（解熱後48時間？）

る。頸部リンパ節腫脹（35～65％），嘔吐・下痢（20～70％），痙攣（10～30％）などがみられる。大泉門の膨隆や咳嗽を認めることも多い。発熱初期に口蓋垂の両側に粟粒大の淡い隆起性紅斑を認めることがある。

臓器移植などの免疫抑制がある患者ではウイルス再活性化による発熱，発疹，肝障害，骨髄抑制，脳炎などをきたすことがある。

表24に突発性発疹のまとめを示す。

検査

末梢血液像で軽度の白血球減少，異型リンパ球増加，軽度の肝機能障害をみることがあるほかには異常所見は認めない。

脳炎合併例ではその重症度に応じてCKの上昇，脳波異常などがみられる。

診断

特徴的な臨床経過から臨床診断は容易である。病原診断は急性期の末梢単核球からのウイルス分離，PCR法による血漿からのウイルスDNA検出，急性期血清でHHV6-，HHV7-IgM抗体の検出，ペア血清でHHV6-，HHV7-IgG抗体の有意な上昇などでおこなう。HHV6-IgM抗体陽性は初感染を強く示唆するが，HHV6-IgG抗体は初感染だけではなく，無症候性の再活性化，HHV7感染時にも上昇する。このことから再活性化も含めたHHV6感染症の診断には末梢単核球からのウイルス分離あるいはPCR法で血漿からウイルスDNAの検出が必要である。

ウイルス分離と抗体価の測定は診断的であるが，PCR法による末梢単核球からのウイルスDNA検出は正常例でも陽性となることが多いので，診断を目的にPCRを実施する場合には必ず血漿あるいは血清を使用するべきである。

異型リンパ球増多が高度な例ではEBウイルス感染，夏季の例ではエンテロウイルス感染も考慮する。

鑑別診断

口蓋垂の両側に2～3mmのいくぶん隆起した粘膜疹を認めることがあるが，発疹出現前にはほかの感染症との鑑別は困難である。

突然発熱し，気道症状や消化器症状に乏しい疾患としてはヘルパンギーナ，急性中耳炎，尿路感染症を鑑別する必要がある。大泉門が軽度膨隆する例も少なくないので嘔吐や痙攣があれば髄膜炎の鑑別が必要となる。

発疹性疾患では熱と発疹の経過が特徴的であるので鑑別を必要とする疾患は少ないが，薬疹との鑑別が必要な例がある。特に，有熱期に発疹が出現した場合には慎重な対応が必要である。

合併症

熱性痙攣の頻度がもっとも多く，10～15％にみられる。脳炎，肝炎，劇症肝炎，血小板減少などの重篤な合併症もみられる。脳炎では脳血管障害を伴いhemiconvulsion hemiplegia epilepsy（HHE）症候群のような重症例もあるが，脳，リコールからウイルスが検出される一次性脳炎である。

治療

基本的には治療の必要はない。高熱のために不機嫌な場合や食欲不振が強い例ではアセトアミノフェンの内服か坐薬（カロナール細粒，アンヒバ坐薬）10 mg/kg/回を使用する。

熱性痙攣のある例では発熱直後にジアゼパム坐薬（ダイアップ坐薬）0.4～0.6 mg/kgを挿肛使用し，発熱が持続すれば8～12時間後にもう1回使用する。

痙攣が遷延する例ではジアゼパム0.2～0.3 mg/kgをゆっくり静脈内注射する。抱水クロラール坐薬（エスクレ坐薬）50 mg/kgも有効である。

免疫抑制状態の患者ではガンシクロビルが有効かもしれない。

予後

合併症がない例は予後良好で，自然治癒する。脳炎・脳症合併例ではてんかん，知能障害，片麻痺などの中枢神経障害を遺すことが多い。

予防

予防法はない。

（脇口　宏）

Note

日常よく出会う注意すべき疾患

6 水痘・帯状疱疹

病因

　水痘・帯状疱疹ウイルス（VZV）はヒトヘルペスウイルスα亜科に属するウイルスである。感染成立後VZVは知覚神経を上行して神経節に到達し，知覚神経節に持続的な潜伏感染を成立させる。初感染は水痘を発症し，回復後は再活性化で帯状疱疹が発症する。

疫学

　感染経路は直接接触感染と飛沫感染で気道感染するが，不顕性感染が少なくない。水痘が発症すると感染力が強いが，帯状疱疹では弱い。水痘は冬～春の寒い時期に流行的に発症していたが，エアコンの普及などの生活環境の変化で，季節的流行がなくなりつつある。知覚神経節に潜伏感染しているVZVは再活性化を繰り返し，細胞性免疫が低下する悪性腫瘍，HIV感染などの免疫不全症，老齢者などで帯状疱疹が好発する。しかし，最近では健常小児例も珍しくなく，まれには乳児例も観察される。

潜伏期間

　2～3週間（14～16日が多い）である。

症状

I．水痘

　突然38～39℃の発熱で発病することが多く，1～2日以内に掻痒を伴う発疹が出現する。発疹は数mm以内の丘疹性紅斑で始まり，すみやかに中央部に小水疱を伴うようになる（**写真6**）。発疹の分布は躯幹に多く，四肢には少ないが，顔面，頭髪部にも出現するのが特徴的である。さらに，単純ヘルペスが同じ病期の水疱性発疹を伴うのに対して水痘では新旧，大小種々の病期の発疹が混在して次々と出現するのが特徴である。口腔内などの粘膜病変はすみやかに破れてアフタ化するが，皮疹に先行することがある。

　水疱は経過とともに膿疱化，痂皮化し，痂皮は数日で脱落し，全経過7～10日で治癒す

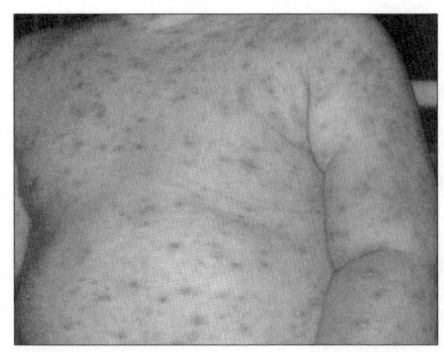

写真6　水痘（巻頭カラーページ写真6参照）

る。すべての水疱が痂皮化すれば，感染性がなくなったと考えられている。痂皮が脱落した痕は色素を欠落し，白斑様となる。

成人は重症化傾向が強く，肺炎合併率，致命率が高い。細胞性免疫不全例では出血性水痘などの重症水痘に進展し，肺炎，播種性血管内凝固などの重篤な合併症で致死的経過をとる。

新生児水痘では受動抗体があれば軽症であり，母体に水痘罹患歴がない例や受動抗体が消失する数ヵ月以降の乳児では重症化しやすい。同様に，周産期の母体水痘では出生1週間以上前に発病すれば受動抗体が移行するので児の水痘は軽症例が多く，出生5～2日前に母体が発病した例では抗体移行がないために重症化し，死亡率も高い。

表25に水痘のまとめを示す。

II．帯状疱疹

三叉神経節，脊髄後根などの知覚神経節に潜伏感染しているVZVは他のヘルペスウイルスと同様に再活性化を繰り返す。初感染後年数が経過して細胞性免疫が低下すると，特に老齢者では再活性化に伴い増殖したVZVが知覚神経を末梢側に移動して皮膚に到達するとその神経支配領域の皮膚（顔面，胸・腹部，四肢）に水疱性病変を形成することがある。発疹が出現する2～3日前から同部に知覚過敏やピリピリした疼痛を認めることがある。発疹は紅暈を伴う小丘疹で，中央に2～3mm以内の小さく比較的均一な小水疱を伴う。分布は知覚神経節の支配領域（dermatome）に一致するので帯状となることが多く，片側に限局される（写真7）。数cmの範囲に発疹が群発した複数の水疱性病変が飛び飛びに出現し，複数の皮膚病変にみえることもあるが，注意深く観察するとdermatomeに一致しており，対側に広がることはない。回復期には水疱は吸収され，痂皮化し，1～2週間の経過で治癒する。

成人では病変部の疼痛を伴うことが多く，回復後にも神経痛（postherpetic neuralgia）を遺すことがあるが，小児例では疼痛，神経痛いずれもまれである。

帯状疱疹では細胞性免疫が残存していることで，個々の発疹の拡大が抑制されるので，水疱も痂皮も水痘に比べるとかなり小さい。細胞性免疫が高度に低下している臓器移植後，

表25　水痘のまとめ

原因	水痘帯状疱疹ウイルス（VZV）初感染
潜伏期	2～3週間
	水疱を伴う丘疹性紅斑
発疹の性状	新旧・大小混在
	躯幹＞＞四肢
	毛髪部にも出現
免疫	細胞性免疫低下で重症化
異常な感染症	成人では肺炎合併
治療	アシクロビル
	抗ヒスタミン薬
出席停止期間	全発疹が痂皮化するまで
予防	ワクチン接種
	アシクロビル

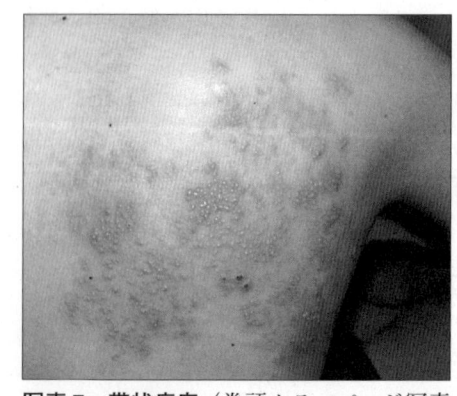

写真7　帯状疱疹（巻頭カラーページ写真7参照）

表26 帯状疱疹のまとめ

原因	VZV再活性化
潜伏期	不定 発疹出現部の知覚過敏出現後1〜2日
発疹の性状	小水疱を伴う粟粒大の小丘疹 デルマトームに一致した分布
免疫	老齢,細胞性免疫低下で好発
異常な感染症	細胞性免疫低下で大水疱,全身性発疹
治療	アシクロビル,バラシクロビル

化学療法中の白血病などの血液リンパ系腫瘍,HIV感染症などでは水疱が大きく,1〜2 cmに至ることもあり,重症化することが多い。また,発疹が播種性に出現し,水痘との鑑別が困難な例(generalized herpes zoster)もある。水痘再罹患例とgeneralized herpes zosterとの鑑別は困難であるが,後者では初発部位の発疹が異常に大きいことがあるのが特徴的である。

表26に帯状疱疹のまとめを示す。

III. Ramsay Hunt症候群

帯状疱疹が運動神経障害を与えることはない。例外として顔面神経節から知覚神経領域である耳介・外耳道,重症例では口腔粘膜内に帯状疱疹が生じ,同時に同側の末梢性顔面神経麻痺と第8脳神経障害を伴うことがある。これをRamsay Hunt症候群と呼ぶが,ほとんどの例が第8脳神経障害を欠く。また,顔面神経麻痺が先行することや皮膚の過敏性や疼痛のみで発疹が出現しない場合(zoter sin herpete)もある。

検査

水痘,帯状疱疹に特徴的な検査所見はなく,白血球,肝機能,CRPなどの変化も軽度である。帯状疱疹では単核球優位のリコール細胞増多を伴うことが多いが,無菌性髄膜炎の臨床症状を伴うことはまれであり,基本的には腰椎穿刺の必要はない。

診断

水痘,帯状疱疹,Ramsay Hunt症候群のいずれも特徴的な発疹の形態・性状から診断は容易である。発疹の数が少ない軽症例,出血性水痘などの重症例,generalized herpes zoster,zoter sin herpeteなどではウイルス学的,血清学的診断が必要となることがある。

ウイルスの検出は水疱病変皮膚擦過物を用いたウイルス抗原検出(蛍光抗体法による迅速診断),水疱内容液や血液などを用いたウイルスDNAの検出(PCR法),組織培養法によるウイルス分離などがある。ベッドサイドの診断ではウイルス抗原の検出が簡便であるが,水疱形成がみられない例では急性期の血液,リコールなどを用いたPCR法の検出感度がよい。

血清学的にはIgG抗体とIgM抗体が測定できる。初感染である水痘では急性期にVZV-IgM抗体(IF,EIA)を検出,あるいはペア血清でVZV抗体が有意(2管以上)に上昇すれば診断的である。ペア血清で抗体を測定する場合,CF抗体は測定感度が低く上昇も遅いので,蛍光抗体法(IF-IgG)が推奨される。帯状疱疹などの再活性化病変の場合にはIF-IgM抗体が陽性となることはほとんどなく,ブースターがかかるために急性期IF-IgG抗体がピーク値を示すことが多い。

鑑別診断

カポジ水痘様発疹症,手足口病,口唇ヘル

表27 水疱性発疹症の鑑別

	性状	大小・新旧	分布	痂皮形成
水痘	丘疹に水疱	+++	体幹，顔面，頭髪部＞＞四肢	+++
帯状疱疹	小丘疹に小水疱	++	半側デルマトーム	+++
カポジ水痘様発疹	水疱・窪み	−	局部的	++
口唇ヘルペス	小丘疹に小水疱	−	口唇周囲	+
手足口病	楕円形水疱	−	手足・四肢・臀部	+／−
ストロフルス	丘疹に小水疱	−	四肢	−

ペス，小児ストロフルスなどが鑑別の対象になる。

カポジ水痘様発疹症は単純ヘルペスウイルス初感染によるもので，デルマトームに一致しない皮膚病変を呈すること，発疹が水痘より大きく中央に臍窩を伴うこと，同一病期の水疱が主体であることなどから容易に鑑別できる。

手足口病はエンテロウイルスによるもので，発疹が手掌，足背，指間，膝伸側などに出現し，躯幹に出る場合もあるが臀部に止まることが多い。発疹の形態は皮膚紋理に沿った方向に長い米粒大の楕円形で，水疱は小さく2〜3日で吸収されて飴色となる。手掌，足蹠以外の部分では痂皮が形成されるが，水痘疹に比較するといちじるしく小さい。

口唇ヘルペスも水疱が小さく，口周囲に限局する。

小児ストロフルスも水疱を伴うことがあるが，発熱，頭髪部の発疹を伴うことはない。

水疱性疾患の鑑別を表27に示す。

合併症

水痘自体の合併症には肺炎，肝炎，脳炎，小脳炎，腎炎，角結膜炎，ライ症候群，出血性水痘などがある。健常小児では小脳炎（急性小脳失調症）以外はまれであるが，年長児，成人では肺炎の合併率が高く重症で死亡例も少なくない。細胞性免疫不全状態の患者では出血性水痘，臓器不全で致死的経過をとることがある。乳幼児ではライ症候群による死亡例が少なくなかったが，アスピリンの使用中止で激減した。

水疱からの細菌性二次感染症はまれでなく，黄色ブドウ球菌による皮膚軟部組織感染症や敗血症，A群βレンサ球菌による敗血症はまれではない。

第1，第2妊娠三半期に水痘に罹患すると新生児水痘症候群を合併することがある。胎児帯状疱疹による四肢の萎縮と皮膚瘢痕を特徴とする奇形症候群を呈する。

帯状疱疹では疱疹後神経痛（1ヵ月以上持続するものをいう）を遺すことがあるが，小児ではきわめてまれで，問題となることはほとんどない。

治療

健常小児に対する抗ウイルス薬の投与は原則として不用である。抗ウイルス薬の適応となるのは臓器移植，白血病などの細胞性免疫不全状態の患者，免疫能が正常な例では成人，年長児，新生児母親に水痘歴がない乳児などである。

発熱に対する解熱薬の投与は原則として不

用である．特に，アスピリンはライ症候群との関連があるために禁忌である．ジクロフェナク，メフェナム酸もインフルエンザ脳炎・脳症の重症化を考慮すると小児に対する投与は避けるべきである．解熱薬が必要な場合にはアセトアミノフェンに限定するべきであろう．

搔破創ができると二次感染のリスクが高くなる可能性があるので，搔痒に対する治療が必要である．抗ヒスタミン薬の内服，炭酸亜鉛華軟膏を水疱部に塗布する．抗菌薬の予防投与は有効であるとの証拠はなく，有害な場合さえある．

抗ウイルス薬はアシクロビル，バラシクロビル，ビダラビンがわが国で使用できる．しかし，ウイルス増殖は免疫健常例では発疹出現後72時間以内に終了しているので早期投与でないと効果は期待できない．しかも，24時間以内に投与しても少し軽症化できる程度の効果しかないので，健常小児，幼児に対する投与は推奨されない．免疫抑制状態の患者ではウイルス増殖期間が延長することに加え，上記のごとく重症化するので抗ウイルス薬の早期投与が必要である．そのほか抗ウイルス薬を投与するべき水痘患者は12歳以上の年長児，成人，慢性肺疾患，アスピリン長期投与例であり，副腎皮質ステロイド薬吸入療法中の気管支喘息においても考慮されるべきである．免疫不全状態の患者に抗ウイルス薬を投与する際には，経口投与ではなく静脈内投与とするべきである．また，家族内感染では感染ウイルス量が多く重症化する危険性が高いので，抗ウイルス薬の投与を考慮するべきであるかもしれない．

予後

水痘は予後良好で自然治癒するが，白血病などの化学療法中の悪性腫瘍患者，原発性・続発性免疫不全症では抗ウイルス薬の投与によっても致死的経過をとることがある．

予防

患者は水痘，帯状疱疹ともに発疹が痂皮形成するまでは感染源となることから，隔離，出席停止とする．免疫不全状態の患者では痂皮形成まで1週間以上かかることがある．

水痘ワクチンは予防効果が高く副作用はほとんどないことから，ハイリスク例だけではなく健常児に対する接種が推奨される．水痘患者との接触後72時間以内であれば発症予防効果が高く，72時間以降でも軽症化効果があるとされる．

ワクチン接種による予防効果を期待できない時期では第1次ウイルス血症が生じる感染後（あるいは接触後）7日頃からアシクロビル30〜40 mg/kg/日/分3×5日間の投与で発症抑制可能であるとされる．しかし，健常児の水痘にはアシクロビルの投与が好ましくないのと同様に，腎不全などの副作用，ウイルス耐性化の可能性を考慮すれば，健常児にアシクロビルを予防投与することは好ましいことではない．

（脇口　宏）

Note

7 インフルエンザウイルス

　インフルエンザウイルスはRNAウイルスで，大きな流行をおこすのはA型とB型である。直径100 nm程度で，ウイルスとしては中型である。表面に2種類のスパイク（棘状の構造）をもつ。赤血球凝集素（Hemagglutinin：HA）と，ノイラミニダーゼ（Neuraminidase：NA）である。感染防御に重要なのはHAに対する抗体，赤血球凝集阻止（Hemagglutination Inhibition：HI）抗体である。ワクチンはHI抗体を上昇させて感染を防止する。

　ノイラミニダーゼは，感染細胞からのウイルスの遊離に必要である。ノイラミニダーゼ阻害薬は，活性化部位に付着してノイラミニダーゼの活性化を阻害する。したがって，気道の細胞内部で増殖したインフルエンザウイルスは，細胞の周辺で不活化されて周囲の細胞への感染拡大が阻害される。

小児のインフルエンザの特徴

　小児科領域では，インフルエンザが冬季の重要な入院原因となり，日本でも，毎年数千人から数万人の小児がインフルエンザ感染により入院している。インフルエンザ入院の主体は，学童ではなく，4～5歳以下の低年齢の乳幼児である。インフルエンザ患者は，乳児の入院が比較的少なく1歳以降急増する。インフルエンザ入院例の大多数は，基礎疾患のない健康な乳幼児である。

　小児では，インフルエンザによる発熱は，39～40℃と高く，4～5日から1週間程度と長く続くことが多い。また，1度解熱してから，再び発熱する二峰性発熱もみられることがある。一方，高熱以外のインフルエンザによる全身症状（頭痛，全身倦怠感，関節痛など）は軽く，咳や鼻漏が目立つために，RSウイルス，アデノウイルスなどほかのウイルス感染症と臨床的に鑑別することが困難な場合もある。

　成人では比較的に軽症とされるB型インフルエンザであるが，小児では，A香港型と同等に重く，二峰性発熱が多く，腹痛，嘔吐など，消化器症状を伴うことも多い。またB型インフルエンザでは，下肢の筋炎によりCPKが上昇し，歩行障害がみられることがある。

インフルエンザ脳症

　インフルエンザ発症後，痙攣などの神経症状とともに，意識障害をきたす重篤な疾患である。意識障害，痙攣など脳特有の症状は，発熱後，24時間以内と急速に進行することが特徴である。髄液からは，インフルエンザウイルスが検出されることは少なく，インフルエンザ感染から脳症にいたるメカニズムは不明である。

インフルエンザ脳症はおもにA香港型インフルエンザが原因となる。5～6歳以下の幼児に多発し，死亡率は20～30％と高く，後遺症を遺す例も多い。したがって，意識障害が疑われる症例や，痙攣が持続する，あるいは繰り返す症例では脳症の可能性を考慮する必要がある。インフルエンザに発病した幼児のうち，1～2万人に1例程度に合併すると考えられ，頻度からみると実際にはまれな疾患である。

治療は，抗ウイルス薬投与のほかは，痙攣の防止，脳圧軽減など対症療法が重要である。ガンマグロブリン大量投与とステロイドのパルス療法は，比較的安全に試みることができるが，有効性はあきらかではない。

小児でのインフルエンザワクチン

学童では，成人と同様に，70～90％の発病防止効果が期待できる。低年齢になるとワクチン効果は低下し，幼児では有効率は30～50％程度と考えられる。A型に比べてB型では効果が低い。

1回の接種量は，1歳未満は0.1 ml，1歳から6歳未満まで0.2 ml，7歳から13歳未満まで0.3 ml，13歳以上は0.5 mlである。接種回数は1週から4週間隔で2回であるが，中学生は1回でよい。

心疾患，喘息，腎不全，糖尿病，免疫抑制薬使用中の患児，アスピリン内服中の患児（ライ症候群防止のため）などハイリスク小児には，成人と同様に，積極的にワクチンを接種すべきである。乳幼児は入院のリスクが高くワクチンを接種した方がよいが，インフルエンザワクチンの効果が低いことを考慮して，乳幼児のいる家庭では，両親も含めて，家族全員の接種が好ましい。

インフルエンザ脳症の予防に，インフルエンザワクチン接種は有効である。脳症のpathogenesisは不明であるが，インフルエンザ感染が，発症の「引きがね」となっていることはあきらかであり，ワクチン接種はインフルエンザ感染の可能性を30～50％は低下させるからである。

迅速診断

迅速診断キットは，臨床現場でのインフルエンザ診断には最適の方法である。インフルエンザの迅速診断では，検体の採取部位により感度が異なるのが特徴で，ウイルス分離と比較した感度は，咽頭ぬぐい液を検体とすると50～70％，鼻腔ぬぐい液70～90％，鼻腔吸引液で90～100％程度である。

検出率は，発病からの日数によっても左右される。通常，発症後4～5日で陰性化する。また発症当日は陰性であるが，翌日から陽性化することが経験されている。

迅速診断が陽性であれば，false positiveは少なくインフルエンザの診断はほぼ確実である。陰性の場合，インフルエンザの可能性は否定できないので，流行状況，症状などを勘案して，総合的に診断することが重要である。たとえば，迅速診断が陰性であっても，インフルエンザの流行の最中に，インフルエンザ様の症状を呈した患者であれば，インフルエンザの可能性を考えて，抗ウイルス薬投与を考慮すべきである。

ノイラミニダーゼ阻害薬

ノイラミニダーゼ阻害薬の利点は，①A型，B型，両方のインフルエンザに有効で，②耐性ウイルスの出現頻度が低く，耐性ウイルスは感染性が弱く，③副作用も少ないという3点で

ある。

I．タミフル（oseltamivir）

内服で使用するノイラミニダーゼ阻害薬である。小児で正式に適応が認められている抗インフルエンザ薬はタミフルのみである。治療では，1歳以上を対象に，小児用のドライシロップ薬がある（1回2mg/kg，1日2回，5日間）。カプセルは37.5kg以上の小児には投与が認められている。1カプセル（75mg）を1日2回，5日間内服する。1歳以下の乳児での安全性，有効性は確認されていない。

タミフルの内服により，インフルエンザの主要症状が1日以上短縮する。有効な結果を得るためには，発病早期に服用を開始する必要がある（48時間以内）。小児では，発症してから2日以内に来院したインフルエンザ患者に，タミフルを投与すると，翌日（1日後）には44％の患者が37.5℃以下に下熱し，2日後には86％の患者が完全に下熱する。下熱効果には，A型とB型インフルエンザ患者の間で差はない。

タミフルの副作用として，悪心，嘔吐，下痢がみられるが，食物とともに内服すると軽減される。最近では，急性腎不全，低体温などが報告されている。治療に使用した場合，耐性ウイルスがやや高頻度に発生し，小児では5.5％と報告されている。耐性ウイルスが周囲に感染したという報告はない。

II．リレンザ（zanamivir）

吸入で使用するノイラミニダーゼ阻害薬である。治療薬として，日本でも15歳以上を対象に承認された。治療では，吸入器を用いて，1回2吸入（計10mg），1日2回，5日間，口から気道に吸入する。有効な結果を得るためには，発病早期に吸入を開始する必要がある（48時間以内）。タミフルと治療効果は同等である。耐性ウイルスの発生は報告されていない。副作用として，ザナミビルの吸入により，まれではあるが，喘息患者では気道の攣縮を誘発する可能性がある。

解熱薬

解熱薬としては，アセトアミノフェンを使用する。小児のインフルエンザでは，アスピリンはライ症候群との関連から禁忌である。非ステロイド系の抗炎症薬は，脳症をおこした場合には死亡率が上昇することが報告されているので使用しない。

文献

1) 三田村敬子，菅谷憲夫，韮沢真理，新庄正宜，武内可尚：小児のA型およびB型インフルエンザでのoseltamivirの効果．感染症誌 76：946-951，2002．
2) 菅谷憲夫：インフルエンザワクチンの過去，現在，未来．感染症誌 76：9-17，2002．
3) 菅谷憲夫：インフルエンザ診療，最近の進歩．日本化学療法学会雑誌 51：55-59，2003．

（菅谷憲夫）

Note

8 溶連菌感染症

溶連菌とは

レンサ球菌は生物学的性状，細胞壁の多糖体C物質の抗原性，および溶血性で分類されるが，そのうちβ溶血すなわち完全溶血をするものは溶血性レンサ球菌（溶連菌）と呼ばれる。溶連菌にはA群レンサ球菌（A群溶連菌）とB群レンサ球菌（B群溶連菌）があるが，一般に溶連菌感染症と呼ばれるのはA群レンサ球菌（*Streptococcus pyogenes*）による感染症である。A群レンサ球菌は種々の病原因子を持つか，あるいは産生しもっともよくみられる化膿菌の一つである。B群レンサ球菌（*Streptococcus agalactiae*）は新生児の敗血症や化膿性髄膜炎の原因となる。

病型

A群レンサ球菌感染は幼稚園から小学校低学年の小児に咽頭炎として発症することがもっとも多い。膿皮症，伝染性膿痂疹など皮膚感染は次いでよくみられる病型である。合併症として感染後10～20日で急性糸球体腎炎（poststreptococcal acute glomerulonephritis）を伴うことがあり，リウマチ熱発症の原因ともなることがこの感染症を小児科領域で重要な感染症としている。治療が遅れると中耳炎，リンパ節炎，扁桃周囲膿瘍，副鼻腔炎，肺炎，敗血症を呈することもある。感染は飛沫感染で2～5日の潜伏期間をおいて発症する。

猩紅熱は発赤毒素に免疫を持たない小児に毒素産生株が感染した場合に発症する急性発疹性の病型である。咽頭炎まれに皮膚感染に伴い特徴的な融合性の紅斑を呈する。

劇症A群溶連菌感染症（レンサ球菌性毒素性ショック症候群）は咽頭炎または外傷の後に発熱，嘔吐，筋痛を訴え，急速に血圧低下，腎不全，肝障害，呼吸促迫症候群など多臓器不全に陥る疾患である。小児には少ないが致死率が高く注意を要する。

3歳未満の小児がA群レンサ球菌に感染することは少ないが，感染すると微熱，鼻汁，リンパ節腫脹など非定型的な症状が長く続き1ヵ月以上にわたることがある。これはstreptococcosisといわれる。

病原因子

A群レンサ球菌の細胞壁には3つの病原因子がある。M蛋白は主たる病原因子で組織細胞への付着に役割を果たすとともに白血球による貪食に抵抗する。感染後の獲得免疫はM蛋白に対するものであるが，これが急性糸球体腎炎やリウマチ熱の発症と関連している。M蛋白には多種の抗原性があるため抗原性の異なる菌には再感染があり得る。Lipoteicoic acid

は組織細胞のフィブロネクチンと結合して組織への定着を促進する。莢膜はヒアルロン酸からなり、やはり貪食に抵抗する。

A群レンサ球菌は病原性をもつ壁物質のほかに病原性を持つ多くの菌体外物質を産生する。発熱（発赤）毒素A，B，Cは猩紅熱における発疹の原因でスーパー抗原としても働き，劇症A群溶連菌感染症をおこすと考えられている。ストレプトリシンOは赤血球を溶血し白血球，血小板，心筋に毒性を示し，DNase B，ヒアルロニダーゼ，ストレプトキナーゼは感染組織での菌増殖，感染拡大を促進する。

診断

A群レンサ球菌感染症の診断は，臨床症状，地域での流行状況または患者との接触歴，咽頭培養または迅速診断キットによる抗原の検出，抗体検査を適切に組み合わせておこなう。

典型的なA群レンサ球菌による咽頭炎では頭痛，腹痛，嘔吐で始まり，続いて40℃前後の発熱がみられ，咽頭痛を訴える。咽頭と扁桃はいちじるしく発赤し軟口蓋には出血斑を認める。扁桃には浸出物がみられ頸部リンパ節は腫脹し圧痛がある。これらの症状と所見が幼稚園児か小学校低学年児にみられ，咳嗽などそのほかの上気道感染症状がなければ本症の可能性が高い。ただし典型的な症状を呈するのは30％程度であることは念頭に入れておかなければならない。

猩紅熱では鮮紅色の細かい発疹が頸部，腋窩部，鼠径部，臀部などの間擦部を中心にでき掻痒感を伴う。皮膚の表面はザラザラし，「赤く日焼けした皮膚が鳥肌立った」ようにみえる。舌は発赤し肥大した乳頭が目立ちイチゴのように見えるため苺舌と表現される。初期には舌は白苔で被われ間から肥大した赤い乳頭が見えるため「white strawberry」と表現される。発疹の性状，部位，随伴症状からほかの伝染性発疹性疾患と間違うことは少ないが川崎病，薬疹とは注意して鑑別する必要がある。

3歳未満の小児が微熱，鼻汁，リンパ節腫脹など非定型的な症状を長期にわたって呈するときはstreptococcosisを疑う。

発熱，筋痛，血圧低下，腎不全，肝機能障害をみたときは劇症A群溶連菌感染症を疑い外傷，蜂窩織炎，肺炎など感染巣を見つける。

咽頭培養は診断確定のためにもっとも有用であるが結果を得るまでに数日かかる。その点迅速診断法は約10分ほどで簡単に結果が出る。これは細胞壁C多糖体のA群抗原に特異的な抗体を用いて，咽頭スワブで採取した検体中のA群抗原を酵素抗体法やラテックス凝集法で検出するもので，S. pyogenes以外のA群レンサ球菌でも陽性になること，A群以外のレンサ球菌による咽頭炎では陰性となること，菌数の少ないときは必ずしも検出できないことなどを考慮に入れて使用すれば外来診療中にでも施行でき非常に便利である。

A群レンサ球菌関連物質に対する抗体は発症後1週間目頃から増加し，3～6週後にピークとなる。したがってこれらの抗体を測定することによってA群レンサ球菌感染の既往を証明することができる。A群レンサ球菌関連物質としては，それらが比較的特異的に産生する菌体外抗原であるstreptolysin O（SL-O），deoxyribonuclease B（DN-B），streptokinase（SK），hiarulonidase（HD）が，菌体成分としてはstreptopolysaccharide（SP）が知られており，それぞれに対する抗体が，anti-streptolycin O（ASO），anti-deoxyribonuclease B（ADN-B），anti-streptokinase（ASK），anti-hiarulonidase（AHD），anti-streptopolysaccharide（ASP）である。しかし，各抗体すべてがA群溶連菌感染によって必ず増加するものではな

く，しばしば感染にもかかわらず，いずれかの抗体価が上昇しない場合，あるいはどの抗体価も上昇しない場合すらある。したがって，感染をできるだけ確実に証明するには複数の抗体の測定が必要となる。

Streptolysin O（SLO）はA群，C群，G群溶連菌によって産生される菌体外毒素で，その抗体であるASOの検出はこれらの菌による感染の既往を示すが，この3群の中ではA群の感染が圧倒的に多いため，A群溶連菌感染の既往のスクリーニング検査として用いられている。

ASOの高値の程度とリウマチ熱発症の危険率とは関連あるといわれ，A群溶連菌に関する検査法の中で，ASOはわが国ではもっとも繁用されている。しかし，ASOは必ずしもA群溶連菌感染に特異的でないこと，A群溶連菌に感染しても必ず上昇するわけではないこと，高値の程度と疾患の重症度は必ずしも関係がないことなどから，その臨床的意義には限界がある。また，A群溶連菌の皮膚感染とそれに伴う急性糸球体腎炎の場合，ASOは増加しにくいので診断には後述のADN-BやAHDを組み合わせて測定する必要がある。

抗体価のピークは感染後3～6週間でその後徐々に減少する。小児では250単位を一応正常上限と考えるが，A群溶連菌感染の確認のためには約3週間の間隔をおいて2回以上測定し，2管以上の上昇あるいは下降のみられた場合，感染ありと診断するのが適当とされている。

deoxyribonuclease-B（DN-B）はSLOと同じくA群溶連菌とC群，G群溶連菌の一部によって産生されるのでそれに対する抗体ADN-Bは実質的にA群溶連菌感染の特異的な診断法として用いられている。

12型など腎炎起因株はDN-Bの産生量が多い。A群溶連菌による皮膚感染ではASOは上昇しにくいのに対してADN-Bは皮膚感染でも上昇する。したがってA群溶連菌の皮膚感染に起因する急性糸球体腎炎の診断にはASOよりも有用である。

感染後の高抗体価の持続はASOなどより長期間にわたるので，感染後時間がたってしまったと思われる症例の検査には適当である。日本循環器学会ADN-B検討会は正常限界を0～5歳で60倍，6～15歳で480倍，16歳以上で340倍としている。

抗ストレプトキナーゼ（anti-streptokinase, ASK）はA群とC群溶連菌の産生するstreptokinaseに対する抗体で，ASOに次いでよく測定される。1回の検査では2,560倍以上が異常高値と考えられるが，2～3週間の間隔をおいて2回測定し2管以上の増加または減少のある場合感染ありとみなしてよい。

hyaluronidase（HD）は生体の結合織の重要成分であるヒアルロン酸を分解し，細菌の組織内拡散を促進する因子である。多くのA群溶連菌特に起腎炎型のものが大量に保有しているので，それに対する抗体であるAHDは腎炎の診断のとき，あるいはA群溶連菌感染が疑われながらほかの抗体が陰性のときに測定される。128倍までを正常限界とする。この抗体はADN-Bと同じく，A群溶連菌の皮膚感染でも上昇し，また起腎炎型A群溶連菌感染で高値を示しやすい。

A群溶連菌の細胞壁に含まれるstreptopolysaccaride（SP）はA群に一般的であり特異的である。したがってその抗体であるASPはASO，ADN-B，ASK，AHDなどの菌体外産生物質に対する抗体よりもより正確にA群溶連菌感染を反映すると考えられる。またこの抗原はヒトの心弁膜の糖蛋白と共通抗原があることも知られており，その意味でもASPの測定はほかの抗体検査にない意義がある。64倍以上を異常高値とする。ASPはリウマチ性心炎や急性糸球体腎炎で陽性を示しやすく，心臓弁疾患，腎炎の鑑別に用いられる。

これらの抗原を混合してヒツジ赤血球に吸着させ，その凝集反応を見るのがストレプトザイム・テストである。抗体の陽性となるのが感染後1週間と早いのでレンサ球菌感染のスクリーニングテストとして用いられる。

治療

治療の目的は，現在の急性感染症を治療すること，急性糸球体腎炎やリウマチ熱の合併を予防すること，家庭内や集団での流行を防ぐことである。A群レンサ球菌感染症が診断されたら十分な抗菌薬療法をおこなう。

S. pyogenes にはペニシリン耐性株がないのでペニシリン系薬剤が第一選択である。ベンジルペニシリンG（バイシリンG），2〜3万単位/kg/日/分3はもっとも抗菌力があるが，味，投与量より用いにくい点があり，実際にはアモキシシリン 30〜40 mg/kg/日/分3が用いやすい。ペニシリンアレルギーのある場合はクラリスロマイシン 10〜15 mg/kg/日/分3が用いられる。いずれも10日間経口投与する。重症の肺炎，敗血症，蜂窩織炎，劇症A群溶連菌感染症では大量のペニシリンGを長期間静注する。

（城　宏輔）

9 伝染性膿痂疹

伝染性膿痂疹とは

膿皮症のうちもっとも皮層の感染が膿痂疹である。ブドウ球菌またはA群レンサ球菌の直接皮膚感染によって水疱，膿疱，びらん，痂皮が形成され，ヒトからヒトへの水平感染や自己感染がみられるので伝染性膿痂疹と呼ばれる。高温，多湿の夏期に多くみられ，人口密度の高い，衛生状態の良くない状況で流行する。臨床的には非水疱性（痂皮性）膿痂疹と水疱性膿痂疹の2つの型がある。

非水疱性（痂皮性）膿痂疹

伝染性膿痂疹全体の約7割を占める。顔と下肢に好発し，小さい水疱または膿疱で始まりすぐに潰れて数mmから1cmのハチミツ色の痂皮を形成する。痂皮の下は湿潤していて浸出液がみられる。ときに掻痒を伴い周囲に発赤を伴うものもある。全身症状はないが，多くは局所リンパ節の腫脹を伴い，10%で蜂窩織炎がみられる。白血球の増多は半数で認められる。体幹にみられることは少ない。多くは虫刺，皮膚真菌感染，単純性疱疹，水痘，擦過，切創，熱傷など何らかの皮膚損傷が原因となって感染がおきる。

感染巣からはA群溶血性レンサ球菌または黄色ブドウ球菌が単独あるいは混合して培養される。同じ感染巣を経時的に培養した知見によると最初局所に感染するのはA群溶血性レンサ球菌で黄色ブドウ球菌はそれに重感染したものと考えられる。培養されるA群溶血性レンサ球菌は咽頭炎で検出されるものとは異なり，膿痂疹株といわれる。黄色ブドウ球菌の種類はさまざまであるが水疱性膿痂疹やブドウ球菌性熱傷様症候群でみられるファージグループⅡ群は培養されない。特別な治療をしなくてもほとんどの例では約2週間で自然に治癒し瘢痕を残さない。

診断にあたって単純ヘルペス，帯状疱疹，体幹白癬，疥癬，しらみに2次感染を伴った場合と鑑別をする必要がある。

合併症は少ないが，まれに合併症として蜂窩織炎，急性糸球体腎炎がみられる。

水疱性膿痂疹

0歳から6歳の小児に好発し0.5〜3.0cmとさまざまな大きさの水疱を呈する。出現しやすい場所は体幹，臀部，顔面，四肢で，非水疱性膿痂疹と異なりとくに損傷のない皮膚にも出現する。最初周囲に紅斑のない小水疱ができ，次第に大きい弛緩性の水疱となる。水疱の内容は初め透明であるが次第に膿を含むようになり，表皮融解細胞様細胞が認められる。1〜2日中に水疱が破れ環状の痂皮で縁取

られた浅い湿潤したびらん面を残す。放置しても多くは約2週間で瘢痕を残さずに自然治癒するが，まれに長期にわたって症状が続いたり，深部へ拡大し膿瘍，蜂窩織炎，リンパ管炎，となったりすることがある。局所リンパ節の腫脹はない。

原因菌はコアグラーゼ陽性の *Staphylococcus aureus* で，コアグラーゼ型ではV型，ファージ型ではII群71型が多い。これまで多くはメチシリン感受性黄色ブドウ球菌（MSSA）であったが最近では10～25％でメチシリン耐性黄色ブドウ球菌（MRSA）が検出されている。水疱は局所に感染したブドウ球菌が産生する表皮融解毒素のタイプAとBが角層下あるいは顆粒層に表皮細胞間解離，裂隙を形成することによっておこる。ブドウ球菌性熱傷様症候群（SSSS）はこれらの毒素が感染巣から血流に入ることにより全身の皮膚剥脱，水疱形成がみられるものである。

合併症はほとんどみられない。

非水疱性膿痂疹，水疱性膿痂疹ともに治療にはセフェム系抗菌薬の内服と抗菌薬の外用が有効であるが，内服の方が優れている。非水疱性膿痂疹でもA群溶血性レンサ球菌だけでなく黄色ブドウ球菌の関与が大きいのでセフェム系抗菌薬を用いた方が適切である。しかし，非水疱性膿痂疹の場合，黄色ブドウ球菌の混合感染であっても，A群溶血性レンサ球菌を対象としてペニシリン系抗菌薬を用いても奏功するともいわれている。とくに感染が全身にわたったとき，膿痂疹が外用薬の使いにくい口周囲であるとき，あるいは蜂窩織炎をおこしているときはβラクタマーゼ耐性の抗菌薬の経口投与が必要となる。7日間の抗菌薬投与で軽快がみられないときはふたたび培養を繰り返し感受性を確認する。効果が不十分の場合はMRSAを考慮して抗菌薬を選択する必要がある。

（城　宏輔）

10 伝染性軟属腫・ウイルス性疣贅

伝染性軟属腫
（molluscum contagiosum）

伝染性軟属腫は俗に「水イボ」と呼ばれる小児によくみられる皮膚疾患である。その外観は，孤立性の皮膚色～淡紅色で真珠様の半球状に隆起した2～5mm大の小丘疹で，典型例は中央に臍をもつ。ピンセットで圧出するとチーズ様の物質が出てくる。多くは群発していて，診断は容易である。全身どこにでもできるが，体幹，四肢に多い。軽い掻痒を訴えることもあるが一般には無症状。好発年齢は3～15歳で5～6歳がもっとも多い。

I. 病因・病理

伝染性軟属腫ウイルス（molluscum contagiosum Virus, MCV）による伝染性疾患である。MCVはポックスウイルス科に属する2本鎖DNAウイルスでヒトに感染する最大のウイルスであり，ヒトを唯一の自然宿主とする。MCVは4型に分類されるが大部分は1型である。MCV感染は直接的な接触感染や媒介物を介しての接触感染によって成立し，自己播種によって拡がる。MCVは皮膚から侵入し表皮細胞の細胞質内で増殖する。表皮は過形成，肥大し内部に好酸性の封入体（Henderson-Pattersonまたはmolluscum body）を形成し皮膚表面に隆起してくる。この内容物を染色，鏡検すれば診断に資する。MCV特異抗体が約70％で認められるというが臨床的には通常検査しない。潜伏期は14～50日とされる。アトピー性皮膚炎児では多発・拡大しやすい。免疫不全状態では多発し，増大化，難治化する。感染防御には細胞性免疫が重要と考えられている。

II. 診断

特徴的な皮膚所見から視診により診断は容易である。成人例，単発例，免疫不全例などで診断が困難な場合は，丘疹内容物の病理組織検査でmolluscum bodyを確認する。

III. 経過・治療

伝染性軟属腫は，それ自身傷害性のない良性の疾患で，症状もほとんどなく，いずれ自然消退する。それゆえ治療は不要であるという立場をとるものと，しかし治癒するのに数ヵ月～数年かかること，多発・拡大するかもしれないこと，他人に移す危険性があることから早期に積極的に治療すべきという立場をとるものとに2分されている。皮膚科医は後者の立場をとることが多い。治療は，トラコーマピンセットで摘んで内容物を除去する方法がもっとも早く確実な治療法であり，わが国では一般的である。非常に強い痛みを伴う方法なので局所麻酔薬のジェリーや貼付剤を使

用するが，数が多いと大変である。液体窒素による凍結療法も有効であるが，1回では治らず数回の治療が必要である。他に，カンタリジンや硝酸銀ペーストを塗布する方法もある。いずれにしても後に瘢痕を残さないようにしなければならない。治療を選択した場合は皮膚科医に依頼している。

　伝染性軟属腫と診断した時に治療すべきか否かは，本人あるいは家族に上記の内容をよく説明し，本症のもつ社会的影響も考慮して決定すべきであろう。ただ以前はこのイボができているとプールに入れないとされていたが，感染症法と学校保健法の改正によりこの規定はなくなった。しかし直接の接触やタオルやビート板を介しての感染はありうるので注意は必要である。誤った偏見による"いじめ"に発展しないよう社会的教育，監視は重要である。

ウイルス性疣贅

　ウイルス性疣贅（いぼ）は，ヒト乳頭腫ウイルス（*human papillomavirus*，HPV）による感染性皮膚疾患である。小児期〜青年期に好発する。ヒトからヒトへの直接接触あるいは媒介物を介しての接触により感染する。感染から発症まで1ヵ月以上とされる。発症部位，臨床症状により種々の病型名称がつけられている。原因となるHPVも80以上の型が知られ，臨床病型との相関も知られている。HPVは皮膚の微細な傷より侵入し表皮に感染し，表皮の過形成を促し特徴的な疣贅（いぼ）を形成させる。免疫不全状態，特に細胞性免疫不全で好発し多発，難治となる。健康な小児のウイルス性疣贅の2/3は2年以内に自然消退する。

　50％以上は2年以内に自然に消退するが感染が拡大する危険性も少なくない。治療はできる限り痛みを少なくし，瘢痕を残さないようにすることが大切である。液体窒素による冷凍療法がもっとも広くおこなわれている。治療は皮膚科専門医に依頼する。

I．尋常性疣贅（Common warts，Verruca vulgaris）

　HPV type 2，4によるものが多い。皮膚表面に隆起した角化性の丘疹で，白色調を呈し，表面は粗で疣状となる。群発することが多い。四肢末端背側部に好発する。爪周囲や爪下にできると爪の変形をきたす。表面が剥けると毛細管血栓で黒色になる（black dots）。通常無症状である。

II．足底疣贅（plantar warts）

　HPV type 1によるものが多い。足底の圧のかかるところにできるためあまり隆起しない。境界明瞭で辺縁に堤防状角化を認める。黒色点（black dots）がよくみられる。胼胝（たこ，corn，callus）や鶏眼（うおのめ，clavus）との鑑別が必要である。多発，癒合したものはモザイク疣贅と呼ばれる。

III．扁平疣贅（flat warts）

　HPV type 2，3，10によるものが多い。わずかに隆起する扁平丘疹で径2〜3mm大で，やや赤褐色を呈する。表面は平滑。顔面，手背に好発する。

IV．疣贅状表皮発育異常症（Epidermodysplasia verruciformis）

　HPV 5，8による。多数の広範囲の扁平疣贅様丘疹を呈する。1/4は家族性で，遺伝性である。日光暴露により皮膚癌になる危険性が高い。

V. 尖圭コンジローマ（Condyloma acuminata, mucous membrane warts）

HPV type 6, 11によるものが多い。外陰部や肛囲などの湿潤した皮膚〜粘膜にできる。灰白色〜紅色のやわらかい乳頭状の結節性丘疹で，多発する。増殖・癒合し，カリフラワー状になることもある。小児では少ない。成人に多く，性感染症の一つとして知られる。鑑別診断としては，梅毒による扁平コンジローマが挙げられる。

文 献

1) Cohen BA : Pediatric Dermatology, second ed, Mosby, 1999.
2) Nelson Textbook of Pediatrics, 17th ed, WB Saunders, 2004.
3) Pediatric Infectious Disease, second ed, WB Saunders 2002.
4) 吉田正巳：伝染性軟属腫，尋常性疣贅，小児疾患の診断治療基準．小児内科 33（増刊号）：868-869, 2001.
5) 朝田康夫，三河春樹：症例写真と治療のガイドライン．小児皮膚病カラーアトラス，中外医学社，1989.

（林　良樹）

Note

11 上・下気道炎・中耳炎

上気道炎から肺炎に至る呼吸器感染症は小児科の日常診療でもっとも頻度の高い疾患である。単なる"かぜ"から重篤な呼吸障害に至るまで幅広く、また急速に悪くなるのも小児の特徴でもあり、注意深い診察、適切な診断、治療、指導、フォローアップが必要である。しかし、熱が出たからといって過度の検査をしたり、心配だから抗菌薬を出しておくというのは小児科医としては問題である。抗菌薬の適正使用は厳しくしなければならない。上気道炎～下気道炎の各疾患とその合併症として小児に多い中耳炎について概説し、実際の診療にあたっての注意点を述べる。

上気道炎

鼻咽頭炎（かぜ症候群）、咽頭炎、扁桃炎の総称で、鼻汁、鼻閉、くしゃみ、咳、咽頭痛、発熱などの症状を呈する。ほとんどはウイルスによる。ライノ、コロナ、パラインフルエンザ、アデノ、RS、インフルエンザウイルスなどが多い。それぞれ季節流行性がある。ライノ、パラインフルエンザは春、秋に多く、RSは秋から冬に、次いでインフルエンザが冬から春にかけて流行する。夏にはコクサッキー、エコーなどのエンテロウイルスがほとんどを占める（手足口病、ヘルパンギーナ）。一次性の細菌性咽頭炎としては唯一溶連菌感染症（A群β溶血性連鎖球菌）があり、リウマチ熱や急性糸球体腎炎予防のために確実に診断、治療しなければならない。ほとんどみることはなくなったが、細菌性咽頭炎（喉頭炎）であるジフテリアも鑑別診断の一つである。扁桃炎は口蓋扁桃の炎症を主とする咽頭炎で、扁桃の腫大、発赤、滲出物が認められる。アデノウイルス、EBウイルスによるものが多くなる。溶連菌によるものとの鑑別は重要である。上気道炎における細菌の二次感染については、咽頭培養でブドウ球菌や肺炎球菌やインフルエンザ菌が検出されても本当に病因となっているのか疑問である。咽後膿瘍や扁桃周囲膿瘍は細菌によるもので強力な抗菌薬治療が必要となるため見逃してはならない。また副鼻腔炎や急性中耳炎などの合併症は細菌性で抗菌薬治療を要することが多い。上気道炎の病因としてマイコプラズマやクラミジアもあげられるが、実際の診断は難しくどのくらいの頻度かは不明である。

上気道炎の診療にあたっての注意点

I．症状の把握

鼻汁（水様性、粘液性、膿性）、咳（湿性、乾性）、咽頭痛の有無、熱の有無と高さ、全身症状など。咳も湿性の場合、下気道への炎症

の進展を考える。咽頭痛の強い場合は溶連菌感染を疑う。咳，鼻水がひどく，高熱で全身症状が強い場合は麻疹も考えなければならない。かぜ症状があまりなく高熱の場合，乳児期後半で機嫌がよければ突発性発疹を，年長児ではアデノウイルスなどの扁桃炎を，全身症状が強く流行時はインフルエンザを疑う。

季節流行性，保育園・幼稚園・学校など集団での流行性，家族内流行性は大事な情報で参考になる。

II．咽頭所見

特徴的な所見を呈する疾患はこれだけでほとんど診断できる。主なものにヘルパンギーナ，手足口病（手・足に小水疱），咽頭結膜熱（結膜炎），麻疹（咽頭発赤，コプリック斑），溶連菌感染症（咽頭～軟口蓋の著明な発赤，点状出血，Forschheimer斑）などがある。扁桃に膿栓・白苔など白色滲出物を認める場合にはアデノウイルスやEBウイルスを考える。永山斑と呼ばれる口蓋垂付け根両側のリンパ濾胞の発赤・腫脹を認めれば突発性発疹の予測診断に有力である。インフルエンザの咽頭所見は逆に乏しく，突然の高熱，全身症状とあわせると診断の一助となる。咽後膿瘍，扁桃周囲膿瘍はまれであるが特徴的咽頭所見から診断できるもので見逃さないようにする。

III．診断と治療

これまで述べたように問診と診察，特に咽頭の所見からおおよその診断はできる。ほとんどの上気道炎はウイルスによるもので特異的治療はなく予後も良い。病因ウイルスは日常診療では推定診断にとどまることが多いが，迅速診断できるものもある。上気道炎ではA群連鎖球菌とインフルエンザの迅速診断キットが治療と直結するため日常広く使われている。アデノウイルス抗原検出キットもよく使われるが，滲出性扁桃炎を呈し高熱が続いたり白血球増多・CRP高値を示して細菌感染症と区別できない場合有用である。

治療は，溶連菌感染症ではペニシリン系薬剤（ペニシリン・アレルギーのある時はマクロライド系薬剤）を10日間内服させる。症状はすぐ軽快してしまうので勝手に内服を中止してしまわないよう指導することが大切である。インフルエンザは昔は流行性感冒と呼ばれる症状の強いかぜと認識され，日常診療においては確定診断もできず治療もなかったが，最近治療薬が開発され，迅速診断もできるようになって様変わりした。突然高熱で発症し全身症状が強く，咳・鼻水などのいわゆるかぜ症状は軽く咽頭所見は乏しいのが特徴である。鼻咽頭吸引液かぬぐい液を用いて迅速診断する。A型，B型の区別ができるキットが多い。

治療薬としては，A型・B型ともにオセミタミビルの内服が一般的である。しかし1歳未満の乳児への投与は安全性が確認できていないとの注意情報が出されている。ザナミビルの吸入もA型・B型両方に有効である。アマンタジンの内服はA型のみに有効である。インフルエンザの時には解熱薬の投与はしないほうが良いと考える。アセトアミノフェン，イブプロフェン以外は禁忌とされている。上気道炎症状と熱が持続する場合は，理学的所見の変化を追うとともに血液検査（白血球，CRPなど）や咽頭培養や胸部X線検査などをおこない，抗菌薬の投与を検討する。マイコプラズマやクラミジアを疑えばマクロライド系薬剤を選択する。

IV．診療上の注意点

幼若乳児（特に3ヵ月未満）の上気道炎では鼻汁・鼻閉が重篤な呼吸障害をきたすことがあるので注意すること。熱性痙攣を繰り返す

児には解熱薬を投与するよりも抗痙攣薬であるジアゼパムの坐薬を投与する。先天性心疾患で発熱により心臓に負担のかかる児では解熱薬の投与やクーリングを指導しておく。免疫不全状態や脳性麻痺の児では合併症や肺炎の併発などをきたさないか特に慎重に経過をみていく。

クループ症候群

急性に喉頭周辺の狭窄症状（吸気性喘鳴，犬吠様咳嗽，嗄声など）を呈する疾患群の総称で，解剖学的には，声門上・声門・声門下・気管に分けられ，病因としては感染性（ウイルス性，細菌性）・アレルギー性に分けられる。その他，腫瘍や異物によるものがある。アレルギー性の喉頭狭窄はアナフィラキシーの1症状としての血管神経性浮腫によるもので緊急の治療が必要である。ここでは感染性のクループである急性喉頭蓋炎，喉頭ジフテリア，ウイルス性喉頭炎，細菌性気管炎について概説する。

I．急性喉頭蓋炎

まれな疾患であるが，緊急に気道確保しないと気道閉塞によって突然死に至る小児救急医療のもっとも重要な疾患の一つである。幼児期に好発するが成人でもみられる。突然高熱・咽頭痛・咳などの症状とともにぐったりし，吸気性喘鳴，呼吸困難，嚥下障害を示し，起座位で前屈し顎を突き出し開口流涎する特徴的な姿を呈する。これらの症状は急激に進行する。喉頭蓋を中心とした声門上部の炎症性腫脹によるもので，喉頭X線側面像で喉頭蓋の腫脹を認める。病因はほとんどがb型インフルエンザ菌（Hemophilus influenza type b, Hib）で，血液培養で高率に検出される。本症を疑ったら，麻酔科医や救急医の応援を得て，緊急気管内挿管がすぐにできる状態で必要な検査を進め，診断がついたら即座に慎重に気管内挿管をする（挿管チューブは通常より細いものにする）。抗菌薬の静脈内投与を強力に開始する。最近はアンピシリン耐性菌が増えているため，セフォタキシム（CTX）あるいはセフトリアキソン（CTRX）を第一選択薬としている。著効すれば数日で症状は軽快する。急性喉頭蓋炎は早期診断，早期治療しなければならない代表的疾患である。

II．喉頭ジフテリア

わが国では3種混合ワクチン（DPT）の普及によりジフテリア感染症は激減しほとんどみられなくなった。しかし世界的には散発しており忘れてはならない。発熱，咽頭痛で発症し咽頭・扁桃に灰白色の偽膜を認める咽頭ジフテリアから犬吠様咳嗽，吸気性喘鳴，呼吸困難を呈する喉頭ジフテリアに進展する。気道確保と抗菌薬投与（ペニシリンまたはエリスロマイシン）をおこなう。かつては死亡率の高い疾患であった。

III．急性喉頭炎

ほとんどがウイルス感染によるもので，パラインフルエンザ（特に1, 2型）がもっとも多いとされる。その他インフルエンザ，RS，アデノ，麻疹ウイルスなどがある。喉頭（声門下部）の炎症が主であるが，RSウイルスや麻疹ウイルスは気管・気管支炎を含むことが多く喉頭気管気管支炎と呼ばれる。好発年齢は6ヵ月〜3歳の乳幼児である。症状は上気道炎症状で始まり，犬吠様咳嗽，嗄声，吸気性喘鳴などの喉頭狭窄症状が出現してくる。程度は軽いものから強い呼吸障害に至るまでさまざまで，それに応じた治療が必要となる。診断は上記症状と理学的所見，特に聴診所見と，喉頭X線正面像での声門下部の気管狭小化像

(Steeple sign, wine bottle appearance）による。治療はL-エピネフリン（0.1％ボスミン）の吸入が第一選択となる。軽快しなければデキサメサゾンの吸入や内服，静脈確保してデキサメサゾンの静注，点滴，酸素吸入，最悪の場合には気管内挿管も必要となる。ウイルス性喉頭炎がほとんどであるが，高熱が続いて全身状態が悪い時には細菌感染も考えて血液検査や喀痰培養をして抗菌薬を投与する。

IV．細菌性気管炎

まれな疾患である。ウイルス性喉頭炎同様の症状を呈するがきわめて重症である。気管内挿管に続発することもある。多くは黄色ブドウ球菌によるが，インフルエンザ菌や肺炎球菌によるものもある。強力な抗菌薬投与が必要である。

下気道炎

気管支炎，細気管支炎，肺炎について概説する。

I．気管支炎

上気道炎から気管支へ炎症が波及進展して，臨床的には湿性咳嗽を呈するようになり胸部で湿性ラ音（coarse crackle）や喘鳴（wheeze）を聴取する状態をいう。気道繊毛上皮細胞における炎症で分泌物が増加し，乳幼児では気道が狭いため症状が強く出やすく，喘息性気管支炎と呼ばれることも多い。胸部X線所見は原則として異常を認めない。ほとんどがウイルス性で細菌の二次感染の有無が問題となる。

治療は，水分の補給と去痰薬・気管支拡張薬が主で，鎮咳薬は咳き込んで安静・睡眠・食事摂取が障害される場合に投与する。熱が続き細菌感染が疑われる場合には肺炎への進展も考えて胸部X線検査，血液検査をおこない抗菌薬投与の是非を検討する。

II．細気管支炎

急性細気管支炎は2歳未満の乳児にみられる呼気性喘鳴・呼吸障害を呈する特別な疾患でほとんどはRSウイルスによる。季節流行性が強くわが国では11～1月がもっとも多く，インフルエンザが流行しはじめると減少し3月には終息する。生後3ヵ月未満，特に早産低出生体重児では重症化しやすく，強い低酸素血症や無呼吸のため人工呼吸管理を必要とするケースもある。鼻汁・咳で発症し呼吸障害・哺乳障害を呈してくる。家族にかぜ症状を認めることが多い。臨床症状・胸部所見や流行性から診断は容易だが，鼻咽頭吸引液やぬぐい液を用いた迅速診断キットでRSウイルスが証明されれば確定診断される。胸部X線検査では肺の過膨張が特徴的である。

治療は対症療法を重症度に応じて適切におこなうことが大切である。パルスオキシメーターを装着モニターし酸素投与（インスピロンネブライザーなども），輸液をおこないながら厳重に経過をみていく。鼻汁の吸引も大切である。抗菌薬は基本的には不要であるが，高熱・高CRP血症を認める場合は投与する。イソプロテレノールの吸入やステロイドの効果は不明である。また，ハイリスク児には予防として抗RSウイルス・モノクローナル抗体（palivizumab）の筋注（1/月）がおこなわれるようになった。

III．肺炎

下気道炎のうち熱・咳・呼吸困難などの臨床症状を呈し，胸部X線検査で異常陰影を認めるものを肺炎としている。その所見は硬化像（consolidation）やair bronchogramや気管支周囲の浸潤陰影（気管支壁肥厚）や網状・顆粒状陰影など種々の表現で表されている。

病因は，ウイルス，細菌，マイコプラズマ，クラミジアなどがあるが，多くは上気道炎から下気道炎へ，ウイルス感染から細菌二次感染へと進展したものである．血液検査で白血球の増多やCRPの高値や血沈の亢進を認める．いわゆる市中肺炎の原因菌を特定することは実際は困難であるが，乳幼児には頻度の高い肺炎球菌，インフルエンザ菌を目的としたエンピリック治療をおこなう．中等症まではペニシリン系（アンピシリン）の十分量投与（特に経静脈投与）で軽快することが多い．セフェム系ならより効果を期待できるが耐性菌の増加は常に念頭におかなければならない．現在でも耐性肺炎球菌（PRSP），耐性インフルエンザ菌（BLNARなど）がかなり増加しているので重症例には感受性の良い抗菌薬を第一選択とする．新生児から幼若乳児では，B群連鎖球菌，クラミジア・トラコマティス，ブドウ球菌による肺炎が多い．適切な抗菌薬を投与する．5歳以降になるとマイコプラズマ肺炎が多くなる．胸部X線所見に比べて全身症状は軽く，白血球増多がなくCRPの上昇も軽度であることから予測診断しやすい．血清IgM特異抗体の迅速診断キットも発売されているが，臨床での有用性は不十分である．マクロライド系抗菌薬が著効することから治療的診断ともなる．ウイルス性肺炎の診断は，血液検査で細菌性らしくないこと（白血球・CRP），胸部X線検査で気管支周囲の浸潤や網状・顆粒状陰影などの間質性肺炎様の所見を呈することによる．RSウイルスとアデノウイルスによるものがよく知られている．なかでもアデノウイルス7型と麻疹ウイルスによる肺炎はARDS・重症呼吸不全になり治療に難渋することがあることを特記しておく．真菌性肺炎やカリニ肺炎は免疫不全がなければ発症することはない．

●診療上の注意点

健常児の肺炎は通常の治療によく反応し予後は良好である．免疫不全状態や先天性心疾患児（左→右シャント）や脳性麻痺児の肺炎は重症化しやすいので，思いがけぬ結果にならないように特別の配慮が必要である．

中耳炎

小児科でも日常診療でよくみる疾患である．かぜの症状に引き続いて耳痛や不機嫌，耳漏，耳の違和感，耳に手をやる，聞こえが悪いなどの症状から診断されることが多い．急性中耳炎（ウイルス性，化膿性），滲出性中耳炎がある．急性中耳炎は上気道炎から細菌が耳管を通して中耳に入り炎症をおこしたものと理解されてきた．したがって抗菌薬治療は必須であった．しかし最近，抗菌薬を投与しなくても治るものが少なくないという報告も散見され，意外にウイルス性中耳炎が多いのではと思われる．われわれ小児科医には真実がよく見えないというのが本音である．

診断には鼓膜所見が重要で，外耳道の発赤，鼓膜の発赤，腫脹・膨隆，光錐の消失などが認められる．膿性耳漏があれば問題ない．急性中耳炎の起因菌としては，肺炎球菌，インフルエンザ菌，モラキセラ・カタラリスがほとんどとされる．問題は，耐性菌すなわちPISP・PRSPやBLNARが増加していることである．中耳炎の重症度によって治療を選択すべきであろう．抗菌薬を投与しないもの，アモキシリン（AMPC）の通常量投与，倍量投与，セフジトレン（CDTR）の投与，セフトリアキソン（CTRX）やメロペネム（MEPM）の静脈内投与などがある．一律に，有効とされる広域の第三セフェムを第一選択とすべきではない．小児科医としては積極的に耳を覗いて中耳炎の診断に習熟しなければならない．しか

し同時に耳鼻科専門医に治療は委ねるべきである。

文献

1) Nelson Textbook of Pediatrics, 17th ed, Saunders, 2004.
2) Rudolph's Pediatrics, 21st ed, McGraw-Hill, 2003.
3) 呼吸器感染のそこが知りたい，小児内科 36：2004.
4) 小児疾患の病態生理．小児内科 34：2002.
5) 小児疾患の診断治療基準．小児内科 33：2001.

（林　良樹）

12 化膿性髄膜炎・ウイルス性髄膜炎

髄膜炎は病原微生物による中枢神経感染症で髄膜に炎症をおこしたものである。病因により細菌性（化膿性，結核性）と無菌性（ウイルス性，真菌性，マイコプラズマ，クラミジアなど）に分けられる。発熱，頭痛，嘔吐を主症状とし項部硬直，Kernig 徴候を呈し，髄液の細胞数増多をきたす。このうち日常よく出会う注意すべき疾患である化膿性髄膜炎とウイルス性髄膜炎について述べる。

化膿性髄膜炎

小児科診療において早期診断，早期治療をしなければならないもっとも重要な疾患である。治療が遅れると致命的となったり重篤な中枢神経後遺症を遺したりする。起因菌は血行性に，一部は隣接感染臓器から直接髄膜に侵入感染し炎症をおこす。その炎症は各種サイトカインの活性化，好中球の活性化，血管内皮細胞傷害，凝固系の活性化などにより拡大増強する。そして脳浮腫，頭蓋内圧亢進，脳血流の低下がおこり血管炎，血栓症，脳虚血へと進展する。早期に強力な抗菌薬治療をおこなうことが肝要である。化膿性髄膜炎は新生児期から乳幼児期に多くみられる。起因菌は，新生児から生後3ヵ月までは大腸菌，B群連鎖球菌，リステリア菌が多く，6ヵ月以降はインフルエンザ菌がもっとも多く，次いで肺炎球菌である。髄膜炎菌も忘れてはならないが近年はまれとなった。起因菌が判明するまでの初期治療，あるいは特定できない場合（培養陰性）の治療をおこなうに当たっては頻度の高い菌を念頭におかなければならない。

I．症状・診断

発熱，頭痛，嘔吐，痙攣，意識障害などの症状を呈する。年少児では発熱，不機嫌，抱くと嫌がって泣く，元気がない，嘔吐など，新生児では熱が出ないでただなんとなく元気がない（not doing well）あるいは甲高い泣き声，易刺激性など不特定の症状で発症することが多い。理学的所見で項部硬直，ケルニッヒ徴候，Brudzinski 徴候など髄膜刺激徴候を認めれば髄膜炎の診断は容易である。新生児や乳児ではこれら髄膜刺激症状がはっきりしないことが多い。しかし大泉門の膨隆や緊張が重要な所見となる。髄膜炎の早期診断のためにはまず疑うことが大切である。少しでも疑ったら検査を進めること。血液検査で白血球増多，CRPの高値を認めれば細菌感染すなわち化膿性髄膜炎が疑われる。髄膜炎の診断には腰椎穿刺による髄液検査は必須である。ここで注意しなければならないのは頭蓋内圧亢進が強い時には髄液採取によって脳ヘルニアをおこす危険があることである。意識障害のある場合には先にCT検査をおこなって脳浮腫の有

無・程度を確認してから腰椎穿刺をおこなうべきである。脳浮腫のある場合は髄液採取は必要最小限にとどめる。化膿性髄膜炎の髄液所見は外観で白濁を認めることでほぼ診断がつくが，細胞数の著明な増加（多核球優位），蛋白増加，糖低下（血糖の1/3以下）が特徴的である。このなかで細胞数があまり増加せず，糖がいちじるしく低下する（ときに0となる）場合は予後が懸念される。起因菌の同定のため髄液の培養と塗沫・グラム染色・鏡検を必ず実施する。最近は各種細菌抗原をラテックス凝集反応で検出する迅速診断キットが市販されており活用したい（b型インフルエンザ菌，肺炎球菌，髄膜炎菌，k1大腸菌，B群連鎖球菌）。しかし近年，耐性菌が増加し，起因菌が確定してもそれで安心できず，培養された菌の薬剤感受性の情報が非常に重要となっている。血液培養も実施しておく。

II．治療

a）抗菌薬治療

抗菌薬選択にあたっての注意点は，まず起因菌に有効な薬剤であること，髄液移行性の良い薬剤であること，そして耐性菌と薬剤感受性の動向を知ったうえで耐性菌であっても有効と考えられる薬剤を初期治療として使用することである。起因菌不明の場合にはその年齢で頻度の高い菌すべてをカバーする薬剤を組み合わせて投与する。投与は十分量（MAX）を静脈内におこなう。要するに待ったなしの治療と認識しなければならない。

現在のおもな細菌性髄膜炎の抗菌治療薬について述べる。

b）インフルエンザ菌

アンピシリン（ABPC）耐性菌（BLNARなど）が多くなっているため初期治療には使用しなくなってきている。セフォタキシム（CTX）やセフトリアキソン（CTRX）を選択する。メロペネム（MEPM）は最近使用できるようになり有効である。クロラムフェニコール（CP）も選択の1つである。

c）肺炎球菌

やはりABPC耐性菌（PISP PRSP）が増加し，劇症型もあり初期治療には不適となってきている。パニペネム（PAPM）を初期治療に選択することが多い。MEPMも同様である。CTXあるいはCTRXを初期に併用することも多い。バンコマイシン（VCM）も有効であるが髄液移行性の点から第一選択薬とはしがたい。

d）B群連鎖球菌

ABPC耐性は認められていないので有効である。

e）リステリア菌

セフェム系は無効であり，ABPCを選択する。

f）その他

髄膜炎菌はABPCでよい。緑膿菌にはセフタジディム（CAZ），MRSAにはVCMを選択する。

III．補助療法

デキサメサゾン投与は炎症サイトカインを抑制することにより予後を改善することが期待されるが，臨床的にはインフルエンザ菌髄膜炎後の難聴発生を減少させたという報告以外には有効性は確認されていない。抗菌薬投与直前よりデキサメサゾン0.15 mg/kgを6時間ごとに4日間投与する。消化管出血，再発熱，CRP再上昇などもあり注意が必要である。意識障害のある時はCT検査で脳浮腫を確認し，グリセオールまたはマンニトールなどの浸透

圧脳圧降下薬やフロセミド利尿薬を投与する。痙攣に対しては抗痙攣薬を投与する。フェノバルビタール大量療法を試みることもあるが有効性は不明である。輸液は脳浮腫，SIADHなどを考慮し急性期は循環状態を維持できる最低量とする。

　抗菌薬治療期間は通常CRPの陰性化を目安としているが，合併症のない場合はインフルエンザ菌では7〜10日間，肺炎球菌では10〜14日間，B群連鎖球菌，リステリア菌，大腸菌では14〜21日間とされている。

IV. 合併症，予後

　化膿性髄膜炎の合併症としては硬膜下水腫や膿瘍が問題になる。特に熱が続きCRP高値が続く場合，ドレナージなど脳外科的処置をすべきか悩むことが少なくない。脳外科医を交え十分に検討する。抗菌薬治療が1ヵ月を超えることもある。早期に適切な治療をおこなえば通常予後は良好で後遺症を遺すことはない。しかしまだ死亡率も10％，後遺症（難聴，てんかん，運動麻痺，精神遅滞）率25％といわれる。

ウイルス性髄膜炎

　ウイルスによる髄膜炎で，発熱，頭痛，嘔吐を主症状とし，項部硬直，ケルニッヒ徴候を呈し化膿性髄膜炎と同様であるが，比較的重症感は少なくほとんどは自然治癒する予後良好な疾患である。起因ウイルスはウイルス性髄膜炎の80％以上がエンテロウイルスであり，夏に流行する。エンテロウイルスはヘルパンギーナ，手足口病などの夏かぜの原因である。エコーウイルス（6,9,11,13,18,25,30），コクサッキー-B（1,2,3,5），コクサッキー-A，エンテロ71などがある。わが国では，1998年にエコー30が，2002年にエコー13が流行した（エンテロ71は手足口病の原因ウイルスであるが，近年脳炎を起こし死亡した報告が相次いだ）。次いで多いのはムンプスウイルスで約5％である。その他，単純ヘルペス，アデノ，EB，サイトメガロウイルスによるものが知られている。

I. 症状・診断

　発熱，頭痛，嘔吐の症状に髄膜刺激徴候が認められれば髄膜炎の診断ができる。そのほか夏かぜの症状，所見，流行性から推定できる。ムンプスは耳下腺の腫脹がある。血液検査では，白血球の増多はなくCRPの上昇もあまりない。髄液検査では，外観はほぼ透明で中等度の細胞増多（100〜2000程度）で単核球優位（初期には多核球も多い），蛋白は正常か軽度増加，糖は正常である。細菌培養は陰性。ウイルス分離検査は日常の保険診療ではできない。注意しなければならない点は，通常無菌性髄膜炎と診断した中に結核性髄膜炎が紛れ込んでいないか気をつけること。

II. 治療

　単純ヘルペスに対するアシクロビル以外に特異的治療はない。対症療法として輸液，安静で経過をみる。腰椎穿刺で髄液を抜いてあげるだけで頭痛はかなり軽減する。ときに痙攣，意識障害を呈し脳炎に進展することがあるので注意深く観察する。ほとんどは数日で軽快し予後は良い。

文献

1) Nelson Textbook of Pediatrics, 17th ed, Saunders, 2004.
2) 小児疾患の診断治療基準．小児内科33：2001.
3) 黒崎知道：化膿性髄膜炎．小児内科36：1075-1079, 2004.
4) 堤　裕幸：ウイルス性髄膜炎．小児内科36：

1083-1086, 2004.
5）三宅　進：細菌性髄膜炎の診療のポイント．小児内科 35：266-267, 2003.
6）金子堅一郎：髄膜炎　抗微生物薬の選び方・使い方．小児科 45：620-624, 2004.

（林　良樹）

13 尿路感染症

尿路感染症とは

小児の尿路感染症（特に上部尿路感染症）では基礎疾患（膀胱尿管逆流症，水腎症など）を合併しているケースが多い。また，乳児では上部尿路感染から敗血症を発症し（urosepsis），さらには髄膜炎を合併する頻度が高いことにも注意が必要である。

乳幼児では発熱が上部尿路感染の唯一の症状となることが多い。逆にいえば，乳幼児の不明熱の鑑別診断には常に尿路感染症を念頭におかねばならない。

尿路感染症の定義

カテーテル尿：$5 \times 10^4 \sim 10^5$ CFU/ml 以上
排尿検体：10^5 CFU/ml 以上
の場合尿路感染症と定義する[1]。

臨床症状

おおよそ5歳以上の幼児では，頻尿，排尿時痛，背部痛など尿路感染症の症状を訴えることが可能であるが，5歳未満の乳幼児では発熱，不機嫌，嘔吐など非特異的な症状から尿路感染症を予測し，検尿により確認する必要がある。

下部尿路感染症

I．年長児

年長児では膀胱刺激症状を訴えることが多く，また白濁した尿などから母親が気づくこともある。後述するような基礎疾患を伴わない下部尿路感染症（膀胱炎）の場合にはペニシリン系（アモキシリンなど），あるいはセフェム系（セファクロールなど）の投与により完治し，問題となることは少ない。繰り返す下部尿路感染症の患者をみた場合には，排尿を我慢する習慣がないか，遺糞などで下着を汚すことがないかなど生活習慣をチェックする。

II．乳幼児

下部尿路感染の場合には，症状に乏しいため見逃されている例も多いと思われる。母親が膿尿に気づいたり，不機嫌な様子で念のための検尿により発見されれば，年長児と同様に抗生剤の投与により軽快する。

上部尿路感染症：腎盂腎炎

乳幼児の不明熱をみたときには常に腎盂腎炎を念頭におき，検尿を施行する。乳幼児の上部尿路感染のかなりに，膀胱尿管逆流症（VUR：vesicoureteral reflux），水腎症，尿管

瘤などが合併しており，こうした基礎疾患をもつ患児ではその発見が遅れれば，上部尿路感染症を繰り返し，腎機能低下をみることもある。二分脊椎に伴う髄膜瘤による神経因性膀胱では高度のVURを合併することが多い。

こうした理由から，乳幼児の上部尿路感染をみた場合には，以下に述べるような精査をおこない，内科的follow upあるいは小児を専門とする泌尿器科への紹介が必要になる。

上部尿路感染症の検査

I．腹部エコー

簡便で侵襲なくおこなえる検査であり，第一におこなうべき検査である。水腎症はエコー検査のみで診断可能である。乳児期の水腎症は診断が簡便なSFU分類（図27）が用いられ，grade 1からgrade 4まで分類されている。尿管瘤や重複尿管（VURを伴うことが多い）も診断可能である。一方，基礎疾患としてもっとも頻度が高いVUR（特に軽度のもの）はエコー検査のみでは確定診断は難しく，排尿時膀胱尿道造影（VCUG：voiding cystourethrography）が必要となる。

II．VCUG

VURの診断のためにはVCUGをおこなわねばならない。IVPにて一見正常な腎盂腎杯構造

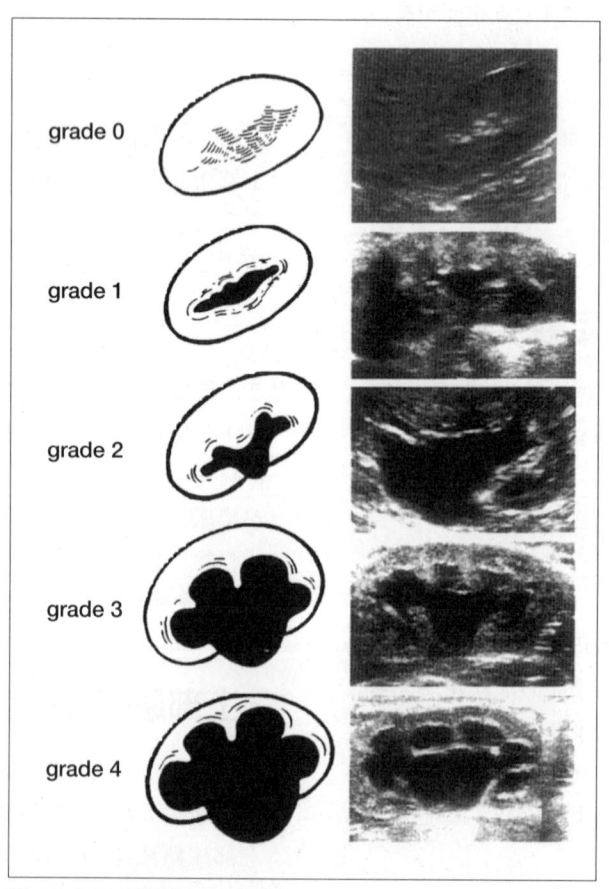

図27　SFU分類

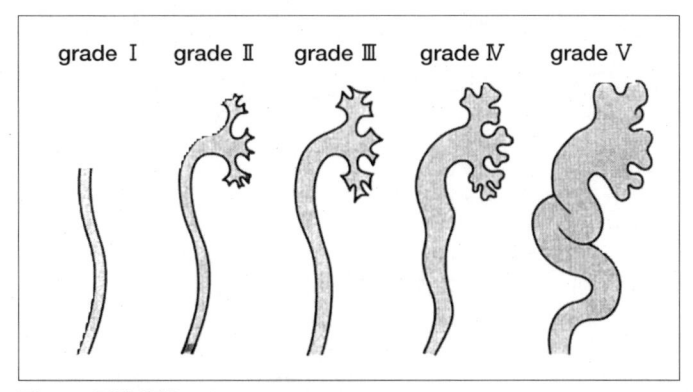

図28 国際分類によるVUR grade

を保っているような患児でもVCUGにて高度VURが発見されることがある。具体的には膀胱に挿入したネラトンカテーテルから尿意をもよおすまで希釈したウログラフィンを自然滴下し，排尿した瞬間を撮影する。この際に尿道の形態も観察できるように，斜位で撮影すると良い。また，膀胱が充満するように十分な量の造影剤を注入しないと小児ではなかなか排尿してくれず，排尿時の撮影ができなくて困ることがある。VURの程度は国際分類でⅠ～Ⅴまで分類される（図28）。

Ⅲ．核医学検査
a）DTPA利尿レノグラフィー
　水腎症の重症度の診断には，DTPA利尿レノグラフィーをおこなう。レノグラフィーは検査前に十分な輸液をおこない，またDTPA静注後15分程度でラシックス1 mg/kgを静注し，その反応をみる。

b）DMSA静態シンチグラフィー
　VURを認める（特にⅢ度以上）場合には，DMSA静態シンチグラフィーをおこなう。高度のVURにはしばしば腎瘢痕（renal scar）を伴い，腎予後に関連するため，重度のVURを認める症例には必須の検査である。ただし，腎盂腎炎罹患直後では，腎瘢痕を認めない場合でもDMSAシンチで欠損像を認めることがあるため（false positive），腎盂腎炎罹患直後の検査は控える。

小児の尿路感染の治療

Ⅰ．基礎疾患を伴わない尿路感染
　水腎症，VURなどの基礎疾患を伴わない尿路感染では，急性期に十分な治療をおこない治癒が確認できれば，その後は特にfollowの必要はない。

Ⅱ．基礎疾患を伴う尿路感染
a）水腎症
　水腎症は自然治癒がかなりの頻度で見込めるため，経過観察で良い場合が多い，しかしSFU 4度で，利尿レノグラフィで利尿薬への反応が乏しい場合には早期の手術適応の場合もあるため，小児泌尿器科への紹介が必要となる。

b）VUR
　小児のVUR（特に低年齢）では自然治癒の傾向が強いため，比較的高度なVURが存在する場合でも抗生物質（セファクロール　5～

表28A 腎瘢痕を伴わない一次性VURに対する治療方針（米国泌尿器科学会小児VURガイドラインパネルより改編引用）

VUR Grade	年齢	初期治療（予防的抗菌薬投与もしくは観血手術）		継続治療（抗菌薬投与継続もしくは観血手術）	
		ガイドライン	望ましいオプション	ガイドライン	望ましいオプション
I, II（片側および両側）	1歳未満	予防的抗菌薬投与			
	1～5歳	予防的抗菌薬投与			
	6～10歳	予防的抗菌薬投与			
III, IV（片側および両側）	1歳未満	予防的抗菌薬投与		両側：継続時は手術	片側：継続時は手術
	1～5歳	片側：予防的抗菌薬投与	両側：予防的抗菌薬投与		継続時は手術
	6～10歳		片側：予防的抗菌薬投与 両側：手術		継続時は手術
V（片側および両側）	1歳未満		予防的抗菌薬投与	継続時は手術	
	1～5歳		片側：予防的抗菌薬投与 両側：手術	継続時は手術	
	6～10歳	手術			

表28B 腎瘢痕を伴う一次性VURに対する治療方針（米国泌尿器科学会小児VURガイドラインパネルより改編引用）

VUR Grade	年齢	初期治療（予防的抗菌薬投与もしくは観血手術）		継続治療（抗菌薬投与継続もしくは観血手術）	
		ガイドライン	望ましいオプション	ガイドライン	望ましいオプション
I, II（片側および両側）	1歳未満	予防的抗菌薬投与			
	1～5歳	予防的抗菌薬投与			
	6～10歳	予防的抗菌薬投与			
III, IV（片側）	1歳未満	予防的抗菌薬投与		女児：継続時は手術	男児：継続時は手術
	1～5歳	予防的抗菌薬投与		女児：継続時は手術	男児：継続時は手術
	6～10歳		予防的抗菌薬投与	継続時は手術	
III, IV（両側）	1歳未満	予防的抗菌薬投与		継続時は手術	
	1～5歳		予防的抗菌薬投与	継続時は手術	
	6～10歳	手術			
V（片側および両側）	1歳未満		予防的抗菌薬投与	継続時は手術	
	1～5歳	両側：手術	片側：手術		継続時は手術
	6～10歳	手術			

10 mg/kg/日，夜1回，隔日投与）を使用しながら経過観察をおこなう．1年ごとにVCUG，DMSAシンチをおこない，VURの経過を観察する．手術を考慮する場合は，

　①両側高度VUR
　②brakethrough infection：抗生剤予防内服にもかかわらず腎盂腎炎を繰り返す場合
　③片側高度VURで腎瘢痕を伴う場合

などである．本邦では手術適応について現時点では完全なコンセンサスが得られておらず，各施設で多少の相違がある．1つの基準として，**表28**にアメリカ泌尿器学会の基準をあげる[2]．

文献

1) 内山 聖：尿路感染症，専門医のための腎臓病学．医学書院，東京，pp463-466, 2002.
2) Elder JS, Peters CA, Arant BS, et al.：Pediatric vesicoureteral reflux guidelines panel summary report on the management of primary vesicoureterral reflux in children. J Urol 157：1846-1851, 1997.

（関根孝司）

日常よく出会う注意すべき疾患

14 急性腎炎症候群

急性腎炎症候群とは

　急性腎炎症候群とは，血尿，蛋白尿，乏尿，浮腫，高血圧などが突然に発症することを特徴とする症候群である。小児に発症する急性糸球体腎炎の大半は，A群β溶連菌感染後急性糸球体腎炎（poststreptococcal acute glomerulonephritis：PSAGN）である。血尿は必発の所見であるが，近年PSAGNの軽症化により，浮腫，高血圧を示さない症例もあり診断には注意が必要である。そのほかの細菌感染症（肺炎球菌，ブドウ球菌，髄膜炎菌など）やウイルス感染症（水痘，風疹，サイトメガロウイルスなど）に続発するもの，慢性腎炎の急性発症例，全身性疾患に続発するものなども本症候群を呈する。以下，急性腎炎症候群の大半を占めるPSAGNについて述べる。

病態生理

　PSAGNは，咽頭炎や扁桃腺炎など，A群β溶連菌感染による上気道感染に続発することが多いが，皮膚感染症や中耳炎に続発することもある。溶連菌は細胞壁に存在するM蛋白とT蛋白により分類され80以上のタイプが存在する。これらのうち，腎炎を惹起しやすい菌種（nephritogenic strain）が存在し，そのM typeは上気道炎においては1, 3, 4, 12, 25, 49型が，皮膚感染症には2, 49, 55, 57, 60型が多い。

　PSAGN発症のメカニズムについては不明な点も多いが，nephritogenic strain特異抗原および抗原抗体複合体の糸球体への沈着が中心的な役割を果たすと考えられている。こうした溶連菌関連抗原は糸球体に対する高い親和性を持ち，糸球体に沈着した抗原により直接的に補体系（alternative pathway）が活性化され，さらに in situ で抗原抗体複合体を形成して classical pathway も活性化する。循環血液中で生じた溶連菌抗原抗体免疫複合体（CIC）も糸球体へ沈着し，補体系を活性化する。こうした結果，炎症細胞が糸球体に浸潤し，細胞障害性に働く各種炎症メディエーターが産生される。

　そのほか，マクロファージやT細胞による細胞性免疫の関与や，M蛋白やpyrogenic exotoxinsのスーパ抗原としての作用などによる腎炎発症メカニズムも想定されている。

症状

　大半が2歳から12歳の小児期に発症し，男児に多い。溶連菌感染から腎炎発症までの潜伏期は通常1～3週で，皮膚感染症に続発する症例は潜伏期間が長い傾向がある。上気道感染症は冬季に多く，膿皮症は夏期に多い。

腎炎は突然の尿量減少，血尿，浮腫，高血圧により発症し，浮腫は80％，高血圧は60〜80％，肉眼的血尿は約30％程度の患者に認める。

経過は，乏尿期，利尿期，回復期，治癒期に分類される。

乏尿期は通常1週間程度持続し，浮腫，高血圧が著明で，血尿・蛋白尿の程度も強く，GFRは低値を示す。浮腫や高血圧の程度は軽度のことが多いが，うっ血性心不全，肺水腫，高血圧脳症を呈する症例も存在する。1週間程度で利尿期に入り，浮腫の軽減，血圧の下降，尿蛋白の減少をみる。回復期には浮腫が消失し，血圧は正常化し，尿所見も改善する。治癒期では尿蛋白は消失するが，血尿が残存することが多い。顕微鏡的血尿は数ヵ月から数年残存する場合もある。

予後は小児においては良好で，大多数の症例で尿所見が正常化する。

た。先行感染の証明は，咽頭あるいは皮膚からの溶連菌の検出あるいは，ASO，ASK，抗DNAase-Bなどの血清学的検査によりおこなう。ASOは感染後1〜3週間で上昇し，3〜5週でピークとなる。皮膚感染症の場合には抗DNAase-Bの上昇が良い指標となる。いずれの場合でも入院時およびその2〜3週間後のペア血清を採取し抗体価の上昇を確認する。

血尿は必発である。蛋白尿は比較的選択性があり，尿蛋白量は少ないことが多く，ネフローゼ症候群を呈することはまれである。

CH50の低下はほぼ全例に認め，発症後6〜8週間で正常化する。C3の減少が著明で，C1qやC4の低下が比較的軽度であることから，alternative pathwayを介した消費亢進が考えられる。低補体血症の期間はほとんどが8週間以内であり，低補体血症が持続する場合には，表31に記した，他の疾患との鑑別が必要である。

PSAGNの鑑別診断

PSAGNの診断の要点を表29，表30に記し

表29 溶連菌感染後急性糸球体腎炎の診断基準

1）先行する溶連菌感染症
2）血尿・蛋白尿
3）一過性の低補体血症
4）浮腫
5）高血圧
6）他の腎疾患（表3参照）の除外

腎病理所見

典型的なPSAGNの経過をたどる場合には腎生検は不要であるが，ネフローゼ症候群を含む高度蛋白尿の持続する場合，低補体血症が持続する場合，乏尿が2週間以上続く場合，進行性に腎機能障害を呈する場合などには腎生検を施行し診断を確定する必要がある。

PSAGNでは，管内増殖性病変がびまん性に認められる。急性期に糸球体は腫大し，ほとんどすべて（80％以上）の糸球体のメサンギ

表30 溶連菌感染後急性糸球体腎炎の臨床経過

	発症からの期間	乏尿・浮腫	高血圧	蛋白尿	血尿
乏尿期	1〜2週間	++	+〜++	+〜++	++
利尿期	2〜3週間	+/−〜+	+/−	+/−	+
回復期	〜3ヵ月	−	−	−〜+/−	+
治癒期	6月〜数年	−	−	−	−〜+

表31　急性腎炎症候群を呈する疾患

A. 低補体を呈するもの
1) 腎疾患 　PSAGN 　溶連菌以外の感染後急性腎炎 　膜性増殖性腎炎
2) 全身性疾患に続発するもの 　ループス腎炎 　亜急性心内膜炎 　シャント腎炎 　クリオグロブリン血症

B. 補体値が正常なもの
結節性動脈周囲炎（PN） Wegener's肉芽腫 紫斑病性腎炎 溶血性尿毒症症候群 Goodpasture症候群 IgA（non IgA）腎症 急速進行性糸球体腎炎

ウム，毛細血管内腔の細胞の増殖がみられ，多核白血球の浸潤を認める．この結果糸球体毛細血管腔は狭小化する．

電顕ではメサンギウムが細胞の増殖と基質の増加によりいちじるしく腫大し，上皮下にらくだの瘤状のdeposit（hump）がみられる．humpは急性期に出現し，数週から数ヵ月で消失する．

蛍光抗体では，初期から極期にかけて糸球体係蹄壁に沿って微細顆粒状にIgG, C3, C1qの沈着が認められる．

こうした所見は，急性期に認められる典型的な所見であり，腎生検の時期により所見はかなり異なっている．

本症は本来的に自然軽快する疾患であり，急性期の体液管理と栄養管理を主体とした対症療法をおこなう．

治療

I．食事療法・安静療法

急性期には安静，保温，食事療法が主体となる．乏尿期にはベッド上安静の上，NaClは0〜3g/日程度に制限し，乏尿・浮腫の強い時期には水分量は前日尿量に不感蒸泄（500 ml/m²/日）を足した程度とする．極度の食事制限は，食欲の低下によるカロリー不足から全身状態の悪化を招くことがあるので，食事の摂取状況をよく聞くことが必要である．一方，高度の浮腫や心不全徴候などの症状を認める場合には水分摂取量はより厳格に制限する．

利尿期・回復期に入れば，水分およびNaClの制限はすみやかに解除する．

血圧の正常化，浮腫の消失，蛋白尿の消失，腎機能の正常化を認め，また補体が改善傾向にあれば，外来管理できる．

II．対症療法

体液量の増大に伴う高血圧を認めた場合には降圧療法の適応である．利尿薬はループ利尿薬，降圧薬はカルシウム拮抗薬が第一選択となる．

血清K 6.0 mEq/l以上の高K血症を認めた場合には，カリメート1g/kgの経口あるいは注腸による投与をおこなう．イオン交換樹脂による治療によっても改善しない場合は，グルコン酸カルシウム，重炭酸の投与あるいはグルコース−インスリン療法を考慮する．高K血症が持続する場合には透析療法の適応である．

III．抗生剤の投与

腎炎発症時にはすでに，溶連菌感染症は治癒していることが多いため，抗生剤の投与は原則として必要ないが，咽頭培養で陽性の場合には，アモキシリンを2週間投与し除菌をおこなう．

文　献

1) Cole BR, Salinas-Madrigal L：Acute proliferative glomerulonephritis and crescentic glomerulonephritis, in Pediatric Nephrology 4th edition, ed by Barratt TM, Avner ED and Harmon WE, Williams Wilkins, Maryland, pp669-689, 1999.
2) Yoshizawa N：Acute glomerulonephritis. Intern Med 39：687-694, 2000.
3) 津留　徳, 小野郁子, 新居見和彦：溶連菌感染後急性糸球体腎炎, 24年間（1974～1997）に経験した115例の臨床的検討. 日小誌 102：771-776, 1998.

　　　　　　　　　　（関根孝司）

15 ネフローゼ症候群

小児のネフローゼ症候群の特徴

小児のネフローゼ症候群の大半は微小変化群であり（約85％），ステロイド治療により寛解する例が大半である。一方，残りの15％はいわゆるステロイド抵抗性ネフローゼ症候群であり，巣状糸球体硬化症（FSGS：focal segmental glomerulosclerosis）や膜性増殖性腎炎（MPGN：membranous proliferative glomerulonephritis）が占める。好発年齢は3歳以上の幼児および学童前期である。性比は男児に多い。トピックスとして新生児期発症の先天性ネフローゼ症候群の責任遺伝子が特定され注目されている（後述）。

小児のネフローゼ症候群の臨床症状

小児のネフローゼ症候群は，突然の乏尿（1 ml/kg/時間以下），全身性浮腫（特に眼瞼，下肢に著明）により発症し，両親や兄弟に気づかれることが多い。全身性の浮腫により病前体重に比べ，10～20％の体重増加を認めることが多い。男児では陰嚢浮腫を陰嚢水腫と間違えられて，術前の検査でネフローゼ症候群と気づかれた例もある。小児で浮腫をみたときには，第一にネフローゼ症候群を念頭におくべきである。

診断

ネフローゼの診断は，上述の臨床症状および検尿から比較的容易である。検尿では，高度蛋白尿（下記診断基準参照）を認める以外，血尿がないことが特徴である。ただし，浮腫のきわめて強い時期には尿定性試験紙で2+程度の血尿を病初期のみ認めることがある。この場合も顕微鏡的血尿は軽微であり，ステロイド治療によりすみやかに消失する。あきらかな顕微鏡的血尿が持続する場合には微小変化群ネフローゼ以外の病態を疑うべきである。

小児ネフローゼ症候群の診断基準

I．蛋白尿

1日尿蛋白量3.5 g/日以上ないし0.1 g/kg以上。または早朝起床時第1尿で300 mg/dl以上の尿蛋白の持続。

II．低蛋白血症

血清アルブミン量として

学童，幼児	3.0 g/dl 以下
幼児	2.5 g/dl 以下

III. 高脂血症

血清コレステロール量として

学童	250 mg/dl 以上
幼児	220 mg/dl 以上
乳児	200 mg/dl 以上

IV. 浮腫の存在

治療の基本

ステロイド治療が基本である。プレドニゾロン（PSL）2 mg/kg/日（あるいは PSL 60 mg/m²/日/分3，を1ヵ月投与し，寛解に至った場合にはその後減量する。減量の方法はさまざまであるが，国際方式（ISKDC：international study of kidney disease in children 方式）[1] と呼ばれるプロトコルが一般的である。このプロトコルでは，PSL 2 mg/kg/日1ヵ月投与の後，1.3 mg/kg/日（あるいは PSL 40 mg/m²/日）の隔日投与を1ヵ月続け中止する（総投与期間は2ヵ月）。

2 mg/kg/日の PSL を1ヵ月間投与しても寛解に至らない場合（ステロイド抵抗性）は，FSGS などの病理組織像を呈することが多く，診断確定のため腎生検をおこなう必要がある。

現在，FSGS に代表されるステロイド抵抗性ネフローゼ症候群に対する統一された治療プロトコルは存在しないが，m-PSL パルス療法やシクロスポリン A の投与が効果を示すことがある。特にステロイド抵抗性ネフローゼ症候群の治療は苦慮することが多く，小児腎臓病専門医に委ねるべきである。

急性期の治療の注意点

I. 循環管理

小児ネフローゼ症候群（特に微小変化群）では，血管内脱水（underfill mechanism による）となっていることが多く，ショックを呈することもある。強い腹痛，下痢（腸管虚血の所見と考えられる），脈圧の狭小化などの所見がある場合には，アルブミン 1 g/kg/回を2時間程度で点滴静注した後，利尿薬（フロセミド 1 mg/kg/回）を投与する。一方，ステロイドに反応しにくい FSGS による場合などは溢水状態になっていることもあり，こうした場合のアルブミンの投与は急速な腎機能の悪化をもたらすこともある。それぞれの患児の状態によった適切な判断が重要である。

II. 感染症

著明な浮腫を呈している皮膚は細菌感染症をおこしやすく，注意深い観察が重要である。ベルトや下着などで皮膚を圧迫しないように気をつける。特に腹部皮膚感染は腹膜炎に移行することがあり注意する。ネフローゼの患児が水痘などに罹患すると致命的となることがある

III. 血栓症

浮腫が強くステロイドを多量に使用しているときには血栓症をおこしやすく，過度な安静は禁物である（ベッド上安静にすることなく，病棟内では感染症に注意しながらであればフリーとしてよい）。必要に応じて，ペルサンチンなどの抗血小板薬を併用することがある。

胸部痛や側腹部痛などは，肺梗塞や腎静脈血栓症の症状であることがあり注意する。

IV. その他

PSL の一般的な副作用として，眼症状（白内障，緑内障）のチェック，胃粘膜障害などにも留意し，適宜治療をおこなう。

頻回再発型ネフローゼ症候群, ステロイド依存性ネフローゼ症候群

小児ネフローゼ症候群は微小変化型が多く, ステロイド反応性もよく, さらに腎機能の予後も良好であるが, 頻回再発型ネフローゼ症候群およびステロイド依存性ネフローゼ症候群が多いことが臨床的に問題となる。

頻回再発型とは, 初発寛解後6ヵ月以内に再発が2回以上, あるいは任意の1年間に4回以上の再発がある場合と定義される。また, ステロイド依存性ネフローゼ症候群とは再発のためPSLを中止することができない病態である。ともに, 発育成長期に多量のステロイドの投与が必要となるため, 特に身長が伸びないことが患児のQOL上, もっとも問題となる。

PSLの長期投与を軽減させるため, シクロフォスファミドおよびシクロスポリンAの投与がなされることがあるがそれぞれ問題点がある。

シクロフォスファミドは標準的には2 mg/kg/日/分1（朝）を8～12週間投与をおこなう。頻回再発型症例の多くで再発回数の減少が, またステロイド依存性の場合にはPSLの減量あるいは中止効果が期待でき, 投与中止後1年以上効果が期待できる。しかし, アルキル化剤であるシクロフォスファミドは性腺障害を有するため思春期には使用しにくくもっぱら低年齢児に用いられる。また, シクロフォスファミド投与中は白血球減少および出血性膀胱炎に十分注意する。

CyAはPSL減量効果は確実であり, 切れ味の良い薬剤である。一方, CyAの問題点としては, ①PSL減量効果はCyA投与中に限られる, ②CyAによる腎障害, の2つがあげられる。こうした特性からCyAの使用は, ①適正な血中濃度（trough levelで100 ng/ml以下, 可能なら60 ng/ml前後）, ②適正な使用期間（原則として2年間, 使用後に腎生検によりCyAによる副作用チェック）でおこなうべきである[2]。

ステロイド抵抗性ネフローゼ同様, 頻回再発型ネフローゼ症候群, ステロイド依存性ネフローゼ症候群も小児腎臓病専門医に委ねるべきである。

トピックス：先天性ネフローゼ症候群とネフリン

出生直後から多量の蛋白尿を呈する先天性ネフローゼ症候群の存在が知られている。この疾患はフィンランドに多発するため, フィンランド型ネフローゼ症候群とも呼ばれる。Tryggvasonらは, ポジショナルクローニングにより1998年に先天性ネフローゼ症候群の原因遺伝子NPHS1を同定した[3]。NPSH1がコードするネフリンは免疫グロブリンスーパーファミリーに属する1回膜貫通型接着因子であり, 腎臓に特異的に発現し, 腎臓内では, スリット膜に局在することがあきらかとなった。Tryggvasonらは糸球体上皮細胞に存在するネフリン分子の細胞外領域同士が逆向きに結合し, スリット膜を構成するモデルを提唱した。ネフリンは糸球体からの蛋白漏出機序に関与するもっとも重要な分子の1つであり, 詳しくは文献を参照されたい[4]。

文 献

1) Report of the International Study of Kidney Disease in Children: Prospective, controlled trial of cyclophosphamaide therapy in children with eht nephritic syndrome. Lancet 2：423-427, 1974.
2) Inoue Y, Iizima K, Nakamura H, et al.：Two-year cyclosporin treatment in children with

steroid-dependent nephritic syndrome. Pediatr Nephrol 13：33-38, 1999.
3) Kestila M, Lenkkeri U, Mannikko M, et al.：Positionally cloned gene for a novel glomerular protein-nephrin-is mutated in congenital nephrotic syndrome. Mol Cell 1：575-582, 1998.
4) Tryggvason K：Unraveling the mechanisms of glomerular untrafiltration：nephrin, a key component of the slit daaphragma. J Am Soc Nephrol 10：2440-2445, 1999.

(関根孝司)

16 Henoch-Schönlein 紫斑病

　Henoch-Schönlein紫斑病（HSP）｛アナフィラクトイド紫斑病（anapylactoid purpura），血管性紫斑病（vascular purpura）と同義｝は出血斑を必須症状とし，①腹部症状（腹痛，下血など），②関節症状，③腎症状の3つの参考症状の一つ以上を認める場合，診断する。多くが10歳以下で発症し，5歳前後の男児に多い。秋〜春にかけての発症が多く，約1/3の症例に再燃をみる（多くは4ヵ月以内）。本症の長期予後を左右するのは腎合併症の有無とその重症度である。

病態

　本症は，全身性の免疫学的反応が関与した血管炎であり，IgAの関与する免疫複合体病とする説が有力である。免疫複合体の増加により，補体系および好中球の活性化が生じ，各種サイトカインやケミカルメディエーターを介して血管炎を生じるとされている。

臨床像

I. 皮膚症状

　蕁麻疹様の発疹が，紅斑あるいは紅斑様丘疹に変化し，さらに斑状出血斑，点状出血斑に移行する。下肢伸側は必発。特に膝，足，臀部，耳介後部が好発部位である。上肢では肘関節周囲の伸側に好発する。

II. 腹部症状

　消化管壁の血管炎による症状で，腹痛，嘔吐，血便，下血を呈し，激しい疝痛性の腹痛を認める。好発部位は十二指腸下部。本症の50〜60％に腹部症状をみる。紫斑に先行する例が14〜20％あり，急性腹症と間違われることもある。急性腹症として開腹手術を受け，そののちに紫斑が出現して診断される例もあるため，強い腹痛の患児をみたときには，Henoch-Schönlein紫斑病を念頭におく必要がある。

III. 関節症状

　本症患者の50〜60％にみられる。疼痛，腫脹，運動制限は軽度で，移動性は少なく，1〜2個の単関節炎であることが多い。好発部位は，足，膝関節。

合併症

　本症は通常数週間程度で治癒する予後は良好な疾患であるが，重症例は腎合併症（Henoch-Schönlein purpura nephritis：HSPN）を呈し，腎不全に移行することもある。まれに中枢神経症状（頭痛，痙攣，易刺激性）などを呈し，頭蓋内出血をきたすこともある。

腎合併症

　HSPにおける腎合併症の頻度は30〜80％といわれている。HSP発症から3日〜17ヵ月で腎症（HSPN）を発症する。腎炎発症の危険因子はさまざまな観点から検討されているが，一般に腹部症状の強いものや紫斑の持続が長いもの，また高年齢発症例に重症化の傾向があるようである。

　腎炎を合併した場合の長期予後であるが，①1g以上の蛋白尿（ネフローゼ症候群）and/or腎機能障害例，②発症時に高血圧が存在するもの，③紫斑が遷延するものなどがHSPN予後不良因子としてあげられる。また腎臓組織はIgA腎症と酷似し，腎病理のみではIgA腎症と区別することはできず，診断はあくまでも臨床所見と病理像とを鑑みてなされる。腎病理組織は，HSPNの重症度の把握および予後の推定に有用である。一般にISKDC（国際小児腎臓病研究グループ：International Study Group of Disease in Chilhood）によりHSPNは分類されている（表32）。ISKDC分類Ⅵ型，半月体形成高度な例，間質障害例などが予後不良因子である。

HSPの一般的な治療

　急性期には安静が重要である。HSPに対して特異的治療はなく，血管炎に対する対症療法が中心となる。トラネキサム酸（抗線溶薬），カルバゾクロムスルホン酸ナトリウム（血管強化薬），ビタミンCなどの投与をおこなう。腹痛が強い場合には，症状の緩和にステロイドホルモンが有効であり，水溶性プレドニン1〜2mg/kg/日の投与をおこなう。HSPNの治療は下記参照。

HSPNの治療

　HSPNはHSPの長期予後を左右する重要な合併症であるが，その治療法に関しては現在のところ完全に一致した見解はない。一般的には軽度の腎障害についてはステロイド治療の必要はないとされる。リスクファクターを有する患者における初期ステロイド投与に腎症予防効果ありとする報告[4,5]と，なしとする報告[6]があるが，重症例ではステロイドの投与を選択するケースが大半である。重症例における治療法の報告を表33にまとめた。

表32　HSPNの腎組織分類（ISKDC：小児腎臓病国際共同研究班分類）

Ⅰ	Minor glomerular abnormalities
Ⅱ	Pure mesangial proliferation
Ⅲ	Minor glomerular abnormalities or mesangial proliferation with crescent/segmental lesions (sclerosis, adhesions, thrombosis, necrosis) ＜50％
Ⅳ	As Ⅲ but with crescent 50％-75％
Ⅴ	As Ⅲ but with crescent ＞75％
Ⅵ	Membranoproliferative-like lesions

表33 重症HSPNに対する治療例

	文献	方法	結果
パルス療法	1)	パルス1クール施行，その後プレドニン30 mg/m² (EDT1ヵ月)，30 mg/m² (ADT2ヵ月)，15 mg/m² (ADT2週間) (7例ではシクロフォスファミド2ヵ月使用)	38症例 (1980-94年) (nephrotic and/or crescent > 50%)，27例：尿所見消失，3例：軽度尿異常，4例：腎症が遷延，4例：ESRD 腎組織所見 (activity index 改善, chronicity index やや悪化)
多剤併用療法	2)	プレドニン (2 mg/kg) 4週EDT，8週ADT後，2週で0.5 mg/kgずつ減量，シクロフォスファミド2 mg/kg 8週，ヘパリン4週->ワーファリン4週，ジピリダモール8週	14症例 (1980-92年) (腎組織 IV 5例，V 5例) 9例：正常尿所見 4例：尿軽度異常 1例：蛋白尿持続 治療後腎所見 (Ⅲ 7例，Ⅳ 3例) と改善
多剤併用療法	3)	パルス (1クール)，プレドニン (3ヵ月)，シクロフォスファミド (2ヵ月)，ジピリダモール (6ヵ月)	12症例 (RPGN): 7例 完全回復，3例蛋白尿・血尿持続，1例は微少血尿，1例 nephrotic/GFR低下
血漿交換療法	4)	血漿交換 (50 ml/kg) のみ。週3回を2週。その後週1回を6週間。	9症例 (1979-91年) (RPGN : crescent > 50%, GFR低下) 全例がPE後，腎機能および尿所見の改善をみる。その後，他の治療なしに，4例は完全に回復，2例は微少血尿のみ，3例はPE終了後に再び蛋白尿の増加を認め，このうち2例はESRD
パルス・ウロキナーゼ療法	5)	パルス3クール施行，パルスと同時にウロキナーゼ療法 (2500 U/kg iv 後，2500 U/kg DIV) その後，プレドニンおよびジピリダモールの後療法	14症例: (Ⅲ b, Ⅳ, Ⅵ), crescent 16% 全例で蛋白尿の消失をみる

1) Niaudet P, et al.   PediatrNephrol 12 : 238-243, 1998
2) Iijima K, et al.   Pediat Nephrol 12 : 244-248, 1998
3) Oner A, et al.   Pediatr Nephrol 9 : 6-10, 1995
4) Hattori M, et al. Am J Kid Dis 33 : 427-433, 1999
5) 高橋昌里   小児科診療 58 : 203-210, 1995

文献

1) 和田靖之：Henoch-Schönlein紫斑病．小児内科 33 (臨時増刊)：300-302, 2001.
2) 武田修明：紫斑病性腎炎．小児内科 33 (臨時増刊)：594-595, 2001.
3) White RHR, Yoshikawa N, Feehally J : IgA Nephropathy and Henoch-Schönlein Nephritis, in Pediatric Nephrology 4th ed, ed by Barratt TM, Avner ED and Harmon WE, Williams Wilkins, Maryland, pp691-706, 1999.
4) Mollica F, et al. : Eur J Pediatri 151 : 140-144, 1992.
5) Kaku Y, et al. : Kidney Int 53 : 1755-1759, 1998.
6) Saulsbury FT, et al. : Pediatr Nephrol 7 : 69-71, 1993.

(関根孝司)

Note

17 川崎病

川崎病とは

　川崎病は症候群であり，1967年に，川崎富作先生によって発表されて以来[1]，日本，アジアだけでなく，世界的にも，小児でよく遭遇する疾患として認められており，小児科学のスタンダードな教科書であるネルソンの教科書でも，Kawasaki Diseaseとして記載されている。東京大学医学部附属病院小児科の入院病歴によれば，昭和25年に，現在の川崎病の診断基準を満たす症例があったと報告されており，日本に川崎病が存在したのは，昭和20年代からと想像される[2]。川崎病は，日本の小児疾患でもっとも重要な症候群の1つであることは論を待たず，日本の小児科医にとっては基本中の基本である。

疫学

　日本の統計では，毎年約7000人前後が罹患する。爆発的に流行した年を除けば，年ごとに増加傾向にあり，2002年には約8839人が罹患している。男子に多く，男女比は10：7である。死亡率は，0.1％で，家族歴に川崎病がある頻度は1％前後，再発は約3％にあり，心後遺症の割合は約5％となっている[3]。

病態生理

　川崎病は，血管壁，特に血管内皮細胞を主戦場とする全身性中小動脈炎であることはおおよその一致をみている。しかし，その原因としては，溶連菌，エルシニア菌，ブドウ球菌産生毒素（毒素性ショック症候群毒素-1（TSST-1）），熱ショック蛋白などが考えられているが，結論は出ていない。ただ，病変部位での好中球，単球/マクロファージ，Tリンパ球などの免疫担当細胞の活性化による高サイトカイン（IL-6，TNFαなど）血症が病態形成の大きな柱であることは確かなようである。原因は単一ではなく，細菌が産生するスーパー抗原などの因子が，免疫過剰反応を引き起こして，川崎病の表現型を形成するものと想像される。

診断

　2002年に改訂された川崎病の診断基準を**表34**に示す。発熱以外は，体の上から順にいくと覚えやすい。この基準に合致すれば診断は容易であるが，問題は，不全型といわれる「川崎病っぽい」病態である。このときに参考になるのは，BCG接種部位の発赤（時に水疱，潰瘍形成）などの変化である。これは接種後3年以内でみられる。診断基準を満たさなくと

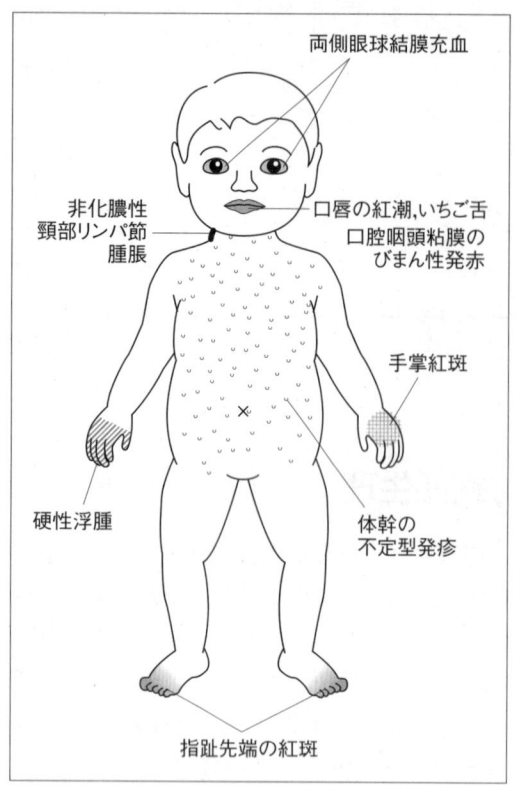

図29 川崎病の発熱以外の典型症状

（図中ラベル：両側眼球結膜充血／非化膿性頸部リンパ節腫脹／口唇の紅潮，いちご舌 口腔咽頭粘膜のびまん性発赤／手掌紅斑／硬性浮腫／体幹の不定型発疹／指趾先端の紅斑）

も，BCG接種部位の変化があれば，不全型を強く疑う。また，CRP高値・赤沈亢進も参考になる。

5日以上継続する発熱は，もっとも頻度の高い症状である（100％に近い）。治療によって5日内に解熱した場合も発熱項目に入れてよいので注意する。眼球結膜充血は，あくまで両側であり外側に強い。眼球結膜の血管が1本1本確認できるほどで，拡張・蛇行している。眼瞼結膜充血は目立たない。逆に眼瞼結膜充血が目立ち，眼脂もあるなら，結膜炎を疑う。不定型発疹は，全川崎病の約90％に認められる。不定型とあるとおり，発疹の型は，麻疹様，蕁麻疹様などなんでもありである。しかし，水疱，痂皮はほぼない。年長児では瘙痒感を訴えることがある。四肢末端の変化は，急性期と回復期に分かれる。急性期の手掌や足底の紅斑も約90％に出現する。硬性浮腫は，手足の指の関節のしわがなくなり光沢を帯びて腫れた状態で「テカテカパンパン」という擬態語でも表現される。しばしば痛みを伴う。患児は，体位を変えたりするのをいやがるのはこのためである。膜様落屑は手・足に指の先端の爪と皮膚の境に筋が入り，そこから，膜様に剥げていく。軽症ではその筋しかないときもあるため，注意が必要である。これが出現したということは川崎病の回復を意味する。もし，出現しなければ，まだ病勢が消退していないかもしれないので注意する。非化膿性頸部リンパ節腫脹は，主要症状の中でもっとも出現頻度が小さく，約70％程度といわれる。3歳以上の年長児に出現頻度は大きくなり，年齢が高くなるにつれて重症化する印象がある。痛みを伴うことが多い。大きさは拇指頭大から鶏卵大までさまざまで，多くは片側性だが，左右の頻度は同程度である。ときに両側性もある。大きく触れても1個のリンパ節ではなく，複数のリンパ節の集合体である。化膿性リンパ節炎では1個のリンパ節が腫脹するので，エコー検査で鑑別可能である。

合併症

Ⅰ．心合併症

川崎病が世間の話題となるのは，心合併症があり，死亡の原因となりうるからである。冠動脈の拡大，瘤形成，狭窄をきたす。病理学的には冠動脈炎であり，川崎病発症後6日頃から始まり，10病日頃に全層性の炎症となることが示されている。動脈瘤が完成するのは第12病日頃となる[4]。心エコーで診断する。冠動脈の拡大性病変は，5歳以下では3mm以上，5歳をこえると4mm以上，あるいは近接の冠動脈の1.5倍以上と定義されている[5]。巨大冠動脈瘤は径8mm以上とする。初診時の血

表34　川崎病診断基準

> 本症は，主として4歳以下の乳幼児に好発する原因不明の疾患で，その症候は以下の主要症状と参考条項とに分けられる。
>
> **A 主要症状**
> 1. 5日以上続く発熱（ただし，治療により5日未満で解熱した場合も含む）
> 2. 両側眼球結膜の充血
> 3. 口唇，口腔所見：口唇の紅潮，いちご舌，口腔咽頭粘膜のびまん性発赤
> 4. 不定形発疹
> 5. 四肢末端の変化：（急性期）手足の硬性浮腫，掌蹠ないしは指趾先端の紅斑
>   　　　　　　　　（回復期）指先からの膜様落屑
> 6. 急性期における非化膿性頸部リンパ節腫脹
>
> 6つの主要症状のうち5つ以上の症状を伴うものを本症とする。
> ただし，上記6主要症状のうち，4つの症状しか認められなくても，経過中に断層心エコー法もしくは，心血管造影法で，冠動脈瘤（いわゆる拡大を含む）が確認され，ほかの疾患が除外されれば本症とする。
>
> **B 参考条項**
> 以下の症候および所見は，本症の臨床上，留意すべきものである。
> 1. 心血管：聴診所見（心雑音，奔馬調律，微弱心音），心電図の変化（PR・QTの延長，異常Q波，低電位差，ST-Tの変化，不整脈），胸部X線所見（心陰影拡大），断層心エコー図所見（心膜液貯留，冠動脈瘤），狭心症状，末梢動脈瘤（腋窩など）
> 2. 消化器：下痢，嘔吐，腹痛，胆嚢腫大，麻痺性イレウス，軽度の黄疸，血清トランスアミナーゼ値上昇
> 3. 血液：核左方移動を伴う白血球増多，血小板増多，赤沈値の促進，CRP陽性，低アルブミン血症，α_2グロブリンの増加，軽度の貧血
> 4. 尿：蛋白尿，沈渣の白血球増多
> 5. 皮膚：BCG接種部位の発赤・痂皮形成，小膿疱，爪の横溝
> 6. 呼吸器：咳嗽，鼻汁，肺野の異常陰影
> 7. 関節：疼痛，腫脹
> 8. 神経：髄液の単核球増多，痙攣，意識障害，顔面神経麻痺，四肢麻痺
>
> 備考　1. 主要症状Aの5は，回復期所見が重要視される。
> 　　　2. 急性期における非化膿性頸部リンパ節腫脹はほかの主要症状に比べて発現頻度が低い（約65％）。
> 　　　3. 本症の性比は，1.3〜1.5：1で男児に多く，年齢分布は4歳以下が80〜85％を占め，致命率は0.1％前後である。
> 　　　4. 再発例は2〜3％に，同胞例は〜2％にみられる。
> 　　　5. 主要症状を満たさなくても，ほかの疾患が否定され，本症が疑われる容疑例が約10％存在する。この中には冠動脈瘤（いわゆる拡大を含む）が確認される例がある。

清Na値が135 mEq/L未満の場合は巨大冠動脈瘤を形成する危険が高いとされる。また，心筋炎もおこしうる。心筋に炎症が及んだり，障害がおこると，心電図でPR間隔延長，QRS波の減高，QT延長，STの変化，異常Q波などがみられる。

II．肝胆道系異常[6]

ALT，ASTの上昇は半数以上にみられる。可視黄疸の合併頻度も，意外に高く，その頻度は5〜10％といわれる。γGTP，直接ビリルビン，胆汁酸，総コレステロールなどの上昇をみるのは，もっと高頻度となる。腹部超音波検査では，胆嚢の浮腫性腫大は，約15％前後にみられる。著明な胆嚢腫大や胆汁うっ滞を示す川崎病では，心合併症を併発しやすいことが特徴で，約7割に冠動脈病変を伴うとされる。腹痛や黄疸をみたら，必ず腹部超音波検査をおこなう。超音波検査で，胆嚢壁が2 mm以上，胆嚢内腔（長径）が1歳以下で5 cm以上を内腔拡大とする。

III. その他

まれにイレウスを合併することがある。多くは麻痺性である。保存的に回復することが多い。腸間膜動脈の血管炎による腸間膜神経叢の虚血が原因と考えられている。川崎病の診断基準を満たす前に出現することもある。また，神経系合併症として，無菌性髄膜炎，痙攣，顔面神経麻痺などがある。

一般検査所見

細菌感染症を思わせる核左方移動を伴う白血球増加，CRP 高値，赤沈亢進は典型例のほとんどにある。回復期に好酸球数の増加がみられることが多い。炎症反応の強いウイルス性疾患との鑑別に赤沈亢進は重要である。血小板は，回復期に入ると必ずといってよいほど全例で増加する。ときに 100 万/mm^3 にも達する。網状赤血球増加を伴わない軽度貧血や血小板減少傾向の場合は，冠動脈病変を合併しやすい。

血液生化学検査では，血清アルブミンと Na が重要である。血管壁からの漏出や肝での合成能低下によってアルブミンが低下することがあり，重症化の指標として重要である。Na も血管から漏れると低下するため，低 Na 血症も重症化指標となる。AST，ALT，ビリルビンは軽度上昇することが多い。総コレステロールは増加する。

ASLO，抗核抗体，補体は特に異常とはならない。尿では，軽度蛋白尿，沈渣では軽度白血球増加をみる。

治療

I. 抗血小板療法

川崎病では，血管内皮細胞障害，血小板凝集能亢進，血小板増加をきたすため，冠動脈内の血栓形成予防を全例でおこなう。この治療には，冠動脈合併症の発生予防効果はない。アセチルサリチル酸（アスピリン）を経口投与する。CRP 上昇期間は，炎症によって腸管からの吸収が悪いため，30〜50 mg/kg/日/分 3 とする。解熱後は 3〜5 mg/kg/日/分 1 とする。冠動脈合併症がなければ発症後 2〜3 ヵ月間で中止する。インフルエンザ流行期は，脳症発症の危険を小さくするため，フルルビプロフェン（フロベン）を 3〜5 mg/kg/日/分 3 で代用する。アスピリン肝障害時も同様である。そのほか，ジピリダモール（ペルサンチン，アンギナール）2〜5 mg/kg/日/分 3，は高度冠動脈狭窄例で狭心症悪化に注意する。

II. 超大量 γ グロブリン療法

冠動脈瘤発生予防をおもな目的とする。γ グロブリン投与により，確実に冠動脈瘤の発生頻度は減少している。2 g/kg/日を 24 時間で投与する。1 g/kg/日を 2 日連続投与してもよい。しかし，1 g/kg/日の単回投与は，冠動脈瘤形成の危険が大きくなるのでおこなわない。γ グロブリンは全例に投与すべきでなく，冠動脈合併の危険性が高い例で投与する。原田のスコア≧4 で投与することが多い（表 35）。

表35 原田のスコア

厚生省—グロブリン適応のガイドライン：
　　　　いわゆる原田のスコア

急性期第 9 病日までのデータで判定
1. 男
2. 12 ヵ月未満
3. 白血球数 12000 /mm^3 以上
4. 血小板数 350000 /mm^3 未満
5. CRP 4.0 mg/dl 以上
6. ヘマトクリット 35 ％未満
7. 血清アルブミン 3.5 g/dl 未満

● これら 7 項目中 4 項目以上を満たす者は，γ-グロブリンの適応である。
● 複数回の検査をおこなった場合，経過中のもっとも不良な値を採用して判定する。

投与例の約90％では投与終了後24時間以内に解熱傾向となる。CRPなど炎症反応も低下する。γグロブリンの効果機序はいまだ不明だが，γグロブリンのFc部分がマクロファージやエフェクター細胞の膜上のFc受容体と結合し，これらの細胞の機能を抑制することが大きな要因であるとする報告もある[7]。投与時期は，通常，第5～7病日におこなう。投与時期が早いほどいいというものではない。冠動脈障害残存率＋死亡の頻度は，第2～4病日と第8病日以降に投与された群で高く，第5～7病日に投与された群では低いと報告されている（第15回，16回川崎病全国調査）。しかし，重症度の要因を合わせると，どの時期に投与するのがもっとも良いのかの結論はない。重症なら早期に投与せざるをえない場合もある。γグロブリンの処理による違い（商品による違い）はない。γグロブリン不応例が約10％ある（後述）。

III. ステロイド治療

ステロイド治療については意見の一致はまだない。確かに消炎効果はあるので，使用するなら第10病日までとし，それ以降の使用は，γグロブリン不応例に限るというのが良いとされる。ステロイドは凝固能を亢進させるので，必ず抗血小板療法やヘパリン持続投与を併用する。プレドニゾロン2 mg/kg/日とし，経口，静注の投与法は決まっていない。原田のスコアでの重症例で，γグロブリン療法に併用しても良いが，一般的ではない。また，メチルプレドニゾロンのパルス療法（腎疾患に準じる方法）をおこなうグループもあるが，効果の有意差はない。もし，第10病日以降に投与する場合は，巨大冠動脈瘤を誘発する危険性があるため，慎重に経過をみる必要があり，そのことは両親に説明しなければならない。また，血圧が高い時は，カルシウムチャネル拮抗薬などで血圧の正常化をはかる。漸減時にリバウンドがあり，再燃することもある。

IV. ウリナスタチン

ウリナスタチンはプロテアーゼ阻害薬で，急性膵炎や急性循環不全に適応とされる，好中球エラスターゼ阻害作用を有する。川崎病では，好中球から放出されるエラスターゼが血管内皮細胞障害の大きな原因の一つと考えられているため，ウリナスタチン投与が検討された。ただ，その効果のエビデンスはない。もし投与するなら，その効果機序からして病初期に，5000単位/kg×3回/日を2～3日間おこなう。ただ，保険適応はない。

V. 血漿交換療法

γグロブリン不応例の重症例におこなうことがある。冠動脈病変が発生するのは第10～12病日と思われるので，これ以前に施行しなければ意味がない。

γグロブリン不応例をどうするか？

γグロブリン不応例の定義に一定したものはない。投与終了後24～48時間経過しても体温≧37.5，CRP≧7.0，好中球≧7500を3項目として，このうち2つ以上が存在する例をγグロブリン不応例とする考えもあるが，CRP値，好中球数の基準にコンセンサスはない。CRPや好中球以外にも，AST，総ビリルビンを参考にすることもある。γグロブリン不応例の治療は，γグロブリン同量を再投与するが，γグロブリンの総投与量は4 g/kgまでとするのが一般である。再投与後のγグロブリン不応例の治療にはコンセンサスはない。γグロブリン再投与後36時間経過ということは，多く

の例で第10病日を過ぎていることになる。この時期を過ぎてからは，治療方法がどれであっても冠動脈合併危険性には有意差はないようである。アスピリン単独でも，ステロイド投与でもよい。この時期は，家族への病状説明を丁寧におこない，冠動脈合併危険性の理解を得る努力が重要となる。

冠動脈合併症の治療

冠動脈瘤合併例では，抗血小板療法を，退縮するまで継続する。巨大冠動脈瘤では抗血小板療法として，アスピリン低量＋ジピリダモールを併用し，抗凝固療法としてワーファリンも併用する。初回は0.05 mg/kg/日/分1から開始し，PT-INRを1.2～2.0に調節する。冠動脈合併症例の管理は，小児循環器専門医に任せるか，コンサルテーションを受けるべきである。

その他

血管炎は血管内膜肥厚をおこし，動脈硬化危険因子となる。そのほかの動脈硬化危険因子である高コレステロール血症，喫煙，高血圧症には十分注意が必要である。

文 献

1) 川崎富作：指趾の特異的落屑を伴う小児の急性熱性皮膚粘膜淋巴腺症候群．アレルギー 16：178-222, 1967.
2) Shibuya N, Shibuya K, Kato H, et al.：Kawasaki disease before Kawasaki at Tokyo university hospital. Pediatrics 110：395, 2002（electronic page, e17）
3) 寺井 勝：難治性川崎病の病態と最新の治療．日本醫事新報 4209：10-16, 2004.
4) Naoe S, Takahashi K, Masuda H, et al.：Kawasaki Disease with particular emphasis on arterial lesions. Acta Pathol Jpn 41：785-797, 1991.
5) 神谷哲郎，ほか：川崎病による冠動脈障害診断の基準化に関する小委員会，厚生省川崎病班会議，pp1-10, 1983.
6) 藤澤知雄：川崎病に伴う胆汁うっ滞や胆嚢腫大の特徴は何でしょうか？ 小児内科 35：1519-1520, 2003.
7) Kazatchkine MD, Kaveri SV：Immunomodulation of autoimmune and inflammatory diseases with intravenous immune globulin. N Engl J Med 345：747-755, 2001.

（賀藤 均）

18 アトピー性皮膚炎・食物アレルギー・花粉症

アトピー性皮膚炎

Ⅰ. 診断

　アトピー素因のもとに生じる慢性に経過する皮膚炎で，痒みを特徴とする．小児，特に乳児では慢性に経過することを証明することが時間的に困難であるので，皮膚の表現型を主として診断される．小児科領域でよく使われる診断基準は，**表36**に示す，旧厚生省心身障害研究による疫学調査で用いられたものである．皮膚の変化は湿疹病変であると定義され，アトピー素因とは具体的に気管支喘息，アトピー性皮膚炎，アレルギー性鼻炎の病歴または家族歴があることをいうとされている．そして乳児と幼児・学童に分けて記載されていることも特徴であり，それは乳児においてはまだ慢性経過の完成をみていないので，それのみで診断が不可能とならないよう配慮されている．乳児においては顔面の紅斑，丘疹を強調し，幼児・学童では皮疹の分布が頸部や四肢に移動していることを強調し，かつ時間的な経過が長いための変化である苔癬化の存在，そして皮膚そのものの乾燥傾向が強いことも強調されている．乳児，幼児・学童ともに診断のための必須事項として掻破痕を挙げ，これは痒みの存在の証明となる．

　症状は上記のとおりであるが，皮疹の分布は乳児期の顔面が主体であるものから次第に体幹部や四肢に分布するようになる．乾燥が目立って，いわゆるぱさぱさの皮膚で，衣服を脱ぐと，細かな皮膚片が落ちることもよく体験される．また，痒みを訴えることのできない乳児でも，診察のために衣服を脱がすと，診察台の上でもぞもぞとからだを動かし，手で触れることのできる胸部や腹部を掻きだすことで，たとえば診察時に掻破痕があきらかではなくとも痒みの存在が容易に知られる．

Ⅱ. 病因・病態

　病因に関しては，アトピー素因を重視していることから，何らかのアレルギー反応がもとになっていると考えられている．しかし必ずしも環境抗原に対して全例が特異IgE抗体を産生しているわけではなく，発症初期には複数の抗原を調べても，それに対するIgE抗体が証明されないことがある．また，慢性に経過している場合はTヘルパー機能の一つのTh1タイプの働きが主要であるとの説もある．しかし大部分の症例では食物の一部や，ダニ，花粉などに対する特異IgE抗体が証明され，その場合はⅠ型のアレルギー反応がその病態に関与していることはあきらかである．

Ⅲ. 治療

　局所療法が重要であることは小児においても成人と同様である．炎症所見が強い場合は

表36　アトピー性皮膚炎の診断の手引き
　　　（旧厚生省心身障害研究「小児期のアレルギー疾患に関する研究」）

Ⅰ．アトピー性皮膚炎とは
　　アトピー性皮膚炎とは，アトピー素因のあるものに生ずる，主として慢性に経過する皮膚の湿疹病変である．このため，本症の診断にあたっては，いまだ慢性経過の完成をみていない乳児の場合を考慮し，年齢に対する配慮が必要である．
　（注）アトピー素因とは気管支喘息，アトピー性皮膚炎，アレルギー性鼻炎の病歴または家族歴を持つものをいう．

Ⅱ．アトピー性皮膚炎の主要病変
　1．乳児について
　　a）顔面皮膚または頭部皮膚を中心とした紅斑または丘疹がある．耳切れがみられることが多い．
　　b）患部皮膚には掻破痕がある．
　　（注）紅斑：赤い発疹，丘疹：盛り上がった発疹，掻破痕：掻き傷の痕
　2．幼児・学童について
　　a）頸部皮膚または腋窩，肘窩もしくは膝窩の皮膚を中心とした紅斑，丘疹または苔癬化病変がある．耳切れがみられることが多い．
　　b）乾燥性皮膚や粃糠様落屑を伴う毛孔一致性角化性丘疹がある．
　　c）患部皮膚には掻破痕がある．
　　（注）苔癬化：つまむと硬い，きめの粗い皮膚
　　　　　粃糠様落屑：米糠様の皮膚の断片

Ⅲ．アトピー性皮膚炎の診断基準
　1．乳児について
　　Ⅱ-1に示す病変のうち，a），b）の双方を満たし，別表に示す皮膚疾患を単独に罹患した場合を除外したものをアトピー性皮膚炎とする．
　2．幼児・学童について
　　Ⅱ-2に示す病変のうちa）あるいはb），およびc）の双方，ならびに下記のイ），ロ）の条件を満たし，別表に示す皮膚疾患を単独に罹患した場合を除外したものをアトピー性皮膚炎とする．
　　イ）皮膚に痒みがある．
　　ロ）慢性（発症後6ヵ月以上）の経過をとっている．

〔別表〕以下に示す皮膚疾患を単独に経過した場合はアトピー性皮膚炎から除外する
　1）おむつかぶれ　2）あせも　3）伝染性膿痂疹（とびひ）　4）接触皮膚炎　5）皮膚カンジダ症
　6）乳児脂漏性皮膚炎　7）尋常性魚鱗癬（さめはだ）　8）疥癬　9）虫刺され　10）毛孔性苔癬

抗炎症作用のある薬剤を用いるが，ステロイドが主体である．局所ステロイド薬は，その抗炎症作用の強さが5段階に分類されるが，小児ではマイルドとストロングを使い分けることが多い．そして，成人と同様に顔面，頸部，外陰部は，他の部位に比較して薬物の吸収がよいために1段階低いものを用いるのが原則である．しかし重症の例では，顔面にも一時的にストロングを用いて，炎症をともかくも押さえ込んでから維持療法に入る場合がある．

いわゆるステップダウン方式である．補助療法としての保湿薬の塗布も，乾燥症状が顕著の場合は重要である．維持療法ではこの保湿薬はその中心となる．一方で，湿潤傾向が強いときは，炎症も強いためステロイドと単亜鉛華軟膏の重層療法が効果的である．

具体例を示す．生後6ヵ月の乳児で，生後2ヵ月頃より顔面の皮疹が目立つようになり，掻痒感が強く自分の手による掻破行動が目立つ前から，抱き上げると顔をこすりつけるよ

うな動作があり，頬は紅潮し滲出液が常にあって，それが乾燥すると痂皮を形成して，また掻破によってそれがはがれ，ジクジクになるような症状を繰り返している例に対して，顔面ではあるが，リンデロンV相当のストロングを塗布し，その上からリント布につけた単亜鉛華軟膏の貼付を1日に2回おこなう。このような例では入院治療をおこなうことがあるが，その場合は顔面に塗布した後に，ネットで軽く顔面を覆うことも試みる。また，痒みを軽減することを目的にケトチフェンやオキサトミドのような抗ヒスタミン作用を持つ薬物の内服をおこなう。約1週間継続した後に，ステロイドはロコイド相当のマイルドのクラスへ移行し，湿潤傾向がとれている場合は単亜鉛華軟膏の併用は終了する。さらに1週間継続した後に，良い状態が維持されているときは白色ワセリンの単独使用でできるだけ長い期間維持を図る。アトピー性皮膚炎の特徴として，症状の再燃はあるため，再燃の早期にマイルドクラスのステロイド軟膏の併用をおこなう。体幹・四肢に対しては，顔面よりもストロングクラスの軟膏を使用する頻度は高くなる。維持療法では，顔面と同様に白色ワセリンが主体となるが，マイルドクラスのステロイド軟膏を併用する期間は長めとなる。

このような局所療法を精力的におこないながら，次項で述べる食物アレルギーの有無，その他の抗原物質の検索をした後，可能なものであれば抗原除去を試み，症状への影響を調べることも必要である。そのほか，皮膚に直接接触するさまざまなものが悪化要因となっていることがないかどうか，治療が長期にわたっている場合は使用している局所療法薬も含めて悪化要因の検索は重要である。入浴方法と使用する石けん，シャンプーのたぐいの見直し，洗濯洗剤の見直しなど，いろいろな試行錯誤を，詳しい問診のもとに親と一緒にする作業もおこなう必要がある。小児科医がアトピー性皮膚炎を治療する際に忘れてはならないこととして，患児の成長発育が十分になされているか，皮膚以外にアレルギー反応によると思われる症状を発現してきていないか，全身の診察が肝要である。

食物アレルギー

I. 症状と診断

食物アレルギーとは，食物中の抗原に対する免疫学的機序に基づく反応で身体に不利な現象のことをいう。臨床の現場では，免疫学的機序が証明されない場合にも，食物を摂取することで身体に不利な現象をみたときには食物アレルギーという名を用いることが多い。症状は多岐にわたるが，乳児ではもっとも多いものが皮膚症状である。即時型と遅延型に理論的には分けられるが，診断が容易なものは即時型である。食後2時間以内に出現する症状は即時型とされる。蕁麻疹，紅斑，痒みなどから，ときに口唇腫脹，咳嗽，喘鳴（wheezing），嗄声，さらに不機嫌，全身の紅潮，意識の低下，血圧低下などアナフィラキシー反応もあり得る。主要な抗原は，卵白，牛乳，小麦，大豆であり，ときに種々の魚，ピーナッツ，ソバ，ゴマなど多岐にわたる。

診断は，典型的な即時型の場合は比較的容易であるが，症状が重症でない場合は，2週間程度の除去の後，当該食物を摂取させて症状が惹起されるのかをみる，誘発試験が有用である。

II. 治療

原則的には当該食物の除去が唯一の治療法である。しかしコメの場合は日本人にとっての主食であるため，完全除去は困難で，低アレルゲン処理をしたコメを利用することがあ

る。また，クロモグリク酸の食前内服も有用である。除去食を指導した場合，常に必要なことは，いつ食べられるようになるのかのみきわめであり，とくに年齢が2歳以上になれば，事故的な摂食もありえるため特異IgE抗体価がCAP-RAST法でクラス3程度であっても実際に少量食べさせて反応を見る誘発試験をおこなって耐容度を確かめるのがよい。やむをえずおこなっていた除去から食べるほうへの転換を図る。

花粉症

I. 症状と診断

　花粉症は，スギなどの花粉によってその抗原が体内に侵入することでアレルギー反応をおこし，アレルギー性結膜炎，アレルギー性鼻炎による眼症状，鼻症状が出現した場合それを総合的に表現する診断名である。要するに花粉に接触することによって，眼が痒い，涙が出る，鼻が痒い，くしゃみがでる，水様性鼻漏がでるという諸症状が出現すると診断は容易である。わが国ではスギによる花粉症がもっとも有名であるが，そのほかにイネ科の植物であるカモガヤ，ハルガヤ，クワ科の植物であるカナムグラ，その他ブタクサ，アキノキリンソウ，などが有名である。スギに感作されている場合には，引き続きヒノキにも反応してくることが多いとされる。

　小児においてどのくらいの有病率であるかは正確には不明であるが，アレルギー性鼻炎という診断に関して調査をすると，東京都文京区におけるわれわれのデータでは5～6歳時点で約9～14％と高率であり，これが11～12歳になるとさらに高率となる[1]。これらの中でどの程度が花粉症であるかは定かではない。特異IgE抗体を経時的に追っている患者では，幼児期にはすでにスギ花粉に感作されている印象がある。

　症状は典型的には鼻症状としてくしゃみ，鼻水，鼻づまりであり，眼症状としては眼球結膜の充血，眼瞼結膜の充血と腫脹，眼の痒みである。鼻内の所見として，鼻甲介の腫脹，水様性鼻漏の観察ができる。

II. 治療

　抗アレルギー薬の鼻内噴霧や内服が治療の主流となる。花粉の飛散する少なくとも1週間前から治療を開始することが望ましい。

文献

1) Iwata T, Hayakawa H, Komoda F, Koseki M, Miyakawa T, Sakurayama T, Yama-saki K, Honjou M, Hirakawa N, Inoue K, Hohashi N and Sugishita C : Prospective study of atopic status in infants of the cohort in Tokyo, Japan. Allergology International 46 : 221-225, 1997.

（岩田　力）

19 気管支喘息

概念

日本小児アレルギー学会による定義は以下のようである[1]。

「小児気管支喘息は，発作性に笛声喘鳴を伴う呼吸困難を繰り返す疾病であり，発生した呼吸困難は自然ないし治療により軽快，治癒する。その病理像は，気道の粘膜，筋層にわたる可逆性の狭窄性病変と，持続性の炎症とそれに基づく組織変化からなるものと考えられている。臨床的には，類似症状を示す肺・心臓，血管系の疾患を除外する必要がある。」なお，注釈として，「呼吸困難とは，通常，自覚症状で定義される。しかし乳児，幼児では自覚症状を表現することができない。したがって，ここで取り上げる呼吸困難とは，不快感あるいは苦痛を伴った努力性呼吸のことを指すが，自覚症状を訴え得ない気管支喘息児（以下，喘息児）については，不快感あるいは苦痛を推測させる他覚症状を認めるものを含めるものとする。」との文言があり，年少児への配慮がなされている。

病因・病態

小児の気管支喘息ではその90％以上にアトピー素因を認める。また成人の気管支喘息と同様に近年の解析では，気道の慢性炎症が存在すると考えられている。多くの要素が複雑にからんで特有の病態が形成されるが，その概略を示すと図30のようである。多くは吸入性抗原の，特にダニ抗原に感作されている個体において抗原の吸入後10数分から始まる即時型の気管支反応が生じる。さらに6〜9時間後に顕在化するいわゆる遅発型の反応がある。これは即時型反応の結果，局所に遊走してくる好塩基球，好酸球，リンパ球などが活性化する結果であるとされている。これらの細胞成分，とくに好酸球からはeosinophil cationic protein（ECP）やmajor basic protein（MBP）などの細胞障害活性を持っている物質が遊離し，気管支粘膜の剥脱が生ずると考えられている。粘膜障害が生じると，無髄自律神経の末端が露出し，易刺激性を高めることが予想される。この自律神経への刺激は上行性のものが軸索反射と呼ばれる現象で，末梢性へと転じ，新たに末梢でサブスタンス-PやCGRPなどの神経ペプチドを分泌し，気管支平滑筋の収縮，分泌亢進などにより，気管支喘息の症状を惹起することになる。気管支粘膜下に炎症細胞の浸潤がおこり，基底膜肥厚，気管支平滑筋の増生などからいわゆるリモデリングという病理像ができあがってくる。これらの病理学的変化は気道の過敏性に結びつくと考えられている。アトピー素因を持つ個体において，主として吸入性抗原に対し古典的な

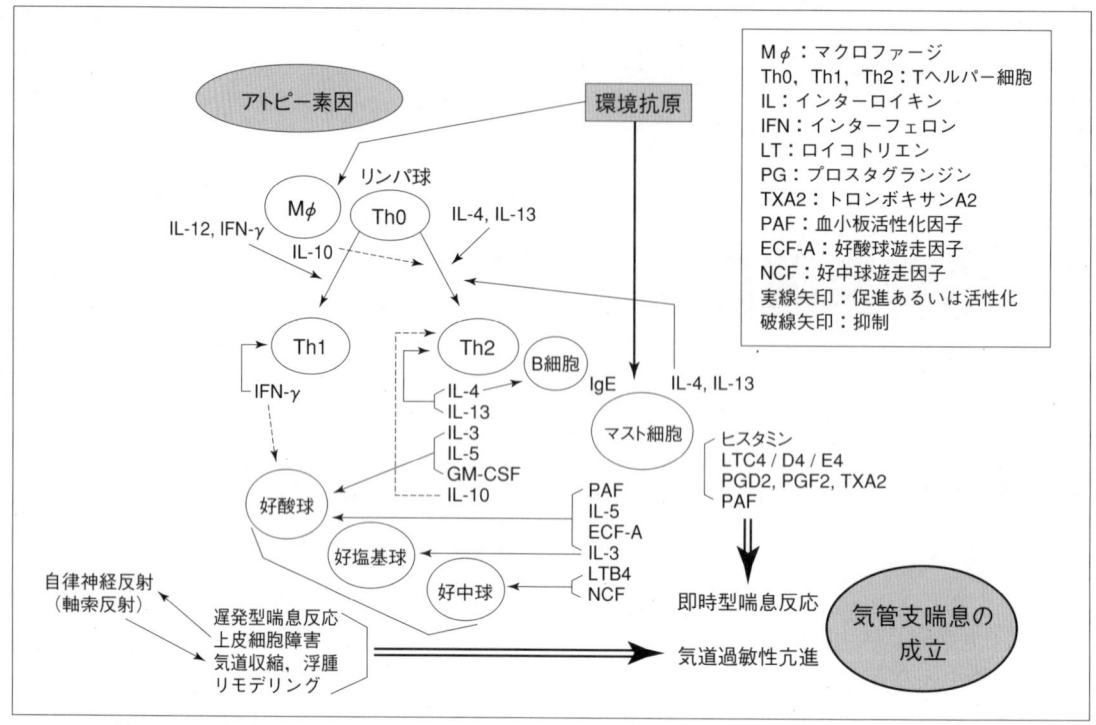

図30 気管支喘息の病態

即時型反応を呈するとともに，上記のアレルギー性炎症が重なり，気道の過敏性を獲得することで典型的な気管支喘息の病態が確立することは，小児においても成人と同様であろうと考えられている．小児では圧倒的にアトピー型が多い（90％以上）ためにこのような図式が考慮されているが，年齢的に頻度の多い気道感染症も，病態を修飾していると考えられる．成人と異なり，病理生検や気管支肺胞洗浄液の採取などがほとんどできないために，ごく限られた情報からの推論となっているが，年長児で呼吸機能の検査ができるものを調べると，末梢気道の閉塞パターンが，気管支拡張薬の吸入後も残る症例があることからも，いわゆるアレルギー性炎症が存在することが考えられる．

疫学

小児の気管支喘息の有病率は，乳幼児でおよそ4.2％，小児では4％という報告がある（厚生省アレルギー総合研究事業 平成6年）．西間らによる西日本での調査では，学童のおよそ6.5％に現症としての気管支喘息がみられる[1]（小児気管支喘息治療・管理ガイドライン2002，以下JPGL2002と略）．発症年齢は，幼児期前半にピークがあり，3歳までにその80％は発症している．男女比は，年少者では男児に多く，思春期になるとほぼ同数となる．

症状・重症度

発作時の症状はその重さによって**表37**のように判定され分類される．重症度は，従来は軽症から重症まで3段階に分類されていたが，治療の程度を当てはめるのに有用である，発

表37 発作程度の判定基準（JPGL2002）

		小発作	中発作	大発作	呼吸不全
呼吸の状態	喘鳴	軽度	あきらか	著明	減少または消失
	陥没呼吸	なし～軽度	あきらか	著明	著明
	呼気延長	なし	あり	あきらか†	著明
	起坐呼吸	なし	横になれる	あり	あり
	チアノーゼ	なし	なし	あり	顕著
	呼吸数	軽度増加	増加	増加	不定
		覚醒時における小児の正常呼吸数の目安 ＜2ヵ月　　＜60/分 2～12ヵ月　＜50/分 1～5歳　　＜40/分 6～8歳　　＜30/分			
呼吸困難感	安静時	なし	あり	著明	著明
	歩行時	軽度	著明	歩行困難	歩行不能
生活の状態	会話	普通	やや困難	とぎれとぎれ	不能
	食事	やや低下	困難	不能	不能
	睡眠	眠れる	ときどき目を覚ます	障害される	障害される
意識障害	興奮状況	正	やや興奮	興奮	錯乱
	意識低下	なし	なし	ややあり	あり
PEF（吸入前）		＞60%	30～60%	＜30%	測定不能
（吸入後）		＞80%	50～80%	＜50%	測定不能
Spo（大気中）		≧96%	92～95%	≦91%	＜91%
Paco		＜41 mmHg	＜41 mmHg	41～60 mmHg	＞60 mmHg

小児気管支喘息治療・管理ガイドライン2002[1)]

表38 発作型の分類（重症度を表す）
　　　治療前の臨床症状に基づく発作型分類と治療ステップ

発作型	症状程度ならびに頻度	治療ステップ
間欠型	・年に数回，季節性に咳嗽，軽度喘鳴が出現する ・ときに呼吸困難を伴うこともあるが，β2刺激薬の頓用で短期間で症状は改善し持続しない	ステップ1
軽症持続型	・咳嗽，軽度喘鳴が1回/月以上，1回/週未満 ・ときに呼吸困難を伴うが，持続は短く，日常生活が障害されることは少ない	ステップ2
中等症持続型	・咳嗽，軽度喘鳴が1回/週以上。毎日は持続しない ・ときに中・大発作となり日常生活が障害されることがある	ステップ3
重症持続型1	・咳嗽，軽度喘鳴が毎日持続する ・週に1～2回，中・大発作となり日常生活や睡眠が障害される	ステップ4-1
重症持続型2	・重症持続型1に相当する治療をおこなっていても症状が持続する ・しばしば夜間の中・大発作で時間外受診し，入退院を繰り返し，日常生活が制限される	ステップ4-2

小児気管支喘息治療・管理ガイドライン2002[1)]

作型分類というものがJPGL 2002より積極的に用いられるようになった。表38に示すが、間欠型は従来の軽症に、軽症持続型は従来の軽症から中等症を含み、中等症持続型は中等症、重症持続型は重症に相当する。

治療

発作時の治療と、非発作時の治療すなわち長期管理に分けて治療計画を立てる。ここではJPGL 2002による医療機関における発作時の治療（図31）と、年齢別の長期管理プラン（図32～34）を示す。

気管支喘息のような慢性疾患ではしっかりとした治療目標を定めた長期管理が、その予後を左右する。発作が減少し、なくなることがむろん目標であるが、多少の呼吸困難発作があっても薬物治療を継続しながら、学校や幼稚園（保育園）を休まずに通えること、次いで内容も、友人たちと同等の生活を送ることができることなど、いわゆる良好な生活の質（quality of life, QOL）が保証されることが

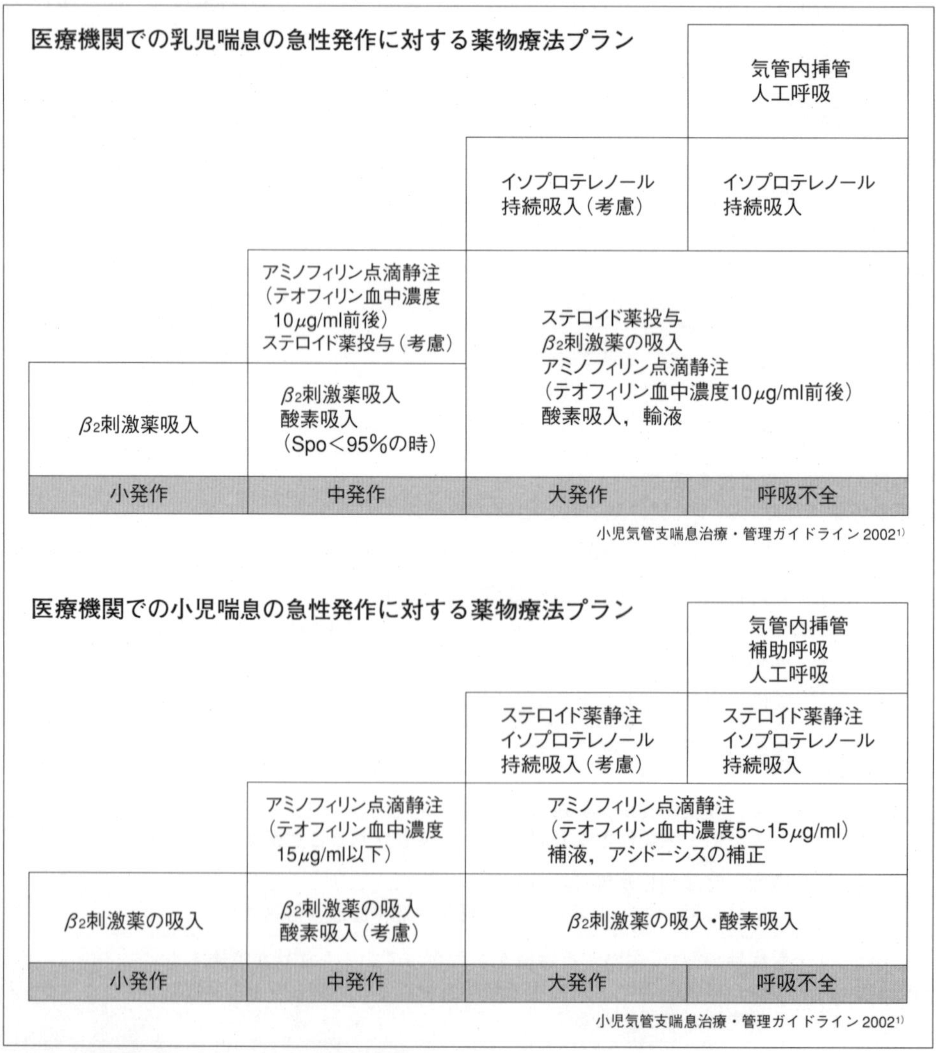

医療機関での乳児喘息の急性発作に対する薬物療法プラン

小発作	中発作	大発作	呼吸不全
β₂刺激薬吸入	β₂刺激薬吸入 酸素吸入（Spo＜95％の時）	ステロイド薬投与 β₂刺激薬の吸入 アミノフィリン点滴静注（テオフィリン血中濃度10μg/ml前後）酸素吸入、輸液	イソプロテレノール持続吸入
	アミノフィリン点滴静注（テオフィリン血中濃度10μg/ml前後）ステロイド薬投与（考慮）		気管内挿管 人工呼吸
		イソプロテレノール持続吸入（考慮）	

小児気管支喘息治療・管理ガイドライン2002[1)]

医療機関での小児喘息の急性発作に対する薬物療法プラン

小発作	中発作	大発作	呼吸不全
β₂刺激薬の吸入	β₂刺激薬の吸入 酸素吸入（考慮）	β₂刺激薬の吸入・酸素吸入	ステロイド薬静注 イソプロテレノール持続吸入
	アミノフィリン点滴静注（テオフィリン血中濃度15μg/ml以下）	アミノフィリン点滴静注（テオフィリン血中濃度5～15μg/ml）補液、アシドーシスの補正	気管内挿管 補助呼吸 人工呼吸
		ステロイド薬静注 イソプロテレノール持続吸入（考慮）	

小児気管支喘息治療・管理ガイドライン2002[1)]

図31　医療機関における急性発作薬物療法プラン

ステップ1 間欠型	ステップ2 軽症持続型	ステップ3 中等症持続型	ステップ4 重症持続型
発作に応じた薬物療法 抗アレルギー薬（考慮）※1	・経口抗アレルギー薬※1 以下の1つまたは複数の併用（考慮） ・DSCG＋β2刺激薬※4（1日2回吸入） ・テオフィリン徐放製剤※2（血中濃度5〜10μg/ml） ・吸入ステロイド薬（考慮）※3（BDP〜100μg/日）	・吸入ステロイド薬※3（BDP〜200μg/日） 以下の1つまたは複数の併用（考慮） ・経口抗アレルギー薬※1 ・DSCG＋β2刺激薬※4（1日2回吸入） ・テオフィリン徐放製剤※2（血中濃度5〜10μg/ml） ・就寝前β2刺激薬（貼付・経口）	・吸入ステロイド薬※3,※5（BDP200〜400μg/日） 以下の1つまたは複数の併用 ・ロイコトリエン受容体拮抗薬 ・DSCG＋β2刺激薬※4（1日2回吸入） ・テオフィリン徐放製剤※2（血中濃度5〜10μg/ml） ・就寝前β2刺激薬（貼付・経口）

※1 経口抗アレルギー薬：化学伝達物質遊離抑制薬，ヒスタミンH1拮抗薬，ロイコトリエン受容体拮抗薬，Th2サイトカイン阻害薬を含む
※2 テオフィリン徐放製剤の使用にあたっては痙攣，その他の副作用に注意する
※3 CFC-BDP，HFA-FPはマスク付吸入補助具を用いて吸入する。吸入ステロイド薬の力価はCFC-BDP換算とする。HFA-FPは半量でCFC-BDPとほぼ同等
※4 就寝前のβ2刺激薬に関しては咳嗽，喘鳴などの症状が改善したら中止する
※5 ステップ4の治療で症状のコントロールができないものについては，専門医の管理のもとで経口ステロイド薬の投与を含む治療をおこなう

小児気管支喘息治療・管理ガイドライン2002

図32 乳児喘息の長期管理に関する薬物療法プラン（2歳未満）

ステップ1 間欠型	ステップ2 軽症持続型	ステップ3 中等症持続型	ステップ4 重症持続型
発作に応じた薬物療法 抗アレルギー薬（考慮）※1	以下のいずれか，あるいは併用 ・経口抗アレルギー薬※1 ・DSCG＋β2刺激薬（1日2回吸入） ・テオフィリン徐放製剤※2 ・吸入ステロイド薬（考慮）※3（BDP換算〜200μg/日）	・吸入ステロイド薬※3（BDP換算200〜300μg/日） 以下のいずれか併用（考慮） ・経口抗アレルギー薬※1 ・DSCG＋β2刺激薬（1日2回吸入） ・テオフィリン徐放製剤※2 ・就寝前β2刺激薬（貼付・経口）※4	・吸入ステロイド薬※3,※5（BDP換算300〜600μg/日） 以下のいずれか併用 ・ロイコトリエン受容体拮抗薬 ・DSCG＋β2刺激薬（1日2回吸入） ・テオフィリン徐放製剤※2 ・就寝前β2刺激薬（貼付・経口）※4

※1 経口抗アレルギー薬：化学伝達物質遊離抑制薬，ヒスタミンH1拮抗薬，ロイコトリエン受容体拮抗薬，Th2サイトカイン阻害薬を含む
※2 テオフィリン徐放製剤の使用にあたっては痙攣，その他の副作用に注意する
※3 CFC-BDP，HFA-FPはマスク付吸入補助具を用いて吸入する。吸入ステロイド薬の力価はCFC-BDP換算とする。HFA-FPは半量でCFC-BDPとほぼ同等
※4 β2刺激薬に関しては咳嗽，喘鳴などの症状が改善したら中止する
※5 ステップ4の治療で症状のコントロールができないものについては，専門医の管理のもとで経口ステロイド薬の投与を含む治療をおこなう

小児気管支喘息治療・管理ガイドライン2002

図33 小児気管支喘息の長期管理に関する薬物療法プラン（幼児 2〜5歳）

ステップ1 間欠型	ステップ2 軽症持続型	ステップ3 中等症持続型	ステップ4-1	ステップ4-2
発作に応じた薬物療法 抗アレルギー薬（考慮）※1	・吸入ステロイド薬※3 （BDP換算〜200μg/日） または、以下のいずれか、 あるいは複数の併用 ・経口抗アレルギー薬※1 ・DSCG※2 ・テオフィリン徐放製剤	・吸入ステロイド薬※3 （BDP換算200〜400μg/日） 以下のいずれか併用（考慮） ・経口抗アレルギー薬※1 ・DSCG※2 ・テオフィリン徐放製剤	・吸入ステロイド薬※3 （BDP換算400〜800μg/日） 以下のいずれか併用 ・ロイコトリエン受容体拮抗薬 ・DSCG※2 ・テオフィリン徐放製剤 ・長時間作用性β2刺激薬 （吸入・貼付）	専門医のもと 長期入院療法 経口ステロイド 薬（隔日療法）
			ステップ4 重症持続型	

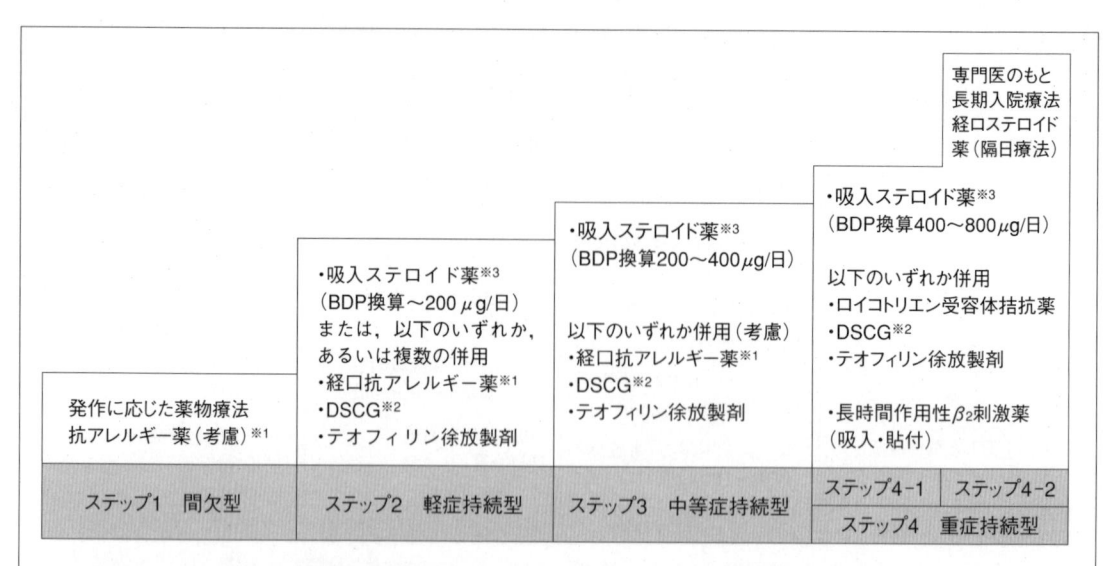

※1 経口抗アレルギー薬：化学伝達物質遊離抑制薬，ヒスタミンH₁拮抗薬，ロイコトリエン受容体拮抗薬，Th2サイトカイン阻害薬を含む
※2 DSCG吸入液と少量のβ2刺激薬吸入液の混合療法をおこなう場合には，β2刺激薬吸入薬は咳嗽，喘鳴などの症状が改善したら中止する
※3 吸入ステロイド薬の力価はCFC-BDP（プロピオン酸ベクロメタゾン）換算とする．
FP（プロピオン酸フルチカゾン）ドライパウダーとHFA-FPは半量でCFC-BDPとほぼ同等

小児気管支喘息治療・管理ガイドライン2002

図34 小児気管支喘息の長期管理に関する薬物療法プラン（年長児 6〜15歳）

重要である．そのうえで，薬物の量や種類の減少，薬物治療の終了，さらには呼吸機能の正常化という目標を立てる．

文 献

1）小児気管支喘息治療・管理ガイドライン2002．2004改訂版．古庄巻史，西間三馨，監修：日本小児アレルギー学会作成，協和企画，2002．

（岩田　力）

日常よく出会う注意すべき疾患

20 糖尿病

糖尿病とは

糖尿病とはインスリン作用不足により生ずる慢性の高血糖をおもな徴候とする代謝症候群である．全身的にインスリン作用不足による血糖値の上昇をはじめとする各種の代謝異常が生じている．糖尿病の定義・分類に関してはAmerican Diabetes Association（ADA），日本糖尿病学会が示したものが一般的に用いられている（表39）．

小児科領域における糖尿病は身体的・精神的な成長発達に影響を及ぼすことから，成人のそれとは異なった対応が必要である．

病因・分類

I．1型糖尿病

1型糖尿病は膵β細胞に何らかの機序により

表39 その他の特定の機序，疾患による糖尿病，耐糖能低下

A．遺伝因子として遺伝子異常が同定されたもの	B．他の疾患，条件に伴うもの
（1）膵β細胞機能にかかわる遺伝子異常 インスリン遺伝子 （異常インスリン症，異常プロインスリン症） HNF4α遺伝子（MODY1） グルコキナーゼ遺伝子（MODY2） HNF1α遺伝子（MODY3） IPF-1遺伝子（MODY4） HNF1β遺伝子（MODY5） ミトコンドリアDNA（MIDD） アミリン （2）インスリン作用の伝達機構にかかわる遺伝子異常 インスリン受容体遺伝子 （A型インスリン抵抗性妖精症，Rabson-Mendenhall症候群ほか）	（1）膵外分泌疾患 膵炎，外傷/膵摘出術，腫瘍，ヘモクロマトーシス （2）内分泌疾患 クッシング症候群，先端巨大症，褐色細胞腫，グルカゴノーマ，アルドステロン症，甲状腺機能亢進症，ソマトスタチノーマ （3）肝疾患 慢性肝炎，肝硬変 （4）薬剤や化学物質によるもの グルココルチコイド，インターフェロン，その他 （5）感染症 先天性風疹症候群，サイトメガロウイルス，Epstein-Barrウイルス，CoxackieBウイルス，Mumpsウイルス （6）免疫機序によるまれな病態 インスリン受容体抗体，Stiffman症候群，インスリン自己免疫症候群 （7）その他の遺伝的症候群で糖尿病を伴うことの多いもの Down症候群，Prader-Willi症候群，Turner症候群，Klinefelter症候群，Werner症候群，Wolfram症候群，セルロプラスミン低下症，脂肪萎縮性糖尿病，筋強直性ディストロフィー

破壊性病変が生ずることにより発症し，インスリン分泌の絶対的欠乏がその本体である．1型の大部分は自己免疫性であり，自己抗体の証明されないものに関しては特発性として分類される．自己免疫性の発症の遺伝的素因として HLA class II haplotype（DR4，DR9），11番染色体短腕上にあるインスリン遺伝子の上流に存在する繰り返し配列の多型 variable number of tandem repeat（VNTR），T細胞受容体の cytotoxic T lymphocyte antigen-4（CTLA-4）遺伝子多型，インターロイキン 12 の遺伝子多型などが遺伝的素因である可能性が考えられている．

環境因子としてコクサッキーB4，サイトメガロ，風疹などのウイルス感染は以前から知られている．ウシアルブミンに属する活性ペプチド（ABBOS）には膵島 P69 蛋白との抗原相同性が認められており，抗 ABBOS 抗体の膵島に対する自己免疫性障害の可能性もある．

特発性に分類される糖尿病として近年注目されている疾患概念として劇症1型糖尿病が提唱されている（表40）．

II．2型糖尿病

2型糖尿病の病因には遺伝因子と環境因子が関わっており，インスリン分泌低下ないしインスリン抵抗性，またはその両者により高血糖がもたらされる．高血糖はその糖毒性によりインスリンの分泌・作用を障害し病態を悪化させる．

2型糖尿病の約95％は多因子遺伝として考えられ，疾患感受性遺伝子のおもなものには骨格筋での糖利用に関与する遺伝子として第2番染色体上に存在する Calcium-activated neutral protease 10（Calpain 10），褐色脂肪細胞や内臓脂肪におけるエネルギー消費に関与するβ_3アドレナリン受容体遺伝子のTrp64Argにおける変異，脂肪細胞の分化の調節遺伝子である PPAR gamma の Pro12Ala 変異によるインスリン感受性の亢進などがあげられる．Leptin, TNF-alpha, resistin, adiponectin などの脂肪細胞由来のアディポサイトカインと呼ばれる内分泌因子もインスリン抵抗性・感受性に影響を与えている．

2型糖尿病の多くの例では遺伝的素因に加えて肥満，消費エネルギーの低下などの環境因子が重なることで，インスリン抵抗性が増大しインスリン作用の低下をきたす．

III．その他の機序，疾患による糖尿病，耐糖能障害（表41）

単一遺伝子異常による糖尿病としてMODY

表40　劇症1型糖尿病の診断基準

I．糖尿病関連抗体が陰性である
II．ケトアシドーシスを伴って非常に急激に発症する
III．発症時に著明な高血糖を認めるにもかかわらず，HbA1cは正常または軽度上昇にとどまる
IV．尿中Cペプチドは10μg/day以下と発症時にすでにインスリン分泌は枯渇している
V．発症時に血中膵外分泌酵素の上昇を認める
VI．膵島炎を認めない
VII．膵外分泌腺にTリンパ球を主体とした単核球の浸潤を認める

表41　糖尿病と，それに関連する耐糖能低下の成因分類

（I）1型（β細胞の破壊，通常は絶対的インスリン欠乏に至る） 　A．自己免疫性 　B．特発性
（II）2型（インスリン分泌低下を主体とするものと，インスリン抵抗性が主体で，それにインスリンの相対的不足を伴うものなどがある）
（III）その他の特定の機序，疾患によるもの（詳細は表1参照）
（IV）妊娠糖尿病

1〜5が代表的疾患である。膵β細胞に発現している転写因子の異常がインスリン分泌低下を惹起するほか，MODY 2ではグルコキナーゼの異常が認められる。ホモ接合体ミセンス変異での新生児糖尿病をのぞけば顕性の糖尿病を発症するのは約半数以下である。

糖尿病を伴う症候群として知られているPrader-Willi症候群，Turner症候群，Down症候群などは小児科領域においてよく知られた疾患である。Fanconi-Bickel症候群ではGLUT2 glucose transporter，Wolfram症候群ではWSF1 protein（Wolfamin）などの遺伝子変異が同定されている。

治療

I．1型糖尿病

糖尿病性ケトアシドーシス（DKA）の治療。治療の基本はインスリン投与であり，あわせて脱水・電解質異常，酸塩基平衡の混乱を補正する。血糖値および喪失水分量は24〜48時間かけて徐々に補正する。

a）初期治療

初期治療は生理食塩水を7〜15 ml/kg/時の速度で開始する。血糖値が300 mg/dl以下または乳幼児では，5％ブドウ糖にて1/2濃度生理食塩水を用いる。インスリン療法として速効型インスリンを0.1単位/kg静注した後，0.1単位/kg/時間の速度で持続点滴する。血糖降下が急速すぎる場合（50〜80 mg/dl/時を目安とする）は，DKAの死亡の最大原因である脳浮腫を引き起こす危険性を高める。アシドーシスに対して重炭酸（メイロン）は原則として使用しない。

b）移行期治療

インスリン補充，補液，アシドーシスの改善に伴って，細胞外から細胞内へのKの急速な移動がおこる。このため，生理食塩水による初期治療後は利尿を確認の上，輸液内容にKを含むものとする。市販の輸液開始液（ソリタT1など）に20〜40 mEq/lとなるようにKClおよび5％のブドウ糖を含む液を使用する。治療開始から計24〜36時間で喪失分を徐々に補うように輸液量を設定する。血糖値が250〜300 mg/dlまで低下したら，インスリンの投与速度を0.025〜0.05単位/kg/時に減ずる。

c）インスリン療法（自己注射）

1型糖尿病ではインスリン分泌が絶対的に不足しているために，注射によりその補充をおこなう。生理的には基礎分泌と追加分泌からなり，インスリン注射でそれぞれ皮下注射される。強化インスリン療法とよばれる基礎分泌相当を1回，毎食前3回の投与が望ましいが，年齢，生活パターン，罹患期間によって2〜4回法が選択される。平均的なインスリン投与量は1.0単位/kg/日であるが，思春期には，さらに増加が必要となる。近年，超速効型と持続安定型のインスリン製剤が使用可能となった。

II．2型糖尿病

治療の基本は食事，運動療法であり，必要により薬物療法も考慮する。小児においては成長を損なわないこと，食事制限が心理的な負担や劣等感を抱かせないなどの配慮が必要となる。一般的な摂取カロリーは，日本人栄養所要量を基本とするが，肥満を認める場合には，所要量の10％程度を減じた量とする。栄養素の配分比は，糖質：蛋白質：脂質＝50〜55：15〜20：30（％）とする。運動療法は正しい生活習慣の確立の意味からも，手軽に開始ができて継続することを重視した内容

でおこなう。

　薬物療法は食事，運動療法の効果が十分ではない場合に選択される．今後は小児期においても薬物療法の適応がより拡大する可能性が考えられる．以下に主要な経口糖尿病薬の特徴をあげる．

a）サルフォニル尿素（SU）
　膵β細胞に作用しインスリン分泌を促す．

b）ナテグリニド
　速効型インスリン分泌促進薬であり，食後早期のインスリン分泌を促進させる．SU薬で認められる長時間作用に起因する低血糖や過剰のインスリン分泌による肥満の助長，膵β細胞の疲弊による二次無効などが少ないとされる．

c）ビグアナイド薬
　初期のフェンホルミン，フホルミンは，乳酸アシドーシスの合併症を多発したため使用中止に至ったが，メトフォルミンは，肝細胞，筋細胞内の脂肪酸をミトコンドリアにおいてβ酸化させ，細胞内脂肪の蓄積を減らせる効果によりインスリン抵抗性を改善させる機序をもつとされている．

d）グルコシターゼ阻害薬
　腸管での二糖類分解酵素阻害によりブドウ糖，果糖の吸収抑制をもたらし，食後高血糖値の改善をもたらす．

e）インスリン抵抗性改善薬
　チアゾリジン誘導体であるピオグリタゾンは，脂肪細胞から分泌される抗インスリン作用を持つ液性因子（TNF-α，レジスチン）の分泌抑制をその薬理作用としている．

予後

　経過の観察にはHbA1cが測定され，標準範囲か少なくとも7％を下回るべきである．（8％〜）9％を上回る場合は新たな対応が必要である．

　小児の糖尿病においては身長，体重，性成熟などの発育，そして精神的な状態についても評価し支援する必要がある．

文　献

1) Sperling MA：Diabetes mellitus. In Pediatric Endocrinology, 2nd ed, Sperling MA ed, Saunders, Philadelphia, p323-366, 2002.
2) The Expert Committee on the Diagnosis and Classification of Diabetes Mellitus：Report on the expert committee on the diagnosis and classification of diabetes mellitus. Diabetes Care 26（Suppl）：S5-S20, 2003.
3) 岩本安彦：2型糖尿病．外来診療のすべて，第3版，メジカルビュー社，東京，pp720-723, 2003.
4) 大関武彦：糖質代謝異常症．小児科学新生児学テキスト，第4版，阿部敏明，ほか編，診断と治療社，東京，pp234-240, 2003.
5) 大関武彦：高血糖．小児診療ナビ，大関武彦，ほか編，南江堂，東京，pp291, 2002.

〈中西俊樹，大関武彦〉

21 食中毒

原因微生物の分類

　食中毒の原因として食品衛生法実施規則では表42のような微生物が指定されている。そのほかには，リステリア・モノサイトゲネス，エルシニア・シュードツベルクローシス，レンサ球菌なども食中毒をおこしうることが知られている。

　このうち感染力が強く重症化しやすい菌によるものはヒトからヒトへの水平感染があり，症状も重篤となりやすいので伝染性腸管感染症として感染症法で二類（細菌性赤痢，腸チフス，パラチフス，コレラ）または三類（腸管出血性大腸菌感染症）に分類され特別に対応されている。このほか五類感染症の中にはアメーバ赤痢，クリプトスポリジウム症，ジアルジア症のように細菌ではないが食中毒をおこしうる，原虫性疾患および乳児ボツリヌス症のような特殊な形の細菌性食中毒が含まれている。

おもな疾患と症状

I. サルモネラ（*Salmonella*）

　サルモネラによる胃腸炎はカンピロバクター腸炎と並んでもっとも頻度の高い食中毒で，なかでも *S. enteritidis* による胃腸炎の急増は注目される。この菌は食中毒菌としては比較的少量で発症するので特に注意を必要とする。主たる感染源は鶏肉と鶏卵で養鶏の技術の変化とともに汚染率が高くなっていると考えられている。鶏卵では殻に汚染しているのみならず，体内で殻が形成される前に中身に汚染しうることが知られている。また1999年の *S. Oranienburg* に汚染された乾燥イカ菓子による集団感染は食品流通の発達した現代にみられる広域集団感染という新しい形を示唆し注目される。

　サルモネラ感染では *S. typhi*, *S. paratyphi* A, *S. cholerasuis* 以外では自然治癒することが多く，抗菌薬の使用がいたずらに排菌期間を延長するともいわれており，症状の強い症例や幼若児，免疫の低下した者以外は抗菌薬は使用しないで経過をみるのが良いとされている。この場合，ビオフェルミン，ラックビー，またはビオスリーを1～3g/日/分3で菌の消失を確認するまで使用する。しかし，*S. enteritidis* や *S. typhimurium* でも菌血症をおこすことはあり，特に乳幼児や免疫低下のある患者が発熱など全身症状を示している場合は，抗菌薬の使用を考慮せざるをえないことも少なくない。最近ではホスホマイシン，ニューキノロン薬による治療経験が増えており，特にニューキノロン薬は優れた臨床効果と除菌率が確認されつつある。ノルフロキサシンは現在小児に適応が認められている唯一のニューキ

表42 細菌・原虫・ウイルスによる食中毒一覧

分類	原因菌	潜伏期間	悪心・嘔吐	発熱	腹痛	水様便	血便	その他の特徴
食中毒	ブドウ球菌 Staphylococcus aureus	1～6時間	◎		○			
	腸炎ビブリオ Vibrio parahemolyticus	10～24時間	◎	△	◎	○	△	特に上腹部痛。夏季に多い。
	サルモネラ Salmonella	6～72時間	○	◎	◎	○	◎	
	ボツリヌス菌 Clostridium botulinum	12～36時間	○					めまい，頭痛，視力低下，嚥下障害
	セレウス菌 Bacillus cereus	1～3時間（嘔吐型）	◎					軽い下痢
		10～12時間（下痢型）			○	○		
	エルシニア Yersinia enterocolitica	2～11日		○	○			右下腹部痛。乳幼児で川崎病様症状，急性腎不全，成人でリウマチ様症状を併発することあり。
	ウェルシュ菌 Clostridium perfringens	8～16時間			○	○		
	カンピロバクター Campylobacter jejuni/coli	1～7日	○	○	○	○	◎	ギラン・バレー症候群の合併あり。
	腸管病原性大腸菌 enteropathogenic E. coli	3～16時間	○	○	○	◎		
	腸管細胞侵入性大腸菌 enteroinvasive E. coli	12～24時間		○	○		△	頭痛
	腸管毒素原性大腸菌 enterotoxigenic E. coli	14～50時間	○	△				
	腸管凝集性大腸菌 enteroaggregative E. coli	10～30時間			○	◎	△	腹鳴
	ナグ・ビブリオ Vibrio choleae, Non-O1	1～5日	○		○	○		
	ビブリオ・ミミカス Vibrio mimicus	1～5日	○		○	○		
	ビブリオ・フルビアリス Vibrio fulbialis	8～18時間	○		○	○		
	エロモナス・ハイドロフィラ Aeromonas hydrophila	8～18時間	○		○	○		
	エロモナス・ソブリア Aeromonas sobria	8～18時間	○		○	○		
	プレシオモナス・シゲロイデス Plesiomonas shigelloides	12時間～4日			○	◎	○	
	ノロウイルス（小型球形ウイルス）Norovirus	12～48時間	○	△	○	○		冬季に多い
2類感染症	細菌性赤痢 Shigella spp.	12～48時間		◎	◎	○	◎	便意頻回，しぶり腹
	チフス菌 S. thyphi	7～14日		◎	○			倦怠感，食思不振，筋痛，頭痛，便秘バラ疹，肝脾腫，比較的徐脈
	パラチフスA菌 S. parathyphi A	7～14日		◎	○			倦怠感，食思不振，便秘，肝脾腫，比較的徐脈
	コレラ菌 Vibrio cholerae O1	6時間～5日			△	◎		白色で生臭い水様便。脱水
3類感染症	腸管出血性大腸菌 enterohemorrhagic E. coli	3～5日	○	△	◎	◎	◎	HUS，脳症の合併
5類感染症	赤痢アメーバ Entamoeba histolytica	2週間～数ヵ月		△	○		◎	しぶり腹，鼓腸 腸管外アメーバ症（肝膿瘍など）あり
	クリプトスポリジウム Cryptosporidium spp.	4～10日	○		○	○		悪臭ある便，筋痛，頭痛，疲労感
	ジアルジア Giardia lamblia	7～14日	△		○	○		倦怠感，腹部膨満，鼓腸，体重減少
	ボツリヌス菌 Clostridium botulinum（乳児ボツリヌス症）	?日						便秘，哺乳力低下，首，四肢筋力低下

◎ 必ず　　○ しばしば　　△ 時々

経過期間	発症機序	感染源など	対応
1〜2日	毒素型 (耐熱性エンテロトキシン)	調理者の化膿創より汚染した食品	
2〜3日	感染型	生の海産魚介類その加工品	
5〜7日	感染型	食肉，鶏卵，ペット	
2〜3週間	毒素型 (易熱性神経毒)	生魚を材料とする発酵保存食品(いずし，など)	
1〜2日	毒素型 (耐熱性エンテロトキシン)	調理後放置された米飯，焼飯。芽胞は耐熱性で煮沸に耐える。	
1〜2日	生体内毒素型 (易熱性エンテロトキシン)	調理後放置された米飯，焼飯。芽胞は耐熱性で煮沸に耐える。	
2日〜4週	感染型 生体内毒素型	食肉，水。菌は4℃の低温でも増殖でき，寒期でも集団発生する。	
1〜2日	感染型	加熱調理後放置された食肉，魚介類。	
2〜7日	感染型	食肉，ペット，牛乳	
2〜3日	感染型	種々の食品	ただちに 保健所へ
3〜7日	感染型	種々の食品	
3〜5日	生体内毒素型	水，その他。海外渡航歴	
1〜2週	生体内毒素型		
3〜7日	生体内毒素型	魚介類	
3〜7日	生体内毒素型	魚介類	
1〜2日	生体内毒素型	淡水魚類	
1〜2日	生体内毒素型	淡水魚類	
1〜2日	生体内毒素型	淡水魚類	
1〜2日	生体内毒素型	淡水魚介類，ペット	
2〜3日		二枚貝(カキ，アサリなど)	
1〜4週	感染型	海外渡航歴注意	
1〜2ヵ月	感染型	海外渡航歴注意	ただちに 保健所へ
1〜2ヵ月	感染型		
1〜2週	生体内毒素型	海外渡航歴注意	
合併症なければ 3〜14日	生体内毒素型 (志賀毒素：細胞毒)	牛肉，ハンバーガー，サンドイッチ，水	ただちに 保健所へ
1〜4週	感染型	汚染された水，食物。海外渡航歴注意	
7〜10日	感染型	各種動物の糞便で汚染された水	
2週〜2ヵ月	感染症	糞便で汚染された水。海外渡航歴注意	7日以内に 保健所へ
2ヵ月くらい	生体内毒素型	ハチミツ，など	

ノロン薬で，腸管から吸収されて胆汁からの排泄もあり，比較的高い腸管内濃度が期待できるので本症には適切な薬剤である。ただし，5歳未満の小児には注意して使用し，乳児では使用しない，とされているので小児での使用は慎重でなければならない。したがって，乳幼児にはホスホマイシン40～120 mg/kg/日/分3で，年長児ではノルフロキサシン6～12 mg/kg/日/分3で7日間，経口投与する。

II．カンピロバクター（Campylobacter jejuni/coli）

先進国においてヒトの腸炎の原因菌として，しばしば検出されるグラム陰性桿菌である。これによる食中毒の発生数は腸炎ビブリオ腸炎をぬきサルモネラ腸炎と並んでわが国ではもっとも多いものとなっている。ニワトリ，畜牛，豚など多くの家畜の腸管に生息しており，これらの糞便で汚染された食肉，特に鶏肉を摂取することや犬，猫など愛玩動物と接触することによって腸炎がおきる。夏から秋にかけて集団食中毒として発生することが多く，約1/3は学校給食によるものである。感染力は比較的強く500個程度の菌の摂取で感染は成立するので，集団感染の原因菌としては注意を要する。軽い下痢のみの場合は抗菌薬を使用する必要はないが，発熱，腹痛，血便などの症状が激しいとき，乳幼児の場合，食物を取り扱う者の場合は必要となる。抗菌薬を使用する場合早期であるほど効果が高い。第一選択の抗菌薬はエリスロマイシン30～50 mg/kg/日/分3，5日間で早期に除菌され，下痢の減少，解熱，腹痛の軽減が24～36時間以内にみられる。そのほかのマクロライド，ホスホマイシン50～100 mg/kg/日/分3，5日間も用いられるが，ニューキノロン薬は最近耐性菌が多くなり本症には適当でない。

菌血症を疑えるような重症な場合は，アンピシリン，イミペネム，アミノ配糖体の静注も使用できる。

III．腸炎ビブリオ（Vibrio parahaemolyticus）

通性嫌気性の好塩性グラム陰性桿菌で，海の魚介類を生で食べる機会の多いわが国では夏季の集団食中毒の原因として相変わらず頻度が高い。これによる腸炎の潜伏期は15～24時間で，症状は軽い胃腸炎症状から赤痢様症状までさまざまである。初期の症状は胃部不快感，上腹部痛で，まもなく嘔気，嘔吐，下痢，頭痛を呈し，中等度の発熱を伴うこともある。腹痛，嘔吐は発病後5～6時間で軽快しはじめる。下痢は発病後12時間くらいが最盛期でその後軽快しはじめ，発熱も24時間後には解熱，治癒に向かう。しかし腹部の不快感，倦怠感，軟便などはその後1週間程度続くことが多い。夏季に上腹部の激しい痛み，下痢，悪心，嘔吐，発熱を訴え，発症前24時間以内に生の魚介類を食べたことがあるときは本症を疑う必要がある。

患者の半数くらいは何らかの治療を必要とするが，入院が必要となるのは少ない。治療は補液と対症療法がおもで，大量の下痢のため脱水，死亡に至った例もあるので注意は必要である。通常抗菌薬の投与は必要ないが，高熱があり症状の強いときはナリジクス酸50 mg/kg/日/分3，ホスホマイシン40～120 mg/kg/日/分3，またはノルフロキサシン6～12 mg/kg/日/分3，で経口投与する。

IV．腸管出血性大腸菌

下痢原性大腸菌の中ではE. coli O157：H7をはじめとする**腸管出血性大腸菌（enterohemorrhagic E. coli：EHEC）**が重要である。最近集団感染件数が少なくなっているとはいえ散発例は相変わらず発生している。EHEC感染症は生体内毒素型腸管感染の典型で，原因菌

を殺してもすでに腸管内で産生，分泌された遅効性の志賀毒素1 (Stx 1)，志賀毒素2 (Stx 2)により溶血性尿毒症症候群（HUS）や脳症という重症な合併症への進行をくい止めることができない，という難しさをもった疾患である。

EHEC感染の治療の目的は出血性大腸炎をできるだけ軽度に抑えHUS，脳症など重症合併症の発症を予防することと，二次感染を予防することである。抗菌薬が有効かどうかについてはまだ議論が残っているが，発症早期（3日以内）に適切な抗菌薬を用いると合併症発症の危険性を減少できると考えられている。抗菌薬は発症早期ではホスホマイシン40〜120 mg/kg/日，ノルフロキサシン6〜12 mg/kg/日/分3，経口投与かカナマイシン50〜100 mg/kg/日/分4，経口投与，それ以降はミノサイクリン4 mg/kg/日/分2，経口投与，いずれも5日間投与する。経口投与ができない場合はホスホマイシンまたはミノサイクリンを経静脈投与する。

合併症の発症予防には経口志賀毒素吸着薬，ヒト化抗志賀毒素モノクローナル抗体などが開発されつつあり今後の進歩が期待される。

V. 黄色ブドウ球菌（*Staphylococcus aureus*）

胃腸炎の多くは食中毒によるものである。ヒトはしばしば鼻や皮膚に*S. aureus*を保菌しており，特に手に創傷のあるものが調理をした場合容易に食物は汚染される。調理後食物が室温で長く放置されると，菌は増殖し食物中にエンテロトキシンを放出する。エンテロトキシンは耐熱性でいったん食物内で菌が増殖した後加熱しても中毒は予防できないので注意が必要である。

症状は食物の摂取後1〜6時間で嘔気，嘔吐，腹痛，下痢を呈し，発熱はない。12時間後には自然に軽快する。

症状は毒素により細菌感染自体によるものではないので，抗菌薬は無効で補液と対症療法をおこなうほかない。

VI. ボツリヌス（*Clostridium botulinum*）

グラム陽性，嫌気性の芽胞菌で土壌や湖沼の泥の中で育ち，菌のいる土壌に生える植物は芽胞で汚染される。したがって野菜，根菜，ハチミツなどを介して芽胞が口に入り大腸で発芽することはあり得るが，成人や健常小児では正常細菌叢が競合して増殖することができない。この菌による食中毒には食物中で菌が増殖する際に産生した毒素を摂取することで発症する毒素型食中毒と，乳児が芽胞をハチミツなどとともに摂取しそれが腸管内で発芽，増殖する過程で産生された毒素によって発症する乳児ボツリヌス症があるが，いずれも数年に1件くらいの発生がみられており重篤となりうるので注意は必要である。

最近では前者は1998年グリーンオリーブによるもの，後者は1996年自家製野菜スープによるものが報告されている。

VII. エルシニア（*Yersinia*）

基本的に動物寄生性のグラム陰性，球桿菌である。人に腸管感染をおこしうるのは*Y. enterocolitica*と*Y. pseu-dotuberculosis*の2種で，ほとんどは*Y. enterocolitica*によるものである。4℃の低温でも増殖できる。保菌する動物の糞便に汚染した食物や水を摂取することで感染し，動物との口から口への感染も考えられている。潜伏期間，平均5日（2〜11日）。感染性は強いものではなく，ヒトからヒトへの二次感染はきわめて少ない。感染は小児の方が成人より感染を受けやすく，保育所や小学校で集団感染がおこりうる。

下痢，発熱，腹痛，嘔吐がもっとも多い症状であるが，その程度は軽度のものから重症

なものまでさまざまである。乳幼児では胃腸炎症状のみのことが多く，年長児では右下腹部の腹痛を伴いしばしば虫垂炎と間違えられる。下痢は1～2週間続き，約20％で血便を伴う。末梢血白血球数は中等度増加する。Y. enterocolitica 感染と Y. pseudotuberculosis 感染を臨床的に見分けるのは必ずしも容易でないが，後者の場合は腹痛が主で下痢症状は少なく発熱の期間も短い。

　菌は多核球によって貪食，殺菌されるので，基礎疾患のない患者では感染は局所性で，自然に治癒するが，溶血のある者，免疫抑制のある者は重症化しやすく，まれに敗血症など全身感染をおこす。年長児や成人では感染後2～6週で関節炎や結節性紅斑をおこすことがある。これは反応性関節炎と呼ばれHLA-B27抗原をもつ者に多発することがよく知られている。乳幼児では川崎病様症状を呈することもある。

　多くは自然治癒するが，症状の強いものに抗菌薬が必要となる。Y. pseudotuberculosis は多くの抗菌薬に感受性を示すが，Y. enterocolitica はペニシリン系，第一，第二世代セフェム系に耐性であることが多いので，経口投与にはST合剤（sulfamethoxazoleで40 mg/kg/日/分3）5日間，静注ではトブラマイシン（3～4 mg/kg/日/分2），または第3世代セフェムを用い有症期間の短縮は期待できる。

VIII. クリプトスポリジウム（*Cryptosporidium spp.*），ジアルジア（*Giardia lamblia*）

　原虫感染は主として水を介して感染し，上水道の発達したわが国では感染の機会は少なく重症化するおそれも少ないが，幼若児や免疫能の低下した小児の場合は感染の遷延，重症化がありうる。また1996年埼玉県越生町でみられたクリプトスポリジウム集団感染のように少しの隙をついて集団発生したり，国際化が進み開発途上国に居住したり，旅行したりする小児が少なくない現在では海外で感染することもありうる。同様に海外渡航者については細菌性赤痢，コレラ，腸チフス，パラチフス，腸管毒素原性大腸菌感染を念頭においている必要がある。

IX. ノロウイルス

　ノーウォーク様ウイルスから改名され食中毒の原因としてこれまで小型球形ウイルス（SRSV）とされてきたもので，直径27～38 nmの球形のRNAウイルスである。わが国で冬季にみられるウイルス性食中毒の原因として代表的なものである。最近発生件数が増加傾向にあり，年間の発生件数ではサルモネラ，カンピロバクターについで腸炎ビブリオによる腸炎と肩を並べるようになっている。

　カキやアサリなど二枚貝は，糞便に排泄され水中に拡散したウイルスを吸い集め体内に濃縮する性質を持っていて，このような貝を生食することによって感染する。感染力は強く10～100個のウイルス粒子という少ない摂取量でも感染する。汚染された食物や水を摂取してから12～48時間後に嘔気，嘔吐，下痢，強い腹痛で発病する。小児では嘔吐が，大人では下痢がみられやすく，頭痛や微熱が出ることもある。重症になることは少なく2～3日で軽快するが，まれに症状が2週間以上続く場合もある。

　ノロウイルスは貝の内臓に取り込まれているため洗浄や湯どおしだけでは除去できないので，加熱するか生食の場合は信頼できるものを購入する必要がある。

　ノロウイルスは摂取されると15時間後には患者便中に排出されはじめ，25～72時間後には排出はピークに達する。人の体外でも安定で，患者の吐物や便の中のノロウイルスが感染源となりヒトからヒトへの水平感染をおこ

す．感染者の糞便で汚染された水から二枚貝を介して感染をおこす．

治療は補液が主で，点滴が必要になる場合もある．

（城　宏輔）

Note

1 乳幼児健診

乳幼児健診は小児医療特有の健診システムであり重要なものである。しかしこの重要性は意外と認識されておらず，身長と体重を測って聴診器を当てて終わり，といった具合の健診がいまだにおこなわれている。乳幼児健診は，これがなければまったく医療機関を訪れることのなかった母児と対話の持てるせっかくの機会である。健診の意義を理解したうえで有効に活用したいものである。

乳幼児健診の目的

乳幼児健診の目的は3つある。1つは異常のスクリーニング，1つは育児相談，そしてあと1つは育児指導である。異常のスクリーニングは乳幼児健診のもっとも基本的なところである。しかし漫然と聴診器を当てているだけでは見逃しも多くなるので，児の月齢を考え注目すべき異常を念頭において健診を進める必要がある。内臓奇形は周囲から気付かれずに経過していることも多いので特に注意が必要である。

親からの質問に答える育児相談は育児支援のうえできわめて重要である。育児相談は時間を要することなどから，嫌われ，省略される傾向もみられる。しかしそれでは健診の意義は半減し，互いの信頼関係もそこなわれることになる。育児相談はていねいにおこなう必要がある。

育児指導は広い意味で育児相談の一環であるが，親から質問が出なかった場合に医師の側から話題を提供して話を進めていくものである。一般には気付かれにくいが育児上大事な情報を常時整理しておき，健診の最後に提供することで健診の質がさらに向上するであろう。

乳幼児健診のシステム

乳幼児健診は予防医療である。疾病の治療を扱う健康保険とは本来無関係で，自由診療として実施されている。ただし乳幼児の健全な発育を保障する意味で，3～4ヵ月，6～7ヵ月，9～10ヵ月，1歳半，3歳の5つの時点での乳幼児健診は公費負担で実施されている（表43）。このうち3～4ヵ月健診および3歳健診は市区町村単位の集団健診の形で実施されている。また残りの6～7ヵ月，9～10ヵ月，1歳半の各健診は最寄りの医療機関に出向く形の個別健診としておこなわれている。

上記以外の時期で健診をおこなう場合はすべて自由診療となる。そのうち生後1ヵ月の健診は，親にとっても質問したいことが多く，医師の立場からも退院後の育児に問題がないかチェックするのに適切な時期であるため広く推奨され，多くの児が受診している。1ヵ月

表43 乳幼児健診のシステム

	公費負担	集団健診
1ヵ月健診		
3〜4ヵ月健診	○	○
6〜7ヵ月健診	○	
9〜10ヵ月	○	
1歳健診		
1歳半健診	○	
2歳健診		
3歳健診	○	○

健診以外の任意の健診受診者はそれほど多くはないようである。

異常のスクリーニング

児の異常，中でも親には気付かれにくい慢性疾患の診断は乳幼児健診の重要な柱の1つである。急性疾患に関する異常は親も気付きやすく，健診の場で親から質問されることも多い。「最近咳をする」「鼻がつまる」「目やにが出る」「顔にぶつぶつができた」といった質問は健診の場でもしばしば耳にする。このような問題とは別に，親が通常は気にしないような異常をチェックすることも健診では重要である。以下に乳幼児健診でスクリーニングの対象となる疾患を解説する。

I．成長障害

成長の評価は乳幼児健診では基本的かつ重要なものである。児の栄養状態は通常，体重増加に反映される。成長曲線に沿った体重増加が得られているかどうか健診ごとにチェックが必要である。母子健康手帳には成長曲線のグラフが掲載されているので，健診の際に測定結果を直接記入すればすぐに評価できる。体重測定は施行者による誤差は出にくいものであるが，条件をそろえるため測定時は着衣をすべて脱がせる必要がある。体重増加の評価のためには毎回同じ体重計を使って測定することが望ましい。なかには不正確な体重計も存在するからである。

体重増加不良を認めた場合は原因の解明が必要である。大きく分けて児自身の哺乳力が弱い場合と，親の栄養の与えかたが不適切な場合とがある。1ヵ月健診では親の誤解や無知により結果的に低栄養となっていることがしばしばある。このほかに原因不明の低栄養児をみたときは虐待も必ず念頭におく必要がある。

身長には通常，児の栄養状態は反映されない。しかし児の体格，すなわち体重と身長の釣り合いを知るうえで必須のものである。乳児の身長は寝た姿勢で測定するが，この場合，屈曲させた下肢をむりやり伸展させながら測定することになる。このため乳児期の身長の計測値は不正確になりがちであるが，これはやむをえないものである。身長に関してはこの辺の限界も理解したうえで評価する必要がある。

頭囲の異常な増加は脳腫瘍や水頭症といった疾患が原因となっていることがある。また小頭症の存在が精神遅滞や先天異常の発見のきっかけとなる場合もある。頭囲の測定と増加率の評価もこのような理由で重要である。ただし頭囲測定は丸い頭を巻き尺を使って測定するため，やはり測定値が不正確になりやすい。身長と同様，正確さの限界を理解して評価する必要がある。

II．先天性心疾患

最近は胎児エコーで出生前に診断がつく場合もあるが，まだ一部である。多くは生後退院までの間に診断されることが多いが，1ヵ月健診や3〜4ヵ月健診まで気付かれないないこ

ともときにある。先天性心疾患は出生約100人に1人にみられる大変多い疾患である。健診時には心雑音の有無を確認することが重要である。また同時にチアノーゼの有無にも注意が必要である。チアノーゼを疑った場合は経皮酸素飽和度モニターで確認すれば客観的な評価が可能である。

Ⅲ．先天性胆道閉鎖症

生後2ヵ月までに診断したい疾患である。健診では1ヵ月健診が発見の唯一の機会である。1ヵ月健診時には母乳黄疸の児も来院する（数のうえではこちらのほうが圧倒的に多い）。見た目の黄色さでは母乳黄疸の児のほうが黄疸が強いことも多いので、皮膚色の視診による鑑別はあてにならない。便の色の確認は有用で、黄疸のある児では便の色をなるべく自分の目で確認するよう努力が必要である。完全な灰白便でも、親はこれを「黄色」と言ったり、「赤ちゃんの便の色はこんなもの」と思い込んでいたりする例も多いので、問診を過信してはならない。

Ⅳ．先天性股関節脱臼

生後4ヵ月ころまでに診断したい疾患である。生直後の診察、1ヵ月健診、3～4ヵ月健診では常にこの疾患の可能性を念頭において診察する必要がある。視診で左右の足のシワの違いと脚長差に注意し、開排制限の有無と左右差は必ず確認する必要がある。開排制限は個人差もあり、どこから異常と捉えるか難しく経験も必要である。自信のないときは先輩または整形外科医に相談するのがよい。

Ⅴ．脳性麻痺

脳性麻痺は先天異常や胎内での感染や低酸素血症、また原因不明のものなどさまざまな原因で発症する運動障害である。重症の場合は新生児期より筋緊張の異常などから診断されることもあるが多くはない。大部分は生後数ヵ月から1年くらいまでの間に徐々に症状が明らかとなり診断される。これは乳幼児期は神経系の発達途上にあるため、発達段階に応じて症状が変化するためである。一般に軽症の脳性麻痺ほど症状が明らかになる時期は遅くなり、発見もその分困難となる傾向がある。以前ほど「早期発見、早期療養」は強調されなくなってはいるが、適切な時期での診断が重要であることに変わりはない。乳幼児の月齢に応じた発達を正しく理解し、健診ごとに評価し確認していくことが重要である。

Ⅵ．難聴

言語の習得のためには聴覚が機能していることが必須である。また言語の習得には適切な時期が存在し、これを過ぎると言語の習得はほぼ不可能となる。難聴の発見は早いほどよい。しかし難聴の発見は意外と困難である。これは難聴の児が聴覚の不十分なところを視覚などを使って補うからである。実際、実の母親ですら何年も子どもの難聴に気付かない例を経験することがある。視界の外から発生した音に対する反応の有無には十分注意する必要がある。難聴は可能な限り1歳までに発見できるよう努めるべきである。

育児相談

育児の中で親はさまざまな疑問を持ち、健診の際に医師に質問することが多い。親は正常な子どものことをあまり知らないため、自身と比較して異なる点を気にすることが多いようである。親から出される質問の内容は似通ったものが多い。しかし聞いてくる親は真剣であるので、答える方も面倒くさがらずに真摯な態度で臨むことが重要である。親から

表44 1ヵ月健診でよく受ける相談・質問

- よく吐く
- 下痢をする
- 便秘である
- 便が緑色をしている
- 太りすぎではないか
- 顔にぶつぶつができている
- 鼻がつまる（風邪ではないか？）

質問を出しやすい雰囲気を作ることも大切である．1ヵ月健診は質問をもっとも多く受ける健診である．その代表的な内容を**表44**にあげた．答えをあらかじめ考えておくと役立つであろう．

育児指導

以下の項目は育児相談で親から聞かれる頻度は少ないが，子どもの健全な発育のためにはいずれも重要な問題を含んでいる．聞かれなくても医師の側から積極的に話題を提供していく必要がある．

I．予防接種

日本では混合ワクチンの導入が遅れ，同時接種も積極的におこなわれていない．このため予防接種のため医療機関に通う回数が多く，これが日本の低い予防接種率の要因の1つとも考えられている．6～7ヵ月，9～10ヵ月，1歳，1歳半の各健診は，予防接種の進み具合をみるためのチェックポイントとしても適している．母子手帳の予防接種の記録を参照しながら進み具合を必ず確認していただきたい．

II．事故予防

現在の日本では事故予防が乳幼児の健やかな発育にもっとも重要であるのだが，このことは親の間ではあまり知られていない．健診の場で事故予防について親から質問を受けることもほとんどないのが現状である．健診は事故予防指導の場として絶好である．子どもの発達段階に応じた事故予防指導はぜひ健診の場で実施していく必要がある．

III．虐待

子どもの虐待は家庭内で起こるため発見が困難である．2000年に子どもの虐待防止法が施行され，医療関係者などが虐待が疑われる事例に遭遇した場合，通報の義務が課せられるようになった．健診の場は虐待発見の場として数少ない機会の1つである．背景に虐待があるのではないかといった目で，児の様子や身体所見，親子関係に注意し，みていく必要がある．

文 献

1) 日本小児科学会・日本小児保健協会・日本小児科医会編：心と体の健診ガイド—乳児編—，日本小児医事出版社，2002．
2) 日本小児科学会・日本小児保健協会・日本小児科医会編：心と体の健診ガイド—幼児編—，日本小児医事出版社，2000．
3) 横田俊一郎編：小児科外来診療のコツと落とし穴 (3) 乳幼児健診，中山書店，2004．
4) 特集「乳幼児健診のそこが知りたい」．小児科診療 67：881-1002，2004．
5) 特集「小児外来の育児相談」．小児科臨床 56：433-802，2003．

〈渡辺　博〉

2 予防接種

感染症の成立には分母に生体の抵抗力・防御能・免疫能をおき分子に病原体の量・強さをおいたとき，分母が分子に劣るとき感染症が成立する。成立しない場合はこの逆である。

予防接種はこのうち分母に特異的な免疫能を付与するもので感染症の成立を阻止する感受性者対策である。

予防接種とは人為的に何らかの方法でつくられたワクチンをヒトに接種することにより，ヒトの感染源に対する特異的免疫能を一定以上に高めその結果，感染源が体内に侵入した場合でも感染はおこすとしても感染症は成立させないための手段である。

ここで，ワクチンの備えるべき条件を考える。

①十分な効果があること。すなわちワクチン接種後当該疾患の罹患を防御できることである。
②免疫性があること。すなわち接種後十分量の抗体が獲得されることである。
③副作用が少ないこと。すなわち全身性の重篤な反応が出ないことである。
④経済性。当然ながら高価でなく入手しやすい価格であることである。

以後**表45**から**表53**に予防接種の目的と対象となる疾患，実施方法，接種対象者の責務，日本で接種できるワクチンの種類，予防接種法での定期接種と任意接種の時期接種方法，接種後の副反応・健康被害と接種上の注意，予防接種のスケジュール，予診表，日本と海外の相違点，海外渡航時の予防接種，に関して表に示した。

表45　予防接種法

目　　　的	伝染のおそれのある疾病の発生およびまん延を予防するために，予防接種をおこない公衆衛生の向上および増進に寄与するとともに，予防接種による健康被害の迅速な救済を図ることを目的とする。
予防接種をおこなう疾　　　病	1. ジフテリア　2. 百日咳　3. 急性灰白髄炎　4. 麻疹　5. 風疹　6. 日本脳炎　7. 破傷風　8. 結核（結核予防法による）　以上1類疾病　9. インフルエンザ　2類疾病
実　　　施	市町村長，知事 ――→ 定期接種
被接種者の責務	予防接種の対象者は，予防接種を受けるよう努めなくてはならない（1類疾病のみ）

2. 予防接種

表46 使用ワクチンの種類

不活化ワクチン サブユニットワクチン	インフルエンザワクチン　　コレラワクチン 日本脳炎ワクチン　　　　　B型肝炎ワクチン ワイル病ワクチン　　　　　肺炎双球菌ワクチン
トキソイド	沈降精製百日咳・ジフテリア・破傷風三種混合ワクチン（DPT三混） 液状ジフテリア・破傷風二混ワクチン 沈降ジフテリア・破傷風二混トキソイド 液状ジフテリアトキソイド，沈降ジフテリアトキソイド 液状破傷風トキソイド，沈降破傷風トキソイド
生ワクチン	麻疹・おたふくかぜ・風疹三種混合ワクチン（MMR） 麻疹ワクチン，風疹ワクチン おたふくかぜワクチン，水痘ワクチン ポリオワクチン，BCG

表47 予防接種スケジュール

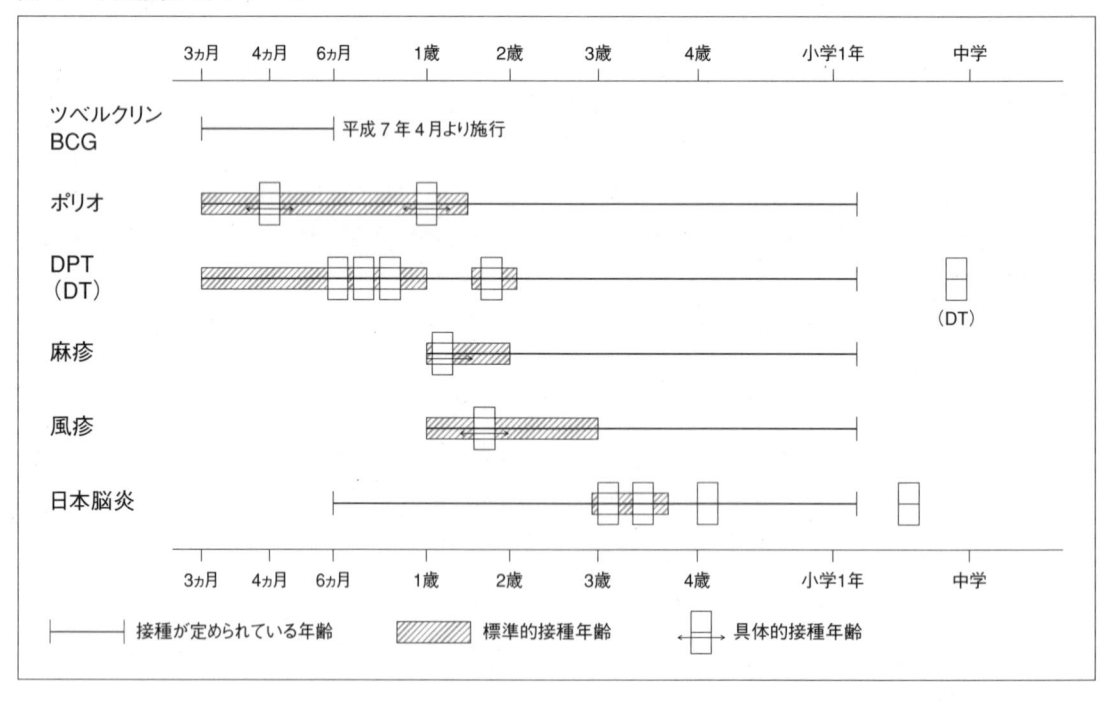

ツベルクリン BCG　　平成7年4月より施行

ポリオ
DPT（DT）
麻疹
風疹
日本脳炎

目盛：3ヵ月　4ヵ月　6ヵ月　1歳　2歳　3歳　4歳　小学1年　中学

├─┤ 接種が定められている年齢　　▨ 標準的接種年齢　　□ 具体的接種年齢

表48 現行の予防接種（1995年4月1日より実施）

	ワクチン	接種時期	接種方法
予防接種法に基づく接種	ポリオ	生後3ヵ月から90ヵ月の間，標準※として生後3ヵ月から18ヵ月 接種間隔は6週間以上空けて2回 間隔は上記の範囲内であればいくら空けても可	経口接種，ピペットの目盛まで吸引すると0.05 mlとなるので，これを口腔内へ
	沈降精製百日咳・ジフテリア・破傷風・混合ワクチン（DPT三混）	I期：生後3ヵ月から90ヵ月の間に初回接種として3回，完了後6ヵ月以上あけて1回，標準※として生後3ヵ月から12ヵ月，終了後1年～1年半に追加接種 II期：小学校卒業前にジフテリア・破傷風二混	I期初回：3週間から8週間空けて0.5 mlずつ3回を皮下深く接種 追加：0.5 mlを1回 II期：0.1 mlを1回
	麻疹ワクチン	生後12～90ヵ月に，標準※として生後12ヵ月から24ヵ月	0.7 mlの溶解液で乾燥生ワクチンを溶解し，そのうちの0.5 mlを皮下に
	風疹ワクチン	生後12～90ヵ月に，標準※として生後12ヵ月から36ヵ月	0.7 mlの溶解液で溶解し，そのうちの0.5 mlを皮下に
	日本脳炎ワクチン	第1期：生後6ヵ月から90ヵ月に初回は0.5mlずつ1～4週間隔で2回おおむね1年後に追加接種，標準※として3歳，追加は4歳 第2期：9歳から12歳，標準※として小学4年生	初回は1～4週ごとに0.5 mlずつ2回，翌年0.5 mlを皮下に，3歳以下におこなうときは0.25 ml
任意接種	インフルエンザHAワクチン	希望者に 65歳以上の者の希望者には定期接種	3週から4週空けて2回皮下接種，1歳未満0.1 ml，1～5歳0.2 ml，6～12歳0.3 ml，13歳以上0.5 ml
	おたふくかぜワクチン	1歳以上の者	溶解液0.7 mlにて溶解し，うち0.5 mlを皮下接種
	水痘ワクチン	水痘に罹患すると致命的となる疾病の状態にある者，すなわち，白血病，悪性腫瘍で抗癌剤，放射線治療を受けて，免疫不全状態の者で感染の危険のある場合，またこれらの者で治療が一時中断され免疫能が維持されている者。 ネフローゼ，膠原病などでステロイドホルモンなどの投与を受け免疫能が低下し感染の危険のある者，この他，特に希望のある成人，または健常乳幼児に接種する傾向にある。	白血病では原則として寛解期に入って3ヵ月後に，細胞性免疫能が維持されていることを確認。 感染機会のあった3日以内に接種すると緊急避難可能。 溶解液0.7 mlにて溶解し，そのうち0.5 mlを皮下に。
	B型肝炎（HB）ワクチン	希望者，一般には家族にHBs抗原，特にHBe陽性者のいる場合，医療関係者，海外長期滞在者	初回は小児（10歳以下）0.25 ml皮下接種，以後1ヵ月，6ヵ月後に1回ずつ0.25 ml，4～5年ごとに再接種するとよい
	肺炎球菌多糖体23価ワクチン	2歳以上の者で希望者 脾摘を行った者，老人が対象	0.5 ml皮下1回
	麻疹ワクチン，風疹ワクチン，百日咳・ジフテリア・破傷風ワクチン，ポリオ，日本脳炎	予防接種法に定められた時期に接種できなかったワクチンは，すべて希望により接種することもできる。	前述
	ワイル病	希望者に	初回は1週間空けて1.0 mlずつ2回，以後5年ごとに1.0 ml皮下に
結核予防法による接種	ツベルクリン，BCG	生後6ヵ月までの者にツベルクリン反応をおこなわず直接BCG接種をおこなう。	ツベルクリン陰性の場合，管針法によって2ヵ所に接種する。
健康保険による接種	B型肝炎（HB）ワクチン	妊婦の血液を検査し，HBs抗原，HBe抗原が陽性の場合，健康保険によって新生児の血清検査をおこない，HBs抗原陰性の場合は予防接種をおこなう。	生後48時間以内および2ヵ月にHB免疫グロブリンHBIGを1.0 mlずつ筋注する。 生後2ヵ月，3ヵ月，5ヵ月時にHBワクチンを0.25 mlずつ皮下注

※ 標準とは地方自治体が接種を勧めるべき年齢

2. 予防接種

表49 予防接種の副反応および接種前後の注意

	副反応	注意事項
ポリオ	副反応はほとんど認められない。きわめてまれにこのワクチンに関係あると思われる弛緩性麻痺をおこすとの報告もある。	下痢をしている場合は避ける。麻疹、風疹など生ワクチン接種後は4週間空ける。
沈降精製百日咳、ジフテリア、破傷風、混合ワクチン（DPT三混）	発熱の原因であった百日咳ワクチンが改良されたため発熱はほとんどみられず、約4%である。1回目の接種では接種部位が翌日から1週間後にかけて発赤、腫脹、硬結をみる。約30%。2回以後の接種では翌日に局所反応が現れることが多い。接種回数が増えるごとに局所反応の頻度が高まる。4回目接種後は50%以上に局所反応がみられる。局所の硬結は1〜2ヵ月でなくなる。	定められたとおりの期間に定められた回数をおこなうことが当然だが、接種間隔が空いてしまって何ヵ月も経ったという場合でも気づいた時にすぐ接種する。Ⅱ期で初めてジフテリアを受ける場合、反応が強く出現したり、アナフィラキシーがおこることもあるので、成人型ジフテリアトキソイドを接種する。
麻疹	麻疹による発熱は接種後4日から2週間の間に約20%、軽い発疹が10〜20%に。	麻疹のワクチンは比較的強いワクチンなので、痙攣の既往のある者、その他基礎的疾患のある者は専門医によく相談してから接種。
風疹	風疹の副反応はほとんどない。ごくわずかの頻度で関節痛、リンパ節腫、発疹がある。	風疹ワクチンは妊婦は受けられない。また接種後は2ヵ月間妊娠してはいけない。
インフルエンザ、HAワクチン	接種部位が赤く腫れる程度で、発熱、頭痛などはほとんどない。神経系の重症な副反応があるのではないかといわれるが、実際には全身の副反応はほとんどない。	卵を使ってつくるワクチンであるので、卵アレルギーがあきらかな者は接種しない。
日本脳炎	特に重い副反応はない。接種局所の腫脹、疼痛、発赤程度	1989年から接種量が1.0mlから0.5mlに変わった。免疫効果が出るのは接種後1ヵ月であるので5月または6月までに接種を終えること、間隔が空いてしまったり、接種を忘れてしまった場合でも計3回接種すればよい。
水痘ワクチン	健康な者に対する接種ではほとんど副反応はみられない。急性白血病患者では20%ほど発疹、水痘が出る。帯状疱疹の出現は自然感染に比して少ないといわれるが、時が経たないとわからない。	ワクチン接種後の者でも、水痘に接触後発症することがある。しかし、すべての例で軽症ですむ。ワクチンの保存には特に注意する必要がある。
B型肝炎（HB）ワクチン	副反応はない。	接種前にHBs抗原陽性ではないこと、HBs抗体が陰性であることを確かめておく必要がある。
BCG	針のあとに小水疱、痂皮ができる。まれに腋窩のリンパ節が腫脹することがある。	接種を受けたあとは、局所が乾燥したのを確認して着衣する。

表50 予防接種をおこなってはならない者

1. あきらかな発熱を呈している者
2. 重篤な急性疾患に罹患していることがあきらかな者
3. 接種しようとする接種液の成分により、アナフィラキシーを呈したことがあきらかな者
4. 風疹、麻疹、ポリオの予防接種では妊娠していることがあきらかな者
5. そのほか、予防接種をおこなうことが不適当な状態にある者

接種の判断をおこなうに際し注意を要する者	1. 心血管系、腎、肝、血液疾患、発育障害等の基礎疾患を有することがあきらかな者 2. 前回の予防接種で2日以内に発熱のみられた者、または全身性発疹等のアレルギーを疑う症状を呈したことがある者 3. 過去に痙攣の既往のある者 4. 過去に免疫不全の診断のなされている者 5. 接種しようとする接種液の成分により、アレルギーを呈するおそれのある者

表51 予防接種予診票

[　　　　　　]予防接種予診票

住所		診察前の体温	度	分
受ける人の氏名		男女	生年月日	年　月　日生（満　歳　ヵ月）
保護者の氏名				

質 問 事 項	回 答 欄		医師記入欄
今日受ける予防接種について市町村から配られている説明書を読みましたか	はい	いいえ	
あなたのお子さんの発育歴についておたずねします 出生体重（　　　）g　　　分娩時に異常がありましたか	あった	なかった	
出産後に異常がありましたか	あった	なかった	
乳児健診で異常があるといわれたことがありますか	ある	ない	
今日体に具合の悪いところがありますか 具合の悪い症状を書いてください（　　　　　　　　　　　　）	はい	いいえ	
最近1ヵ月以内に病気にかかりましたか 病名（　　　　　　　　　　　　　　　　　　　　　）	はい	いいえ	
1ヵ月以内に家族や遊び仲間に麻しん，風しん，水痘，おたふくかぜなどの病気の方がいましたか 病名（　　　　　　　　　　　　　　　　　　　　）	はい	いいえ	
1ヵ月以内に予防接種を受けましたか 予防接種名（　　　　　　　　　　　　　　　　　）	はい	いいえ	
生まれてから今までに特別な病気（先天性異常，心臓，腎臓，肝臓，脳神経，免疫不全症，その他の病気）にかかり医師に診察を受けていますか　病名（　　　　　　　　　）	はい	いいえ	
その病気を診てもらっている医師に今日の予防接種を受けてよいといわれましたか	はい	いいえ	
ひきつけ（けいれん）をおこしたことがありますか　　（　　　　　）歳頃	はい	いいえ	
そのときに熱がでましたか	はい	いいえ	
薬や食品で皮膚に発疹やじんましんが出たり，体の具合が悪くなったことがありますか	はい	いいえ	
お子さんの中に先天性免疫不全と診断されている方はいますか	はい	いいえ	
これまでに予防接種を受けて具合が悪くなったことがありますか 予防接種の名前（　　　　　　　　　　　　　）	ある	ない	
家族に予防接種を受けて具合が悪くなった人はいますか	はい	いいえ	
6ヵ月以内に輸血あるいはガンマグロブリンの接種を受けましたか	はい	いいえ	
今日の予防接種について質問がありますか	はい	いいえ	

医師の記入欄
　以上の問診及び診察の結果，今日の予防接種は（　可能　・　見合わせる　）　　医師のサイン

予診の結果を聞いて今日の予防接種を受けますか（　はい　・　見合わせます　）　　保護者のサイン

使用ワクチン名	接種量	実施場所・医師名
ワクチン名 Lot No.	（皮下接種） 　　　　mL	実施場所 医師名 接種年月日　平成　　年　　月　　日

（注）ガンマグロブリンは，血液製剤の一種で，A型肝炎などの感染症の予防目的や重症の治療目的などで注射されることがあり，この注射を3〜6ヵ月以内に受けた方は，麻しんなどの予防接種の効果が十分に出ないことがあります．

表52 日本と諸外国の予防接種の相違点
日本で受けるワクチン，諸外国で受けるワクチン

日　本	EPI（日本共通）	諸　外　国
勧奨：日本脳炎 　　　風疹単独 任意：ムンプス単独 　　　水痘 　　　インフルエンザ	BCG DPT 麻疹 ポリオ B型肝炎	MMR インフルエンザ菌（Hib） A型肝炎※ 黄熱病※ 狂犬病※ 髄膜炎菌 コレラ※ 腸チフス ペスト

EPI：Expanded Programme on Immunization
※：日本でも接種可能なワクチン

表53 海外渡航時の予防接種

	接種対象	接種方法	副反応注意事項
コレラワクチン	アジア，中東，アフリカの数ヵ国で接種証明書が入国時に要求される。 コレラ発生地から5日以内に到着する者にのみ要求されることもある。	5日から7日間隔で2回皮下 4歳未満は初回0.1 m*l*，2回目0.25 m*l*，4歳〜6歳は0.25 m*l*，0.5 m*l*，7歳〜12歳は0.35 m*l*，0.7 m*l*，大人は0.5 m*l*，1.0 m*l*で，有効期間は第1回の接種を受けて6日目から6ヵ月間，この期間内に追加接種を1回受けるとさらに6ヵ月有効。	発熱，局所反応などはない
黄熱ワクチン	アフリカの一部の国と中南米の一部の国に入国するときは接種証明書が入国時に要求される。	生ワクチンで0.5 m*l*を1回皮下接種 有効期間は接種後10日目から10年間	接種後1週間ほどで発熱，頭痛をみる，卵アレルギーの者は禁忌。特定の検疫所でしか受けられないので早めに準備を。
A型肝炎	衛生状態の悪い国へ渡航する場合，ヒト免疫グロブリンを接種しておく。 16歳以上の者に予防接種	ヒト免疫グロブリンの筋注 3ヵ月以内の海外滞在では0.02 m*l*/kg。 3ヵ月以上の場合0.05 m*l*/kgで，4〜6ヵ月ごとにくり返す。 0.5 m*l*ずつ2〜4週間隔で2回，6ヵ月後追加。	特に副反応はない ワクチンではないので効果は一時的。
狂犬病ワクチン	狂犬病流行地で，職種上危険と思われる者の個人防衛。	組織培養不活化ワクチンを4週ごとに1.0 m*l*ずつ2回皮下へ。その後6〜12ヵ月に1.0 m*l*追加。	旧ワクチンにみられたアレルギー反応はみられなくなった。

上記のほかにポリオワクチンは3回以上の接種がないと海外で入学できない場合がある。
また，百日咳の予防接種がおこなわれていないと入学できない場合もある。
亜熱帯への渡航には日本脳炎なども接種しておく。
職種上破傷風トキソイドも日本で接種しておいた方が良いことがある。
長期海外渡航者はB型肝炎ワクチンをおこなっておく。

文　献

1) 加藤達夫：予防接種．母子保健マニュアル．第4版，南山堂，東京，pp113-118, 2001.

（加藤達夫）

3 基礎疾患のある児の予防接種

　2003年12月著者を委員長とする予防接種ガイドラインが検討委員会にて全面的に改定された。ことに基礎疾患のある児に対する予防接種に関しては日本小児科学会分科会のご意見を伺い全面的に改定された。以下本稿ではその改正点を中心に，基礎疾患のある児への予防接種に関して記述する。なお，詳細はガイドラインを参照いただきたい。

接種の判断をおこなうに際し，注意を要する者（接種要注意者）

I．予防接種実施要領に規定する接種要注意者は以下のとおり
　1．心臓血管系疾患，腎臓疾患，肝臓疾患，血液疾患および発育障害等の基礎疾患を有することがあきらかな者
　2．前回の予防接種で2日以内に発熱のみられた者，または全身性発疹等のアレルギーを疑う症状に呈したことがある者
　3．過去に痙攣既往のある者
　4．過去に免疫不全の判断がなされている者
　5．接種しようとする接種液の成分に対して，アレルギーを呈するおそれのある者

II．各項目の考え方
　心臓血管系疾患，腎臓疾患，肝臓疾患，血液疾患および発育障害等の基礎疾患を有することがあきらかな者

a）心臓血管系疾患を有する者
　原則的には，積極的に予防接種をおこなうべきである。ただし，次に述べる状況，病態においては，接種前，接種後に十分な観察をおこない，注意を払う。
　①重篤な心不全がある者。
　②低酸素発作を有する者。
　　痛みによって発作が誘発されないように注意すること。
　③現在，心筋炎，心膜炎，川崎病，心内膜炎，リウマチ熱に罹患している者。
　④川崎病罹患後は，ガイドラインのp.13の(14)を参照。
　⑤無脾症候群：肺炎球菌ワクチンの適応である。
　⑥慢性の心疾患を有する小児では，インフルエンザによるリスクが高いゆえ，インフルエンザワクチンの接種が望ましい。

b）腎臓疾患を有する者
　接種をしてはならない者は，以下のとおりとされている。
　①急性腎不全の者。
　②急性期，増悪期の者。
　③プレドニゾロン投与量2mg/kg/日以上の者。

④その他，医師が不適当と認めた者
　以下の者に接種した場合には接種後抗体価モニターと必要に応じた追加接種が必要である。
(a) 副腎皮質ホルモン剤（プレドニン）投与量2 mg/kg/日以下。
(b) 免疫抑制剤使用中または中止後6ヵ月以内の者。

c) 悪性腫瘍の患者
　原則として，完全寛解期に入って，細胞性免疫能が回復した時点で接種をおこなう。維持療法中でも必要性の高い麻疹，水痘などについては，積極的に免疫能チェックを実施し，タイミングをみて接種をおこなう。

d) HIV感染者
　HIV感染者およびエイズ患者に対しては，ポリオおよびBCGの予防接種をおこなってはならないが，DPT，日本脳炎，インフルエンザの予防接種をおこなうことはできる。麻疹，風疹についても，状況に応じて接種をおこなう。

e) 重症心身障害児（者）
　重症心身障害児（者）は，発育障害，痙攣などがあるため予防接種を受けていない例が多い。しかしデイケアや施設入所などの際に感染症に罹患する機会が多く，また感染症に罹患した際に重症化が予測されるため，予防接種を積極的におこなうことが望ましい。
　予防接種をおこなうにあたり，主治医（接種医）は保護者に対して，個々の予防接種の必要性，副反応，有用性について十分な説明をおこない，同意を得ることが必要である。さらに発熱，痙攣，状態の変化などがおきた場合の十分な指導をしておく。
　原則として主治医または予防接種担当医が個別に接種する。
①発育障害があきらかであっても，全身状態が落ち着いており，接種の有用性が大であれば，現行の予防接種は接種して差し支えない。
②接種対象年齢を過ぎていても，接種の有用性が大であれば，接種して差し支えない。
③てんかん発作が認められても，その発作状況が安定していることが確認されていれば，主治医（接種医）の判定で接種して差し支えない（てんかんの既往のある者の項，ガイドラインp.36参照）。
④乳幼児期の障害児で，原疾患が特定されていない例では，接種後，痙攣の出現や症状の増悪を認めた場合，予防接種との因果関係をめぐって，混乱を生じる可能性があるので，事前に保護者への十分な説明と同意が必要である。

f) 低出生体重児
　出生時からの合併症がないことを確認のうえ，以下の要領で接種をおこなう。
①予防接種の原則は一般乳児と同様に適用する。
②ワクチンの接種開始は，出生後日齢，歴月齢を適用する。

g) その他基礎疾患のある者
　上記（a～f）以外の基礎疾患のある者および臓器・骨髄移植患者においては，以下の事項を基礎条件としてその疾患の主治医と接種医が可能と認めれば接種する。
①基礎疾患の診断がついていること。
②抗体産生能に異常が考えられないこと。
③基礎疾患が疾病として安定期にあること。

III. 前回の予防接種で2日以内に発熱のみられた者，または全身性発疹等のアレルギーを疑う症状を呈したことがある者

このような場合には，再接種後に再度症状が現れることがあるため，注意を要する。軽度の発熱の場合には，接種をおこなうことができるが，高熱や全身性発疹の場合には，対象者の年齢，疾病の流行状況などを勘案して，接種の可否を決める。

IV. 過去に痙攣の既往のある者

a) 熱性痙攣の既往のある者

熱性痙攣をもつ小児への予防接種基準は以下のとおりとされている（「脳と発達」34：pp166-169, 2002. の解説，Q&A1～2を参照）。

①予防接種の実施の際の基本的事項

現行の予防接種はすべておこなって差し支えない。ただし，接種する場合には次のことをおこなう必要がある。

(a) 保護者に対し，個々の予防接種の有用性，副反応（発熱の時期やその頻度ほか），などについての十分な説明と同意に加え，具体的な発熱時の対策（痙攣予防を中心に）や，万一痙攣が出現した時の対策を指導する。

(b) 当面集団接種が原則のBCGやポリオを除いたワクチンは，原則として主治医（担当医）が個別に接種する。

②接種基準

(a) 熱性痙攣と診断された場合は，最終発作から2～3ヵ月の観察期間をおけば前項の (a) の条件のもとで接種可能である。

(b) ただし接種を受ける小児の状況とワクチンの種別により，主治医の判断でその期間の変更は（短縮も）可能である。

(c) 長時間痙攣（15分以上発作が持続）の既往例は，小児科専門医ないし小児神経専門医が診察しその指示のもとで施行する。

③痙攣予防策

発熱の予測される予防接種では，発熱の出現しやすい時期に発熱を認めたらジアゼパム坐薬を予防的に投与する。ただし予防投与の必要性や下記用法，用量は，主治医（接種医）の判断によって，患者ごとに変更しうる。発熱率の比較的高いのは麻疹で，時期は接種後1～12日（特に7～10日），ついでDPTでその時期は1～6日（特に1～2日）である（接種日を0日とする）。

坐薬：ジアゼパム坐薬（製品：ダイアップ坐薬4 mg, 6 mg, 10 mg）
用量：0.4～0.5 mg/kg/回（最大10 mg/回）
用法：37.5℃以上の発熱を目安に，すみやかに直腸内に挿入する。初回投与後8時間経過後もなお発熱が持続するときは，同量を追加投与してもよい。通常，2回以内の投与で終了とする。状況判断で，3回目投与をおこなってもよいが，3回目は初回投与から24時間経過後とする。

(注1) 坐薬がない場合はジアゼパム経口薬（製品：セルシン，ホリゾン；散，錠，シロップ）でもよい。投与量は同量で，薬物動態は坐薬とほぼ同じである。

(注2) 解熱薬の併用：ジアゼパム坐薬と解熱薬の坐薬を併用する場合にはジアゼパム坐薬投与後少なくとも30分以上間隔をあける（解熱薬の坐薬の成分がジアゼパムの吸収を阻害する可能性があるため）。経口投与をする解熱薬は同時に併用してもよい。

(注3) ジアゼパム投与で，眠気，ふらつき，ごくまれに興奮などがみられることがある。

（注4）予防投与の必要性や用法，用量は，主治医（接種医）の判断によって変更してよい。

V．てんかんの既往のある者

てんかんをもつ小児はさまざまな感染症疾患に自然罹患することにより，発熱などによる痙攣発作再燃や発作重積症などのリスクをもっている場合が多い。

また，痙攣発作などがあるために予防接種の機会を逸することが多く，児が集団生活をおこなううえで支障をきたすことがある。

この基準はてんかんをもつ小児を感染症から防御して，良好な日常生活を送るため，安全に予防接種が受けられることを配慮したものである。

① コントロールが良好なてんかんをもつ小児では，最終発作から2～3ヵ月程度経過し，体調が安定していれば現行のすべてのワクチンを接種しても差し支えない。

② ①以外のてんかんをもつ小児においてもその発作状況がよく確認されており，病状と体調が安定していれば主治医（接種医）が適切と判断した時期にすべての予防接種をしても差し支えない。

③ 発熱によって痙攣発作が誘発されやすいてんかん児（重症ミオクロニーてんかんなど）では，副反応による発熱が生じた場合の発作予防策（ジアゼパム坐薬，経口薬など）と万一発作時の対策を指導しておく。

④ ACTH療法後の予防接種は6ヵ月以上あけて接種する（下記注を参照）。

⑤ γグロブリン大量療法（総投与量が約1g/kg以上）後の生ワクチン（風疹，麻疹，水痘，ムンプスなど）は6ヵ月以上，それ以外の量では3ヵ月以上あけて接種する（ガイドラインp.4脚注5）を参照。ただし，接種効果に影響がないそのほかのワクチン（ポリオ，BCG，DPT，インフルエンザなど）はその限りではない。

⑥ なお，いずれの場合も事前に保護者への十分な説明と同意が必要である。

（注）ACTH後の免疫抑制状態における生ワクチン接種による罹患と抗体獲得不全のリスクは，ACTH投与量，投与方法で差があるので主治医（接種医）の判断でこの時期は変更可能である。

VI．過去に免疫不全の診断がなされている者

a）免疫不全をきたすおそれのある疾病を有する者

白血病や悪性リンパ腫などに対しては，生ワクチンはワクチンウイルスの感染をおこしたり，感染が持続する可能性があるので，接種は避けたほうがよいが，予防接種の対象疾患罹患のおそれが大きいときはむしろ予防接種が勧められる。

b）免疫不全をきたすおそれのある治療を受けている患者

放射線治療を受けている患者，長期または大量の副腎皮質ステロイド薬，抗腫瘍薬などを使用中の患者およびこれらの治療中止後6ヵ月以内の者には，予防接種をおこなわない。

c）先天性免疫不全症が判明している患者

T細胞機能不全をきたす免疫不全患者には，生ワクチン接種をおこなってはならない。無ガンマグロブリン血症におけるポリオワクチン，慢性肉芽腫症におけるBCGワクチンは，これらの持続感染をきたすことがある。ただし，これらの疾患はすでに診断が下されている場合を除いては，これを接種時に除外することは実際上は不可能である。

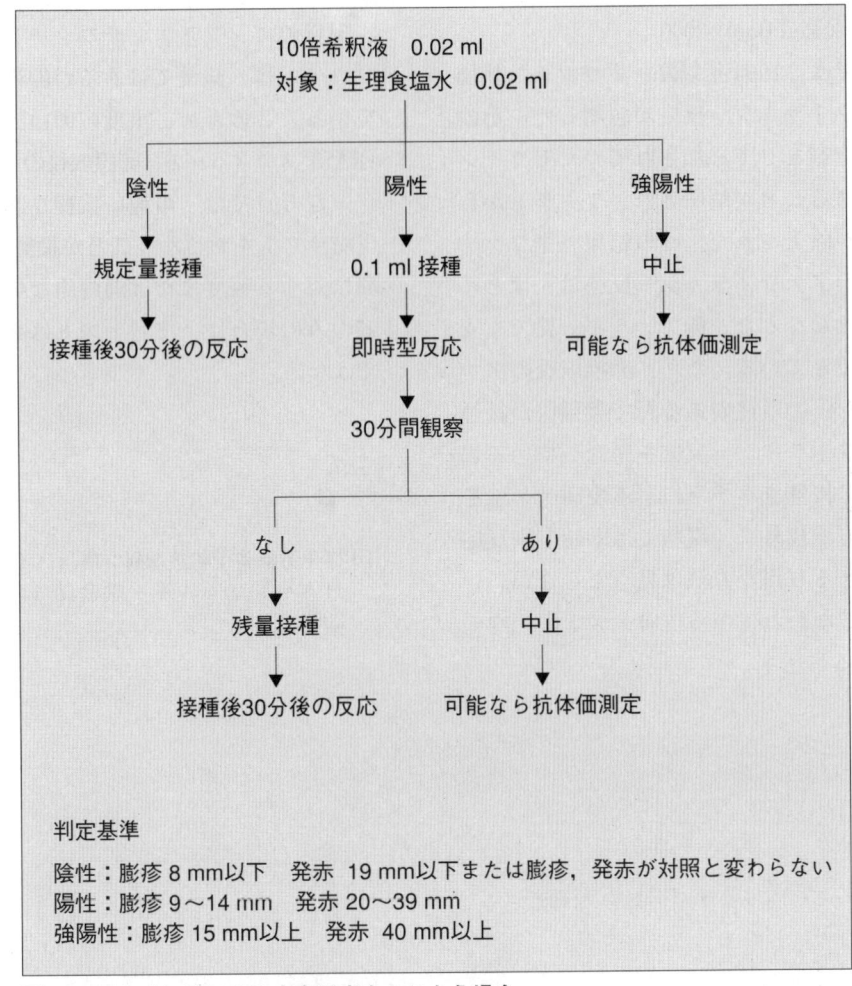

```
                10倍希釈液   0.02 ml
           対象：生理食塩水  0.02 ml
     ┌──────────────┼──────────────┐
    陰性            陽性           強陽性
     ↓              ↓              ↓
   規定量接種     0.1 ml接種        中止
     ↓              ↓              
 接種後30分後の反応  即時型反応     可能なら抗体価測定
                    ↓
                30分間観察
              ┌─────┴─────┐
             なし          あり
              ↓            ↓
           残量接種        中止
              ↓            
      接種後30分後の反応  可能なら抗体価測定
```

判定基準
陰性：膨疹 8 mm以下　発赤 19 mm以下または膨疹，発赤が対照と変わらない
陽性：膨疹 9〜14 mm　発赤 20〜39 mm
強陽性：膨疹 15 mm以上　発赤 40 mm以上

図35　ワクチン液による皮内反応をおこなう場合
（BCGワクチンには適用しない）

Ⅶ．接種しようとする接種液の成分に対して，アレルギーを呈するおそれのある者

　気管支喘息，アトピー性皮膚炎，アレルギー性鼻炎，蕁麻疹，アレルギー体質などといわれているだけでは，接種不適当者にはならない。

　ワクチン成分に対してアレルギーを有すると考えられる者（卵白RAST陽性，または卵摂取後の蕁麻疹の既往など）が接種要注意者に該当する。ワクチン成分でアレルギーと関連した報告があるのは，卵関連成分，ゼラチン，チメロサールおよび抗生物質である。同じワクチンでもメーカーにより成分が異なるため，必ずワクチン添付文書でその内容を確認する。

　現行の麻疹およびおたふくかぜワクチンは，ニワトリ胎児線維芽細胞を用いた組織培養由来で，卵白と交差反応を示す蛋白は，ほとんど含まれていない。このため，米国では，重度の卵アレルギーを有する小児でも，麻疹およびおたふくかぜワクチン（MMRワクチンも含む）接種児にアナフィラキシー反応のリスクは低い，事前の皮膚テストなしに接種できるとしている（Report of the Committee on Infectious Disease, American Academy of

Pediatrics：Red Book 2000)。

　わが国では，1994年以降，生ワクチン接種後のアナフィラキシー反応が急増した。その原因が安定剤として添加されていたゼラチンの増量であることが解明され，ワクチンからゼラチンが除去された。その結果，生ワクチン接種後のアナフィラキシー反応は，ほとんど報告されなくなり，卵アレルギー児でも安全に接種できている。ただ，卵摂取後のアナフィラキシーの既往のある児で接種医が接種後のアナフィラキシー反応を懸念している場合，事前に接種ワクチンによる皮膚テストをおこなう方法以外に，現状では即時型副反応を予測できる有用な方法は見当たらない。いくつかおこなわれている皮膚テストの一つの方法を図35に示す。

　現行のインフルエンザワクチンおよび黄熱ワクチンは，微量ではあるが卵蛋白が含まれている。このため，重度の卵白アレルギー児（RASTスコア5〜6，卵摂取後のアナフィラキシーなど）では，事前に接種ワクチンによる皮膚テストをおこなうことが推奨されている。卵に対する軽度または局所的なアレルギー反応のみの場合は，皮膚テストは必ずしも必要ではない。

文　献

1）厚生労働省予防接種研究班（ハイリスク児）：日本小児アレルギー学会誌 17：103-114, 2003.

（加藤達夫）

4 学校保健・学校検診

学校保健とは

学校保健業務は，学校医のおこなう業務であり，小児科医が担当すべき業務である（表54）。しかし，小児科医以外の医師が，学校医をおこなっている場合が少なくない。

一般小児科医は，少なくとも学校健康診断の事後措置と学校伝染病の知識が必要である。

学校保健は，学校保健法（おもに保健管理）や学校教育法（おもに保健教育）に基づいた活動である。

学校保健は，幼稚園を含む学校という教育の場でのすべての保健活動で，以下のような目的がある。
① 児童生徒と教職員の健康の保持増進をはかる。
② 集団教育としての学校教育活動に必要な健康安全的配慮をおこなう。
③ 自ら健康の保持増進ができる能力を育成する。

学校保健は，大きく保健管理と保健教育の2領域に分かれる（図36）。

保健管理

学校は，教育を目的とした場であり，教育が効果的におこなわれるためには，教える者（教師など成人），教えられる者（児童生徒など）が，健康であることが求められる。この目的のためにおこなわれるのが，保健管理である。

保健管理は学校保健法（1999年改正）に基

表54　学校医の職務執行の準則（学校保健法施行規則23条）

1. 学校保健安全計画の立案に参与すること
2. 学校環境衛生の維持および改善に関し，学校薬剤師と協力して，必要な指導と助言をおこなうこと
3. 法第6条の健康診断に従事すること（定期健康診断）
4. 法第7条の疾病の予防処置に従事し，および保健指導をおこなうこと
5. 法第11条の健康相談に従事すること
6. 法第3章の伝染病の予防に関し必要な指導と助言をおこない，ならびに学校における伝染病および食中毒の予防措置に従事すること
7. 校長の求めにより，救急処置に従事すること
8. 市町村の教育委員会または学校の設置者の求めにより，法第4条の健康診断または法第8条第1項の健康診断に従事すること（就学時健康診断・職員の健康診断）
9. 前各号に掲げるもののほか，必要に応じ，学校における保健管理に関する専門的事項に関する指導に従事すること

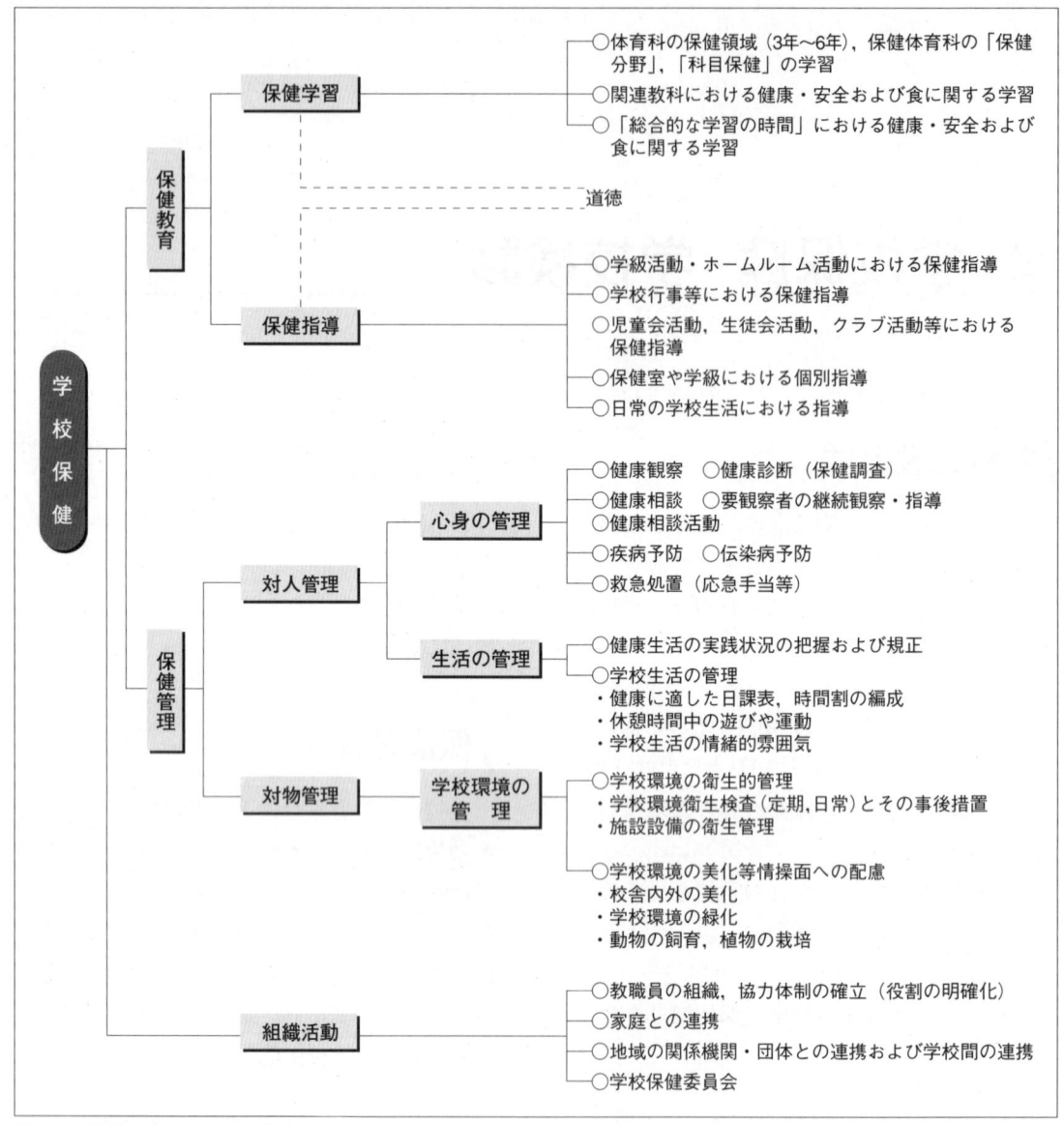

図36 学校保健の領域・内容
　　　(財団法人日本学校保健会発行，保健主事の手引き（改訂3版）より引用)

```
                    ┌─保健学習─┬─○体育科の保健領域（3年〜6年），保健体育科の「保健
                    │          │   分野」，「科目保健」の学習
          ┌─保健教育┤          ├─○関連教科における健康・安全および食に関する学習
          │         │          └─○「総合的な学習の時間」における健康・安全および
          │         │                食に関する学習
          │         │       道徳
          │         │
          │         └─保健指導─┬─○学級活動・ホームルーム活動における保健指導
          │                     ├─○学校行事等における保健指導
          │                     ├─○児童会活動，生徒会活動，クラブ活動等における
          │                     │   保健指導
学校保健  │                     ├─○保健室や学級における個別指導
          │                     └─○日常の学校生活における指導
          │
          │              ┌──心身の管理─┬─○健康観察　○健康診断（保健調査）
          │              │               ├─○健康相談　○要観察者の継続観察・指導
          │         ┌─対人管理          ├─○健康相談活動
          │         │    │               ├─○疾病予防　○伝染病予防
          │         │    │               └─○救急処置（応急手当等）
          │         │    │
          │         │    └──生活の管理─┬─○健康生活の実践状況の把握および規正
          │         │                    └─○学校生活の管理
          │         │                       ・健康に適した日課表，時間割の編成
          │         │                       ・休憩時間中の遊びや運動
          └─保健管理┤                       ・学校生活の情緒的雰囲気
                    │
                    │         ┌─対物管理──学校環境の管理─┬─○学校環境の衛生的管理
                    │         │                            │  ・学校環境衛生検査(定期，日常)とその事後措置
                    │         │                            │  ・施設設備の衛生管理
                    │         │                            │
                    │         │                            └─○学校環境の美化等情操面への配慮
                    │         │                               ・校舎内外の美化
                    │         │                               ・学校環境の緑化
                    │         │                               ・動物の飼育，植物の栽培
                    │         │
                    └─組織活動┬─○教職員の組織，協力体制の確立（役割の明確化）
                              ├─○家庭との連携
                              ├─○地域の関係機関・団体との連携および学校間の連携
                              └─○学校保健委員会
```

づいた保健活動である。
　保健管理のおもな具体的な内容は
① **心身の管理**：健康診断・健康相談・伝染病予防など。
② **環境の管理**：学校環境衛生・学校施設などの維持管理など。
③ **生活の管理**：健康に適した時間割など。
　学校における定期健康診断の結果，児童生徒にもっとも多い疾患は，未処置う歯である。2001年の結果では，未処置う歯の頻度は小学生で39.21%，中学生で32.63%，高校生で34.94%であった。
　次に多い疾患は，裸眼視力低下者（おもに近視）である。裸眼視力低下者（おもに近視）は，この数年，横ばい状態である。
　増加している疾患は，アレルギー性疾患

(気管支喘息・アトピー性皮膚炎・食事アレルギーなど)と肥満である。

健康診断(学校検診)

学校における健康診断は,1958年の学校保健法に基づいて実施されるようになった。以後,時代の要請により何度か改正され,今日に至っている。学校健康診断としておこなわれている内容と実施学年を表55に示した。

最近,改定された内容としては,就学時検診時に限定されていた知能検査の検査方法が,

表55 定期健康診断の検査の項目および実施学年
(資料:財団法人 日本学校保健会 児童生徒の健康診断マニュアル 1995より作製) 平成16年現在

項目	調査・診察方法	発見される疾病異常		幼稚園	小学校						中学校			高等学校			大学
					1年	2年	3年	4年	5年	6年	1年	2年	3年	1年	2年	3年	
保健調査	アンケート			○	◎	○	○	○	○	○	◎	○	○	◎	○	○	○
身 長				◎	◎	◎	◎	◎	◎	◎	◎	◎	◎	◎	◎	◎	◎
体 重				◎	◎	◎	◎	◎	◎	◎	◎	◎	◎	◎	◎	◎	◎
座 高				◎	◎	◎	◎	◎	◎	◎	◎	◎	◎	◎	◎	◎	△
栄養状態		栄養不良 肥満傾向・貧血等		◎	◎	◎	◎	◎	◎	◎	◎	◎	◎	◎	◎	◎	◎
脊柱・胸郭 四 肢 骨・関節		骨・関節の異常等		◎	◎	◎	◎	◎	◎	◎	◎	◎	◎	◎	◎	◎	△
視 力	視力表	裸眼の者	裸眼視力	◎	◎	◎	◎	◎	◎	◎	◎	◎	◎	◎	◎	◎	△
		眼鏡等を使用している者	矯正視力	◎	◎	◎	◎	◎	◎	◎	◎	◎	◎	◎	◎	◎	
			裸眼視力	△	△	△	△	△	△	△	△	△	△	△	△	△	
聴 力	オージオメータ	聴力障害		◎	◎	◎	◎	◎	◎	◎	◎	◎	◎	◎	◎	◎	△
眼		伝染病疾患,その他の外眼部疾患、眼位等		◎	◎	◎	◎	◎	◎	◎	◎	◎	◎	◎	◎	◎	◎
耳鼻咽喉頭		耳疾患、鼻・副鼻腔疾患 口腔咽喉頭疾患 音声言語異常等		◎	◎	◎	◎	◎	◎	◎	◎	◎	◎	◎	◎	◎	◎
皮 膚		伝染性皮膚疾患 湿疹等		◎	◎	◎	◎	◎	◎	◎	◎	◎	◎	◎	◎	◎	◎
歯および口腔		う歯・歯周疾患 咬合状態・開口障害 顎関節雑音・発声障害等		◎	◎	◎	◎	◎	◎	◎	◎	◎	◎	◎	◎	◎	△
結 核	問診	結核			◎	◎	◎	◎	◎	◎	◎	◎	◎				
	エックス線間接撮影													◎	○	○	◎
	エックス線直接撮影 喀痰検査・聴診・打診				○	○	○	○	○	○	○	○	○	○	○	○	○
心 臓	臨床医学的検査 その他の検査	心臓の疾病 心臓の異常		◎	◎	◎	◎	◎	◎	◎	◎	◎	◎	◎	◎	◎	◎
	心電図検査			△	◎	△	△	△	△	△	◎	△	△	◎	△	△	△
尿	試験紙法	腎臓の疾患 糖尿病		◎	◎	◎	◎	◎	◎	◎	◎	◎	◎	◎	◎	◎	△
																	△
寄生虫卵	直接塗抹法 セロハンテープ法	回虫卵 蟯虫卵等		◎	◎	◎	◎	△	△	△	△	△	△	△	△	△	△
呼 吸 器 循 環 器 消 化 器 神 経 系	臨床医学的検査 その他の検査	結核疾患 心臓疾患 腎臓疾患 ヘルニア 言語障害 精神障害 骨・関節の異常 四肢運動障害		◎	◎	◎	◎	◎	◎	◎	◎	◎	◎	◎	◎	◎	◎	◎

(注) ◎ ほぼ全員に実施されるもの。 ○ 必要時または必要者に実施されるもの。 △ 検査項目から除くことができる。

適切な方法であればよいとなり、さらに健康診断票も改定された。

在校生を対象とした健康診断では結核検診が大きく変わり、小学1年生と中学1年生のツベルクリン反応が廃止され、色覚検査も廃止された。

健康診断の進め方は①**事前準備**、②**健康診断の実施**、③**事後措置**、④**活用**(図37)である。

事前準備では、健康実態の把握：保健調査、日常の健康観察の結果、前年度の記録などの把握と事前指導：健康診断の趣旨・目的や受け方を、児童生徒に指導するという準備をおこなう。

事後措置では、個別と学校全体の管理と指導をおこなう。

活用では、健康教育や相談をおこなう。

学校伝染病

学校で予防すべき伝染病は、3種類に分けられている。第1種、第2種、第3種(含むその他)である(表56)。2003年11月に『感染症

健康診断の展開

事前準備
- 健康実態の把握
  - ○保健調査
  - ○日常の健康観察の結果　○学級担任・他の教師・保健室等の情報
  - ○前年度の記録
- 事前指導
  - ○健康診断の趣旨・目的　○健康診断の受け方　○係への指導

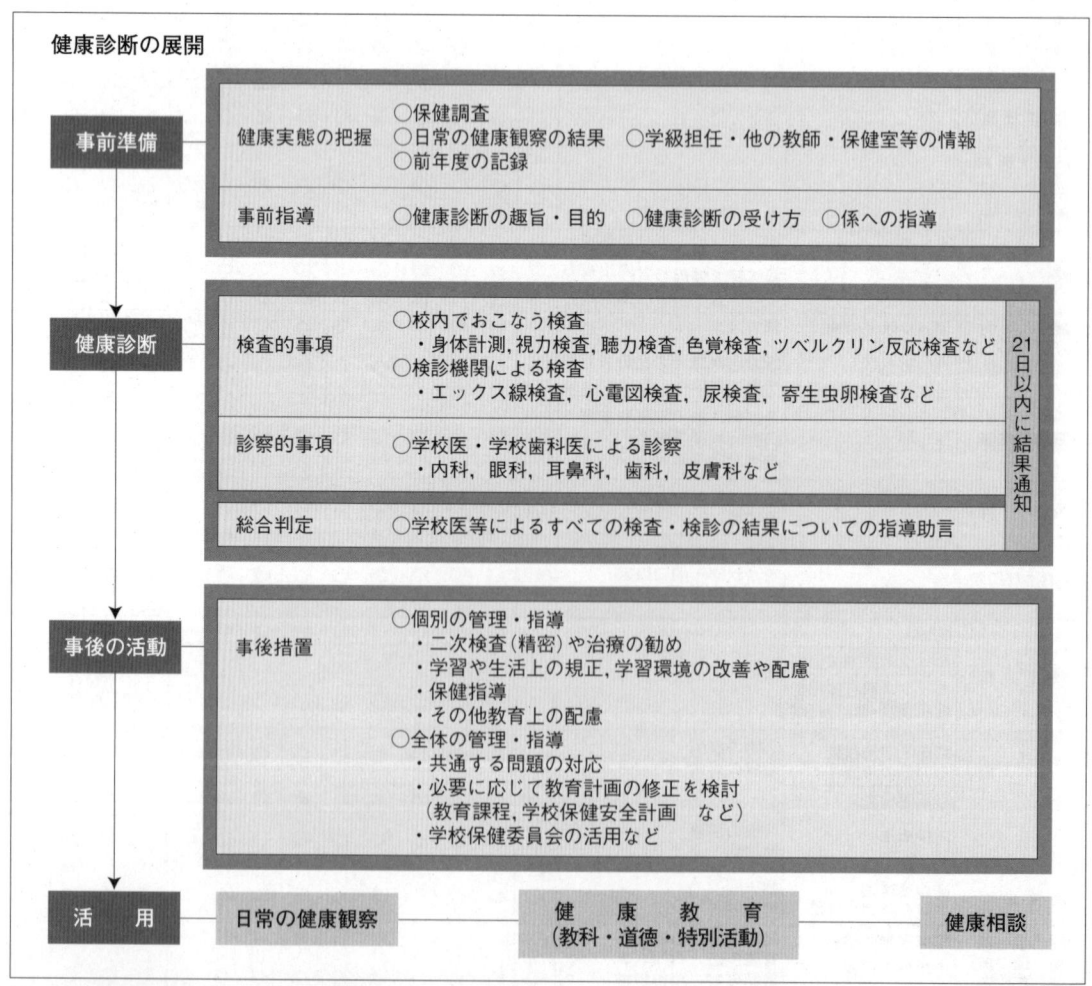

健康診断（21日以内に結果通知）
- 検査的事項
  - ○校内でおこなう検査
    - ・身体計測、視力検査、聴力検査、色覚検査、ツベルクリン反応検査など
  - ○検診機関による検査
    - ・エックス線検査、心電図検査、尿検査、寄生虫卵検査など
- 診察的事項
  - ○学校医・学校歯科医による診察
    - ・内科、眼科、耳鼻科、歯科、皮膚科など
- 総合判定
  - ○学校医等によるすべての検査・検診の結果についての指導助言

事後の活動
- 事後措置
  - ○個別の管理・指導
    - ・二次検査(精密)や治療の勧め
    - ・学習や生活上の規正、学習環境の改善や配慮
    - ・保健指導
    - ・その他教育上の配慮
  - ○全体の管理・指導
    - ・共通する問題の対応
    - ・必要に応じて教育計画の修正を検討(教育課程、学校保健安全計画　など)
    - ・学校保健委員会の活用など

活用　日常の健康観察　健康教育(教科・道徳・特別活動)　健康相談

図37　定期健康診断における児童生徒等への指導の流れ　　平成16年現在
(財団法人日本学校保健会編：児童生徒の健康診断マニュアル。財団法人日本学校保健会、東京、1995より引用)

表56 学校で予防すべき伝染病および出席停止期間の基準

第1種	
エボラ出血熱	治癒するまで
クリミア・コンゴ出血熱	〃
ペスト	〃
マールブルグ病	〃
ラッサ熱	〃
急性灰白髄炎(ポリオ)	〃
コレラ	〃
細菌性赤痢	〃
ジフテリア	〃
腸チフス	〃
パラチフス	〃
重症急性呼吸器症候群(SARS)	〃
痘そう(天然痘)	〃
第2種*	
インフルエンザ	解熱した後2日を経過するまで
百日咳	特有の咳が消失するまで
麻疹	解熱した後3日を経過するまで
流行性耳下腺炎	耳下腺の腫脹が消失するまで
風疹	発疹が消失するまで
水痘	すべての発疹が痂皮化するまで
咽頭結膜熱	主要症状が消退した後
結核	伝染のおそれがなくなるまで
第3種	
腸管出血性大腸菌感染症	伝染のおそれがなくなるまで
流行性角結膜炎	〃
急性出血性結膜炎	〃
その他の伝染病	〃

*病状により学校医その他の医師において伝染のおそれがないと認めたときは、このかぎりではない。

の予防および感染症の患者に対する医療に関する法律：感染症法』が改定されたことで，学校伝染病も若干変わった。

第1種は，『感染症の予防および感染症の患者に対する医療に関する法律：感染症法』に規定された第1類と第2類感染症である。

第2種は，飛沫感染する疾患で，児童生徒等の罹患が多く，学校において流行を広げる可能性の高い伝染病である。

第3種は，学校教育活動を通じて，学校において流行を広げる可能性のある伝染病である。腸管出血性大腸菌感染症と眼感染症とその他である。

その他は，必要があれば学校長が学校医と相談して第3種の伝染病として出席停止などの措置をとることができうる疾患である。具体的には溶連菌感染症，手足口病，伝染性紅斑，マイコプラズマ感染症，流行性嘔吐下痢症などである（表57）。

学校伝染病の予防としての予防接種の接種状況の確認，未接種者への接種の勧告なども重要なことである。

表57 おもなそのほかの伝染病

疾患	感染性のある期間	注意事項
溶連菌感染症	治療開始後1日まで（無治療では一定せず）	適切な治療がおこなわれ1日を経過し，全身状態がよければ登校可。
ウイルス性肝炎	A型肝炎は発病初期まで	A型肝炎は肝機能が正常化すれば登校可。B型・C型肝炎キャリアーは出席停止の必要はないが，血液の取り扱いに注意。
手足口病	咽頭は発病後1〜2週，便は発病後3〜5週まで	ウイルスの排泄期間が長く，不顕性感染も多いため，出席停止で感染を予防することは難しい。発疹期であっても出席を停止する積極的な意味はない。
伝染性紅斑	感染後7〜14日	発疹期には感染力はほとんどないので，全身状態のよいものは登校可。
ヘルパンギーナ	咽頭は発病後1〜2週，便は発病後3〜5週まで	手足口病に準ずる。
マイコプラズマ感染症	無治療では数週間検出されるが，症状がなくなれば感染力は弱い	診断されない感染者も多いので，症状が改善すれば登校可。
流行性嘔吐下痢症	ロタウイルスで発症後10日，カリシウイルスで発症後14日まで便中にウイルスが検出される	無症状の感染者もいるので，症状が改善されれば登校可。便の取り扱い，手洗いには注意が必要。
アタマジラミ	駆除するまで	駆除は必要だが，伝染病を媒介することもなく，出席停止は必要なし。
伝染性軟属腫	発疹がある間	出席停止の必要なし。多数の皮疹がある場合にはプール活動への配慮が必要。
伝染性膿痂疹	無治療では痂皮にも感染性あり	出席停止の必要なし。病変部を露出しない配慮が必要。

保健教育

保健教育は，学校教育法に基づいた教育活動である。

おもな具体的内容は，以下の2つがあげられる。

①**保健学習**：体育・保健体育の中で健康についての理解を深める。

②**保健指導**：特別活動の中で，健康生活をおこなうための方法を指導する。

保健活動には，健康生活に問題のある児童生徒を対象とした個別指導・道徳指導・特別教育活動・運動会や健康診断などの保健体育行事の安全指導・避難訓練・学校給食などである。性教育もこの分野に含まれる。

(浅井利夫)

小児保健

5 新生児マス・スクリーニング

マス・スクリーニングとは

マス・スクリーニング（mass-screening）とは，人口集団全員を対象とし特定の病気を持った人を効率よく見つけだすことをいう。新生児に対しては，1961年にGuthrieらが発表した濾紙血によるbacterial inhibition assay（BIA）法[1]の普及により，スクリーニングが急速に発展した。このため新生児マス・スクリーニングをガスリー検査と呼ぶこともある。わが国においては，1977年より先天性代謝異常症を対象とした検査費用公費負担による全国規模の新生児マス・スクリーニングが開始された。検査の実施は強制的なものではなく，事前に検査の意義を家族に説明し同意を得た希望者のみに実施することになっている[2]。実際には，日本における新生児マス・スクリーニングの受検率はほぼ100％である。

対象疾患[3]

新生児マス・スクリーニング開始当初は先天性代謝異常症のフェニルケトン尿症，メープルシロップ尿症，ホモシスチン尿症，ヒスチジン血症，ガラクトース血症の5疾患を対象とした。その後1979年には先天性甲状腺機能低下症（クレチン症）が，また1989年には先天性副腎過形成症の90％以上を占める21-hydroxylase欠損症が対象疾患に追加された。一方，長期追跡の結果，良性の代謝異常と評価されたヒスチジン血症のスクリーニングは1992年に中止された。現在は6疾患についてマス・スクリーニングが実施されている。各対象疾患の検出物質と発見率を表58に示す[4),5)]。

表58 新生児マス・スクリーニング各疾患の検出物質と発見率

疾患	検出物質	発見率
フェニルケトン尿症	フェニルアラニン	1/11万
メープルシロップ尿症	ロイシン	1/75万
ホモシスチン尿症	メチオニン	1/105万
ガラクトース血症	ガラクトース	1/3.5万
甲状腺機能低下症	TSH	1/0.7万
先天性副腎過形成症（21-OHD）	17-OHP	1/1.8万

I. フェニルケトン尿症（phenylketonuria：PKU）

L-フェニルアラニン（Phe）をL-チロシン（Tyr）に変換する肝の酵素phenylalanine hydroxyrase（PAH）の遺伝的障害で常染色体劣性遺伝を示す。高Phe血症をきたす疾患には，PKUのほかにPAHの補酵素であるテトラヒドロビオプテリン（BH$_4$）の異常症がある。BH$_4$異常症は低Phe制限食にもかかわらず神経症状が悪化するためPKUと治療法が異なり，BH$_4$経口負荷（10 mg/kg）試験を施行し鑑別診断をすることが重要である。BH$_4$異常症の場合，血中Pheは負荷後4～8時間で正常値（2 mg/dl）まで低下する。PAHの異常による高Phe血症では血中Pheの変化はほとんどみられない。最近BH$_4$投与により血中Phe値が軽度低下するBH$_4$反応性高Phe血症の報告がされており，PAHの軽度異常によるものと考えられている。この場合，BH$_4$負荷試験において負荷後4時間で血中Phe値が数mg/dl程度低下し，8～24時間後に血中Phe値の3 mg/dl以上の低下が認められる。遺伝子異常においては白人で200種以上の変異が，黄色人種では25種以上が報告されている。

PAHは肝で発現している酵素であるがPKUの主症状は中枢神経症状であり，高Phe血症が持続すると生後数ヵ月から発達遅滞を認めるようになり，痙攣を認める場合も少なくない。また，高Phe血症は皮膚や毛髪のtyrosinase活性を阻害してメラニン欠乏を生じるため色白，赤毛など外見上にも特徴がみられる。

マターナルPKU

女子患者の妊娠においては，母体の血漿Phe濃度が20 mg/dl以上であった場合には自然流産の頻度が高く，出生した児の92％に知能障害が認められたという国際調査成績が報告されている[6]。母体血漿Phe濃度が低いほど合併症の発生頻度は低く，母体の高Phe血症が児の異常の発生にかかわっていると考えられている。PKU女子の妊娠で健常児を得るためには，妊娠前からPhe摂取制限をおこなって，血中Pheを5 mg/dl前後に維持することが必須である。

治療はPKUの勧告治療指針[7]に従い，血中Phe値を指標に食事療法をおこなう。

II. メープルシロップ尿症（maple syrup urine disease：MSUD）

分枝鎖アミノ酸（ロイシン，イソロイシン，バリン）由来のそれぞれのα-ケト酸（α-ケトイソカプロン酸，α-ケト-β-メチルバレリン酸，α-ケトイソバレリン酸）の代謝障害であり常染色体劣性遺伝形式をとる。これらのα-ケト酸は，共通の分枝鎖α-ケト酸脱水素酵素複合体によって酸化的脱炭酸を受ける。分枝鎖α-ケト酸脱水素酵素複合体は，分枝鎖α-ケト酸脱水素（脱炭酸）酵素（E1），リポイルトランスアセチラーゼ（E2），ジヒドロリポイル脱水素酵素（E3），およびE1の活性化，不活性化の調節をおこなうフォスファターゼとキナーゼの5種類の酵素からなる複合体である。いまのところMSUD患者ではE1α，E1β，E2，E3のおのおのの異常が知られており，その遺伝子変異もあわせて60種以上報告されている。

MSUDの症状は，ケトアシドーシス，低血糖などの代謝異常，蓄積物質による中枢神経系症状，脳浮腫による神経症状とに大別できる。

急性期は蓄積した毒性代謝産物の除去（血液透析など），適切な熱量投与による体蛋白の異化抑制をおこない，また急性期以後および間欠期は分枝鎖アミノ酸摂取制限に加え，必須アミノ酸や熱量の十分な投与をおこなう。

Ⅲ．ホモシスチン尿症 (homocystinuria)

ホモシスチン尿症は，先天的な酵素異常のためにメチオニンの代謝産物であるホモシスチン（ホモシステイン）が，体内に蓄積し，尿中へ大量に排泄される疾患であり常染色体劣性遺伝形式をとる。シスタチオニンβ合成酵素（cystathionine β-synthase：CBS）の異常によるⅠ型のほか，ホモシステインの再メチル化経路の5-メチルテトラヒドロ葉酸-ホモシステインメチルトランスフェラーゼ（メチオニン合成酵素，MS）活性の障害によるもの（Ⅱ型，Ⅲ型）が存在するが，CBSの欠損によるものがもっとも多い。また，CBSの欠損によるホモシスチン尿症のうち約44％はビタミンB_6の大量投与が著効するB_6反応型である。CBS欠損症患者の遺伝子の解析により，これまでに100種類以上の遺伝子変異が同定されている。日本人においても10家系における遺伝子解析で14種類の変異が報告されている。

マス・スクリーニングでは血中メチオニン高値を指標としているため，新生児期に血中メチオニン値が増加していないB_6反応型ホモシスチン尿症などが見逃されている可能性がある。

未治療のCBS欠損によるホモシスチン尿症患者でおもに障害される臓器は，眼，中枢神経系，骨格系であるが，出生時には正常で年齢とともに症状が出現してくる。血管系の症状として血栓塞栓症があり，本症の主要死因である。血栓塞栓症は年齢，部位を問わず発生し，冠動脈血栓，肺塞栓，脳血栓塞栓による急死例も報告されている。

治療は低メチオニン，高シスチン食事療法をおこない，ピリドキシン（ビタミンB_6）不応例に対しては，ベタイン療法も考慮する[8]。

Ⅳ．ガラクトース血症 (galactosemia)

先天的な酵素異常によって，ガラクトースと病型によってはガラクトース-1-リン酸（Gal-1-P）が蓄積する疾患である。Ⅰ型：galactose-1-phosphate uridyltransferase（GALT）欠損症，Ⅱ型：garactokinase（GALK）欠損症，Ⅲ型：UDP-galactose 4' epimerase（GALE）欠損症の3種類の酵素欠損症が知られている。いずれも常染色体劣性遺伝疾患である。近年，酵素欠損症以外にも高ガラクトース血症をきたす疾患として新生児肝炎，先天性胆道閉鎖症，neonatal intrahepatic cholestasis caused by citrin deficiency（NICCD），肝内動静脈奇形，先天性門脈欠損症，そのほかの先天性代謝異常症（チロシン血症，Fanconi-Bickel症候群）などが報告されている。そのため，ガラクトース血症の要精検者については種々の疾患を念頭におき検査を必要に応じておこなう。遺伝子変異においては，GALT欠損症では100種以上，GALK欠損症では白人で14種，日本人で5種が，GALE欠損症では10種以上が報告されている。

ガラクトース血症の症状はその蓄積される物質によって異なる。ガラクトースは水晶体内でアルドースリダクターゼによりガラクチトールに転換され，浸透圧の上昇をきたすため水晶体内は混濁し，白内障を生じる。Gal-1-Pの蓄積は肝細胞などに強い臓器障害（黄疸，肝脾腫，肝機能異常など）をもたらす。

ガラクトース高値の場合には病型診断よりも食事療法をただちに開始する。新生児，乳児期には大豆乳や乳糖除去乳を使用する。離乳期以降では乳製品と乳糖を含むすべての食品の摂取を禁止する。乳糖，牛乳，脱脂粉乳は食品中（たとえばパンなど）に広く使用されており，離乳期以降使用する市販食品についてはその組成を確認する。乳糖以外にもガラクトースを多く含む食品（トマト，スイカ，柿，インゲン豆，みそや醤油など発酵食品）があるので注意する。

V．先天性甲状腺機能低下症：クレチン症（Congenital hypothyroidism：CH）

　甲状腺ホルモン産生不足または作用不全によっておこる疾患の総称である。甲状腺ホルモンは胎児，新生児期の脳の発達に重要であり，甲状腺機能低下症の診断，治療の遅れは不可逆的な知能障害をもたらす。異所性甲状腺によるものがもっとも多く約60％を占める。鑑別すべき疾患には，一過性甲状腺機能低下症，一過性高TSH血症などがある。

　症状は甲状腺ホルモン作用の低下に基づくものであるが，先天性甲状腺機能低下症マス・スクリーニングのガイドライン[9]による12のチェックリストが重要である。チェック項目として，①遷延性黄疸，②便秘，③臍ヘルニア，④体重増加不良，⑤皮膚乾燥，⑥不活発，⑦巨舌，⑧嗄声，⑨四肢冷感，⑩浮腫，⑪小泉門開大，⑫甲状腺腫，がある。診断には大腿骨遠位端骨核のX線撮影，血清TSH・遊離T_4・遊離T_3の測定は必須である。また甲状腺超音波検査は診断の有用な参考になる。

　治療はl-サイロキシン（l-T_4）10μg/kg/day/分1から開始する。血清TSHを正常範囲に，遊離T_4は正常上限値になるように維持量を調節する。過剰投与の症状として頻脈，多汗，易刺激性，下痢，発熱などに注意する。

VI．先天性副腎皮質過形成症（congenital adrenal hyperplasia）

　この疾患の90％以上はCYP21A2欠損症（21-水酸化酵素欠損症）であり，以下本症についてのみ言及する。

　CYP21A2遺伝子の異常によりCYP21A2酵素活性の低下が生じ発症する疾患であり，新生児以降，乳児期までに症状が出現する古典型と思春期以降，成人年齢で症状が出現する非古典型の大きく2つの臨床型に分けられる。古典型は塩類喪失傾向の有無により塩類喪失型，単純男性型の2型に大別され，酵素欠損の程度から考えれば塩類喪失型の方がより重症である。この2つは連続した病態であり区別することが時として難しいが，体重増加不良，脱水傾向，低Na血症，高K血症，アシドーシス，血漿レニン活性（PRA）高値のいずれかがみられた場合には塩類喪失型と考えて治療をおこなう。新生児期に重篤な副腎不全に陥ることがあり，早期に適切な治療がおこなわれなければ，死亡もしくは神経学的後遺症を残すおそれがある。また，副腎アンドロゲンの分泌過剰により，女児では外性器の男性化を生じるため，性の誤認がなされることもある。

　治療は先天性副腎過形成症の治療指針[10]に従い，不足する糖質コルチコイド，および鉱質コルチコイドの生理的補充をおこなう。その結果アンドロゲン過剰分泌を抑制することができる。塩喪失を認めない場合は，糖質コルチコイドとしてコルチゾール（ヒドロキシコルチゾン）を100～200 mg/m^2/day/分3内服で経口投与する。その後5～7日ごとに漸減し，3～4週後に維持量へ移行する。塩喪失を認める場合，糖質コルチコイドの大量投与をおこない漸減中に鉱質コルチコイド，食塩の投与を開始する。維持療法は，乳児期は20～40 mg/m^2，幼児期は15～30 mg/m^2，学童期は15～25 mg/m^2がおおよその糖質コルチコイドの1日の必要量であり，分3で経口投与する。維持治療中に感冒などの感染症，外傷，熱傷などのストレスに暴露された場合，維持量の2～3倍量のコルチゾールを投与する。

これからのマス・スクリーニング

　日本マス・スクリーニング学会と日本先天代謝異常学会が中心となって，精度管理，技術者の教育，長期追跡調査，新しい対象疾患

の研究がなされている．現在，新しい対象疾患として Wilson 病，ムコ多糖症，胆道閉鎖症，有機酸代謝異常症が候補[11]となっており，マス・スクリーニング実施適期や検査方法などを検討中である．

文献

1) Guthrie R, Susi A：A simple phenylalanine method for detecting phenylketouria in a large populations of newborn infants. Pediatrics 32：338-343, 1963.
2) 松田一郎：マス・スクリーニングの生命倫理．小児科診療 63：1303-1308, 2000.
3) 大和田操：小児を対象としたマス・スクリーニングの現状と将来．小児内科 34（増刊号）：16-21, 2002.
4) 黒田泰弘ほか：新生児マススクリーニング見逃し例とその対策．小児科 40：1628-1636, 1999.
5) 厚生労働省雇用均等・児童家庭局母子保健課：先天性代謝異常等検査実施状況（平成14年度）．特殊ミルク情報 39：127, 2003.
6) Lenke RR, Levy HL：Maternal phenylketouria and hyperphenylalaninemia. The New England Journal of Medicine 20：1202-1208, 1980.
7) 北川照男，ほか：フェニルケトン尿症（高フェニルアラニン血症の一部を含む）治療指針の改定について．日小児会雑誌 99：1535-1539, 1995.
8) 伊藤道徳：ベタイン療法と NTBC．小児内科 33：968-971, 2001.
9) 猪俣弘明，ほか：先天性甲状腺機能低下症のマススクリーニングのガイドライン．日小児会雑誌 102：817-819, 1998.
10) 楠田 聡，ほか：新生児マス・スクリーニングで発見された先天性副腎過形成症（21-水酸化酵素欠損症）の治療指針．日小児会雑誌 103：698-701, 1999.
11) 青木継稔，ほか：将来マス・スクリーニングに取りあげられる可能性の高い疾患について．小児科診療 95：1385-1390, 2000.

（大久保由美子・伊藤哲哉）

Note

6 学校検尿

学校検尿腎臓検診は慢性に経過する種々の腎尿路系疾患を早期に発見し，早期治療をおこなうことにより治癒あるいは予後を改善することを目的とする。本システムは法制化後すでに30年が経過した。本システムの有用性が認められ，台湾，韓国で同様のスクリーニングが開始された。一方，糖尿病学校検診は糖尿病を早期に発見することを目的としている。近年，小児の肥満患者の増加とともにインスリン非依存性糖尿病が増加している。

腎臓検診

I．検尿システム

一次検尿では試験紙を用いて蛋白と潜血を検査する。地域によっては白血球の有無を試験紙にて検査することがある。二次検尿では試験紙を用いて検尿するとともに，尿沈渣を調べる。学校検尿では尿の採取法がきわめて重要である。起立性蛋白尿を除外するため検査前日の就寝時に排尿させ，検査当日の早朝第1尿を検査する。また，月経血の混入による血尿を除外するため，年長児では月経時と月経終了後2日間の尿は検査しない。現行では有所見者を検出するうえで2つのシステムが存在する[1,2]。

a）A方式

集団精密検診を三次検診としておこなう方法。検尿，血液検査，医師による診察を受け，それらの結果を総合的に判断して有所見者の暫定診断と暫定的管理を指示する。三次検診終了時における有所見者の暫定的診断を**表59**に示す。

b）B方式

二次検尿での有所見者が医師を受診する方法。診断や管理に統一性が欠けるが治療の必要な有所見にとっては治療開始時期がA方式よりも早い。

平成10～14年に東京都でおこなった三次検診での有所見者検出率の平均を**表60**に示す。

II．有所見者への対応

有所見者には日本学校保健が作成した学校生活管理指導表（**表61，62**）と管理区分の目安（**表63**）を参考に学校生活の具体的なアド

表59 三次検診における暫定的診断

三次検診時の所見	暫定的診断
腎疾患を疑わせる症状や尿所見が陽性	腎炎またはネフローゼ
血尿＋蛋白尿	腎炎の疑い
蛋白尿のみで症状がない	蛋白尿
血尿のみで症状がない	血尿，微少血尿
白血球尿	外陰炎，尿路感染症の疑い

表60 三次検診での陽性率（平均値を％で示す）

	血尿		蛋白尿		血尿＋蛋白尿	
	男子	女子	男子	女子	男子	女子
小学生	0.31	0.62	0.06	0.08	0.01	0.01
中学生	0.38	0.95	0.34	0.21	0.04	0.04
高校生	0.42	1.02	0.38	0.22	0.06	0.05

バイスをおこなう。学校生活管理指導表には小学生用と中学・高校生用の2つが用意されている。それぞれにおいて運動は軽い・中等度・強いの3つに分けられ，具体的に提示されている。有所見者の尿所見だけで指導方針を決めるのではなく，病態や本人の希望を十分

表61 学校生活管理指導表（腎臓病・小学生用）

に考慮して，個人に応じた管理区分を決めることが大切である。過度の運動制限は発育期の小児の心と体に悪影響を及ぼす可能性のあることを考慮すべきである。血尿のみが陽性の者には運動は制限しない。また，尿蛋白が陽性であっても浮腫や血圧の異常のない場合にはできるだけ運動制限をしない。ただし，ステロイドが長期使用されている場合には骨粗鬆症の有無と程度を判断し，骨折の危険性のある場合に運動の制限をおこなう。

[腎臓病　小学生用]

生年月日　　　年　　月　　日

中等度の運動（ABC不可・DE可）		強い運動（ABCD不可・Eのみ可）	
1・2・3・4年	5・6年	1・2・3・4年	5・6年
短なわでの順跳び・交差跳び 輪（投捕），竹馬乗り 平均くずし，人倒し，一輪車乗り	リズムに合わせての体操 ボール・輪・棒を使った体操	長なわ（連続回旋跳び） 短なわ（組み合わせ連続跳び） 引き合い，押し合いずもう 引きずって運ぶ，手押し車 かつぎ合い，シャトルランテスト	なわ跳び（連続跳び） 持久走，すもう シャトルランテスト
かけっこ，簡単な折り返しリレー ケンパー跳び遊び	短い助走での走り幅跳び	全力を使ってのかけっこ バトンパスリレー ハードル走（小型ハードル） かけ足，幅跳び，高跳び	短距離走（全力で），リレー ハードル走 走り幅跳び，走り高跳び
的当てゲーム，シュートゲーム パスゲーム，蹴り合い		ゲーム（試合）形式	
攻め方，守り方	攻め方，守り方		
攻め方，守り方，連携プレー	走塁，連携プレー		
	トス，スパイク，攻め，連携プレー		
1・2・3年	4・5・6年	1・2・3年	4・5・6年
ろく木，雲梯			連続技や組み合わせの技
かえる足うち，壁逆立ち	前転・後転・倒立などの発展技	転がりの連続	
足抜き回り，膝かけ下り上がり 補助逆上がり	膝かけ上がり，逆上がり 後方支持回転，前方支持回転	片膝かけ回りの連続	
支持で跳び上がり・跳び下がり	開脚跳び，かかえ込み跳び 台上前転	横跳び越し，支持でのかかえ 跳び越しの連続	
石拾い，輪くぐり 壁につかまっての伏し浮き け伸び	短い距離でのクロール・平泳ぎ	ばた足泳ぎ（補助具使用） 面かぶりばた足泳ぎ， 面かぶりクロール かえる足泳ぎ（補助具使用）	呼吸しながら長い距離での クロール・平泳ぎ
1・2年	3・4・5・6年	1・2年	3・4・5・6年
一人鬼，二人組鬼，宝取り鬼		ボール運び鬼	
模倣，ひと流れの動きで表現，リズムダンス（ロックやサンバを除く），フォークダンス，日本の民踊		リズムダンス（ロックやサンバ），作品発表	
スキー・スケートの歩行，水辺活動		スキー・スケートの滑走など	
右の強い活動を除くほとんどの文化的活動		マーチングバンドなど体力を相当使う文化的活動	

D…軽い運動から中等度の運動まで可　　E…軽い運動から強い運動まで可

受診間隔	医療機関	医師
年　ヵ月後		㊞
年　ヵ月後		㊞
年　ヵ月後		㊞

III. 問題点

IgA腎症は早期発見と積極的な治療により，治癒する患者も出現している．本症は無治療では15年後に少なくとも約23％が慢性腎不全に至ることがあきらかになっている．IgA腎症は腎生検にて診断される慢性糸球体腎炎のなかでももっとも頻度が高く，学校検尿の成果がもっとも著明に期待される疾患である．し

表62 学校生活管理指導表（腎臓病・中学，高校生用）

学 校 生 活 管 理 指 導 表

学校名　　　　　　　　　　　　年　　組　氏名

体育活動		運動強度	軽い運動（AB不可・CDE可）
運動種目	体つくり運動 　体ほぐしの運動 　体力を高める運動		いろいろ手軽な運動，リズミカルな運動 基本の運動（運動遊び） 　（投げる，打つ，捕る，蹴る，跳ぶ）
	器械運動 　（マット，鉄棒，平均台，跳び箱）		体操運動，簡単なマット運動，バランス運動 簡単な跳躍，回転系の技
	陸上運動 　（競争，跳躍，投てき）		立ち幅跳び，負荷の少ない投てき 基本動作，軽いジャンピング
	水泳 　（クロール，平泳ぎ，背泳ぎ，バタフライ，横泳ぎ）		水慣れ，浮く，伏し浮き，け伸び
	球技	バスケットボール	ランニングのないゆっくりな運動	パス，シュート，ドリブル，フェイント
		ハンドボール		パス，シュート，ドリブル
		バレーボール		パス，サービス，レシーブ，フェイント
		サッカー		ドリブル，シュート，リフティング，パス フェイント，トラッピング，スローイング
		テニス		グランドストローク，サービス，ロビング ボレー，サーブ・レシーブ
		ラグビー		パス，キッキング，ハンドリング
		卓球		フォアハンド，バックハンド，サービス，レシーブ
		バドミントン		サービス，レシーブ，フライト
		ソフトボール		スローイング，キャッチング，バッティング
		野球		投球，捕球，打撃
		ゴルフ		グリップ，スイング，スタンス
	武道	柔道，剣道 （相撲，弓道，なぎなた，レスリング）		礼儀作法，基本動作，受け身 素振り
	ダンス	創作ダンス フォークダンス 現代的なリズムのダンス		即興表現，手振り，ステップ
	野外活動	雪遊び，氷上遊び スキー，スケート，キャンプ 登山，遠泳，水辺活動		水・雪・氷上遊び
文化活動	文化的活動		体力の必要な長時間の活動を除く文化的活動
学校行事	運動会，体育祭，球技大会，スポーツテストなどは上記の運動強度に準ずる．		
その他の活動	遠足，宿泊学習などの参加：Bは乗り物のみ可，C・Dは条件付き可，Eはすべて可． 修学旅行，林間学校，臨海学校などの参加：B・C・Dは条件付き可，ただしなるべく乗り物を利用，Eはすべて可．		
給食	原則可，ただし食事療法をおこなっている場合には，主治医の指示に従うこと．		

※指導区分　A…在宅医療・入院が必要　　B…登校はできるが運動は不可　　C…軽い運動のみ可

この管理指導表の指導区分は流動的であるため，今後の検診・検査によって指導区分を変更する場合はその指導区分などをご記入下さい．

受　診　日	診断名（所見名）	指導区分	運動部活動
平成　　年　　月　　日			
平成　　年　　月　　日			可・禁
平成　　年　　月　　日			可・禁

かし，低形成・異形成腎や遺伝性巣状糸球体硬化症など早期発見されても有効な治療法のない疾患が存在することやネフロン癆など現行の検尿システムでは早期発見が困難な腎疾患が少なくないことが問題である．現在，超音波検査を利用したスクリーニング法が検討されている[3]．

有所見者に対して医師の診察までおこなう

[腎臓病　中学・高校生用]

生年月日　　　年　月　日

中等度の運動（ABC不可・DE可）		強い運動（ABCD不可・Eのみ可）	
体の柔らかさおよび巧みな動きを高める運動 力強い動きを高める運動 動きを持続する能力を高める運動		最大限の持久運動 最大限のスピードでの運動 最大筋力での運動	
簡単な技の練習 ランニングからの支持，ジャンプ・回転系などの技		演技，競技会 連続的な技	
ジョギング 短い助走での跳躍		長距離走，短距離走の競走 競技，タイムレース	
ゆっくりな泳ぎ		競泳，競技，タイムレース，飛び込み	
強い接触のない運動・フットワークを伴う運動	ドリブルシュート，連携プレー（攻撃・防御）	簡易ゲーム・ゲーム・タイムレース・応用練習・競技	ゴールキーピング
	ドリブルシュート，連携プレー（攻撃・防御）		
	スパイク，ブロック，連携プレー（攻撃・防御）		
	ドリブルシュート，ヘディングシュート ボレーシュート，連携プレー（攻撃・防御）		ゴールキーピング，タックル
	スマッシュ，力強いサーブ・レシーブ，乱打		
	パス，キッキング，ハンドリング		タックル，ラック，モール，スクラム，ラインアウト
	フォアハンド，バックハンド，サービス，レシーブ		
	ハイクリア，ドロップ，ドライブ，スマッシュ		
	走塁，連携プレー，ランニングキャッチ		
	走塁，連携プレー，ランニングキャッチ		
	簡易ゴルフ（グランドゴルフなど）		
簡単な技・形の練習		応用練習 試合	
リズミカルな動きを伴うダンス（ロックやサンバを除く） 日本の民踊など		リズムダンス，創作ダンス ダンス発表会	
スキー・スケートの歩行やゆっくりな滑走 平地歩きのハイキング，水に浸かり遊ぶ サーフィン，ウインドサーフィン		通常の野外活動 遠泳，潜水，登山 カヌー，ボート，スクーバーダイビング	
右の強い活動を除くほとんどの文化的活動		体力を相当使う吹く楽器（トランペット，トロンボーン，オーボエ，バスーン，ホルンなど），リズムのかなり早い曲の演奏や指揮，行進を伴うマーチングバンドなど	

D…軽い運動から中等度の運動まで可　　E…軽い運動から強い運動まで可

受診間隔	医療機関	医師
年　ヵ月後		㊞
年　ヵ月後		㊞
年　ヵ月後		㊞

表63　管理区分の目安

管理区分	慢性腎炎症候群	無症候性血尿または蛋白尿	急性腎炎症候群	ネフローゼ症候群
A. 在宅	在宅医療または入院治療が必要なもの	—	在宅医療または入院治療が必要なもの	在宅医療または入院治療が必要なもの
B. 教室内学習のみ	登校は可能だが腎機能の低下または蛋白尿・血尿が（＋＋）以上あるもの，もしくは病状が安定していないもの	—	回復期で蛋白尿を認めるもの	登校は可能だが病状がまだ安定していないもの（病状が安定するまで）
C. 軽い運動のみ	血尿と蛋白尿が（＋）程度，蛋白尿または血尿が（＋＋）程度	無症候性蛋白尿および蛋白尿・血尿で蛋白尿が（＋＋）以上のもの	発症後3ヵ月以上経過しているもので蛋白尿陽性のもの	病状は安定したが，ステロイド治療中のもの（Dに移行するまで）
D. 軽い運動および中等度の運動のみ（激しい運動は見学）	血尿単独もしくは蛋白尿（＋）程度で変動が少ないもの	無症候性蛋白尿で常に蛋白尿が（＋）のもの　無症候性血尿で血尿が（＋＋）以上のものそれ以下の尿所見で発症後3ヵ月以内のもの	発症後3カ月以内でわずかに血尿のみが残るもの。3ヵ月以上経過しても，かなりの血尿が残り，病状が安定していないもの	ステロイドを隔日投与中で寛解が維持されているもの
E. 普通の生活	血尿（＋）程度，もしくは血尿（＋）で蛋白尿も（±）程度の安定しているもの	血尿（＋）もしくは蛋白尿（±）以下で尿所見が安定しているもの	発症後3ヵ月以上経過して微少血尿が残るもの，または尿所見が消失したもの	ステロイドの投与を中止して寛解が維持されているもの

注）①慢性腎炎症候群とは，病理組織学的に慢性に経過する腎炎であることがあきらかな症例，およびその臨床経過からそれが推定される症例をいう．
②無症候性血尿または蛋白尿とは，健康診断における検尿で血尿または蛋白尿が発見され，そのほかの理学的所見，臨床検査所見に異常を認めず，腎病理所見があきらかにされていない症例をいう．
③急性腎炎．
④ネフローゼ症候群．

（日本腎臓学会編）

ことにより，有所見者の不安を解消し，適切な健康指導をおこなうことができる．しかし，すべての地域で医師の診察をおこなう検診システムを構築することが困難なため，地域によって検診時の対応に大きなばらつきが生じており，さらに有所見者に対する生活制限などの程度にも検診担当医師によってばらつきがあり，現時点では標準化が困難な状態にある点も問題である．さらに，有所見者が検診終了後に精査を受けたかどうか不明で，長期的予後などの把握ができないことが多い．その結果，検診の有効性などの評価も十分にはできていない．有所見者の中には主治医を決めて年余にわたり経過観察や治療を受けている者が少なくない．これらの者を毎年三次検診まで受診させることは不要である．

糖尿病検診

I. 検尿システム

腎臓病検診と同じ検体を用いて，試験紙を用いて尿糖を検査する．尿糖偽陽性（±）は

尿糖が 50 mg/dl 以上を，尿糖陽性（＋）は尿糖が 100 mg/dl 以上を意味する。

平成10年から14年に東京都でおこなった尿糖陽性者は，平均すると1万人あたり小学生では4人，中学生では8人，高校生では13人であった。しかし，その多くは腎性糖尿であり，糖尿病と診断される患者は1万人あたり0.3～0.7人と推定されている。その多くはインスリン非依存性糖尿病である。近年，学童肥満の頻度が増加するにつれてインスリン非依存性糖尿病の小児患者が増加している[4]。

II．尿糖陽性者への対応

一次検尿で初めて尿糖が陽性であった者は約1ヵ月後に予定されている二次検尿まで待たずに，ただちに検診センターあるいは近医を受診するように指導する。実際に頻度は少ないが，インスリン依存性糖尿病患者であると短期間のうちに病態が悪化して糖尿病性ケトアシドーシスを発症する危険性が考慮されるからである。血糖値，HbA1c（正常＜6.5％），尿糖の測定，経口糖負荷試験などをおこない，糖尿病か腎性糖尿であるかをあきらかにする。糖尿病と診断された場合，家族歴と肥満傾向を参考にしながら，家族内に糖尿病患者がおらず肥満傾向がなく，血清GAD（glutamic acid decarboxylase）抗体やICA（islet cell antibody）などの膵β細胞関連自己抗体が陽性であればインスリン依存性糖尿病，家族内に糖尿病患者がいて太り気味の体型で血清GAD抗体などの膵β細胞関連自己抗体が陰性なら大部分がインスリン非依存性糖尿病と診断する。さらに，糖負荷試験で血漿インスリンの上昇が少ない場合はインスリン依存性糖尿病，正常または高反応の場合はインスリン非依存性糖尿病と診断する。

III．問題点

現行の糖尿病検診で対象とする尿は腎臓病検診と同じ早朝第一尿を用いているため，軽度の糖尿病患者を見逃している可能性がある。糖尿病患者ならば前日の夕食後の高血糖が就寝後も続き，翌日早朝尿に尿糖陽性となって反映するとされているが，軽度の糖尿病患者の場合には早朝尿に反映しない可能性がある。軽度の糖尿病患者を早期に検出するためには，食後の尿をスクリーニングの対象とするのがより望ましい。実際には腎性糖尿の数が増えることが予想されるため，食後の尿をスクリーニングの対象にはしていない。自治体によって尿糖の異常を（±）以上にしている地域と（＋）以上にしている地域があり，標準化されていない。尿糖（±）以上を精査の対象とすると，尿糖（＋）以上を精査の対象にするよりも精査対象者が約3倍になるとされる[5]。

文　献

1) 日本学校保健会編：新・学校検尿のすべて．日本学校保健会，2003．
2) 村上睦美：学校検尿のあり方．日本小児腎不全学会誌 20：27-29, 2001．
3) Yoshida J, Tsuchiya M, Murakami M, et al.：Mass screening for early detection of congenital kidney urinary tract abnormalities in infancy. Pediatr Int 45：142-149, 2003.
4) Kitagawa T, et al.：Increased incidence of non-insulin dependent diabetes mellitus among Japanese shollochidren correlate with an increase of animal protein and fat. Clin Pediatr 37：111-115, 1998.
5) 佐々木望：埼玉県における学校尿糖検尿フォローアップ体制の確立．平成12年度厚生科学研究・子ども家庭総合事業報告書．pp48-49, 2000．

（五十嵐　隆）

Note

小児保健

7 心臓検診

心臓検診の目的

　学校検診はわが国特有の小児の健康管理法であり、ヘルスプロモーションの意味も兼ねている。心臓疾患の症状は痛みを伴わないために、子ども自身や保護者にとってわかりにくく、疾患の存在に気づきにくい。そのため、医療機関の受診が遅くなりがちであり、医療介入の時期を逸することもまれではない。このような特徴を持つ心臓疾患を発見し、適切な医療介入がおこなわれるように指導し、診断・状態に応じて適切な管理区分を定め、突然死を防止し、生涯につながる健康で安全な生活を子どもに提供できるようにすることが、心臓検診の目的である。

　ここでは、おもに心臓検診で初めて発見される異常を念頭において進める。まず、主として一次検診と二次検診における考え方を中心に述べる。

　注：検診機関ですでに発見され医療機関で経過観察されているという理由で二次検診対象者としなかった場合、保護者の中には「もう治ったから、今回は引っかからなかった」と考える方も多いので、「主治医を受診」というような指示を出すようなシステムとした方がよい。

心臓検診の流れ

　心臓検診の流れに沿って、それぞれの段階における注意点、問題点について述べる（図38：心臓検診の流れ）。

　図39は、心臓検診の問診票（調査票）の1例である。すでに診断されている先天性心臓疾患の有無と後天性心疾患の既往について尋ね、それらの疾患の現在の管理状態を問う項目がある。次に、何らかの自覚症状が現在あるかどうかを聞く形になっている。

　心電図と心音図を判読する際、この問診票が具体的な個人に関する唯一の情報である。心電図と心音図の判読から何らかの疾患を想定したときに、この問診票でその疾患の症状を示唆するものがあれば、かなりの確信をもって二次検診が必要であると判断できることになる。

心電図コンピュータ判読の問題点

I．コンピュータ判読プログラムの設計思想

　現在一次検診における心電図のスクリーニングは、ほとんどすべてコンピュータの判読を用いているのが現状であろう。多くの心臓検診機関で用いられている判読解析のプログラムは公開されていない。コンピュータは当

然ながら，判読の結果に関する責任を持つことはできない。このため，コンピュータによって「異常」の疑いとされた個々の心電図を医師が再評価することを前提につくられている。

したがって，コンピュータは，原則として心電図異常の疑い症例を多めにピックアップする，言い換えればフォールス・ポジティブを多くするようなプログラムを用いている。つまり，実際の検診現場では，コンピュータの「診断」を医師が再評価するという姿勢を保つことが大切である。検診現場における診断では，コンピュータを医師の上位においてはならない。

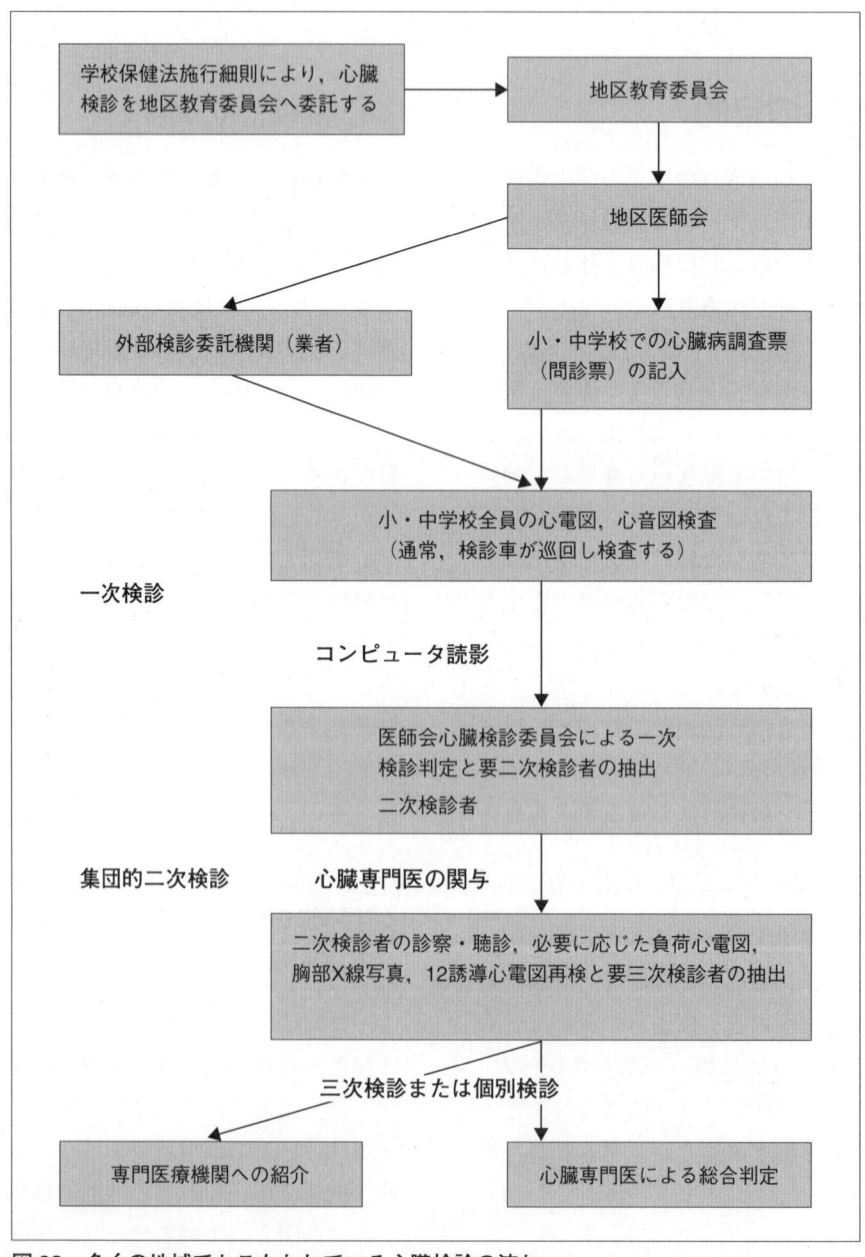

図38 多くの地域でおこなわれている心臓検診の流れ

心臓検診調査票

☆ この調査は判定の際，重要な資料となりますので記入もれのないようにして下さい。
☆ 記入もれは二次検査（保護者同伴）となります。

《保護者　記入欄》太線枠内の質問事項の回答欄に○，あるいは必要事項を記入して下さい。

北区立＿＿＿＿＿＿＿学校　年　組　番	昭和・平成	男子・女子
フリガナ 氏　名		年　月　日生まれ

質問事項	※　回　答　欄　※
1. 今までに，医師から心臓に異常があるといわれたことがありますか？	はい・いいえ
1. に　はい　と答えた人は次の①～④に記入して下さい。	
①初めていわれたのは，何歳の時ですか？	年齢　　歳の時
②その時の病名と，かかった病院名をおしえてください。	病名＿＿＿＿＿ 病院名＿＿＿＿
③現在も通院していますか？	はい・いいえ
（1）はい　と答えた人	病院名＿＿＿＿ 通院回数　年に　回
（2）いいえ　と答えた人（つぎのいずれかに○）	治癒・中断・昨年要観察
④過去の心臓検診時2次・3次で無害性心雑音はありましたか？	はい・いいえ
2. 今までに，次の病気にかかったことがありますか？	
①リウマチ熱	はい・いいえ
②川崎病	はい・いいえ
2. の②川崎病に　はい　と答えた人は①～③に記入してください。	
①超音波検査を受けたことがありますか？	はい・いいえ
②後遺症が残っているといわれていますか？	はい・いいえ
③現在も通院していますか？	はい・いいえ
（1）はい　と答えた人	病院名＿＿＿＿ 通院回数　年に　回
（2）いいえ　と答えた人（つぎのいずれかに○）	治癒・中断・昨年要観察
3. 次のようなことがありますか？	
①少しの運動で，どうきや息切れがする。	はい・いいえ
②急にどうきが激しく，静かにしていてもなかなか，おさまらないことがありますか？	はい・いいえ
③ときどき胸が急に痛くなり，静かにしていてもなかなか，おさまらないことがありますか？	はい・いいえ
④運動中または運動直後に，気を失ったことがありますか？	はい・いいえ
⑤最近，喘息の発作をおこしたことがありますか？	はい・いいえ
4. 両親・きょうだい・祖父母・おじ・おば等で，40歳以下で急死（心臓麻痺）した人がいますか？（事故などはのぞく）	はい・いいえ

※質問はここまでです。（記入もれはありませんか？）　　　ここから下は，医師等の記入欄です。

「◎ 学校記入欄」（校医・養護教諭・担任所見）

「◎ 一次検診医師記入欄」　　　心電図所見（あり・なし）　　心音図所見（あり・なし）
所見

　　　　　　　○　一次判定　………　二次検診の要（あり・なし・他病院観察・要経過観察）
理由

「◎ 二次検診医師記入欄」　　○　二次判定　………　精密検査の要（あり・なし）判定医師
理由

図39　心臓検診の問診票（調査票）

II. コンピュータ心電図判読の弱点

　心臓検診を考慮した心電図判読プログラムは，フォールス・ポジティブを多くとってもよいとする一方で，「異常」の拾いすぎが多くならないようにも設計されている。常識的にみても誤った「異常」を拾いすぎると，そのプログラム全体に対する信頼性が揺らぐからである。

　人の眼では，P波を認識することは比較的容易であるが，コンピュータには困難であることが多い。鋭い波形を示すQRS波はコンピュータが認識するのに容易であるが，P波のようななだらかな変化は基線の揺れなどと混同しやすいので，コンピュータプログラムにとっては難しい判断となるからである。したがって，心拍数計算は，P波ではなくQRS波の数を数えている。I度，II度の房室ブロックなどは，その反復性をプログラムに入れることにより認識していることが多い。しかし，そのような特徴のない上室性期外収縮のようなものは，認識されにくい。上室性期外収縮のような臨床的にあまり問題にならないものの場合はよいが，完全房室ブロックや房室解離などに代表される，より重篤な不整脈も認識されずに，見逃されることがあるので，医師の眼で見直すときには，このような不整脈に注意することが必要とされる。

　同様の理由で，なだらかな波形の変化であるT波の形の認識も人の眼の方が優れている。ST低下など成人領域で重要な指標に関しては，正しく読みとるプログラムの開発が進んでいるので，小児領域では敏感すぎるほどの変化を表示してくれる。しかしながら，小児期にV_3-V_4でよくみられるようなT波の形の変化は，成人の心臓では異常とされる，いわゆる異常T波（bizarre T）として認識するようにプログラムされていることも多く，それによりピックアップされて，小児の心電図を読み慣れていない医師を困らせることもある。特に，この所見は，心筋症など心雑音を呈さない重篤な心疾患の疑い所見であるために，検診責任医師を悩ませることが多い。しかし，これは同年齢の心電図には多くみられる所見であり，学校検診では同一年齢の子どもの心電図を記録するわけであるので，ある程度経験を積むとわかるようになる。それでも疑問が残る場合は，精査すべきであり，その結果のフィードバックから学んでいく方がよい。

III. コンピュータ判読の長所

a) 心拍数・電気軸の計算

　コンピュータはQRS波などのような心電図上の大きさから計算できるものは計算してくれる。したがって，QRS波を数えての心拍数，QRSの電気軸は便利であり，信頼できる。

b) QTC時間

　QTC時間は，どの誘導を用いているか，先行するいくつの心拍の平均を計算しているのか，T波の終了を認識しているのかなどはあきらかにされていないが，ある程度の参考にはなるので，検診でのピックアップには役立つ。ただし，QT延長をピックアップするようにプログラムされている機器の場合は，通常のBazettの式で計算したQTCが0.45 sec以上である場合をピックアップすることにすると，あまりにも多数が拾われることになるために，数字を0.45 sec以上に設定していることがあるので，どのような数字を設定しているのかを機器メーカに確かめておくことが勧められる。

c) 心室肥大

　QRS波の大きさから（voltage criteria）おこなう左室肥大，右室肥大の判定も，コンピュータの得意とするところである。しかし，小児心電図では高電位（high voltage）が特徴で

あるうえに，痩せている子どもではQRS波が高く出がちであることなどを考慮に入れておこなう医師の最終判断が尊重されなくてはならない（可能ならば心電図記録に体重・身長を記録時に記載してもらっておくと役立つ）。ともすると，このコンピュータ診断に引きずられがちなので注意したい。特に医師以外の事務職員はコンピュータ判断の方を重視する傾向があるので，十分に教育しておく必要がある。

心室性期外収縮，WPW症候群などのQRS波の幅が広がるような異常もコンピュータはピックアップしやすい。誤った診断名がついていることも多いが，ピックアップすることに意義があるので，人の眼で判断する機会を提供してくれたと考えるべきであり，コンピュータ診断を鵜呑みにすることは勧められない。

d）心音図診断

心音図判読には，ある程度の慣れが必要である。検査技師がどのようにとるかの癖も判読に影響を与える。心音図判読は，ノイズとの戦いでもある。本当の心音は，呼吸性の変化はあるが，原則として周期的に同じものが現れるはずであり，ノイズは周期的には現れないことを考えて読むと除外できることが多い。

心音図判読に期待されるのは，器質性心疾患（大部分が先天性心疾患）の除外であり，収縮期心雑音とⅡ音の分裂，Ⅱ音の強勢をピックアップするのが大切である。

学童心臓検診で初めて診断されることとなる心疾患は，心房中隔欠損症，肺動脈狭窄症，大動脈狭窄症，大動脈弁閉鎖不全症，大動脈縮窄症，僧帽弁閉鎖不全症などが多いようなので，それら特定の疾患を念頭において心音図をみることも役立つ。心音図の異常の確認には，実際に聴診してみるほかに方法がないので，二次検診など専門医師が聴診できる場所へ本人を呼ぶべきである。この場合，心音図では明瞭に記録されているにもかかわらず，聴診では聴かれないことがある。このような変化は，心音図記録の際は，運動後などで心拍出量が増えていた場合，心音図記録は仰臥位でおこなうので，仰臥位のみでよく聴かれる雑音である場合などが考えられる。仰臥位になると心臓への静脈還流は増加するので，肺動脈狭窄症などの右心系の雑音がその例である。状況が許せば，仰臥位で聴診してみることも役立つ。

e）二次検診における注意：何を見つけようとしているかを念頭において二次検診をおこなう。

二次検診には，一次検診で抽出された学童を一定の日時に1ヵ所に集め，検診の一段階として実施する「集団的二次検診」形をとる場合と，専門医機関に受診させる形をとる「個別検診」とがある。

集団的二次検診の形をとる場合は，この検診で終了ではなく，心疾患についての継続的観察が必要な対象者にはその旨正しく伝える必要があることを常に意識しておく必要がある。二次検診で最終診断に達するためには，専門医による診察，標準胸部12誘導心電図，運動負荷心電図，胸部X線検査，心臓超音波検査（心エコー・ドプラ），ホルター心電図が必要となるが，これらすべての検査をおこなうことは，予算面からみても効率的ではなく，実際的ではない。したがって，集団的二次検診でおおまかな診断をしたのちに，何らかの診断名の付くような疾患の時には，それらの診断装置を有する専門医療機関を「個別検診」する形をとることも多い。この「個別検診」を「三次検診」と呼ぶことがある。

二次検診が必要であると判断されたものに

は，心雑音（心臓血管系の構造異常，弁の構造・機能異常の疑い），心音異常（過剰心音）（心臓の構造異常，肺高血圧，心筋疾患）心電図異常（電気軸の異常，右または左室肥大，不完全右脚ブロック，完全右脚ブロック，左脚ブロック，WPW症候群，異常Q波，ST-T異常，リズム異常）があり，それぞれに応じた検査が必要とされる。二次検診の現場では解決できないものも多いが，多くの無害性雑音もここに含まれる。

二次検診における診察においては，どのような心（肺）疾患を想定しているかを念頭において診察・検査することが大切である。心エコー・ドプラ検査の普及した現代における多くの地域では，学童に達する前に診断されている心疾患が多いことも記憶しておくべきである。たとえば，心室中隔欠損症は容易に聴取されるその収縮期雑音に気付かれていて，すでにしかるべき医療機関で学童期には診断されていることが多い。大動脈弁狭窄症もその雑音の強さから診断されていることもあるが，大動脈縮窄症は背部での雑音が聴取できるだけのことが多く，検診前には見逃されていることもある。

心構造上の異常

多くの右心系の異常，特に心房中隔欠損症，軽度の肺動脈弁狭窄症は学童検診で初めてあきらかになることが多いが，これは，雑音自体が低調な音であり気付かれにくいのが原因であると思われる。左心系の異常であっても，程度の軽いものは学童期まで見逃されていることも多い。

心電図上，「V_1のR'の高い不完全右脚ブロックパターン」または「V_1で高いR波」などの右室肥大傾向がみられる時は，心房中隔欠損症，肺動脈弁狭窄症を念頭において雑音を聴診し，心電図所見に見合った心雑音がないときは，第2心音が強勢かどうかに注意して肺高血圧症も考慮して聴診することが，より能率的な検診に役立つ。

心電図上「V_1での深いS波」，「V_6での高いR波」，「ST, Tの変化」などがみられ，左室肥大が疑われる時は，「大動脈弁・弁上・弁下狭窄」，「大動脈縮窄」，「高血圧」を念頭において聴診する。

心電図異常

学童心臓検診より前に先天性心疾患がすでに発見・加療されていることが多くなっている現在，心臓検診における心電図異常の発見の重要性が増加してきている。心臓検診で発見されることの多い心電図異常は，洞性不整脈，上室性期外収縮，心室性期外収縮，WPW症候群，（不）完全右脚ブロックおよび，ST-Tの変化，T波の異常などがある。このうち，洞性不整脈と上室性期外収縮は，上記の理由によりコンピュータ診断では拾われていないことがあるが，重篤なものではないので実際上は問題になることは少ない。

心室性期外収縮は，単発で運動により増加しない場合は，問題がなく，運動制限の必要はない。ごくまれに心筋症の最初の症状が心室性期外収縮の形で現れることがあるので，経過観察の必要があるとされている。どれだけの頻度でのフォローが必要であるかの明確な指標はないが，それが増加傾向にないことが確認されたときは，運動制限はせずに年1回程度の心電図のフォローとされる。

頻拍発作の既往のないWPW症候群の学童に対しても，運動制限の必要はないが，経過観察は必要とされる。これは，WPW症候群においては，心房粗動の際に副伝導路を通ってそれがすべて心室へ伝わった場合に心室頻拍に

似た幅広いQRSを示す頻拍症（偽性心室頻拍）をおこすことがあり，これが致死的な心室細動をおこすことがありえるからである。

　学童自身が，頻拍を当然のこととして受け止めていて，なんら異常があると訴えないこともあるので，注意深い問診が必要とされ，失神に近いぼーっとした症状のあるときは，ホルター心電図で確認すべきである。

　完全右脚ブロックは，特に危険なものではないので，基礎疾患の除外の後は運動制限の必要はなく，フォローの必要もない。

　先天性心疾患などの構造上の心臓異常が学童検診以前に抽出されていることの多い現代において，心臓検診の役割は，不整脈死の予防や心筋症の早期の発見などに移ってきているが，いまだに不明な点も多い。心臓検診をおこなうものは，いまだ十分に解明されていないQT延長症候群，Brugada症候群も含めた突然死の原因になる疾患も頭の片隅におきつつ，検診をおこなっていくことになる。この場合，まれな特異的な例に対してどの程度配慮するとか，心臓検診による突然死の予防の限界についても，検診を依頼する組織と共通の認識を持つことが大切である。

　先天性心疾患でも，心律動異常でも，子どもが自ら症状を訴えることは非常に少ないので，子どもたちの自覚症状に依存しては危険であり，その無症状の子どもにある心疾患を発見するために心臓検診が存在することを十分理解しておきたい。

文献

1）本田　恵：これからの学校心臓検診．小児科診療 81：731-736，1999．
2）馬場國藏，深谷隆：学校心臓検診の現状と問題点．日本小児循環器学会雑誌 18：556-561，2002．
3）長嶋正實：児童・生徒の学校心臓検診の心電図における不整脈判読のポイント．不整脈診療の最前線　不整脈患者初診時のポイント．診断と治療 91：1807-1815，2003．
4）柳川幸重：心臓検診．治療 84：2132-2136，2002．
5）岩本真理，新村一郎，柴田利満，安井清，横田俊平：小児不整脈の予後　小児WPW症候群の長期予後について．日本小児科学会雑誌 106：1807-1811，2002．
6）小川　潔，安藤達也，菅本健司，菱谷隆，星野健司：学校検診を契機に発見された小児特発性持続性心室頻拍について．Therapeutic Research 24巻6号：1027-1029，2003．
7）吉永正夫：QT間隔　小児におけるQT延長・顔面水・運動負荷．心電図 21：443-446，2001．
8）新村一郎：健康とみなされている子供たちの心臓急死—特に不整脈死．診断と治療 91：373-379，2003．
9）米澤慎悦，村上和広，小山田惠：学校心臓検診で確認された心筋症の検討．予防医学ジャーナル 367：40-44，2001．

（柳川幸重）

Note

8 虐待

養育者が何らかの行為をおこなうか，必要な行為をおこなわないためにおきた子どもの健康障害のすべてを「子どもの虐待」（child abuse and neglect）という。より広い概念としてmaltreatment（不適切な養育）ともいわれる。多くの虐待をする養育者は子どものため，子どもを可愛いと思っている。虐待か否かの判断は，あくまで子どもの立場で，子どもの人権侵害という立場でなされなければならない。

子どもの虐待への援助は児童相談所に通告することから始まる。医師，看護師には2000年に制定された児童虐待防止等に関する法律（防止法）によって，通告義務がある。そして虐待であるか否かを判断し，子どもの安全を確保し，処遇を決定し，さらに再発防止として家族の再統合の役割を担っているのが児童相談所である。児童相談所はチームによる社会診断，心理診断，行動診断および医学診断により子どもと家庭を多面的にとらえ，問題のメカニズムを総合的に診断し，もっとも適切な援助方法を決定している[1]。地域で虐待を受けた子どもと虐待する養育者の生活を援助するには，地域の医療，保健，福祉と教育に関わる多くの機関と専門職の連携と協力が必要である（図40）[2,3]。医療機関は医療にかかわる専門機関としての責務と，諸機関と連携の役割を担うことが求められる（図41）。

虐待の類型

一般的に身体的虐待，性的虐待，ネグレクト，心理的虐待の4つに分類される。防止法による定義を示す。

a) 身体的虐待　physical abuse

児童の身体に外傷が生じ，または生じるおそれのある暴行を加えること。

b) 性的虐待　sexual abuse

児童にわいせつな行為をすることまたは児童をしてわいせつな行為をさせること。

c) ネグレクト　neglect

児童の心身の正常な発達を妨げるようないちじるしい減食または長時間の放置その他の保護者としての監護をいちじるしく怠ること。

d) 心理的虐待　Emotional Abuse

児童に対していちじるしい心理的外傷を与える言動をおこなうこと。

これらに加え登校禁止，家への閉じ込めも加えられる。また，防止法では加害者は保護者に限定しているが，親に代わる養育者や家庭外の保育士，教諭，施設職員などであることもある。このほか，医療機関で特に問題と

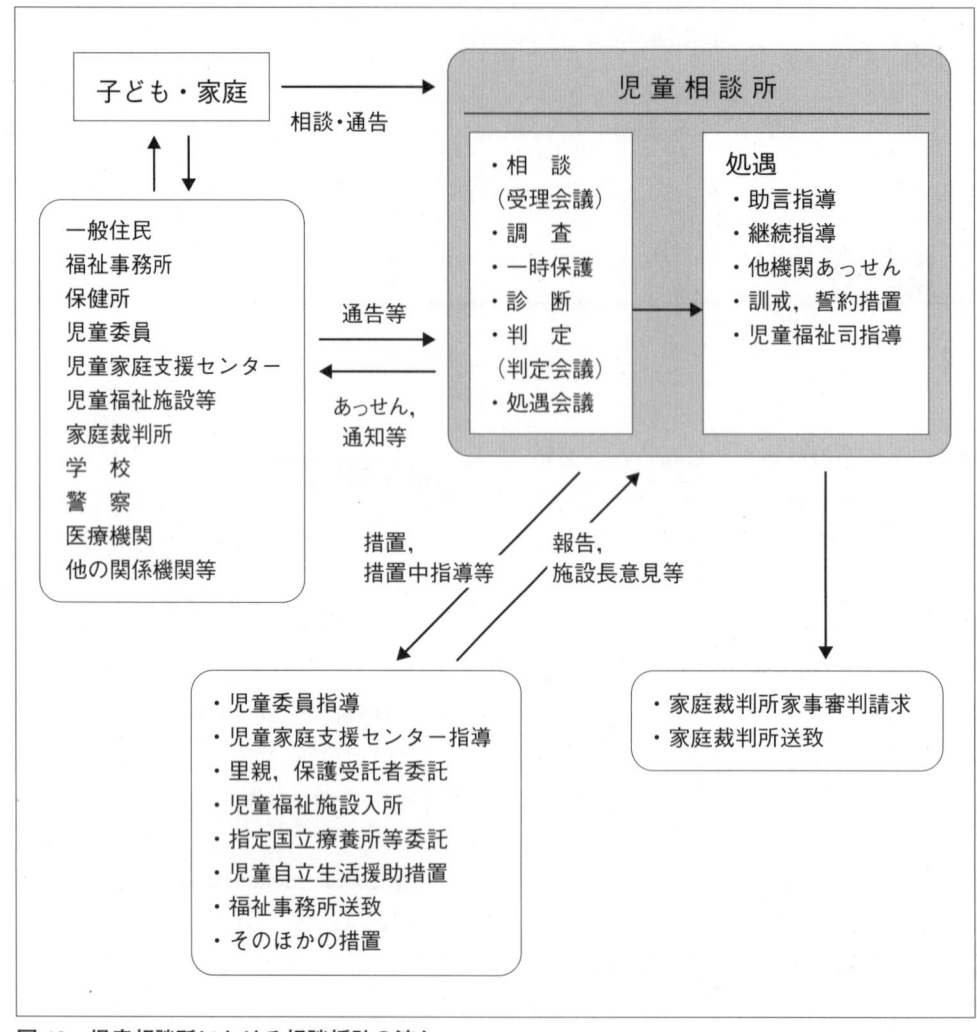

図40 児童相談所における相談援助の流れ
（文献[1] p.51 より引用）

なる類型として，揺すぶられっ子（シェイクンベビー）症候群，身代わり男爵（代理によるミュンヒハウゼン）症候群，事故によらない薬物中毒，新生児遺棄・殺，親子心中・一家心中，胎児への虐待，医療ネグレクトなどがある。

虐待を放置してはいけない

乳幼児期は生命のすべてを養育者に依存している。この時期は栄養失調や高度の脱水症により死亡することがある。頭蓋内出血による死亡も乳児期に多くみられる。また乳幼児期に基本的な人との関わりがもてないと，不可逆的な知能の遅れや人格形成に致命的な障害をもたらす。そして世代間連鎖もある。医師，看護師が虐待に気づかない，気づいても見過ごすことは，専門職によるネグレクトであると認識するべきである。

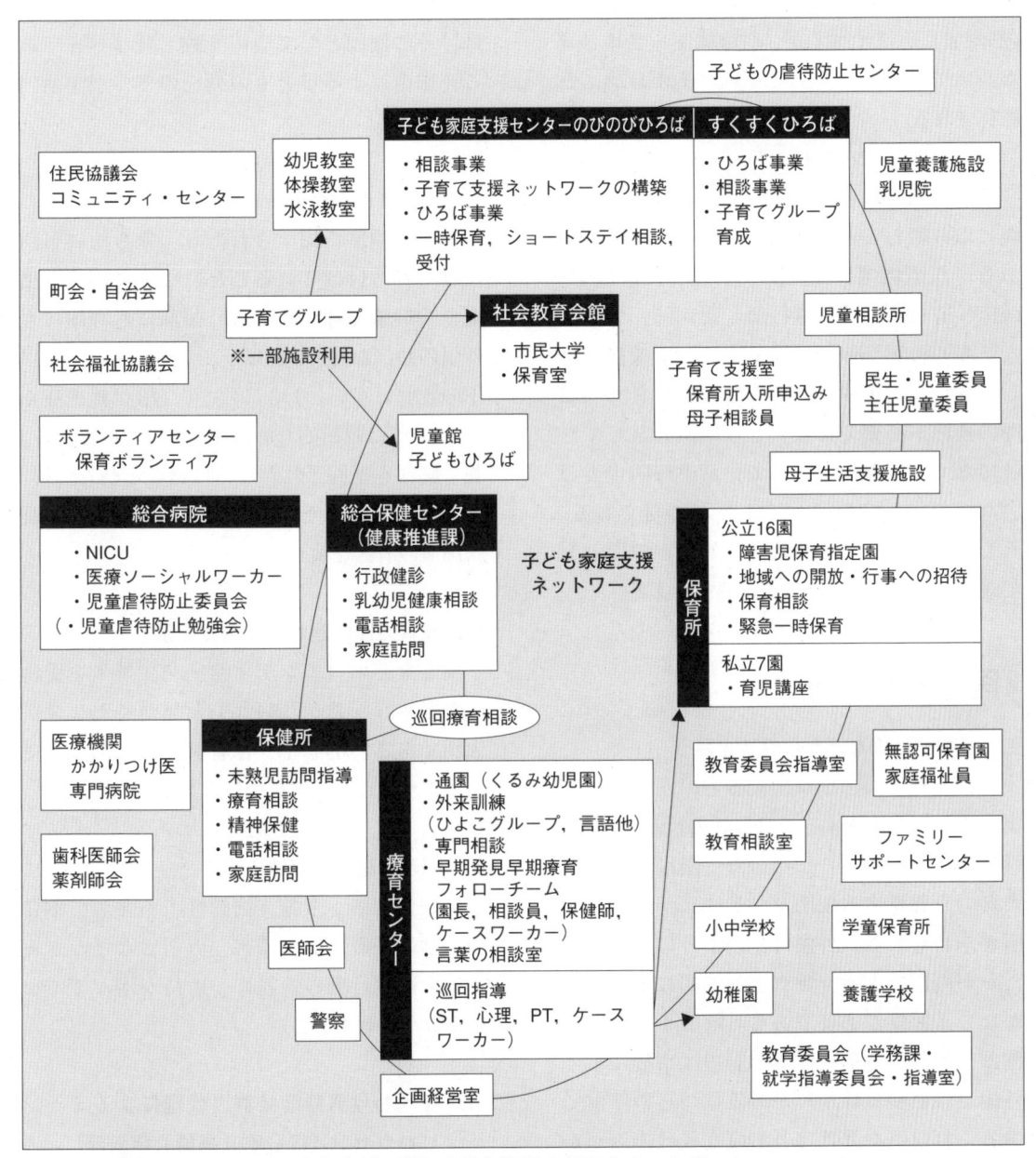

図41 三鷹市における子ども家庭支援に関わる社会資源の状況とネットワーク
山本真実・三鷹市健康福祉部子育て支援室「三鷹市における乳幼児期の子育て支援ネットワークの資源」,『発達』84号より一部改変
(文献2) p.998より引用)

医療機関と虐待

　虐待の矛先は子どもにだけ向かうものではない。密室の中で力のあるものがその力を濫用すれば，それは虐待である。家庭という密室の中で考えるとパートナー間のドメスティックバイオレンス，思春期の子どもから親に向かう家庭内暴力，年老いた親に対する老親

（高齢者）虐待すべてが，医療機関をさまざまな訴えで受診し，ファミリーバイオレンスと総称される。

　虐待の問題は小児科のみでなく，病院のすべての関係者に係わる問題であり，虐待の問題に取り組むことは，医療従事者のつとめである。医療機関には医師，看護師，助産師，臨床検査技師，放射線技師，薬剤師，栄養士など多くの専門職が働いている。医療機関として虐待に対応するためには，これら専門職間の連携が必要であり，さらに個人としてだけでなく，医療機関として児童虐待防止委員会など組織して対応することが必要である。そして院内のみならず院外との連携の要として医療ソーシャルワーカーが必要である。

医学的な診断 4)

Ⅰ．骨折や外傷などから虐待を疑う

　骨折や外傷が，けがによるものか，虐待によるものかを鑑別するのは医師の役割である。骨折は兄弟が馬乗りになった，階段から落ちたという養育者の説明でつじつまがあうか判断が求められる。外傷はどのようにしてできたかが問題である。養育者の説明に不自然さがないか評価が必要である。腋の下，大腿内側部，臀部，背部や性器の周辺は事故による外傷（いわゆるけが）がおこりづらい部位である。打撲傷を受けると出血直後は赤みがかった青，1週間くらいで緑がかった黄色，2週間くらいで黄色っぽい茶色になる。さまざまな時期の皮下出血の跡は，慢性的な身体的虐待を示唆する。またタバコを押し付けられた跡，定規やハンガーで叩かれた跡，アイロンによる火傷などの判断が求められる。

Ⅱ．頭蓋内出血から虐待を疑う

　特に乳児期および幼児期早期の頭蓋内出血は，その原因として虐待を強く疑うべきである。虐待による子どもの死亡の多くが頭蓋内出血である。

Ⅲ．シェイクンベビー症候群

　激しく頭部を揺すられたり，軟らかい布団などに打ち付けられることにより，硬膜下出血や強い脳浮腫がおこる。頭部にも身体にも外傷の跡はなく，2歳以下，なかでも6ヵ月以下の乳児に多い。1/3は死亡，1/3は後遺症を残し，1/3は継続的な虐待を受ける危険がある。強く胸部を把握されたためにおこる肋骨骨折，強く揺すられたためにおきる椎骨の脱臼と眼底出血の有無を検査する。

Ⅳ．発育発達の遅れから虐待を疑う

　風邪などのコモンディジーズで外来を受診したときに「おかしいな」と気づくセンスが大切である。健診や，保育園，幼稚園などで気づかれることもまれではない。

Ⅴ．問題行動から虐待を疑う

　神経性習癖，多動，衝動性，不注意，不登校，学習困難，摂食障害，万引きなどのさまざまな問題行動の背後に，虐待が潜んでいないか疑う必要がある。

Ⅵ．身代わり男爵症候群（代理によるミュンヒハウゼン〔ほら吹き男爵〕症候群）

　さまざまな症状（下痢，蛋白尿や血尿など）を養育者（多くは母親）が人為的に作り出し，子どもを病気に仕立て上げ，看護にいそしむ状況を作り出すことにより自らの心の安定を得る，心の病気と考えられている。

Ⅶ．新生児遺棄・新生児殺，母子心中・一家心中，保険金殺人

　実際に新生時期に殺されてしまっている子

どもの数は不明である。望まない妊娠で，妊娠という現実から目をそらし，出産という現実に直面し殺してしまったり，放置してしまうと考えられている。一家心中，母子心中は子どもの立場からみれば虐待にほかならない。

Ⅷ．胎児の虐待

妊娠中の胎児に対して母親自身や配偶者が腹部や膣を通して直接攻撃することはまれであるが，妊婦が喫煙やアルコールを継続すること，不適切な服薬をすること，妊娠中毒症や妊娠糖尿病の生活指導を守らないことなどは，胎児の側からみれば虐待である。

Ⅸ．事故によらない薬物・毒物中毒

従来たばこの誤飲，大人の薬の誤飲などは事故，不注意とみなされているが，繰り返されれば虐待，不適切な養育である。養育者が故意に薬物を投与することによって引き起こされる中毒は最近虐待の1型とみなされるようになってきている。子どもに覚醒剤を投与することもあり，「まさか子どもに」という思いこみをしないことが大切である。原因不明の意識障害，運動障害や精神症状などは薬物を考え，検査することが必要である。

Ⅹ．乳幼児突然死症候群（SIDS）と虐待

心肺停止の状態で医療機関に搬入され死亡した場合，SIDS，事故による死亡，虐待による死亡もしくは殺人を鑑別しなければならない。取り乱している家族に適切に対応すると同時に，できる限りの情報を収集することが必要である。医師は異状死として警察に届け出る義務があるが，わが国では監察医制度が不備で，剖検されないことが多い。できうる限り，剖検するべきである。

ⅩⅠ．医療ネグレクト

ダウン症児の十二指腸閉鎖の手術を拒否されることがある。このような事態を児童虐待の立場から対処できないか，検討されはじめている。

子どもの虐待に医療機関ができること [1,5,6]

Ⅰ．虐待を疑ったら，できるだけ入院させ，とりあえずの安全の確保に心がける

そして児童相談所をはじめとする関連機関と連携を取り、戦略をたてて対応する。入院に際し注意すべきことは，虐待する養育者を「とんでもない親だ」と非難しないことである。目でも非難しない。虐待についての告白，動機などを無理に引き出そうとしない。養育者は責められている，非難されていると感じると決して心を開かない。虐待をする親にも援助が必要で，一緒に考え，協力して今の虐待のおこる状況を変えていこう，という姿勢が求められる。

Ⅱ．意見書・診断書を書くこと

体重増加不良，発達遅滞，外傷，骨折や頭蓋内出血の原因をネグレクトや身体的虐待によると記載することには，100％の確証がないと診断書を書きづらいものである。診断書を書かなかったために児童相談所が措置できず，養育者のもとに帰り，その後死亡したという多くの事例があるといわれてる。

医師の診断書・意見書ですべてが決まってしまうことはない。虐待であるか否か最終的に判断をするのは児童相談所であり，さらに親権喪失の宣告は家庭裁判所である。医師の診断書・意見書は1つの判断材料にすぎない。診断書・意見書に「虐待による」という記載は必要なく，診察所見，検査所見を記載し，

表64　ハイリスク児の概念　CHILDREN AT RISK

生物学・医学的リスク	社会環境リスク
A　出生前・周産期要因 　1．ハイリスク妊娠・分娩 　2．低出生体重児 　3．奇形・先天異常 　4．若年出産 　5．多胎児 　6．早期新生児期の異常 B　出生後要因 　1．発育不良 　2．発達遅滞 　3．行動発達上の問題 　4．重症疾患罹患の既往歴 　5．慢性疾患の現症あるいは既往歴 　6．いわゆる虚弱児	1．衛生環境劣悪 2．環境汚染地域 3．僻地 4．社会的孤立 **家庭環境リスク** 1．貧困，経済的不安定 2．父・母の不在 3．家庭内不和 4．家族に重症疾患 5．無知，迷信 6．養育態度・能力不良 7．保護者の精神病 8．保護者のアルコール・薬物

それらが養育者の説明と矛盾するのかしないのかについて意見を記載することが求められる。

Ⅲ．虐待は予防に勝るものはない

　虐待を受けやすい子どものリスクファクターとして，医学的，生物学的なリスクはもとより，社会的，家庭的にもさまざまなリスクがあきらかにされてきている（**表64**）。その中で虐待をしやすい親，受けやすい子どもの要因もあきらかにされてきている。出生前，出生直後から積極的に介入し，退院後は地域で援助する体制がとられてきている。

文　献

1) 高橋重宏，庄司順一，編：子どもの虐待．福祉キーワードシリーズ．中央法規，東京，2002．
2) 森田猛志：三鷹市のソーシャル・ネットワーキング　母子を支える社会資源への気づき．助産婦雑誌 56：996-999，2002．
3) 松田博雄，山本真実，熊井利弘，編：三鷹市の子ども家庭支援ネットワーク．ミネルヴァ書房，京都，2003．
4) 松田博雄，中谷瑾子，岩井宜子，中谷真樹，編：児童虐待の診断と分析―医療機関の立場で―．児童虐待と現代の家族，信山社，2003．
5) 2002厚生省　日本子ども家庭総合研究所編：子ども虐待対応の手引き．平成12年11月改訂版，有斐閣，東京，2001．
6) 柏女霊峰，才村純，編：子どもの虐待へのとりくみ　子ども虐待対応資料集付．別冊発達26　ミネルヴァ書房，京都，2001．

（松田博雄）

9 事故の予防活動の展開

小児をとりまく事故の現状

　1960年以降，0歳をのぞいた小児の死因の第1位は不慮の事故となっている。不慮の事故は多発しているが，正確な発生数は不明である。乳幼児では，1年間に，不慮の事故のために入院する割合はほぼ200人に1人，医療機関の外来を受診する割合（カッコ内）は，0歳（4人に1人），1〜4歳（2人に1人），5〜9歳（3人に1人）と推定されている。これらから，事故の問題は小児のもっとも重要な健康課題となっている[1]。

　先進国のデータと比較してみると，わが国の乳幼児の不慮の事故による死亡率は高く，いまだ改善の余地がある。3歳までの事故は半数以上が家庭内でおこっており，それ以降は家庭外の事故が多くなる。また，不慮の事故の中で死因の第1位を占めているのは，0歳をのぞくと交通事故となっている。

　小児においては，不慮の事故の発生は発達段階と密接な関連がある。小児の発達に伴っておこりやすい事故はどのようなものかはわかっており，それらを予防する手段もある程度わかっている。日本全国どの地域でも，毎年，同じ年齢層の子どもが，同じ頻度で同様な不慮の事故に遭遇している。1件，事故が発生すると，他の地域でも必ず同じ事故が複数件発生する。また，子どもの生活環境に新しい製品が出回ると，必ず新しい事故が発生する。

小児の健康課題の中での事故予防の位置づけ

　事故の問題を考えるときは，①事故がおこる前，②事故がおこったとき，③事故がおこった後，の3つのphaseに分けて考える必要がある。①は事故予防（injury prevention）である。①〜③の3つを合わせて，事故対策（injury control）という。健康に対する効果，ならびに経済効果がもっとも優れているのは，事故がおこる前への対処，すなわち事故予防である。

　事故予防に取り組む場合，すべての事故を予防することはできないし，その必要もない。予防活動を展開する場合は，①重症度が高い事故，②発生頻度が高い事故，③増加している事故，④具体的な解決方法がある事故について優先的に取り組む必要がある。ここに示した①〜③とはすなわち，医療的な治療が必要な事故ということであり，この点から，治療が必要な事故を毎日みている医療関係者が事故予防活動を展開する必然性が明確となる[1,2]。

事故予防の基本的な考え方

事故予防に取り組む場合の基本的な考え方を，求められる努力量と，実際にそれによって予防が可能となる量の関係として図42に示した。予防効果が最大で，求められる努力量が最小であるものとは，すなわち「まったく気をつけていなくても，安全が確保されているしくみ」である。言い換えれば，「目を離さないで」ではなく，「目を離してもいい環境を前もって作る」ことである[2]。事故予防として優先すべき項目を表65に示した。

事故予防の指導においては，保護者が実行可能であり，かつ科学的に有効性が証明されている予防策を示し，保護者がその予防策を実行するという行動変容が重要となる。この行動変容があって初めて，事故は予防されうる。保護者が受け入れがたいことについては，どのようにしたら受け入れてもらえるかを十分検討する必要がある。あらゆる機会に，家族構成員の全員に対して事故予防の指導をすることが望ましい。

さらに，予防活動をおこなったあとは評価する必要がある。評価は，事故の発生数，発生率の低下，あるいは重症度の軽減（入院日数，通院日数，医療費など）など，科学的に数値で検討する。科学的な評価をおこなわないまま，漫然とチェックシートやリーフレットを配布したり，ポスターの展示をしても意味がない。

身近なところから事故の問題に取り組む

どの地域においても，ほぼ同じ頻度で事故は発生している。自分の地域の子どもの事故のデータを知っていることが望ましいが得られる情報はほとんどない。継続的に得ることができるのは死亡データだけであるが，小さな市町村であれば，20年間，不慮の事故による子どもの死亡はないということになる。死亡データは，現場で事故予防を考えたり指導する場合には有用ではないと考えるべきである。

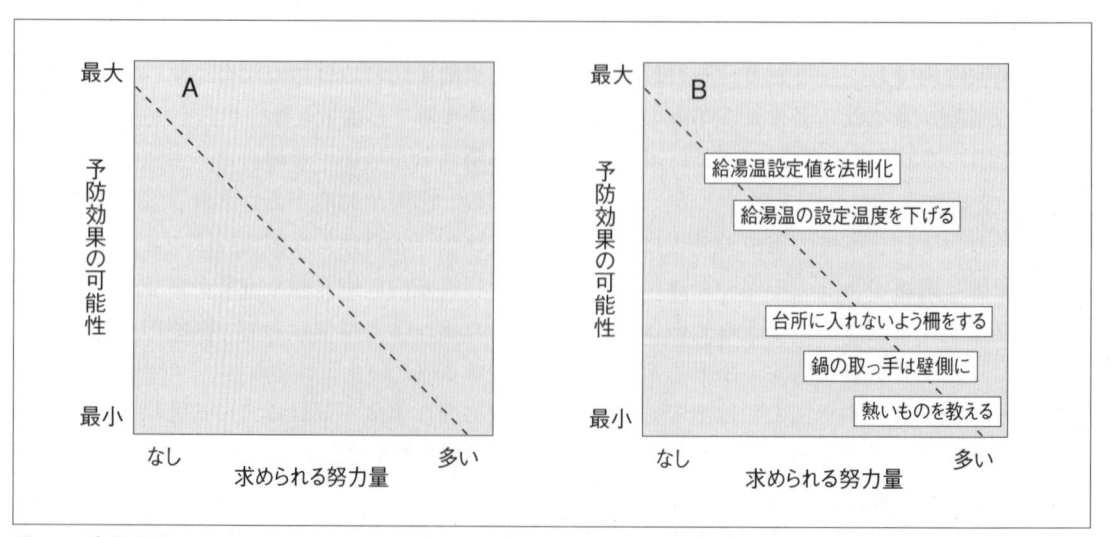

図42 事故予防のために求められる努力量と，実際にそれによって予防が可能となる量との関係
A：一般論，B：熱傷の例にあてはめてみたもの

表65 事故予防として指導すべき項目

自動車の事故： ・車に適切に装着されたチャイルドシートを使用 ・どの年齢層でも，自動車に乗る場合には必ずチャイルドシートを正しく使用 ・車中に乳幼児を1人で放置しない ・後部座席でもシートベルトを使用 ・妊婦もシートベルトを使用 ・ソフトカー（速度調節メカニズムの車）の使用 **自転車の事故：** ・ヘルメットの着用 ・足部ガード付きの椅子の使用 ・子どもを乗せる時は最後に，下ろす時は最初に **浴槽での溺水：** ・洗い場から浴槽の縁までの高さが50 cm以下の浴槽は転落する危険性が高い ・2歳になるまで残し湯をしない ・子どもが浴室に入れないようにする ・子どもだけで入浴させない **水遊び，釣り，ボート遊び：** ・ライフジャケットの着用 **ベビーカーからの転落：** ・シートベルトで拘束 ・ベビーカーを止めたときに安定，固定の確認 **ベッドからの転落：** ・ベビーベッドの柵はつねに上げる ・乳児を大人用ベッドに寝かせない **クーハン，歩行器，ショッピングカートからの転落：** ・使用しない ・使用する場合はベルトで固定 **スキー，スケート，スケートボード，キックスケーター：** ・ヘルメットの着用，肘・膝のプロテクターの使用 **スポーツ（球技・団体競技，格闘技）：** ・マウスガードの使用	**階段からの転落：** ・転落防止の柵をつける **ベランダや窓からの転落：** ・踏み台となるものを置かない ・窓際にベッドやソファを置かない **ドアで挟む事故：** ・玄関ドアの蝶番側にカバーをつける ・ドアクローザーの使用 ・子どもを確認後に自動車のドアを閉める **熱傷：** ・給湯温度の設定を50℃以下にする ・子どもを熱源から遠ざける ・途中で火が消えても花火をのぞき込まない ・花火は水につけて完全に消す **火災・火傷：** ・消火器，熱・煙探知器の設置 ・難燃性のパジャマや毛布の使用 ・身体にフィットした寝衣を着る ・防火タバコの使用 **誤飲・窒息：** ・口径39 mm以下の大きさのものは，床面から1 m以上の高さの場所に置く ・誤飲チェッカー（販売：日本家族計画協会：Fax 03-3267-2658）でチェック ・セーフティ・キャップの水薬ビン（金鵄製作所）の使用 ・飲み物の容器に食品以外のものを入れない ・公園で遊ぶときは，かばんや輪になったヒモ状のものは身につけない **気管支異物：** ・3歳になるまで乾いたピーナッツは食べさせない ・仰臥位や歩きながらものを食べさせない ・小さな食物塊やオモチャなどを放り上げて口で受けるような食べ方や遊びをさせない

臨床医は，毎日，外来の場で，誤飲，火傷，擦過傷，打撲傷などの子どもの事故をみている。ときには発熱や咳嗽を主訴に来院した子どもの診療中に，顔の青あざ，膝の擦り傷などに気づく。臨床医であれば，日々の診療の中で，子どもの事故に関与しないというわけにはいかない。事故の処置だけをする今までの受け身の診療姿勢から，「予防」に積極的に取り組む必要がある。

乳幼児健診時の事故予防活動

事故予防活動をする場として，小児科医にとってもっとも利用しやすいのは乳幼児健診である。健診時に，保護者の側から「事故の予防」について尋ねられることはまずない。事故の予防は，医療関係者側から積極的に働きかける必要がある。

指導の内容は，「危ないですよ」「気をつけて」「目を離さないで」など漠然としたことを言うだけでは何の効果もない。科学的に有効

な予防法を示し，保護者に受け入れてもらわなければ意味がない．すなわち，「説得」ではなく「納得」してもらう指導が必要となる．また母親だけでなく，父親にも事故予防の指導をする．子どもの事故の予防は父親の重要な仕事の1つとして社会的なコンセンサスができることが望ましい．

健診時の指導項目の1つとして，事故予防は必ず取り上げるべきである．1度にたくさんのことをいうのではなく，来院した時点から2～3ヵ月以内におこりやすい事故を取り上げ，その予防を中心に話をする．1回に2～3項目を選んで，その具体的な予防法について話をするのがよい．

全月齢，年齢層において，毎回，チャイルドシートの指導は必ずおこなう．私は，1ヵ月健診では，クーハン，ベビーベッドの事故とその予防，3～4ヵ月健診では，誤飲の事故とその予防，6～7ヵ月健診では，誤飲，やけど，ベビーカーの事故とその予防，9～10ヵ月健診では，浴槽での溺水，やけど，歩行器の事故とその予防，1歳健診では，浴槽での溺水，転倒，転落の事故とその予防，1歳6ヵ月健診では，転倒，転落の事故とその予防，3歳では，自転車，公園，水遊びの事故とその予防について話している[3]．

具体的に利用することができる安全チェックシートがあるので，それを利用するとよい．チェックシートの質問項目として「○○に気をつけていますか？」，その答えとして「はい，ときどき，いいえ」を選択するようなシートがあるが，これは適切ではない．誰もが子どもの事故には気をつけており，気をつけていてもおこるのが事故なので，このような設問自体意味がない．**表65**に示したような指導項目を取り入れて各月齢層，年齢層ごとに作成したチェックシートがあるので，それを利用するとよい[4]．

可能であれば，自動車にチャイルドシートを実際に取り付ける指導をおこなうなど，実践的な事故予防活動をおこなうことが望ましい[2,5]．実践的な活動をおこなうことによって初めて，指導法について具体的に検討することができる．

事故の予防活動はたいへん困難な仕事である

安全な子育てをしてもらおうと事故予防の話をしても，保護者は自分の子どもの問題として認識しないことが多い．「まさかうちの子に限って……」「私が気をつけているから大丈夫」と考えており，ときには露骨に「そんなことはいわれなくてもわかっている」「余計なおせっかいだ」という反応を示す者もいる．

「今の時期は必ず誤飲しますよ」と健診で注意したにもかかわらず，健診から帰宅2時間後に「先生，子どもがタバコを食べたけど，どうしたらいいですか」と診療所に電話がかかってくる．火傷の危険性を前回の健診で指摘していても，「いつもは気をつけていたんですが，消したばかりのストーブに手をついて……」と火傷で受診してくる．健診であれほど注意したはずなのに，いったとおりの事故で来院する．これはよくあることである．親は「先生に怒られると思ってやってきました…」と言いながら受診する．健診の場で事故の予防として「危ないですよ」「気をつけて」「絶対に目を離さないで」と言ったくらいでは効果があるはずがない．医師は自分の"指導"がまったく無効であったことを思い知るべきで，保護者を怒ったり嫌みなどをいうべきではない．

このような経験を繰り返すと，事故予防としてどう指導したらいいのかと頭を抱え，事故予防などいくら言っても効果がないとやる

気をなくすのも事実である．しかし，今現在でも不慮の事故は確実におこっており，子どもたちの健康が障害されている．子どもたちのことを考えれば，事故予防は必要不可欠であるが，一体誰がやってくれるのだろうか？

10数年間みてきたが，その答えは「誰もやってはくれない」のである．行政の対応は縦割りで，事故の問題のように各省庁，部署にまたがる問題には有効に対応できない．また前例主義，事なかれ主義，その場逃れの対応，単年度事業のため，継続が必要な事故予防にはまったく対応できない．

教育の現場では，事故は「存在してはならないもの」として隠蔽される傾向が強い．企業は「安全第一」と口ではいうが，利潤に結びつかない事故の予防にはまったく取り組まない．マスコミは，特異な事故については好んで取り上げるが，すぐに次の話題に飛びつき，事故の予防までは考えない．

こうしてみると，事故の予防は自分でやるしかないのである．「どうしたらいいのか？」といっていても，ものごとは進まない．まず，自分で一歩踏み出すしかないのである．

日々，事故のことに注目していると，事故の予防について保護者に話をすることが苦痛でなくなる．できれば「事故予防の話をして，子どもの健康をサポートしている」と実感できるような境地に達することが望ましい．

事故の問題に対する意識改革の必要性

少子化が進む現在，生まれてきた子どもは1人たりとも死なせてはならない．子どもに対する保護者の責任とは，前もって安全な環境を整備，確保することであるが，個人レベルの責任だけを追及しても効果はない．子どもの安全に対して，社会が大きな責任を負っていると認識すべきときであり，今，そのような意識改革が求められている．

子どもの安全のために，安心な子育てをサポートするために，そして一緒に子どもの事故予防を推進するために，「子どもの事故予防情報センター」(http://www.jikoyobou.info) を開設したので参照されたい．

文 献

1) 山中龍宏：子どもの誤飲・事故を防ぐ本．三省堂，1999．
2) 山中龍宏：小児の事故は予防できる．医学のあゆみ 206：686-690，2003．
3) 山中龍宏：事故予防．小児診療 65：1776-1777，2002．
4) 日本外来小児科学会編：お母さんに伝えたい子どもの病気ホームケアガイド．第2版，医歯薬出版，東京，pp811-815，2003．
5) 山中龍宏：こどもの安全をサポートする．総合診療ブックス「はじめよう臨床医にできる子育てサポート21」山中龍宏ほか編，医学書院，東京，pp220-231，2002．

(山中龍宏)

Note

小児保健

10 喫煙・受動喫煙・禁煙教育

しばしばみる小児疾患の原因として家族の喫煙による受動喫煙があげられる[1]。したがってまず知っておかねばならないのは受動喫煙を防止する方法と，子どもの周囲成人への禁煙サポート法である。また日本における成人喫煙率は年々減少しているが，20代から30代女性および青少年の喫煙は増加し憂慮すべき事態となっている。思春期までの喫煙者に対する禁煙サポートも小児科医の必修事項となりつつある。

受動喫煙から子どもを守るノウハウ

I．受動喫煙の健康影響

家庭内に喫煙者のいる率は79.1％ときわめて高く，そのうち70％近くが受動喫煙を生じる状況での喫煙となっていることが判明した（2003年，和光堂調査）。タバコの煙の有害成分は胎盤を通過して胎児に移行し，さまざまな影響を引き起こす。受動喫煙は発達途上の子どもたちに健康面での影響を及ぼすのみならず，ADHDや行為障害などを生じやすいという報告や，精神面や行動面での影響も大きいことが指摘されている[2]。また妊婦や妊婦周囲の喫煙によって胎児の発育が阻害され，妊娠・出産の異常，乳幼児突然死症候群の増加などさまざまなリスクが増大する。残念なことに妊婦の喫煙率は最近10年間でおよそ2倍に増加している（厚生労働省乳幼児身体発育調査平成12年）。

II．受動喫煙の防止

喫煙者のみならず周囲の非喫煙者にも健康被害をもたらす「受動喫煙」に対して「健康増進法」が制定された。

わずかの受動喫煙でも心筋梗塞など疾患リスクが上昇することが報告され[3]，受動喫煙による健康被害の防止にはタバコの煙を厳密に除去せねばならないことが判明した。

従来「空気清浄機」と呼ばれてきた機器はタバコ煙の無害化には効果が薄く，受動喫煙の防止に利用することは適切でない。また喫煙室を設置しても強力な陰圧装置を備えねばならず，換気扇の設置や天井排気装置の設置では出入口を通じての受動喫煙の発生は防止しえない[4]。こうした知見に基づき，受動喫煙の防止には建物内に喫煙可能場所を設置してはならず，十分な風量を確保しうる戸外での喫煙が原則となる。なお教育機関や医療機関では敷地内禁煙が実施されつつあることは喜ばしい。しかしながら，建物内や敷地内を禁煙化するだけでは，さらに教育的見地からも学校・医療機関の敷地内禁煙化が望まれることはいうまでもない。小児科医は学校医として学校現場に関わる機会を多くもつことから，

強力に学校敷地内禁煙化を推奨する立場にあることを自覚すべきである。

疾患発生原因に対してはその原因を除去することがもっとも適切な予防方法である。この見地から受動喫煙を防止するもっとも適切な方法は子どもの周囲から喫煙をなくすことである。

Ⅲ．子どもの周囲の成人を対象とした禁煙サポート

小児の疾患改善や予防には小児の周囲の成人への禁煙サポートが必須となる。小児科診療現場での成人への禁煙サポートの手順を表示する（図43，表66）。これは成人対象の内科などを中心とする成人禁煙サポートの手順を簡略化したものである[5～8]。

まず喫煙者を同定する。「ご家族にタバコを吸う人はいますか」という質問が基本になる。問診表などに記入を求めることで短時間の診療時間内での喫煙者の同定がもれ落ちなく可能となる。同時に喫煙状況について簡単にたずねておく。1日喫煙本数のほか，起床後の喫煙要求出現時間がニコチン依存の強さを示唆する指標として有用である[9]。

ついで喫煙者あるいは喫煙者の家族に対して，禁煙が必要なことをきっぱりとした言葉を用いて伝える。この場面で重要なメッセージとして，ニコチン代替療法や後述するインターネットや携帯メール支援などの社会的サポート体制の整備により，禁煙方法が質的に変化していることもあわせ伝える。

医療者による明確な禁煙の指示のみで年間

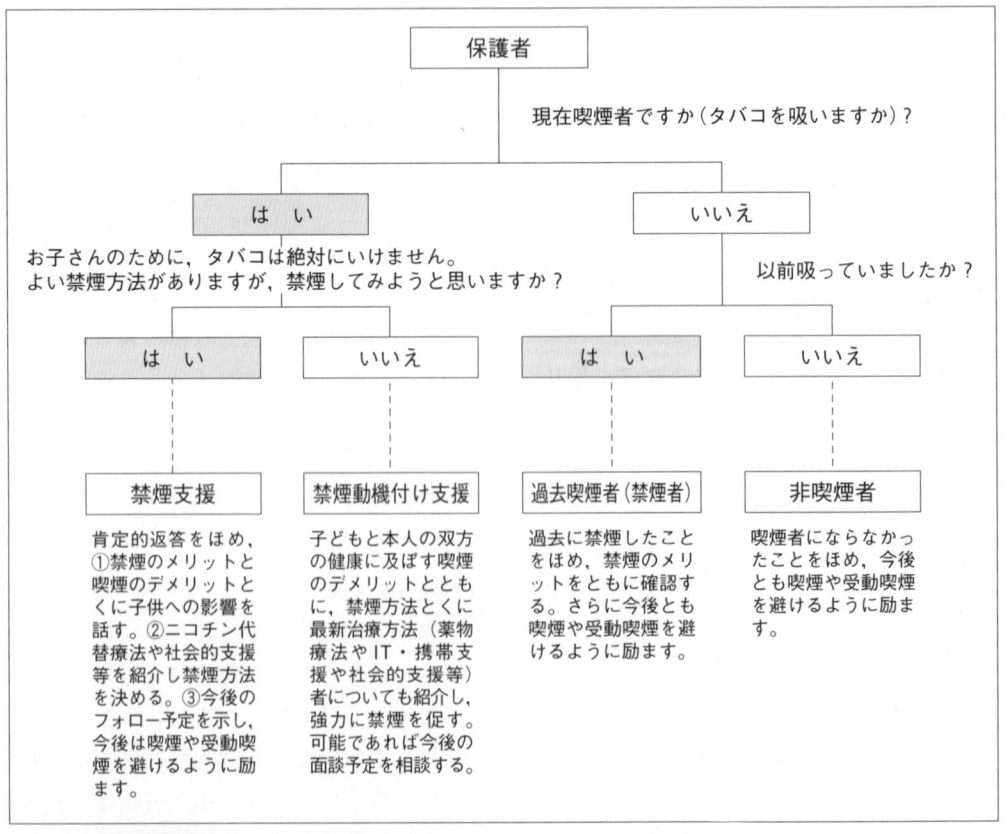

図43　禁煙支援開始フローチャート
　　　（AHRQ 2000 より高橋改変引用　http://kinen-marathon.jp/charge/net/）

数％の禁煙者を生み出すことに留意し，必ず禁煙の必要性を伝えるようにする。

　これらの簡単な情報提供のあと，禁煙の意思の有無を尋ねる。「まあそのうち」といった曖昧な言葉は日本特有の拒否表現である。その場合には「せめて子どもが成人になるまで，その前で吸わないように」といった動機付けにつながるメッセージと「いつでもご相談に乗ります」などのオープンメッセージを伝えるが同時に書籍やビデオを紹介したりパンフレットを手渡すなど簡単なサポートも提供する。

　禁煙意思を有する場合は，禁煙開始治療（初期治療）をおこなう。これには禁煙動機付け強化とニコチン代替療法に行動療法を併用し，同時に24時間対応可能な相談窓口を紹介することが含まれる。短時間の動機付けを医師がおこない，行動療法の説明等は医師以外の医療者が担当する形，あるいはあらためての来訪を促してのサポートの提供の形態が利用しやすい。ニコチン依存や喫煙状況の確認・ニコチンパッチの有効性の説明と処方・家族の協力の要請・サポートプログラム（24時間対応可能な相談窓口）の紹介，今後のフォローアップの相談を含む。ただし薬剤の使用方法等については薬局あるいは窓口担当者が担当することも可能である。

　ニコチン代替療法剤としては，ニコチンガムは1996年から，ニコチンパッチは1999年から使用が認可されている。

　1996年のAHCPRの報告では，自力での禁煙に比べ禁煙開始後6〜12ヵ月後にニコチンガムで1.4〜1.6倍，ニコチンパッチでは2.1〜2.6倍と禁煙成功者が多くなることが報告されている。なおニコチンガムに比べ，ニコチンパッチのコンプライアンスは良好であった[16]。

　ニコチンパッチは医師・歯科医師の処方箋が必要であるのに比べニコチンガムは薬局で購入しうる。薬剤の使用期間については，標準的にはニコチンパッチ8週間，ニコチンガムは12週間使用するとされる。

　また，禁煙開始後に生じるさまざまな不安

表66　子どもの周囲の成人への禁煙支援マニュアル

5つのA	支援内容（たちつてと）	利用しうるツールとその概要
ASK	た；喫煙状況を尋ねる 「現在喫煙者ですか（タバコを吸いますか）？」喫煙本数および起床後のタバコほしさの出現時間	受診前の問診票への記入
ADVICE	ち；タバコをやめるように忠告する 「お子さんのために，タバコは絶対にいけません。最近では，以前と違って，よい禁煙方法があります」	ノバルテイス社 「新禁煙支援チャート（図版）」
ASESS	つ；つもり（やる気）を確かめる 禁煙に向けて肯定的返答をした成人には，肯定的回答をほめ，禁煙のメリットと喫煙のデメリットとくに子供への影響を話す	書籍「こちら禁煙外来」など禁煙メリットについて書かれた書物を紹介する
ASSIST	て；薬も含めて，あらゆる手段で禁煙を手伝う ニコチン代替療法や社会的支援等を紹介し禁煙方法を決める	ニコチンパッチ・ニコチンガム社会的支援の紹介（禁煙マラソンなど）
ARRANGE	と；次回来院日や今後の予定を取り決める 今後のフォロー予定を示し，今後は喫煙や受動喫煙を避けるように励ます。	禁煙宣誓書・禁煙日記

や再喫煙要求はしばしば深夜など，医療機関が対応しづらい時間帯に生じることから禁煙開始サポートにあたり24時間対応が可能な支援窓口が必要となる。これには外部機関への登録や紹介をおこなうことが実際的である。24時間対応の支援機能を有するプログラムとしては，現在では禁煙マラソンなどITを利用した24時間対応プログラムが該当する。

ニコチン代替療法は禁煙成果を高めるが，その効果発現には行動療法の併用と周囲のサポートの存在が必要である[10,11]。多く用いられる行動療法アドバイスとしては冷たい飲み物や運動を併用する，喫煙具や喫煙場所への遭遇を避けるなどがある。筆者は「禁煙マラソン」http://kinen-marathon.jpによるパソコンメールあるいは携帯メールITサポートや，禁煙教室などグループによるピアサポートを取り入れた習得体制を紹介して成果を上げてきた[12〜15]。

なお本プログラムの携帯メール版は未成年喫煙者の禁煙サポートに無償提供されていることは後述する。

未成年喫煙者への禁煙治療

I．未成年喫煙の現状

未成年の喫煙は成長してからの健康被害を増大する点，さらに子どもたちの生活環境の悪化要因ともなる点においても重大な問題である。加えて未成年期の喫煙は周囲の友人関係の変化を引きおこし，ときとしてgate way drugとして他の反社会的生活行動変化の引き金ともなると指摘されている。

日本における成人喫煙率は年々減少しているが，20代から30代女性および青少年の喫煙は増加し，さらに平成12年度未成年者の喫煙行動に関する全国調査（厚生科学研究）では高校3年生で毎日喫煙する者は男子生徒25.9％，女子生徒8.2％と平成8年に実施された同様の調査と比較して女子生徒の喫煙は約2倍に増加していた。その結果若い女性や若い母親の喫煙率も上昇し，平成12年度の妊娠中の喫煙は10代の妊婦では34.2％，20代前半では18.9％にも上る[38]が，それが子どもの喫煙を引き起こすという悪循環に陥っている[18]。

II．未成年喫煙の健康有害性

喫煙による短期的な影響としてはタバコ煙中の一酸化炭素による血中酸素濃度の低下に起因する記憶力や運動能力の低下が，長期的には成人後の喫煙関連疾患の増加が報告されている。喫煙関連疾患での死亡率は喫煙開始年齢が若いほど高くなることが知られ，15歳から19歳で喫煙を開始した場合の肺がんでの死亡率は30歳を超えての喫煙開始の3倍以上となる（平山　雄1966〜1981計画調査）。

III．未成年喫煙の契機

未成年喫煙の契機を尋ねる調査は未成年喫煙が漠然とした，あるいは些細な契機で開始されていることを示している[39]。子どもが本来的に有する好奇心は身近なものや入手しやすいものを対象とする傾向にあり，家庭内喫煙者がいる家庭で育つ未成年者は早期に初回喫煙をおこしやすく喫煙者になりやすい。またテレビドラマでの喫煙シーンや広告，未成年者がタバコを入手しやすい社会的状況など，喫煙に関しての社会的寛容さも未成年喫煙を促す大きな要因である。

IV．未成年の禁煙阻害要因

喫煙の健康被害の大きさから，禁煙の必要性や禁煙支援の重要性は明白であるが，残念ながら未成年にとって喫煙習慣からの脱却は容易ではないことが多い。喫煙をニコチン依存という疾患がもたらす状況と理解すること

で，治療への正しい認識にいたる。

喫煙者は「試喫煙」，「時々喫煙」を経て「常習喫煙」の段階に至る。未成年の脳細胞は中枢神経系への依存性薬物の影響を受けやすく，成人より早期にニコチン依存を形成しやすいことが示唆されている。すなわち「時々喫煙」から「常習喫煙」への移行が短期間でおこなわれることが特徴の1つである。初回喫煙から常習喫煙にいたるには成人では2年から10年が必要といわれるが，未成年では喫煙開始年齢が低いほど短期間でニコチン依存に陥る傾向にあり，筆者の禁煙外来でも「試喫煙」から数日程度で「常習喫煙」に至る事例をみている。

V．未成年への禁煙サポート

筆者は1998年から未成年禁煙治療にあたってきた。

多くの子どもたちは自身の依存性に気づき，禁煙できないことに成人同様，辛い思いを持っている。喫煙有害性についての正しい知識の提供は禁煙動機付けに加え再喫煙の防止にも重要である。しかしながらこの段階で自力禁煙が困難な未成年喫煙は成人同様ニコチン依存が生じている結果であり，疾患治療としての取り組みが必要なことは明白である。

未成年の禁煙支援マニュアルを表67に示した。

まず来訪した未成年者に対して簡単な喫煙状況の評価を実施する。喫煙本数や起床後の喫煙要求，初回喫煙開始年齢，家族や友達の喫煙状況などについての質問のほか，禁煙のアドバイスのための資料として喫煙場所についての質問（通学途上，駅，学校）も尋ねる。

成人では喫煙状況の評価に引き続き禁煙の必要性についてのメッセージを伝えることになるが，筆者は未成年には，先行してニコチンパッチの効果について説明してきた。これは未成年にとってニコチン切れ症状を耐えることは非常に困難感が大きいことに起因する。

表67　喫煙する子どもへの禁煙支援マニュアル

5つのA	支援内容（たちつてと）	利用しうるツールとその概要
ASK	た；喫煙状況を尋ねる 喫煙本数および起床後のタバコほしさの出現時間・喫煙場所	ニコチン依存度質問表 喫煙歴を尋ねる問診表
ADVICE	ち；タバコをやめるように忠告する 「タバコがダメなことは知っていると思うが最近ではよい禁煙方法があります」	ノバルテイス社 「新禁煙支援チャート（図版）」
ASESS	つ；つもり（やる気）を確かめる 禁煙に向けて肯定的返答をした子どもには，肯定的回答をほめる	
ASSIST	て；薬も含めて，あらゆる手段で禁煙を手伝う ニコチン代替療法や社会的支援等を紹介し禁煙方法を決める	ニコチンパッチ・ニコチンガム 禁煙ジュニアマラソンへの登録（無料）
ARRANGE	と；次回来院日や今後の予定を取り決める 今後のフォロー予定を示し，今後は喫煙や受動喫煙を避けるように励ます。	禁煙宣誓書・禁煙日記

就学児童生徒の喫煙へのニコチン代替療法は海外では広く実施されてきた。日本国内ではニコチンパッチの入手に医療者の関与が必要なことから普及が遅れているが，未成年では使用終了までの平均使用枚数が成人より少ない傾向があり，とくに15歳以下ではその傾向が強い。また短期間で使用を終了しうることから副作用は少なく，自力禁煙が困難な未成年者の禁煙治療には躊躇なくニコチンパッチが使用されるべきである[19]。

ニコチンパッチの処方に際して説明すべきことは成人とほとんど同様であるが未成年においてはニコチンパッチの必要期間が短いこともあり，不眠や接触皮膚炎等の副作用は出現が少ない傾向にある。

ニコチンパッチの処方に引き続き，数日間は喫煙している友人と遊ばない，夜更かしを避ける，家族が本人の喫煙を知っている場合には家族への協力を依頼するなど禁煙のための環境整備を提言し，原則として1週間以内に次回診察予定を設定する。同時に携帯メールを有する未成年には，無料の携帯メールサポート（禁煙ジュニアマラソン http://kinen-marathon.jp）を紹介する。これは24時間対応可能な相談窓口の提供も兼ねる。筆者は携帯メールアドレス間違いを避けるためにその場で未成年からの携帯メールを受信して登録手続きを進めるようにしている。この携帯メールサポートは未成年の禁煙開始時期のサポートとして有用性が高い。

初回診察の最後に再度，禁煙が必要なことをきっぱりとした言葉を用いて伝え，決心したことをほめ，禁煙を励ます言葉をかける。禁煙に同意しないまま入室してきた子どもたちも，この段階に至ると顔が明るくなるのが普通である。

なお初回診察には保護者や教師が付き添うことが多いが，診察は原則として喫煙者単独で実施し，本人との面談が終了したのちにニコチンパッチの使用法の確認・費用的問題・家族周囲の協力要請などについて付添い人に説明する。なお家族の喫煙は未成年禁煙の大きな阻害因子であり，厳しく禁煙を求める。

2001年に筆者の禁煙外来に来訪した喫煙者のうち，ニコチンパッチ処方後1ヵ月に禁煙を開始した者は成人・未成年とも90％を超えていた。一方1年後にも禁煙していると回答した子どもは30％程度であった。

VI. 社会的支援の利用

長期禁煙サポートの提供には学校関係者・家族を含めたチーム医療としての長期支援体制を構築することが必須である。しばしば成長段階で生じる思春期のさまざまな問題と重複交差して再喫煙を繰り返す場合も多く，治療は長期化・困難化しがちであり通常の小児科外来での提供範囲を超えるものとなることも多い。したがって，思春期外来実施機関以外では長期サポートの提供は小児科外来以外の社会的サポートに委ねることが必要である。なおその場合でも，最小限度のなすべきこととして未成年の禁煙チャレンジを知る周囲成人（学校・家族など）に長期フォローを依頼することと，携帯メールサポートの紹介をおこなった未成年に対しては受信状況を確認し，万が一何らかの状況でメールサポートが途絶えている場合には継続受信を助けることの2点の配慮をおこなう。

禁煙を開始したのちの子どもたちに対してのサポートを図44に示した。

＜未成年禁煙治療マニュアル＞

①喫煙未成年に対してはまず喫煙有害性について十分な啓発をおこない自力禁煙を促す。

②その段階で禁煙にいたらない未成年の多

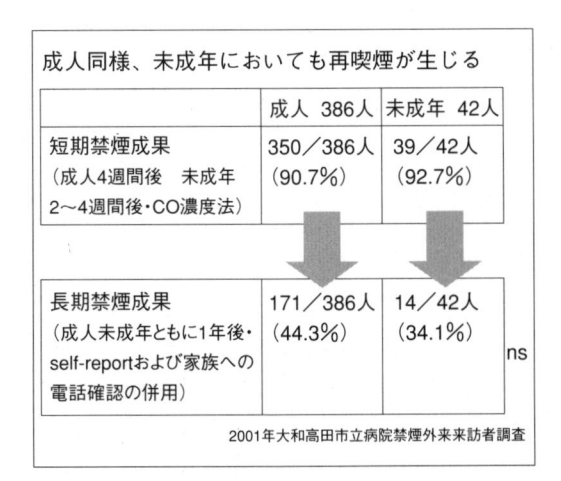

成人同様、未成年においても再喫煙が生じる		
	成人 386人	未成年 42人
短期禁煙成果 (成人4週間後　未成年 2〜4週間後・CO濃度法)	350/386人 (90.7%)	39/42人 (92.7%)
長期禁煙成果 (成人未成年ともに1年後・ self-reportおよび家族への 電話確認の併用)	171/386人 (44.3%)	14/42人 (34.1%) ns

2001年大和高田市立病院禁煙外来来訪者調査

図44　未成年喫煙の治療

くはニコチン依存獲得者であり，ニコチンパッチなどを利用した禁煙治療を提供する。

③同時に携帯メール受信可能な未成年者に対しては24時間対応相談窓口ともなる長期サポートが可能な携帯メールプログラムhttp://www5d.biglobe.ne.jp/~kinen/km-uketuke/junior-uketuke.htmへの登録をおこなう。

④家族・学校の連携による長期にわたる再喫煙防止体制を構築するよう，家族や学校に助言をおこなう。禁煙開始未成年者に対しては，その努力をほめ，長期継続を促す。なお再喫煙防止支援は最低1年間は実施することが望ましい。

Ⅶ．子どもの生活の場の禁煙化

未成年の喫煙は周囲の喫煙者の存在によって促進される。家族に喫煙者がいる場合についてはしばしば指摘されるが，子どもたちに接する学校教職員などの喫煙も，子どもたちの喫煙に対する心理的閾値を下げ，喫煙を促しやすくなる。したがって子どもの前でタバコを吸う姿をみせないことが重要である。

和歌山県教育委員会が作成し，和歌山県下の小学校に配布された喫煙防止教材「何があっても絶対にタバコは吸わない」は，その裏表紙で保護者に対して「せめて子どもがおとなになるまでは，たばこをやめていただけないでしょうか」と呼びかけているが，海外のデータでは子どもの前で喫煙してはならないと考える親が過半数に達する国もある。職場を禁煙にすることは喫煙者が禁煙する際にも重要である。勤務場所や家庭内で喫煙が容認されている状況は喫煙者の禁煙意欲を低下させ，禁煙の妨げとなる。逆に職場に喫煙場所がなくなることは勤務者の禁煙実行につながる。したがって喫煙者に対する真の思いやりとは喫煙場所を残すことではなく，喫煙場所をなくすことであることを私たちは理解せねばならない。

これを具現したのが，徳島県庁でおこなわれているSOS (Save our smokers) 活動である。この言葉は徳島県職員の羽里信和氏によって提唱されたもので，年間に490万人に達する喫煙による死亡者のひとりに大切な同僚がなってしまうのを救うために禁煙しやすい環境を整えよう，そのためには県庁内に喫煙場所を作らないようにしようという活動が徳島県で展開された。SOS活動は今，全国に大きな広がりを生み出している。

喫煙防止教育

ニコチン代替療法やITの利用により以前よりは容易になったとはいえ，青少年の禁煙は容易なことではない。喫煙を未然に防ぐ喫煙防止教育と非喫煙環境の整備が急務であり[22]，学校医として学校現場にかかわる機会のある小児科医師はこの責務を十分に理解し学校や教育機関に働きかけるべきである。

1999年の奈良県における「中学3年生の段階で喫煙している生徒の初回喫煙時期調査」

の調査では，過半数の子どもが小学校卒業までに初回喫煙を経験しているが，さらに10％は就学前（幼稚園・保育園）の初回喫煙経験者であった．こうした調査は現在では全国各地で実施され，就学前喫煙が一定割合で存在することや小学校時代の初回喫煙理由として「好奇心から」，「なんとなく」のほか「家族からすすめられて」があげられることも全国共通の傾向である．

こうしたことから，未成年喫煙の防止には①小学校5，6年生から開始されている学校における喫煙防止教育のより低年齢での開始，②家族を含む未成年周囲成人の非喫煙と喫煙に対する正しい知識の啓発，③タバコ価格やタバコ自動販売機，広告に関する問題の解決に加え，未成年喫煙を防止するためのさまざまな職種間の連携を図る社会システムの構築が必要と考えられる．

より低学年から喫煙防止教育を開始する動きは，小学校中学年で喫煙防止教育をおこなうなどとしてすでに多く取り入れられている．

奈良県における教育
―行政〜医療連携システム―

奈良県教育委員会では2003年から奈良県下のすべての小学校1年生に対して就学前後喫煙防止教育教材「グッバイ！モクモク王さま」および副読本を配布して児童の教育とともに家庭への持ち帰りによる地域教育を実施し，新しい試みとして注目される．なお小学校高学年以上においては学校医や学校歯科医師，学校薬剤師など保健所や医師会・歯科医師会など医療者のボランティアでの喫煙防止教育の提供も増加している．教育提供先の喫煙生徒・喫煙教職員や喫煙保護者への禁煙支援の提供の観点からも，喫煙防止教育におけるティーチングスキルを求められることの少ない小学校高学年から中学校での喫煙防止教育を医療者が積極的に提供することが望ましい．

まとめ

ニコチン代替療法に加え，IT支援など禁煙支援プログラムを併用することで，医療者に負担の少ない形で効果の高い禁煙支援が実施できる時代となった．2003年にWHOにおいて採択され，2004年に日本も署名したFCTC（タバコ規制枠組み条約）[22]においては，タバコ広告の規制や価格の値上げ，自動販売機の撤去や政府内でタバコ対策にあたる機関の設置など，包括的なタバコ対策の実施が求められている．

未成年喫煙の問題は子どもの周囲の成人の喫煙の問題でもある．地域家庭への喫煙に関する知識の普及や学校や子どもの周囲の成人の禁煙化は必須である．テレビ和歌山による継続的な喫煙防止コマーシャルの頻回放映など未成年喫煙防止に向けた新たな動きも活発化している．しかしながらタバコ価格や広告，さらにはタバコ自動販売機の問題や母親世代の喫煙の増加など，今後取り組まねばならない問題も多い．

日本全国で小児科外来を提供する医師の役割として「喫煙をなくす」ための効果的な働きかけが実施されることを願ってやまない．

文　献

1) California Environmental Protection Agency. Health effects of exposure to envioronmental tobacco smoke : Final draft for scientific, public, and SRP review. Office of Environmental Health Hazard Assessment. California Environmental Protection Agency, 1997.
2) Bricker JB, et al.: Nine-year prospective relationship between Parental smoking cessation and children's daily smoking. Addiction 98 :

585-593, 2003.
3) Rose G, Hamilton PJ, Colwell L, et al.：A randomised controlled trial of anti-smoking advice：10-year results. J Epidemiol Community Health 36：102-108, 1982.
4) 大和　浩先生のHP；
http://tenji.med.uoeh-u.ac.jp/smoke.html
5) 高橋裕子：禁煙指導の本．保健同人社, 1997.
6) 高橋裕子：禁煙支援ハンドブック．じほう, 東京, 2001.
7) 高橋裕子：禁煙支援の実際．日本臨床内科医会会誌16：344, 2001.
8) Fiore MC, Bailey WC, Cohen Sj, et al.：Smoking Cessation. Clinical Practice Guidline No18. USDepartment of Health and Human Services, Public Health Service, Agency for Health Care Policy and Research. 1996 (AHCRP Publication No.96-0692).
9) Fagerstrom KO, Schneider NG：Measuring nicotine dependence：a review of the Fagerstrom Tolerance Questionnaire. Journal of Behavioral Medicine 12：159-182, 1989.
10) Raw M, McNeill A, West R：Smoking cessation：evidence based recommendations for the healthcare system. BMJ 318：182-185, 1999.
11) Prochaska JO, Velicer WF：The transtheoretical model of health behavior change. American Jounal of Health Promotion 12：38-48, 1997.
12) 橋本栄理子：インターネットを利用した禁煙支援プログラム．日本保健医療行動学会年 16：68, 2001.
13) 高橋裕子：健康教育の現場から—インターネット禁煙マラソン参加者の得られたもの．日本健康教育学会．News Letter 28：1, 2001.
14) 橋本栄里子, 東山明子, 高橋裕子：「電子コミュニティを利用した禁煙指導プログラムの有効性の検討」〜「インターネット禁煙マラソン」の再喫煙者へのフォローアップの取り組み〜．医療と社会20：39-59, 2000.
15) 高橋裕子：インターネットを利用した健康支援—その可能性と問題点．臨床栄養107：22-27, 2002.
16) 五島雄一郎, 兼本成斌, 並木正義, ほか：喫煙関連疾患を有する喫煙者での喫煙補助薬Ba37142 (Nicotine TTS) の臨床効果—多施設協同第Ⅲ相二重盲検比較試験—．臨床医薬10：1801-1830, 1994.
17) Schneider NG, Jarvik ME, Forsythe AB, et al.：Nicotine gum in smoking cessation：a placebo-controlled, double-blind trial. Addictive Behaviors 8：253-261, 1983.
18) 尾崎米厚：未成年者の喫煙・飲酒を取り巻く環境に関する研究．平成12年度構成科学研究費補助金健康科学総合研究事業報告書, 2001.
19) 高橋裕子：禁煙外来の子どもたち．東京書籍, 東京, 2002.
20) 高橋裕子：続・禁煙外来の子どもたち．東京書籍, 東京, 2004.
21) 禁煙ジュニアマラソン；
http://www5d.biglobe.ne.jp/~kinen/km-uketuke/junior-uketuke.htm
22) たばこ枠組み条約；
http://www.mofa.go.jp/mofaj/gaiko/treaty/treaty159_17.html

（高橋裕子）

Note

1 発熱

発熱とは

　発熱とは，主として間脳視床下部にある体温調節中枢の異常のために，体温の恒常性の調節が妨げられて，正常より高いセットポイント（設定基準）で体温が維持されている状態をいうとされる。セットポイントは変化していないが，熱の産生が放散を超えた場合は高体温とよび，本来は発熱とは異なる概念であるが臨床的には区別できず，体温を計測して高い場合には一括して「発熱」とされることが多い。

　さまざまな脳の障害により体温調節中枢に異常をきたした場合にも発熱がみられるが，通常臨床の場でみる発熱の大部分は，外因性もしくは内因性の発熱物質によるものである。

　外因性発熱物質としては細菌性毒素が代表的なもので，おもに好中球や単球・マクロファージ系に作用して内因性の発熱物質を生成させる。内因性発熱物質としてはIL-1，IL-6，TNF，IFNなどの種々のサイトカインが重要であり，これらが体温調節中枢に達するとプロスタグランジンEなどのメディエイターが遊離され，その効果によって熱産生が促進し，熱放散は低下して体温が上昇する。

発熱の評価

　発熱の客観的な評価は体温の測定によっておこなわれることはいうまでもない。体温の計測には体温計そのものの特性による影響と，測定の方法（測定部位や身体的な特徴，時刻，測定の技術，環境の影響など）が問題となる。現在広く用いられている体温計は電子体温計であるが，これには実測式と予測式とがあり，いずれも標準機器である水銀式と比較すると高めあるいは低めに測定されたり，再現性が悪い場合があることに注意する。最近鼓膜温を測定する体温計が，測定が短時間でできる簡便性から普及しつつあるが，さらに測定誤差が生じやすい。わが国では腋窩温を測定する場合がほとんどであるが，口腔内や直腸温を測定する場合もあり，腋窩温に比べそれぞれ0.2～0.4℃，および0.4～0.8℃程度高い。いずれも測定された温度が安定するまで，十分な時間，測定する必要がある。

　さて体温が正しく測定されたとして，発熱とはどの程度をいうのかがしばしば問題となる。一般の人は成人同様に体温が37.0℃を超えるとただちに発熱と考える人が多いが，小児では平常その程度の体温である場合が多く，発熱の定義は一概に決め難い。しかし小児でも多くの場合37.5℃を超える場合は発熱を疑い，38.5℃以上ではあきらかに病的な高体温で

あるとしてよかろう。また35.0℃未満では病的な低体温といえる。

発熱をみる際の注意

発熱を訴える子供をみる際にもっとも重要なことは、体温の高さよりも全身状態の観察である。41℃を超えるような異常な高体温の場合を除き、体温の高さと重症度とは必ずしも一致しないことは小児科の常識であり、むしろ合併する症状の把握が診断にとって不可欠である。小児の発熱に伴うことが多いおもな随伴症状を表68に示す。

熱型は古典的診断学で重要視されたが、現在でも診断に役立つことがしばしばあり、弛張熱の敗血症、稽留熱の腸チフスなどを忘れてはならない。また急におこった数日のみの発熱か、1週間以上の長期間続く発熱かなど、発熱の持続期間にも注意する。

表68 小児の発熱に伴うおもな随伴症状

1. 発疹
2. 咳、喘鳴、呼吸困難
3. 鼻汁、咽頭痛
4. 腹痛、嘔吐、下痢
5. 頭痛
6. 痙攣、意識障害
7. 耳下腺腫脹、リンパ節腫脹
8. 黄疸
9. 関節痛
10. 頻尿、排尿痛
11. 貧血

発熱をきたすおもな疾患

小児の発熱をきたすおもな疾患を表69に示す。表でみるように多彩な疾患が考えられる

表69 小児の発熱をきたすおもな疾患

Ⅰ. 感染症
 1) 呼吸器感染 咽頭炎、扁桃炎、喉頭炎、気管支炎、細気管支炎、肺炎、膿胸、中耳炎、乳突炎など
 2) 尿路感染 腎盂炎、膀胱炎など
 3) 消化器感染 口内炎、胃腸炎、耳下腺炎、虫垂炎、腹膜炎、肝炎、肝膿瘍、胆嚢炎など
 4) 神経系感染 髄膜炎、脳炎、脳膿瘍など
 5) 発疹症 麻疹、風疹、突発性発疹、伝染性紅斑、水痘、手足口病、溶連菌感染症など
 6) 循環器感染 SBE、心筋炎、心外膜炎など
 7) その他の局所感染 骨髄炎、皮下膿瘍、関節炎、SSSSなど
 8) その他の全身感染 敗血症、結核、オウム病、ツツガムシ病、マラリア、伝染性単核症など

Ⅱ. 膠原病など
 若年性特発性関節炎、リウマチ熱、SLE、皮膚筋炎、川崎病、潰瘍性大腸炎、血清病など

Ⅲ. 腫瘍・血液疾患
 白血病、悪性リンパ腫、神経芽細胞腫、ヒスチオサイトージスX、無顆粒血症、溶血性貧血など

Ⅳ. 脱水・高温環境
 新生児渇熱、高張性脱水、夏季熱、熱中症、中枢神経障害児の発熱など

Ⅴ. 中枢神経系の障害
 頭蓋内出血、脳腫瘍、癲癇重積など

Ⅵ. 内分泌疾患
 甲状腺機能亢進症、急性副腎不全、中枢性尿崩症など

Ⅶ. 医原性
 薬物、手術、予防接種など

Ⅷ. その他
 外胚葉形成不全、サルコイドーシス、心因性発熱など

が，年齢を問わず小児の発熱ではまず第一に感染症を疑うことが常道であり，ほかの疾患はこれが否定された場合に初めて考慮するべきである。感染症では急性上気道炎をはじめとするウイルス感染症がもっとも一般的で，ことに呼吸器感染症と消化器感染症が多い。

頻度の多い感染症で見逃されやすいものに中耳炎や尿路感染があり，発熱した小児をみる場合は，常にこれを念頭におく必要がある。また年少の乳児では化膿性髄膜炎，骨髄炎，敗血症などのような重症細菌感染症が比較的多く，ことに新生児や年少乳児では，発熱を初めとする症状の程度がむしろ軽くみえる場合があるので注意しなければならない。

乳児や年少の幼児ではこのほか急性喉頭蓋炎，心筋炎などの重症感染症や川崎病などの即刻入院治療を要する疾患も，発熱を主訴として来院することがあるので油断ならない。

慢性に経過する発熱の場合は，膠原病，悪性腫瘍，結核などを慎重に検索する。慢性疲労症候群や詐病などもまれにみられる。

なお発疹を伴って発熱する疾患については別章に述べる。

診察の要点

発熱した小児の理学的所見で診断に必須の項目を**表70**にまとめた。これらはいずれも重要であるが，口腔咽頭所見と皮膚粘膜所見は日常の診療で決して省略してはならない。いずれにせよ，患児の年齢を考慮して頻度の多い疾患から順次考える。また基礎疾患がある場合には，それに関連した発熱を常に忘れないようにする。

臨床検査

発熱した患児について常に臨床検査をおこなう必要はないが，症状経過のみでは診断があきらかでない場合は，積極的に検索を進めるべきである。**表71**に発熱時のスクリーニングテストとして勧められるものを示す。これらを参考として，必要に応じさらに詳細な検査を計画する。

治療

発熱は生体防衛反応の1つとも考えられるの

表70 発熱した小児の診察に際して注意すべきこと

1) 問診の注意点
　発熱の程度と経過，随伴症状の有無と経過，今までの治療と処置とその効果
　家族とペットの健康状態，生活環境（家庭・近所・学校・幼稚園・保育所など）での感染症の流行状況，生活環境の状況（室温，外出や旅行など）
　患児の既往歴，予防接種歴
2) 診察の注意点
　全身状態の評価，発疹の有無と性状，口腔咽頭所見，耳鏡所見，神経症状の把握

表71 発熱時のスクリーニングテスト

1) Hb，赤血球数，白血球数，白血球分画，血小板数
2) CRPと血沈
3) 検尿：蛋白，沈渣　必要により細菌培養
4) 咽頭培養
5) 咽頭ぬぐい液による抗原検査
6) 胸部X線撮影
7) 血清蛋白，蛋白分画，その他の生化学検査や血清学的検査
8) 検便
9) ツベルクリン反応
10) 必要により血液培養，髄液検査，心電図，エコーなど

表72　小児の解熱薬の使用方針

外来
1. 発熱の原因が不明の場合は用いない．
2. 原因があきらかでも，特に慎重な経過観察が必要な場合は用いない．
3. 頻回の受診が可能な場合は，なるべく用いないで観察する．
4. 基礎疾患があり，発熱による悪影響が予想される場合はこの限りではない．
5. 通常は3日以内の使用とし，なるべく頓用とする．
    a. アセトアミノフェン（坐・末・錠・シロップ）通常量の頓用を第1選択とする．用量は5-10-15 mg/kg/回4～8時間ごと，1日4回まで．
    b. イブプロフェン（坐・顆粒）を第2選択とするが，乳児には用いない．用量は3～6 mg/kg/回，1日2回まで．
    c. メフェナム酸（シロップ・末）は上記2剤が用いられない場合に限り，幼児以上に用量を少なめにして注意して用いる．ただし，インフルエンザの発熱には用いない．用量は6.5 mg/kg/回以下，4時間以上あけ1日2回まで．
    d. その他の薬剤は用いない．

入院
1. 入院患児の発熱には，原則として解熱薬は用いない．ことに発熱の原因が不明の場合には，決して用いないこと．
2. ただし基礎疾患があり，発熱による悪影響が予想される場合や，悪性の高度の発熱の場合にはこの限りではない．
    a. 使用する薬剤と用量は原則として外来と同じである．
    b. ただし，状況によっては他の解熱鎮痛薬を用いることがある．この場合も，インフルエンザによる発熱には，アスピリン，メフェナム酸やジクロフェナクナトリウムは用いない．

で，原因に対する治療がまず大切であり，常に解熱させねばならないわけではなく，発熱の程度，全身状態や発熱による障害の有無によって解熱薬の要否を決めるのが原則である．ただし異常な高熱の場合や基礎疾患がある小児では，解熱薬を用いることが多いことは当然である．

涼しい部屋に安静に就床させ，水分を十分に与えるなどの看護をまずおこなう．冷却貼付剤あるいは氷嚢や氷枕などは気分がよければ使用してもよいが，感染症などによる通常の発熱を解熱させる効果はほとんどない．

解熱薬使用の原則は，内服薬あるいは座薬を頓用で与えることであり，特殊の場合以外は長期の連用は避ける．従来頻用された注射薬はもはや不要であるといえよう．

表72に小児の解熱薬の使用方針を示す．日常はアセトアミノフェンを用いることで十分であり，NSAIDなどのほかのより強力であるが副作用が強い薬剤を用いねばならないことはまれである．またアスピリンをインフルエンザや水痘の際に用いるとReye症候群発症の危険性が高まるといい，ジクロフェナクナトリウムとメフェナム酸はインフルエンザ脳症の予後を悪化させるおそれがあると警告されているので，インフルエンザを疑う場合は用いてはならない．

文献
1) 特集「発熱―診かた・考え方」．小児内科 35：2000.
2) 富樫武弘：インフルエンザ脳炎・脳症と解熱薬．小児内科 35：1686-1689, 2003.

（早川　浩）

2 発疹

発疹とは

皮膚科学が教えるところでは，発疹とは斑，丘疹，結節，小結節，小水疱，水疱，膿疱，蕁麻疹，膨疹などに分類される皮膚症状である。ここでは母斑，腫瘍などやその他遺伝疾患や代謝疾患などのまれな疾患を割愛し，日常診療でみることが多いものに限って述べよう。

小児の発疹をみる際に，考慮すべきおもな疾患を表73に示す。これらの中で小児科や内科を受診する患者でもっとも頻度が多く，まず考えねばならないものは全身あるいは局所の感染症であり，次いでアレルギー反応による発疹である。発熱を伴った発疹をみる場合は感染症を疑いやすいが，発熱があきらかでない場合でも，小児の発疹ではまず感染症を否定してからほかの疾患を考えるようにしなければならない。皮膚科を受診する患児では，アトピー性皮膚炎や湿疹がもっとも多く，疾患はより多彩であるが，これは皮膚症状を主訴として受診することが通例だからであろう。

発熱を伴う発疹

小児の感染症では発熱と発疹をきたすものが多数あり，かつ日常しばしば遭遇する。表74に皮疹の性状からみたおもな発熱と発疹をみる小児の疾患を示す。もっとも多いものは種々のウイルス感染症であり，その診断は小

表73 小児の発疹をきたすおもな疾患

1. 感染症
   ウイルス，マイコプラズマ，リケッチア，細菌，スピロヘータ，真菌
2. アレルギー疾患
   湿疹（アトピー性皮膚炎），接触性皮膚炎，蕁麻疹，ストロフルス，血清病，食物アレルギー，薬物アレルギー
3. 膠原病
   リウマチ熱，若年性特発性関節炎，SLE，皮膚筋炎，MCTD，結節性動脈周囲炎（PN），多形滲出性紅斑，アナフィラクトイド紫斑病
4. 悪性腫瘍・白血病
5. 代謝疾患
6. その他
   川崎病，虫刺症，尋常性痤瘡など

表74　皮疹からみた発熱を伴う発疹症

Ⅰ．紅斑，丘疹あるいは斑状丘疹をきたすもの
　1）ウイルス感染症
　　麻疹，風疹，突発性発疹症，伝染性紅斑，腸管ウイルス感染症，アデノウイルス感染症，レオウイルス感染症，RSウイルス感染症，サイトメガロウイルス感染症，インフルエンザ，伝染性単核症
　2）マイコプラズマ感染症
　3）リケッチア感染症
　　ツツガムシ病，ロッキー山熱，発疹チフス
　4）細菌感染症
　　猩紅熱，丹毒，ブドウ球菌性熱傷様皮膚症候群（SSSS），髄膜炎菌感染症，敗血症，腸チフス，ネコひっかき病，エルシニア感染症
　5）スピロヘータそのほかの感染症
　　ワイル病，鼠咬症，回帰熱，トキソプラズマ感染症
　6）アレルギー疾患
　　血清病，薬物アレルギー，食物アレルギー
　7）膠原病
　　リウマチ熱，若年性特発性関節炎，SLE，皮膚筋炎，MCTD，PN，多形滲出性紅斑
　8）その他
　　川崎病，虫刺症，中毒性紅斑，日焼け，汗疹

Ⅱ．水疱形成をきたすもの
　1）ウイルス感染症
　　水痘，帯状疱疹，単純ヘルペス感染症，腸管ウイルス感染症（ヘルパンギーナ，手足口病など），レオウイルス感染症，ムンプス
　2）マイコプラズマ感染症
　3）細菌感染症
　　伝染性膿痂疹，SSSS
　4）真菌感染症
　5）アレルギー疾患
　　薬物アレルギー

Ⅲ．蕁麻疹様の発疹をきたすもの
　1）ウイルス感染症
　　アデノウイルス感染症，腸管ウイルス感染症，ムンプス，伝染性単核症
　2）アレルギー疾患
　　血清病，薬物アレルギー，食物アレルギー
　3）その他
　　中毒，虫刺症，川崎病

Ⅳ．出血斑をきたすもの
　1）ウイルス感染症
　　風疹，水痘，麻疹，腸管ウイルス感染症
　2）細菌感染症
　　猩紅熱，敗血症
　3）膠原病
　　PN，アナフィラクトイド紫斑病
　4）その他
　　白血病

児科診療の必修中の必修知識である。皮疹は**表74**のような形態的な特徴のほか、その分布や掻痒や疼痛を伴うか、硬結を認めるかなども観察する。また突発性発疹症のように、発熱と発疹発生との時間的関係が診断の参考となることがある。

発疹の性状の特徴のみによってある程度診断が可能な疾患は少ないが、知っておくと役に立つおもなものを**表75**に示す。しかしこれは典型的な場合に限るので、実際には皮疹以外の随伴する症状などを勘案して診断しなければならない。

表76に注意すべき随伴症状とその代表的な疾患を示す。このうち粘膜疹はそれぞれ特徴があり診断に有用なことが多いので、口腔咽頭所見は必ず観察する。

感染症以外の発熱と発疹をきたす疾患では、年少児では川崎病、年長児では膠原病やアレルギー疾患などが重要である。またまれには白血病などの悪性腫瘍も含まれる。川崎病では発熱とともに不定型の多形紅斑様発疹（水疱や痂皮を生じない）などの多彩な発疹、ことに四肢末端の紅斑（回復期には膜様落屑）がみられる。膠原病では種々の発疹がみられるが、ことにSLEの蝶形紅斑、皮膚筋炎のヘリオトロープ疹、若年性特発性関節炎のリウマトイド疹などは診断的価値が高い。

アレルギー疾患では、薬剤アレルギーで発熱を伴う発疹がしばしばみられる。しかし発熱児を薬物治療している経過中の発疹は、原病によるのか使用中の薬物のアレルギーによるのかを慎重に診断する必要があり、安易に薬物アレルギーとして片づけてはならない。

表75 皮疹の性状や分布から診断可能な小児の発疹症

1. ウイルス感染症
   水痘、帯状疱疹、ヘルパンギーナ、手足口病、伝染性紅斑、単純ヘルペス感染症
2. 細菌感染症
   猩紅熱、伝染性膿痂疹、ブドウ球菌性熱傷様皮膚症候群（SSSS）
3. その他
   固定薬疹、SLE、多形滲出性紅斑、おむつ皮膚炎、運動靴皮膚炎、主婦湿疹、アトピー性皮膚炎（典型例）、尋常性痤瘡（典型例）、足白癬（典型例）、蕁麻疹（典型例）など

表76 発熱を伴う発疹症で注意すべき随伴症状とそのおもな疾患

1. 粘膜疹
   麻疹、ヘルパンギーナ、手足口病、ヘルペス口内炎、水痘
2. 舌所見
   猩紅熱、川崎病
3. 胃腸症状
   腸管ウイルス感染症、腸チフス、食物アレルギー、薬物アレルギー
4. 肝障害
   伝染性単核症、B型肝炎、薬物アレルギー
5. 腎障害
   猩紅熱、SLE
6. 関節症状
   リウマチ熱、若年性特発性関節炎、SLE、多形滲出性紅斑
7. 心障害
   リウマチ熱、若年性特発性関節炎、川崎病
8. 肝脾腫
   伝染性単核症、白血病
9. 出血傾向
   白血病、風疹
10. リンパ節腫脹
    伝染性単核症、川崎病、風疹、皮膚筋炎、白血病
11. 眼症状
    リケッチア感染症、川崎病、若年性特発性関節炎
12. 神経症状
    SLE、リウマチ熱、単純ヘルペス感染症、帯状疱疹、風疹、ムンプス
13. 髄膜炎
    ムンプス、腸管ウイルス感染症
14. 肺炎
    麻疹、マイコプラズマ感染症

発熱がない発疹

上記の感染症でもときに発熱が認められない場合もある。たとえば伝染性紅斑では通常は無熱であり、風疹や水痘でも無熱のことがある。

小児の無熱の発疹症で通常もっとも多いものはアトピー性皮膚炎や乳児湿疹であり、そのほか蕁麻疹（ストロフルスを含む），接触性皮膚炎（かぶれ），虫刺症，真菌感染症，年長児では尋常性痤瘡などがある。おのおのについての詳記は省くが，いずれも病歴と発疹の性状と分布などで診断がつく。この際重要なことは掻痒の有無であり，年少児では局所の掻破痕を確認する。ほかに特別の所見がない小児の無熱の発疹で，掻痒がある場合の過半数は，アトピー性皮膚炎などの湿疹性疾患である。反対に掻痒のないアトピー性皮膚炎はないといってよい。

斑は紅斑や白斑など，その色調によってある程度疾患が示唆される。その中でも紫斑は血管病変を意味し，ときに緊急の処置が必要となるので注意すべきである。アナフィラクトイド紫斑病，血小板減少性紫斑病がその双璧であるが，SLEや血管炎などでも紫斑がみられる。小児に独特のアナフィラクトイド紫斑病では，発疹は発症直後では紫斑というよりも小丘疹のように見えることがある。

臨床検査

一般のスクリーニング検査は発熱を伴う場合と同様であり（発熱の章を参照），感染症が否定されたら状況により血液疾患や膠原病のスクリーニングをおこなう。これらについてはそれぞれの章を参照のこと。

アレルギー疾患が疑われる場合は，必要により抗原検索をおこなう。スクラッチテストやパッチテストなどの皮膚試験，IgE抗体検索，ヒスタミン遊離試験などが通常おこなわれるが，薬物や食物によるアレルギーを疑う場合は各種のリンパ球刺激試験がおこなわれる。しかしこれらの臨床検査には限界があり，疑う物質の除去および負荷試験が必要な場合も多い。ただしことに小児では，薬物や食物の投与試験は危険なので，安易におこなわず専門家に委ねるべきである。

治療

全身性疾患の場合はその治療をおこなうことが肝要で，発疹に対する治療は特に必要ない場合が多いが，感染性のもの，たとえば伝染性膿痂疹，水痘，帯状疱疹，真菌感染症などでは局所治療が必要である。なおこれらの感染症をアトピー性皮膚炎と誤診してステロイド外用薬の塗布をおこなうと，症状を悪化させるから注意しなければならない。

アレルギー性の疾患，ことにアトピー性皮膚炎や湿疹，接触性皮膚炎などでは，ステロイド薬を中心とする局所療法が治療の中心であることはいうまでもない。また掻痒に対して抗ヒスタミン薬などの内服が広く用いられており，いわゆる抗アレルギー薬も連用される。

文献

1) 斉藤隆三編：やさしい小児皮膚科学．皮膚科診療プラクティス 9，文光堂，東京，2000．
2) 小野友道編：発疹から病気がみえる．皮膚科プラクティス 13，文光堂，東京，2002．
3) 絹巻 宏，横田俊一郎編：こどもの皮疹・口内咽頭所見チェックガイド，総合診療ブックス，医学書院，東京，2000．

（早川　浩）

3 咳・喘鳴

咳

　咳をしている小児をみるときは，その咳がどのような咳であるか音調や咳のしかたをよく聴き，観察する。刺激性の連続する発作性の乾性の咳か，あるいは体動に伴って出てくることも多く観察される湿性の咳か，その性状によって治療法が変わる[1]。なぜ咳が出るのか，気道異物，上気道炎，気管支炎，気管支肺炎，気管支喘息というように，種々の原因疾患を考慮したうえで対策を考える。

　百日咳に代表される発作性で連続する咳で，睡眠障害や食欲低下などいちじるしく全身状態を悪化させるような症状に対しては，中枢性の鎮咳薬が用いられる。もっとも強力な薬剤はリン酸コデインであるが，その麻薬性が問題となり，特殊な場合以外は用いない方がよい。臭化水素酸デキストロメトルファンは強力な中枢性鎮咳薬であり，習慣性がないために小児科領域でも用いられることが多い。しかしながら，咳を呈する小児の原因疾患は圧倒的に急性上気道炎や急性気管支炎であることが多い。そのような場合の咳は気道分泌物を喀出する目的があり，あまり強力に咳嗽反射を止めることは本末転倒である。中枢性鎮咳作用もあり，また末梢での粘液分泌も増加させることで喀痰の排出を促す作用ももつとされるヒベンズ酸チペピジンがしばしば用いられる。中枢作用は強力ではないが，穏やかな作用の鎮咳効果を示す車前草エキスも有用である。急性気管支炎に伴う咳嗽に対しては，気管支拡張薬（β刺激薬）と去痰薬の併用も効果がある。

喘鳴

　喘鳴は要するにゼーゼーする呼吸音であるが，笛声喘鳴という用語もあるように高音成分の強い，いわゆるヒューヒュー音も含めたものとして表現されることが多い。しかし非常に曖昧な用語であることは事実であり，その発生部位を考慮することで対処のしかたが変わってくる。診療上の過ちを犯さないためには用語の定義を振り返ってみる必要があろう。わが国では診療録に英語と日本語が混在していることが多く，それによる意味の混乱もまたある。stridorという用語がある。これは日本語訳されると喘鳴となり，wheeze（wheezing）もまた訳されると喘鳴である。呼吸に伴う雑音の発生部位から，stridorは胸郭外（あるいは胸腔外）から発生する粗大な音の総称であり，wheeze（wheezing）は主として気管支をその発生部位とする。そのために双方を喘鳴という言葉で括ることは正しくない。日本小児呼吸器疾患学会用語委員会の提言では，定義の不明確な用語についての提言とし

て，上気道喘鳴をstridor，下気道喘鳴をwheezingとするとしている。ちなみに上気道とは喉頭を含み，それより上部の気道をいい，下気道とは気管を含み，それ以下の気道としている。ただしwheezingの説明は，おもに気管支以下の気道から生じる雑音であるとしている[2]。

このように，喘鳴という用語は曖昧さを伴うため，一般的に喘鳴を伴う小児を診察する際の必須事項は，詳しく問診をして，親の訴えがどのような音であり，どのようなときに気になるか，そのときの児の一般的な状態はどうであるのか，このような事柄を十分に尋ねたうえで診察に入る。まず呼吸の様態をよく観察する。努力呼吸があるかないか，苦しそうな様子がないのかどうか，これらを視診するときの観察項目は，顔色，鼻翼呼吸の有無，胸骨上窩で観察が容易である陥没呼吸の有無，頸部で，喉頭気管部を圧迫するような腫瘤や腫脹がないかどうか，呼吸に伴う胸郭

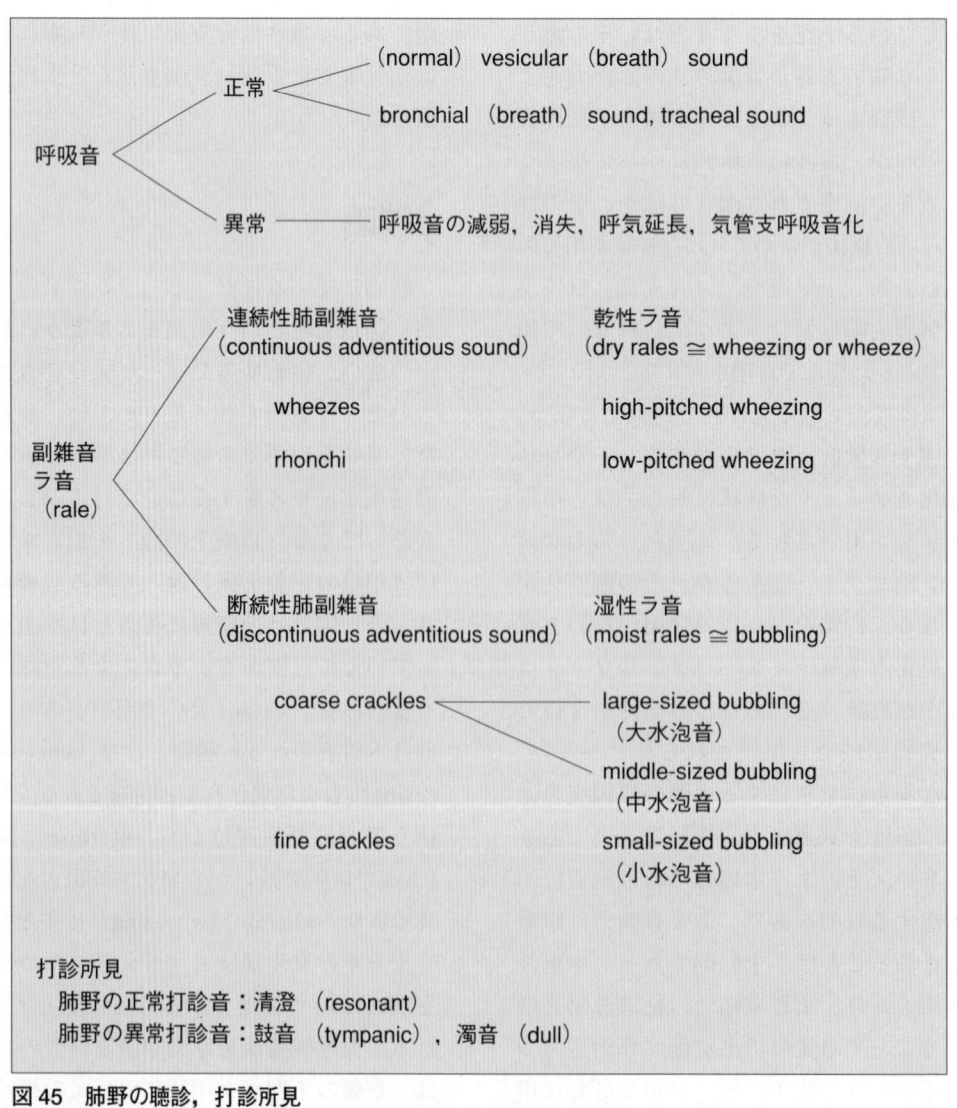

```
呼吸音 ─┬─ 正常 ─┬─ (normal) vesicular (breath) sound
        │        └─ bronchial (breath) sound, tracheal sound
        │
        └─ 異常 ──── 呼吸音の減弱，消失，呼気延長，気管支呼吸音化

副雑音 ─┬─ 連続性肺副雑音              乾性ラ音
ラ音    │  (continuous adventitious sound)  (dry rales ≅ wheezing or wheeze)
(rale)  │
        │     wheezes                  high-pitched wheezing
        │     rhonchi                  low-pitched wheezing
        │
        └─ 断続性肺副雑音              湿性ラ音
           (discontinuous adventitious sound)  (moist rales ≅ bubbling)

              coarse crackles ─┬─ large-sized bubbling
                               │   (大水泡音)
                               └─ middle-sized bubbling
                                   (中水泡音)

              fine crackles ──── small-sized bubbling
                                   (小水泡音)

打診所見
  肺野の正常打診音：清澄 (resonant)
  肺野の異常打診音：鼓音 (tympanic)，濁音 (dull)
```

図45 肺野の聴診，打診所見

の動きが左右対称であるかどうか，さらに実際の呼吸に伴って発せられる音をよく聞くことが重要である．この作業を通して，呼吸に伴う音がどの部位で生じているのかをまず推察する．それによってstridorであるのかwheezingであるのかを判定する．胸部の打診と聴診をおこなう．stridorもしくはwheezingを主訴とする場合の胸部の診察であるが，呼吸器のみに集中するのではなく，心音の聴診は重要である．型通りに心拍数，整か不整か，Ⅰ音とⅡ音の性状，心雑音の有無について聴診をおこなう．異常所見がある場合には，それが主訴と関連があるかを考察しなければならない．打診で心濁音界の範囲をみることも教科書的には重要であるが，乳幼児では正確度は高くない．

肺野の聴診は，ラ音の有無を確かめることが目的ではない．空気の流入・流出に伴う音（呼吸音）がはっきりと聴取できるかどうかから始める．呼吸音の減弱，消失，呼気延長は異常である．吸気・呼気に応じて呼吸音が左右差なく聴取できるかを確かめる．年少児に比較して年長児になると正常であっても呼気音は聞こえにくくなる傾向はあるが，その場合大きめの呼吸を意識的にしてもらって聴診すればよい．呼吸音の聴診所見に用いる用語は以下のようである．肺野の中心部では気管音，気管支音（tracheal sound, bronchial sound）であり，末梢側では正常肺胞音（normal vesicular sound, vesicular breath sound）である．正常肺胞音が聴取されるべき部位で，より粗い，あるいは鋭利な気管支音が聴取されるときは

表77　喘鳴の部位別原因（下線は先天性喘鳴の原因となる）

1. 咽頭		
	a 感染，炎症	咽後膿瘍
	b 腫瘍，腫瘤	アデノイド腫大，口蓋扁桃腫大
	c 先天性異常	後鼻孔狭窄・閉鎖
	d その他	異物，熱傷
2. 喉頭		
	a 感染，炎症	クループ症候群，急性喉頭蓋炎，喉頭浮腫
	b 腫瘍，腫瘤	舌根嚢腫，喉頭嚢腫，声帯ポリープ
	c 先天性異常	喉頭軟化症，声門下狭窄，喉頭横隔膜症，声門下血管腫，舌根沈下，扁平喉頭
	d その他	声帯麻痺，啼泣時声帯外転不全，異物，熱傷
3. 気管，主気管支		
	a 感染，炎症	急性壊死性気管気管支炎
	b 腫瘍，腫瘤	気管気管支肉芽，気管気管支腫瘍
	c 先天性異常	気管気管支狭窄症，気管気管支軟化症，血管輪，気管食道瘻
	d その他	異物，リンパ節，腫瘍による気管気管支の圧迫
4. 気管支		
	a 感染，炎症	気管支炎，細気管支炎，気管支喘息
	b 腫瘍，腫瘤	気管支腫瘍，肺葉性肺気腫
	c 先天性異常	気管支肺異形成，cystic fibrosis
	d その他	異物，リンパ節，腫瘍による気管支の圧迫

異常所見である．呼吸に伴う雑音（肺複雑音，adventitious sound）すなわち従来のラ音の分類と表現にはさまざまなやり方がある．小児科学会として用語を選定しているわけではないが，日本小児呼吸器疾患学会では提言として以下の分類，用語を記載している．連続（性ラ）音（continuous sounds）には中小気道で生ずる複雑音，笛（様）音である高調性連続音（wheezes）と太い気道で生ずる複雑音，いびき（様）音である低調性連続音（rhonchi）があり，断続（性ラ）音（discontinuous sounds）は太い気管支以上で生ずる複雑音である水泡音（粗）（coarse crackles）と細気管支，肺胞で生ずる複雑音である捻髪音（細）（fine crackles）である．従来の乾性ラ音，湿性ラ音という表現は，感覚的にはよくわかるものの，乾性ラ音においても気道内は乾いているものではないという観点から正確ではないと考えるのであろう．従来どおりの用語を用いても誤りではない．しかし，両方を混在させて用いることはいたずらに混乱を招き，整合性に欠く．

肺野の診察上，打診は重要である．正常な含気のある部位の打診音は清澄（resonant）であり，過膨張状態では鼓音（tympanic）を呈し，逆に液体成分の貯留や肥厚した組織などが存在する時は濁音（dull）となる．以上の診察所見，用語の用い方を**図45**に示す．

実際の診療では，wheezingとstridorを混在させた形での主訴，広義の喘鳴に対処しなければならない．発生部位を考慮した喘鳴の原因を**表77**にあげる[3]．これらの症状，疾患で，もっとも多いものは急性気管支炎と気管支喘息であろう．

文献

1) 梅原　実：鎮咳・去痰薬の使用法．小児内科 25：657-662，1993．
2) 日本小児呼吸器疾患学会用語委員会　委員長　江口博之：使用に問題のある学術用語についての提言（第1報）．日本小児呼吸器疾患学会雑誌 14：225-228，2003．
3) 小太刀康夫，岩田　力：検査に頼らないで診断するコツ．喘鳴（喉頭軟化症，喘息）．小児科 42：573-577，2001．

（岩田　力）

4 呼吸困難

呼吸困難とは

呼吸困難とは，本来は「呼吸が苦しい」という主観的感覚としての自覚症状である。しかし，小児では陥没呼吸，鼻翼呼吸などの努力性呼吸を示す他覚症状から判断せざるを得ない。これら努力性呼吸は，血液ガスを正常に保とうとして換気量増大を図るための呼吸筋異常収縮による。そこで，乳幼児では，呼吸困難（dyspnea）という言葉よりは，呼吸困難を感じる状態を客観的に捉えた言葉として呼吸窮迫（respiratory distress）が実際には適当である[1]。特に，新生児ではdyspneaは適当でない。欧米の小児科学教科書からはdyspneaとして独立したsectionはあまりみられない。

血中酸素分圧低下・二酸化炭素分圧上昇という血液ガスの悪化は，呼吸中枢を刺激して換気量を増大させようとするが，「呼吸が苦しい」という感覚は生じさせない。この「呼吸の苦しさ」感覚は，何らかの呼吸障害によって生じた「換気量増大」という中枢からの遠心性刺激に応じた呼吸筋で，張力に見合った長さの変化がおこらず，長さの変化を察知する呼吸筋受容体からの求心性刺激と遠心性刺激の間に解離が生じることに起因すると考えられている。呼吸困難の病態は，肺・胸郭コンプライアンスの低下，気道抵抗の増加である。小児の胸郭は，成人に比して肺を拡張させる力が弱く，肺コンプライアンスの低下にみあった胸腔内陰圧を生むことが困難である。そのため，機能的残気量が容易に減少する。他方，吸気時の胸腔内陰圧が大きくなった時は，肋間などが陥没して，胸腔内陰圧を十分に大きくできず，結果，換気量を維持しにくくなる。流体力学では，まっすぐな管の中を通る層流と抵抗との関係は，Poiseuilleの法則（$R = 8 \ln / \pi r^4$，l：管の長さ，n：流体の粘性率）より，抵抗（R）は管の半径（r）の4乗に反比例する。小児ではもともと成人に比して気管の径は小さく，気道粘膜の浮腫や，気道分泌物によるわずかな気道半径の減少は，大きな気道抵抗の増大につながり，呼吸困難になりやすい。

小児の診察の要点

小児は「呼吸が苦しい」という感覚を，正確に表現することは困難である。他覚症状から，呼吸困難の存在を診断しなければならない。呼吸困難を示唆する他覚症状は，鼻翼呼吸，陥没呼吸，起座呼吸などの努力性呼吸，吸気性喘鳴（stridor：一般的に気管支第2分枝より中枢の通過障害を意味する），呼気性喘鳴（wheezing），呻吟などの異常呼吸音，多呼吸などがある。心拍数は増加する。喘鳴が軽度なときは，苦しいという感覚はないことが

多い．喘息発作，急性細気管支炎では，呼吸困難は夜間に重症化することが多く，午前の外来診察時には，呼吸困難がない場合がある．親には，ゼーゼー，ヒューヒューが聞こえるか，呼吸数が早いか，座って呼吸するかなどを尋ねる．表情が不安様であったり無気力様だったり余裕のない表情をしているかどうかも重要である．診察時には，上記の他覚症状の把握に努める．

原因疾患の鑑別

呼吸困難の原因疾患には，ある程度の発症年齢依存がある（図46）．気管支喘息，肺炎を除けば，新生児期～乳児期に発症する疾患が多い．新生児呼吸窮迫症候群，先天性心疾患は頻度が多い．気管・気管支軟化症，声門下狭窄症，声帯麻痺，血管輪は先天性喘鳴として発症する．急性細気管支炎の多くは3ヵ月以降に多くなる．呼吸困難（呼吸窮迫）のおもな原因を表78に示す．

鑑別診断チャートを図47に示す．呼吸器疾患に限るなら，喘鳴が吸気性か呼気性かでおおよその診断群グループが判断できる．吸気性喘鳴は気管支第2分枝より中枢側に気道狭窄が生じている疾患群の存在を示唆する．新生児～乳児期なら先天性喘鳴を呈する既述した疾患，発熱があるなら喉頭蓋炎，クループ，突発性だが感染性でない場合で3歳未満なら気道異物を考える．特に，元気に遊んでいた子が，突然の激しい咳と吸気性喘鳴をおこし，苦しそうなら，気道異物をまず考え，呼吸音に左右差をみれば確実である．学童以降では，突然の呼吸困難に胸痛が発生した場合は，気胸を考える．幼児期では，肺性心をきたすような扁桃・アデノイド肥大の存在を忘れてはならない．

呼気性喘鳴は末梢の細気管支の狭窄・閉塞

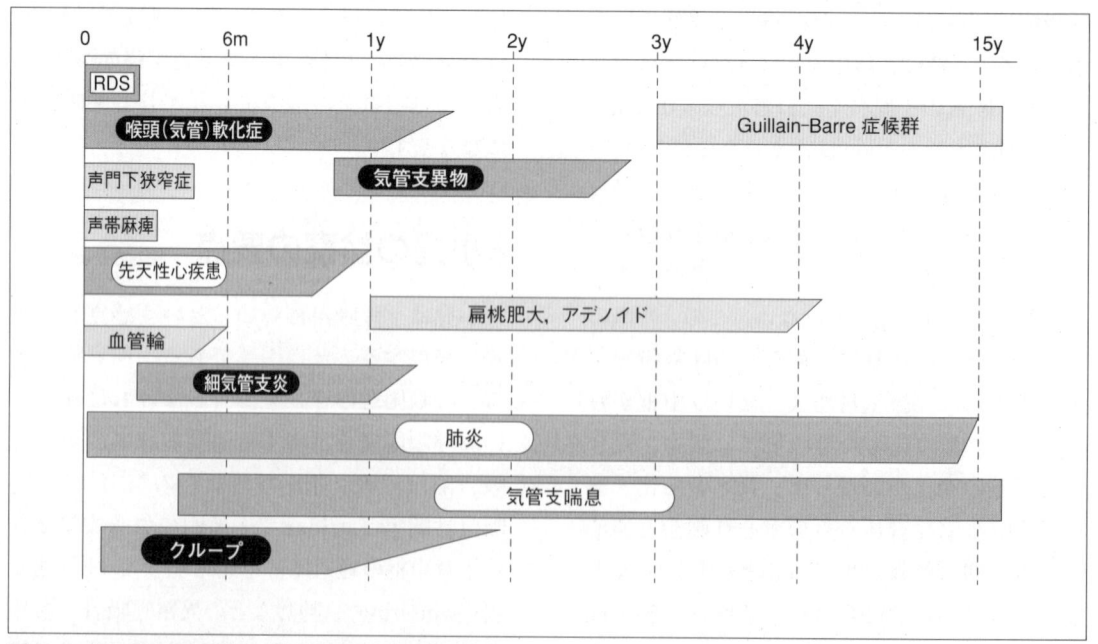

図46 小児科呼吸困難のおもな疾患と年齢の関係
░░░の疾患は比較的頻度が大きい．

表78 呼吸困難（呼吸窮迫）のおもな原因

> Ⅰ．新生児期
>   呼吸窮迫症候群，一過性多呼吸，胎便吸引症候群，肺出血，気管支肺異形成，肺炎
>   先天性
>   ①後鼻腔狭窄・閉鎖，②気管食道瘻，③血管輪など気管狭窄症，④巨舌症，
>   ⑤気管軟化症，⑥声帯麻痺，⑦声門下狭窄，⑧喉頭嚢腫など
> Ⅱ．呼吸器系
>   クループ症候群，急性喉頭蓋炎，肺炎，急性細気管支炎，扁桃・アデノイド肥大
>   気道異物，過敏性肺臓炎，嚢胞繊維症
> Ⅲ．循環器系
>   先天性心疾患，うっ血性心不全，原発性肺高血圧症，収縮性心外膜炎など
> Ⅳ．機械的要因
>   肺低形成，腹水，腹部膨満，脊椎湾曲，縦隔腫瘍
> Ⅴ．神経系
>   Guillain-Barré症候群，横隔神経麻痺，呼吸中枢未熟など

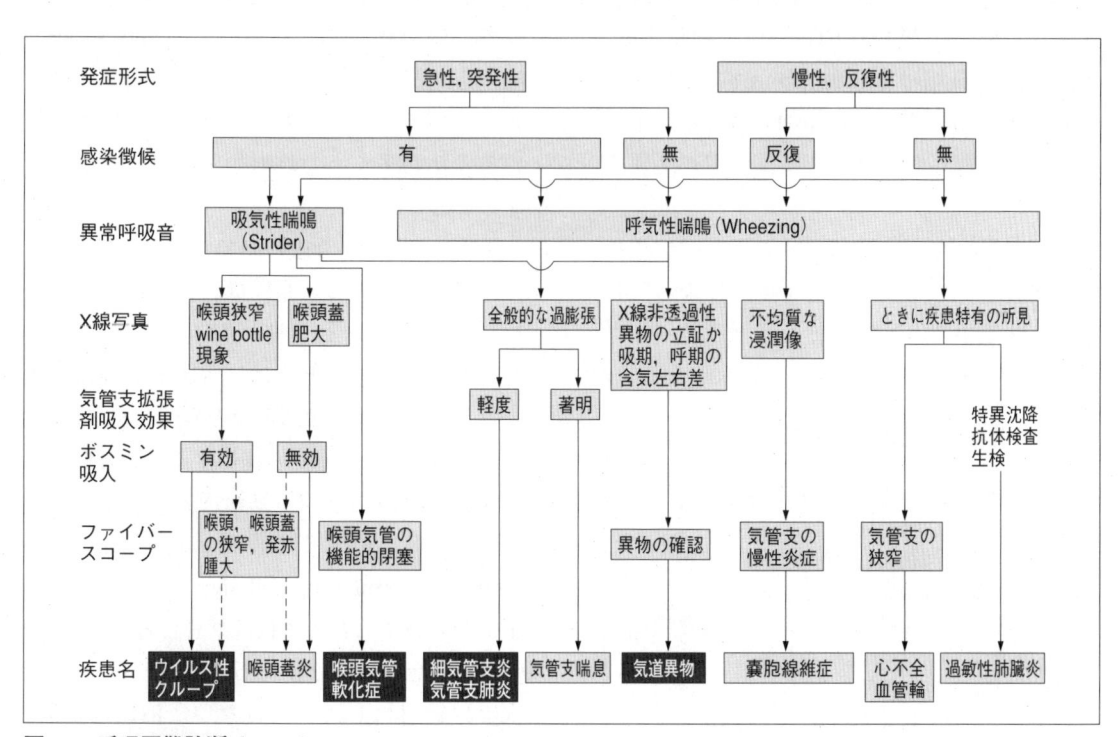

図47 呼吸困難診断チャート
（近藤信哉：喘鳴．小児科診療増刊54，1991の図を改変）

が存在する疾患群を示す．代表的なのは気管支喘息，急性細気管支炎である．先天性心疾患でおこる呼吸困難は，血流の左―右短絡による肺血管血流増加によって，気管支分泌増加，気管支繊毛運動減弱に，間質の浮腫も加わって，換気不全をおこす．呼気性喘鳴が典型であるが，実地臨床の場では，心不全は，喘鳴が出現する前に，努力呼吸や哺乳不良で

気づかれることが多い。

緊急性の有無が重要

呼吸不全になっているか，呼吸不全になりそうかの判断が重要である。成人に比べ，乳幼児では，呼吸中枢を含めた呼吸器系の解剖学的，生理学的発達が未熟なため，呼吸状態がいったん悪化すると，容易に悪循環に陥りやすい。小児の呼吸不全の診断基準を表79に示す。可能なら動脈血ガス分析をおこなう。$PaO_2 < 60$ mmHg，$SpO_2 < 90$％で酸素投与する。$PaO_2 < 60$ mmHg，$PaCO_2 > 50$ mmHgで呼吸器装着を考慮する。動脈血採取が困難な場合は，SpO_2，静脈血CO_2分圧で判断する。静脈血CO_2分圧は循環動態が正常範囲なら，動脈血CO_2分圧より10 mmHg高いと想定する。胸部X線写真での判断には注意が必要である。

気管支異物を疑う時は，吸気相と呼気相を必ず撮影し，チェックバルブ機序によっておこる，呼気相での含気部分の増強をチェックする。吸気性呼吸困難の場合は，必ず，喉頭を前後と側面で撮影する。重症ウイルス性肺炎では，呼吸困難が重症でも，胸部X線写真の肺野ではそれほど大きな変化がなく，症状と写真が解離していることもあるので注意する。

代表的疾患の診療の要点

I．クループ

クループ（croup）という名称は，古いスコットランド語で「かすれた声で泣き叫ぶ」という「roup」に由来する。クループは，狭義では，声門下腔の炎症を指す。典型例では，発熱，吸気性喘鳴，夜中の犬の遠吠え様咳，嗄声を特徴とする。ただ，炎症が限局性に治まっていることはまれで，気管支まで及んでいることが多く，急性喉頭気管炎として一括することもある。

生後3ヵ月から3歳の間で，晩秋から早春までに多く発症する。原因は，パラインフルエンザウイルス1，2，3型が多い。

本疾患を疑ったときは，舌圧子で咽頭を覗くことはせずに，頸部を含む胸部X線写真を，正面・側面の2方向から撮影する。典型例では，正面像で，声門下腔の気管透亮像の急激な狭小化を観察できる。この像を steeple sign, wine bottle appearance, pencil sign などと呼ぶ。舌圧子を口腔に入れる手技は禁忌と考えてよい。刺激で窒息することがある。行うとしても，1人では絶対にしてはいけない。治療は輸液，加湿，酸素吸入，エピネフリン吸入，ステロイド投与をおこなう。エピネフリン吸入は1：1000エピネフリン（ボスミン）を，乳幼児では0.1～0.2 ml，学童では0.2～0.3 mlを3 mlの生理食塩水で希釈し，酸素6 l/分で吸入させる。吸入後に，デキサメサゾン0.3 mg/kgを経口投与し経過をみる。入院の場合，デキサ

表79 小児呼吸不全の診断基準[2]

症状：多呼吸，無呼吸，不規則呼吸，
　　　奇脈（30 mmHg以上）
　　　呼吸音減弱または呼吸音聴取不能
　　　喘鳴（stridor, wheeze），呻吟
　　　重度の陥没呼吸，鼻翼呼吸，肩呼吸
　　　酸素吸入（40％）でのチアノーゼ
　　　意識レベル低下
　　　　　または痛み刺激への反応低下
　　　咳反射減弱か消失
　　　筋トーヌス低下
検査項目：
　　　酸素濃度が60％で$PaO_2 < 60$ mmHg
　　　$PaCO_2 > 60$ mmHgかつpH < 7.3
　　　肺活量 < 15 ml/kg
　　　最大吸気圧 < −25 mmHg

2つ以上の症状と1つ以上の検査項目があれば診断する。

メサゾンを0.2mg/kg/回，1日2～3回静注する。デキサメサゾン吸入の効果は確実でなく，経口か静注でおこなう。この両者で効果に差はない。どうしても細菌感染を否定できないときは，抗生物質の静注をおこなう。もし，38℃以上の発熱，吸気性呼吸困難の急激な発症，流涎，強い炎症反応があるなら急性喉頭蓋炎を疑い，耳鼻科医，麻酔科医などの応援を頼んで対応するのがよい。

II．急性細気管支炎

小児科では，晩秋から冬にかけて，RSウイルス感染による急性細気管支炎が流行する。この時期に呼吸困難をおこす疾患としてはもっとも頻繁にみられる。細気管支炎は，細気管支レベルでの炎症であるため，気管支炎とは区別される。呼吸窮迫症状である多呼吸，喘鳴，陥没呼吸をみる。生後1～6ヵ月が好発年齢である。RSウイルス感染は線毛上皮細胞に限局しておこり，細気管支壁の細胞浸潤や浮腫に加えて，分泌物などによって，細気管支内腔の狭窄がおこる。このような状態では，呼気時は吸気時より気道内径が小さくなり，air trappingがおこって，肺野は過膨張となる。細気管支内腔狭窄が進行し，閉塞するとair trappingされた気体が吸収されて無気肺となる。よって，急性細気管支炎の胸部X線写真は，肺過膨張と無気肺が混在してみられる。air trappingと無気肺は，換気血流比の不均等をおこし，低酸素血症の原因となる。血中二酸化炭素上昇は，細気管支狭窄がさらに進行・拡大した場合に生じる。急性細気管支炎は，極・超低出生体重児の慢性肺疾患合併例，先天性心疾患例に罹患すると，重症化しやすく，死亡率が高くなる。急性細気管支炎は，RSウイルス以外にもパラインフルエンザウイルス，インフルエンザウイルス，メタニューモウイルスでおこるが，RSウイルスのみが迅速診断キットによる診断が可能である。本邦では，RSV抗モノクローナル抗体であるパリビズマブの予防接種が，極・超低出生体重児の慢性肺疾患合併例のみに保険適応となっている。しかし，どういうわけか先天性心疾患には保険適応とされていない。治療薬として，欧米ではリバビリンが使用されているが，本邦では認可されていない。しかし，リバビリンは臨床経過を改善するものではないという。加湿，輸液，酸素投与のみが一般である。気管支拡張剤の効果は一定しない。呼吸窮迫が重症化した場合は，躊躇せずに，人工換気をおこなう。

III．気道異物

呼吸困難を呈する小児を診察する場合は，常に，気道異物の可能性を念頭に入れておく。特に3歳未満では注意が必要である。突然の喘鳴，呼吸困難出現は重要な症状である。周囲に柿の種，ピーナッツ，せんべいなどのお菓子類があったか，手に持てる小さなものがあったかは必ず聴取する。

気道異物を疑った場合，呼気時と吸気時の胸部X線写真を撮影する。チェックバルブによって吸気時写真より呼気時写真で含気量増大を認めたら強く疑う。また，含気量の左右差が存在したり，呼気時に左右差が増大したりする。気道異物の予後は決して良好でないため，気道異物が完全に否定できない場合は，気管支ファイバースコープをおこなう。柿の種，ピーナッツは気道内で溶けて，化学性肺臓炎となり，摘出は困難となり，肺摘出をおこなわざるをえないことがある。

IV．気管狭窄・気管軟化症[3]

気管狭窄は，吸気性喘鳴を特徴とする。狭窄部位が胸腔内にあれば，呼気性喘鳴も加わる。原因には，先天性として，血管輪，PA

sling，気管支分枝異常（tracheal bronchusなど），後天性には気道異物，縦隔腫瘍，気管肉芽などがある．気管軟化症では，吸気時には気道内腔が保たれているので，呼気性喘鳴が特徴となる．気管狭窄と異なるところは，気管がつぶれることによる呼出不良である．先天性では気管食道瘻や先天性心疾患に合併することが多い．後天性では細菌感染症である壊死性気管炎の後遺症が有名である．

　気管狭窄，気管軟化症ともに，呼吸困難に容易に陥る．無名動脈の圧排による気管狭窄に気管軟化症を合併することが多い．この場合には，呼気性に吸気性の喘鳴が加わる．

　診断はファイバースコピーや気管造影で確定する．軽症から重症までさまざまであり，重症では対症療法しかなく，予後が悪い場合も多い．軽症では成長とともに症状が軽減していく．狭窄の原因があれば可能なら手術する．気道感染が症状を悪化させることが多いので，エリスロマイシン 10 mg/kg/日/分2かバクター 0.1 g/kg/日/分2の経口投与をおこなう．

V．先天性喘鳴

　先天性喘鳴は，出生後もしくは生後1ヵ月頃から出現する吸気性喘鳴をいう．原因には，喉頭軟化症，声帯麻痺，声門下狭窄，アデノイド腫大，後鼻腔狭窄・閉鎖，気管狭窄・気管軟化症，血管輪などがある．自然軽快するものが多い．しかし，重症化する例もある．

文　献

1) Pediatric Diagnosis 6th. Edition. Morris Green. Pp360　WB Saunders company．1998．
2) Weiner DL．Respiratory Distress．*In* Textbook of Pediatric Emergency Medicine．4th. edition Editors：GR Fleisher，S. Ludwig．Lippincott Williams & Wilkins，pp553-564，2000．
3) 宮川知士：気管狭窄，気管軟化症．小児疾患診療のための病態生理．小児内科 34（増刊号）：69-73，2002．

　　　　　　　　　　　　　　（賀藤　均）

5 チアノーゼ

チアノーゼとは

　チアノーゼとは，粘膜や皮膚が青味を帯びた状態をいう。口唇でもっとも気づかれやすく，口腔粘膜，手足の指先でも観察される。通常は，低酸素（O_2）血症を示唆する所見である。還元型ヘモグロビン（Hb）が5 g/dl以上になった場合に出現するといわれる。あくまでも，還元型Hbの絶対値が重要である。たとえば，多血症では，低O_2血症がなくとも還元型Hb≧5 g/dlになるためチアノーゼを認める。逆に，貧血があれば，低O_2血症があっても還元型Hb＜5 g/dlとなるため，チアノーゼはみられない。低O_2血症がなくとも，異常Hbが存在する場合にもチアノーゼは出現する。異常Hbとしては，メトヘモグロビン（MetHb）が有名で，総Hbの15％以上をMetHbが占めればチアノーゼを認める。

分類と原因(表80)

　チアノーゼは中枢性と末梢性に分類される。中枢性は口腔粘膜でチアノーゼを認め，末梢性は口腔粘膜にはチアノーゼはなく四肢末梢でチアノーゼを認める。また，中枢性は動脈血酸素飽和度（SaO_2）が低下しており，末梢性は正常である。これは病態の違いによる。中枢性は肺静脈または大動脈の酸素分圧が低下している。末梢性では動脈血酸素分圧は正常だが，冷感などで末梢の細い血管が収縮して毛細血管血流速度が遅くなり，血液から細胞への酸素供給量が増大して血中酸素分圧が低下する。結果，四肢末梢でチアノーゼが観察される。重症チアノーゼでは，全身が黒ずんだ感じとなる。まれに左半身のみがチアノーゼを呈し，右半身は正常色となることがある。このように体の一部分でチアノーゼが出現する現象を解離性チアノーゼという。大動脈弓離断症，動脈管開存を合併する大動脈縮窄症でみられる。

　チアノーゼを呈する原因は多数あるが（表80），小児科領域でチアノーゼをきたす疾患の多くは，チアノーゼ性先天性心疾患か，心不全，気管支喘息大発作のような呼吸不全である。先天性心疾患，呼吸器疾患を鑑別すれば，おおよそ90％以上をカバーしたことになる。また，チアノーゼを認める疾患の頻度は新生児期にもっとも高く，発症する疾患には年齢にある程度依存する（図48）。Hb異常症は非常にまれだが，MetHb血症はときに遭遇する可能性がある。おもな原因は，フェナセチン服用，胃腸疾患である。胃腸疾患ではnitritesの異常生成や吸収がおこり，MetHbが増加しやすくなる。MetHbは最近の血液ガス分析装置で自動的に測定できる。

表80　チアノーゼをきたす疾患

中枢性チアノーゼ
Ⅰ．還元型 Hb の増加：動脈血酸素飽和度低下
　1．呼吸器
　　1）呼吸中枢障害：未熟性，頭蓋内出血，原発性肺胞低換気症候群　など
　　2）末梢気道閉塞：後鼻腔閉鎖，声門閉鎖，血管輪，Pierre Robin 症候群，cyst，croup 症候群，
　　　　　　　　　　気道 spasm，気道異物，気縦隔，cystic hygroma　など
　　3）肺組織構造障害，拡散障害，および換気・血流分布不均衡：
　　　　　　　　　　cyctic fibrosis，間質性肺炎，横隔膜ヘルニア，呼吸窮迫症候群，胎便吸引症候群，
　　　　　　　　　　新生児一過性多呼吸，肺炎，肺水腫，気胸，肺ヘモジデローシス，心不全，肺気腫，
　　　　　　　　　　肺低形成，肺出血，憤怒痙攣，CCAM（congenital cyctic adenomatoid malfomation
　　　　　　　　　　of the lung），気管支喘息発作
　2．循環器
　　1）先天性心疾患：Fallot 四徴症，三尖弁閉鎖症，肺動脈弁閉鎖症，完全型大血管転位症，総動脈幹症，
　　　　　　　　　　左心低形成症候群，胎児循環遺残症，単心室症，総肺静脈還流異常症 など
　　2）後天性心疾患：急性心筋炎，収縮性心膜炎，心筋症，心不全
　　3）その他：原発性肺高血圧症，Eisenmenger 症候群　など
　　4）（解離性チアノーゼ）
　　　　下肢にチアノーゼが強い：大動脈離断（症候群），大動脈縮窄（症候群）
　　　　上肢にチアノーゼが強い：完全大血管転位症に動脈管開存が存在
　3．ヘモグロビン異常症
　　1）メトヘモグロビン（MetHb）血症：家族性 MetHb 血症，チトクローム b5 欠損症，
　　　　　　　　　　アニリン誘導体（フェナセチン，アセトアニリド，アニリンを含む染料）の
　　　　　　　　　　中毒，リドカイン，ベンゾカイン，抗マラリア薬の投与
　　2）ヘモグロビン・カンサス血症
　　3）スルフヘモグロビン血症 など
Ⅱ．末梢性チアノーゼ
　低血糖，寒冷暴露，ショック，Raynaud 症候群，動脈閉塞性疾患（血栓性動脈炎，閉塞性動脈硬化症，
　動脈性塞栓），静脈閉塞性疾患（血栓性静脈炎，静脈瘤），多血症

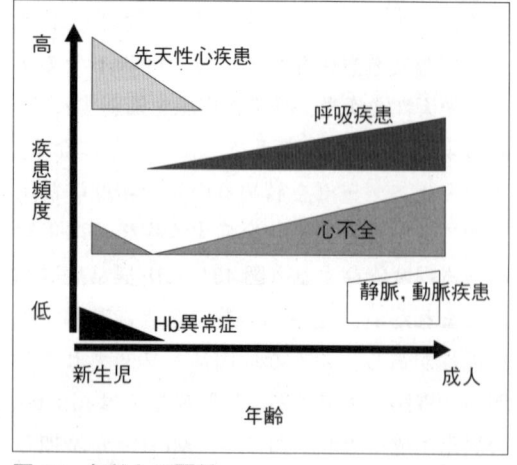

図48　年齢との関係

鑑別診断（図49）

　図49に診断フローチャートを示す。このフローチャートは，経皮酸素飽和度（SpO₂）モニター，血液ガス分析，酸素負荷試験のみでおこなう簡便法である。疾患の診断を目的としたものでなく，原因疾患のグルーピングを目的とする。酸素負荷試験とは，$FiO_2 \geq 0.8$ の高濃度酸素を吸入させ，約5〜10分観察する。たとえば SpO_2 が85％以下で，酸素負荷試験後に SpO_2 が90％以上になる場合は，チアノーゼ性心疾患はないといってもよい。チアノーゼ性心疾患では，酸素負荷しても SpO_2 は85％以下であることが普通である。それは，チアノ

```
        チアノーゼ
           ↓
    PaO₂≦60 mmHg
    またはSpO₂≦90%
    YES ↙    ↘ NO
       ↓
   酸素負荷試験
       ↓
   SpO₂≧90%
   PaO₂≧50 mmHg
   NO ↙  ↘ YES
  チアノーゼ性  呼吸器疾患      末梢性チアノーゼ
  先天性心疾患               多血症
                          Hb異常症
                          中毒
```

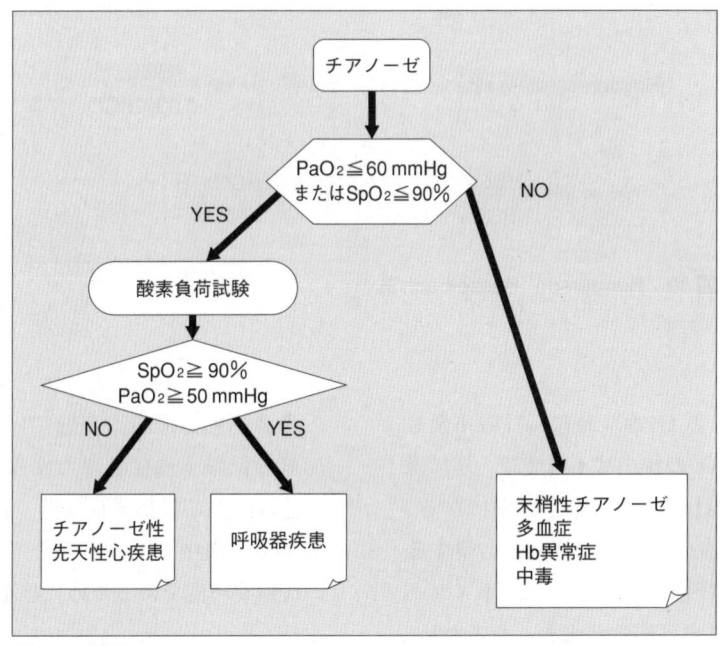

図49 診断フローチャート

ーゼ性心疾患が低酸素血症の原因の場合，肺静脈血酸素飽和度は96%以上であり，高酸素濃度酸素負荷をしてもせいぜい4%しか肺静脈血の酸素飽和度は上昇しないからである．低酸素血症の原因が，肺の場合は，SpO_2が85%なら，肺静脈血酸素飽和度が85%ということであり，酸素負荷で肺静脈血酸素飽和度は約100%まで上昇し，そのまま動脈血となる．換気血流不均等があっても90%以上となるのが普通である．チアノーゼを認めるにもかかわらず，血液ガス分析が正常なら，末梢性チアノーゼ，赤血球増多症などを考える．このフローチャートはあくまで目安である．詳細な診断は心エコー検査などの検査が必要となる．

酸素（O_2）投与をおこなうべきか

O_2は，動脈管閉鎖作用，肺血管拡張作用を持つ薬剤として扱う．生後3ヵ月未満のチアノーゼでは，動脈管依存性心疾患を完全に否定できなければ，O_2投与は控えて，プロスタグランディンE1（PGE1）の持続投与を開始する．PGE1投与によりSpO_2が5%以上上昇した場合は，動脈管依存性心疾患の可能性が大きいため，専門病院へ転送する．PGE1は呼吸抑制があり，注意をする．心室中隔欠損症など左─右短絡疾患による重症な心不全でもチアノーゼを呈する．この病態に，O_2投与をおこなうと肺血流が一層増加し，心不全が悪化する．総肺静脈還流異常症でも同様である．

どのような場合が緊急か

低O_2血症ではH^+が増加してHCO_3^-と反応する系が活性化する．その結果，HCO_3^-は減少する．Henderson-Hasselbach式（図50）によれば，HCO_3^-濃度の減少は，pHを低下させアシドーシスへ傾く．正常なら，肺からCO_2を排出して血中CO_2を低下させて，pHは正常

$$\text{Henderson-Hasselbach 式：} \quad pH = 6.1 + \log\frac{[HCO_3^-]}{0.03 \times PCO_2}$$

$$\text{よって} \quad pH \propto \log\frac{[HCO_3^-]}{PCO_2} \qquad \text{従って} \quad pH \propto \frac{[HCO_3^-]}{PCO_2}$$

図50 Henderson-Hasselbach 式

範囲に保たれる．低 O_2 血症時に，呼吸不全も並存した場合，CO_2 の排出は不可能で，逆に上昇する．結果，pH はさらに低下傾向になる．そのため，低 O_2 血症に高 CO_2 血症が合併する場合は，pH が進行性に低下し，ホメオスターシスの破綻をきたす可能性が大きくなるため，人工呼吸器装着などの集中管理が可能な施設へ患者を転送する．病態でいえば，肺血流増加群で低酸素血症をきたす疾患（完全大血管転位症，左心低形成症候群，総動脈幹症など）である．血中 CO_2 が低下しているなら，肺での代償が可能であるため，焦る必要はない．

（賀藤　均）

6 不整脈

不整脈とは

不整脈とは，正常な洞性リズム以外のリズムの異常をいう。ここでいう正常な洞性リズムとは，洞結節のペースメーカ細胞の正常な活動によって支配される心拍動リズムである。小児不整脈は，出生時から新生児期に多く，その後いったん頻度が減少するが，小学生高学年から加齢に伴い増加する。成人の不整脈と異なるのは，

① その多くが生命に危険を及ぼさず予後良好であること
② 先天性心疾患自体，または，心内修復術に起因する不整脈が生命予後の上から重要であること

である。脈拍の不整と，心電図所見とは必ずしも一致するとは限らないので注意する。

分類

不整脈は，頻脈性と徐脈性に分類される（表81）。小児心拍数の正常を表82に記す。頻脈性には，発作性上室性頻拍，心室頻拍・細動，心房粗動・細動がある。上室性頻拍の心電図の特徴は，narrow QRS型頻拍である。発作性上室性頻拍には，発生機序から，異所性心房頻拍，房室リエントリ性頻拍（WPW症候群を含む），房室結節リエントリ性頻拍がある。突然始まることは重要な特徴である。上室性期外収縮が3連発以上連続すれば診断してよい。原因は不明であるが，ときに，Ebstein奇形など先天性心疾患に合併することがある。心室頻拍は，特発性心室頻拍，器質的心疾患に伴う心室頻拍がある。wide QRS型頻拍を特徴とする。特発性心室頻拍は，薬剤に対する感受性から，ベラパミル感受性，アデノシン感受性，プロプラノロール感受性，加えて，カテコラミン誘発性多形性心室頻拍がある。心室頻拍の原因となりうる疾患には，心筋症（肥大型または拡張型），不整脈源性右室心筋症，心筋炎，心内修復術後（ファロー四徴症など）がある。そのほか，QT延長症候群はtorsade de pointesという心室頻拍をおこす。特発性心室細動とも称されるが，Brugada症候群，カテコラミン誘発性多形性心室頻拍は，心室細動の原因として注目されている。徐脈性には，房室ブロック，洞機能不全症候群がある。

おもな疾患の診療の要点

I．心房性期外収縮

聴診で不整脈を気づかれるが，本人に自覚症状はない。予想される正常な洞性P波より早期に出現する異所性P波に続く正常興奮伝導を示す（図51）。この異所性P波は心房より

表81 不整脈の分類

I．頻脈性
 1. narrow QRS型
  1）洞性頻脈
  2）発作性上室性頻拍
   ①房室リエントリ性：WPW症候群など　②房室結節リエントリ性　③異所性心房頻拍
   ④接合部異所性頻拍
  3）心房粗動
  4）心房細動
 2. wide QRS型
  1）心室頻拍
   ①原因不明：特発性心室頻拍
    ベラパミル感受性頻拍，アデノシン感受性頻拍，プロプラノロール感受性頻拍，
    カテコラミン誘発性多形性心室頻拍
   ②器質的心疾患に伴う心室頻拍
    心筋症（肥大型または拡張型），不整脈源性右室心筋症，心筋炎，心内修復術後（Fallot四徴症など）
   ③QT延長症候群
  2）心室細動
    特発性心室細動，Brugada症候群，カテコラミン誘発性多形性心室頻拍，

II．徐脈性
 1. 洞性徐脈
 2. 房室ブロック：1度，2度，3度（完全型），房室解離
 3. 洞機能不全症候群

III．期外収縮
 1. 上室性期外収縮
 2. 心室性期外収縮

IV．病的でない不整脈
 1. 呼吸性不整脈
 2. 体温上昇による洞性頻脈，体温下降による洞性徐脈

表82 小児心拍数の正常

年齢	心拍数（bpm）
生後1ヵ月まで	180〜95
1ヵ月〜4ヵ月未満	180〜105
4〜7ヵ月未満	185〜85
7〜12ヵ月未満	170〜85
1〜3歳未満	160〜85
3〜5歳未満	135〜65
5〜7歳未満	135〜60
7〜9歳未満	125〜60
9〜12歳未満	115〜60
12〜15歳未満	105〜50

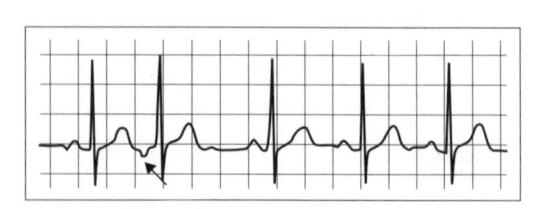

図51 心房性期外収縮

異所性に生じる早期収縮を示す。異所性P波の1つ前の正常P波と異所性P波の次の正常P波の間隔は，正常PP間隔の整数倍となる。房室接合部から早期に出現する場合は，P波を認めず，正常QRS波が予想される時期より早期に出現する。単源性，多源性がある。

上室性期外収縮という言葉は，心室性より上位の部位から刺激が出ているということを意味し，心房性，接合部性を示す。小児ではほとんど良性で，上室性頻拍症に移行することはない。念のため，運動負荷心電図で異所性P波が消失するか，連発しないことを確認して，特にフォローはしない。運動制限もしない。

Ⅱ．心室性期外収縮

これも，聴診で不整脈に気づかれるが，本人に自覚症状はない。予想される正常なP波より早期に出現する異所性の幅の広いQRS波とそれに連続するT波をみる（図52）。次に予定されている正常洞調律性心拍に基づく興奮より早期に生じた異所性の心室性興奮を意味する。

小児では，自覚症状を訴えることは少ない。ほとんどは，聴診時か学校心臓検診で偶然発見される。左脚ブロック型は，右室流出路起源であり，小児でもっとも多い。右脚ブロック型は左室起源となる。aV_F誘導の陽性QRS波は心基部近傍，陰性QRS波は心尖部近傍に焦点が存在することを意味する。左脚ブロック型＋aV_Fの陽性QRS波は右室流出路部起源と診断する。基礎疾患がなく，運動負荷（可能なら心拍数≧140 bpm）で心室性期外収縮数が減少か消失し（または増加しないか，連発せず），直前の正常QRS波との連結時間がほぼ一定で，QRS波が単一なら，良性と判断する。運動制限はしない。

先天性心疾患や心臓手術後に合併する場合は，注意が必要である。多形性，運動によって数が増加するか連発する場合は，専門医に紹介する。心房性期外収縮に連続する心室内変行伝導との鑑別が重要である。心室内変行伝導は，V₁で心房性期外収縮に連続する右脚ブロック型QRS波を特徴とする。

Ⅲ．上室性頻拍症

房室結節回帰性（AVNRT），房室回帰性（AVRT），異所性心房頻拍（EAT）に大きく分類される。AVRTはWPW症候群とほぼ同義であるため後述する。AVNRTでは，運動や緊張で誘発されやすく，動悸を訴える。失神の原因となる。心電図では，narrow QRS頻拍で，心拍数は150〜300 bpmと幅が広い。これは房室結節伝導機能が自律神経の影響を強く受けることによる。発生機序は房室結節内がその近傍に機能の異なる二重伝導路（slow pathway, fast pathway）が存在することによる。通常型といわれるのは，刺激がslow pathwayを

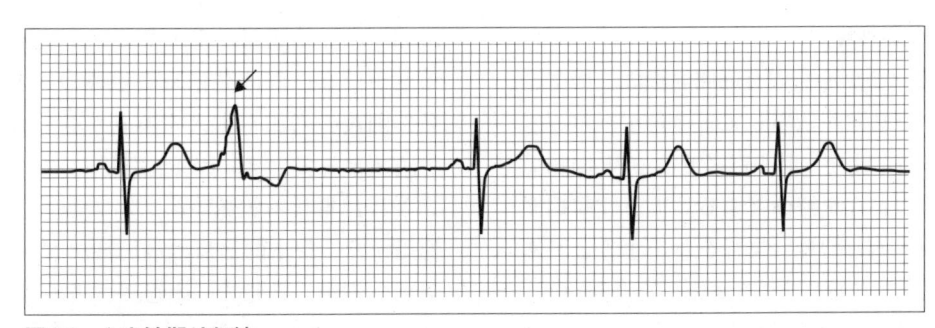

図52 心室性期外収縮

順行性に伝導して，次にfast pathwayを逆行性に伝導し，心房筋を介し再びslow pathwayに回帰して頻拍をおこす．その逆に伝導する場合を稀有型という．通常型では心房性期外収縮，稀有型では心室性期外収縮がtriggerとなる．発作時の心電図での診断は，R波にP波が重なっていることが多く困難である．発作停止には，アデノシン，ジゴキシンを投与する．slow pathwayは房室結節から少し離れた位置に存在するため，アブレーションをおこなっても房室ブロック合併症頻度はほとんどなくなっている．発作予防にはジゴキシン，Ca拮抗薬（1歳未満は禁），ジソピラミド，プロプラノロールなどを使用する．

異所性心房頻拍（EAT）は，学童期以降では動悸などを訴えるが，乳幼児では，長期化した頻拍によって心不全となり，多呼吸，活動力低下などの心不全症状によって気づかれる．心房の局所から異所性に興奮が始まる．自動能亢進による．段階的に心拍数が早くなり（warm up），ある頻拍数に達して，また段階的に心拍数は正常範囲へ低下していく（cool dawn）ことが，ほかの回帰性頻拍と異なるところである．発作時心拍数は自律神経の影響を強く受けるので120〜330 bpmと幅が広い．持続性で薬剤に抵抗性であり，心不全に陥りやすい．心拍数コントロールに治療の目標をおき，ジゴキシン，プロプラノロールを使用する．

Ⅳ．WPW症候群

Kent束（心房心室固有筋間筋線維：房室副伝導路）を刺激が伝導して頻拍発作をおこす疾患である．非発作時心電図では，PR間隔短縮，δ波の存在を特徴とする．上室性頻拍発作が出現すると動悸，失神をおこすことがある．突然死は非常にまれである．発作頻度は，新生児・乳児期と学童期以降に多い．上室性頻拍発作時の心電図は，多くは，narrow QRS頻拍だが，まれに，wide QRS頻拍がある．narrow QRS頻拍は，房室結節を順行性に，副伝導路を逆行性に伝導する正方向性回帰頻拍を意味する．wide QRS頻拍は，副伝導路を順行性に伝導し房室結節を逆行性に伝導する逆方向性回帰頻拍を意味する．臨床上，心室頻拍との鑑別が重要となる．発作時の心拍数は，乳児で260〜300 bpm，学童期以降で160〜200 bpmが多い．普通，非発作時心電図で診断するが，ときに，δ波の判断に迷う例もある．δ波はV4でもっとも明瞭に出現するので，この誘導で判断する．それでもδ波が小さく疑問がある場合は，房室結節伝導を抑制するアデノシンを投与して心電図をみる．副伝導路由来のδ波が拡大しPR間隔が延長していなければWPW症候群と診断できる．δ波が小さくなる理由には，副伝導路が左側にある場合，副伝導路がMahaim束の場合，正常房室結節伝導が促進している場合（多くは乳児）などが想定される．

突然死は，心房細動に伴う頻拍発作からの心室細動への移行による．これは小児ではまれとされていたが，ジゴキシン投与の乳児でもおこることがあり，ジゴキシン投与は控えることが一般的である．頻拍発作停止にはアデノシン0.3〜0.4 mg/kgを投与する．心房細動時にはジゴキシン，Ca拮抗薬は禁忌となる．薬物的に中止できない場合は，食道ペーシング（心拍数の約1.4倍の高頻度刺激）か1〜2 J/kgの心拍同期直流通電をおこなう．発作頻度が少なければ発作時の治療のみとする．発作回数の増加や本人の不安が強いときは，予防薬として，フレカイニド，プロパフェノンなどIc群抗不整脈薬かプロプラノロールを使用する．根本的治療は高周波アブレーションであるが，乳児では困難で，多くは，学童期で考慮する．

V. 心室頻拍症

動悸，ときに失神をおこす．心室性期外収縮の3連発以上を心室頻拍と定義する．興奮がヒス束分岐部より末梢の心室で発生することによる．発作時心電図で，wide QRS頻拍であること，P波とQRS波には関連がなく房室解離であること，発作QRS波に心房から伝導されたQRS波が癒合して変形発作QRS波をみること（fusion beat）を特徴とする．非持続型（30秒未満で自然停止），持続型（30秒以上継続）に分類する．持続型は全例で治療対象となる．原因不明の特発性心室頻拍，基礎疾患に合併する心室頻拍にも分類する．特発性心室頻拍は，薬剤感受性から分類する．特に，頻拍時心電図で，右脚ブロック型で左軸偏位をとる場合は，ベラパミルが著効する型である．運動によって誘発される多型性心室頻拍をカテコラミン誘発性心室頻拍として，ほかとは区別している．これは心室細動に移行しやすく，難治性で，予後は悪い．

VI. QT延長症候群

失神，突然死の原因となり，心電図上QTの延長を特徴とする症候群である．失神，突然死は，極性の変化する心室頻拍であるtorsade de pointes（TdP）とそれに続く心室細動による．先天性と薬剤などによる後天性に分類される．先天性にはRomano-Ward症候群（常染色体優性）と内耳障害による難聴を合併するJervell and Lange-Nielsen症候群（JLN）（常染色体劣性）がある．ただ，家族内発生のない散発性もある．QT時間は心拍数で変化するため，QT時間/(RR間隔)$^{1/2}$＝QTcとし，QTc≧0.46を延長とする．しかし，心拍数≧80 bpmでは信頼性は低下する．Romano-Ward症候群は，心筋の活動電位の再分極過程に作用するイオンチャネルをコードする遺伝子変異に起因する．遺伝子変異部位により7型に分類される（LQT1～LQT7）．LQT1とLQT2で8～9割を占める．頻拍発作による失神などの症状の出現様式には，ある程度，型による特異性がある．水泳中または運動中の事故ならLQT1，睡眠時または安静時に症状が出現した場合はLQT2かLQT3を想定する．LQT3の頻度は小さい．JLNは2型に分類され，JLN1はLQT1責任遺伝子（KCNQ1），JNL2はLQT5責任遺伝子（KCNE1）のホモ接合体である．KCNQ1，KCNE1は内耳障害の原因となる．TdP発作予防には，LQT1にはβ遮断薬，LQT2にはメキレチンを使用する．ただ，現時点では，遺伝子検索はコマーシャルベースではおこなわれていない．

VII. Brugada症候群（図53）

特発性心室細動をおこす症候群で，心電図右側誘導（V1）でST上昇を伴う右脚ブロック型を特徴とする．ST上昇でも，いったん下降する凹凸形を示すことが特徴である．責任遺伝子はLQT3と同じSCN5Aだが，その変異内容が異なるものと想像されている．従来は，成人の致死的不整脈として認識されてきたが，小児での症例報告もされ，学校心臓検診でも発見されている．

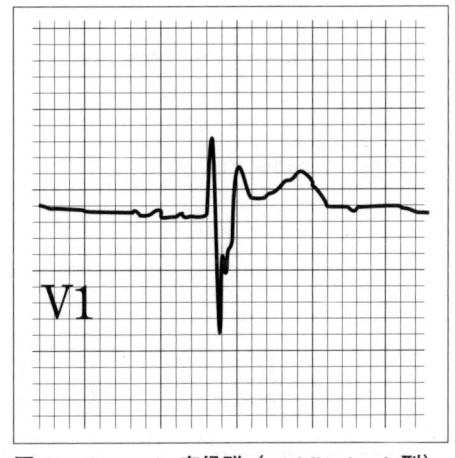

図53 Brugada症候群（saddle-back型）

VIII. 2度・完全房室ブロック，房室解離

2度房室ブロックの大部分はWenckebach I型である。Mobitz II型はまれである。診察時に偶然に不整脈に気づかれるか，学校心臓検診で発見されるかである。運動負荷で正常化すれば，Wenckebach I型では運動制限は必要なく，ブロックが進行して高度ブロックになることは非常にまれである。Mobitz II型は高度ブロックへ進行することがあり，注意深い経過観察が必要である。

完全房室ブロック（図54）は，房室結節の伝導が物理学的に途絶しているために，心房波が心室へ伝播されない状態をいう。その結果，下位中枢である心室から刺激が発生し，心室を拍動させている。P波は正常に発生しており，当然，P波数＞R波数となる。房室解離とは，広義では，P波が房室結節を伝播できず，P波とR波が独立して発生する状態で，完全房室ブロックも入る。狭義では，自律神経によって房室結節伝導が抑制されてP波が心室へ伝播されず，QRS波が独立して発生する状態をいう。狭義の房室解離の心電図では，P波数≦R波数となり，運動負荷によって房室結節伝導は回復し，P波は心室へ伝播されQRS波と連続する。この場合，運動制限やフォローの必要はない。

小児での完全房室ブロックには，先天性の場合，先天性心疾患に合併する場合がある。先天性完全房室ブロックは，胎児徐脈で気づかれる。母親の抗SS-A（Ro）抗体が胎盤を通過し，胎児の房室結節と抗原抗体反応をおこして障害する。母親がSjögren症候群などの膠原病であるか，その素因がある場合に多い。先天性心疾患では，修正大血管転位症，多脾症候群に多い。先天性完全房室ブロックでは，心拍出量が保てれば症状は軽度である。QRS幅が広い場合は，下位中枢から刺激が出ていることを示し，運動負荷によって心室頻拍を発生しやすい。QRS幅が狭い時は，心室内でも上位中枢から出ており，比較的安全である。10秒以上心室停止があれば脳虚血となり，失神する（Adams-Stokes症候群）。心不全，失神，幅の広いQRS波で心機能障害，QT延長の出現，僧帽弁閉鎖不全の出現ではDDDモードの永久ペースメーカ植え込みをおこなう。

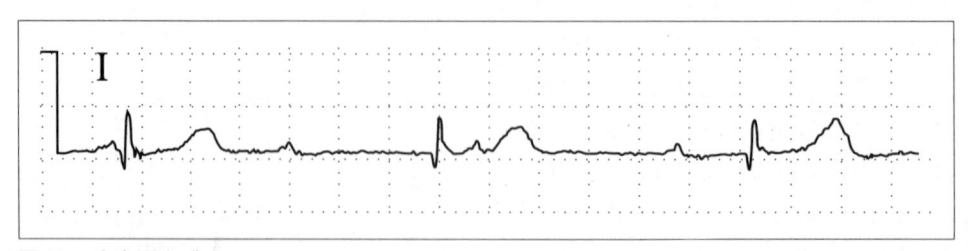

図54 完全房室ブロック

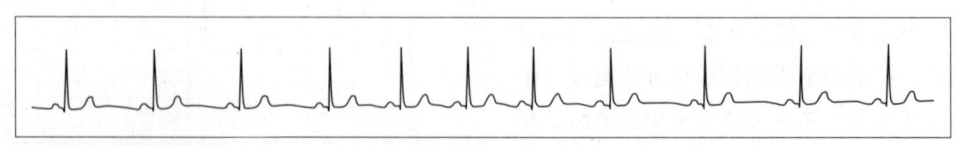

図55 呼吸性不整脈

IX. 呼吸性不整脈（図 55）

10歳までは，副交感神経活性が相対的に強いため，呼吸性不整脈が成人に比して多い．洞性不整脈で，PP 間隔が整数倍でなければ呼吸性不整脈と診断してよい．

（賀藤　均）

Note

小児のおもな症状と診療の要点

7 頭痛

頭痛の診断

頭痛の診療にあたって重要なことは，患児が訴える頭痛の緊急性の有無を見分けることである．頭痛をきたす疾患のなかで，髄膜炎・脳炎・脳膿瘍などの感染症や，脳症・頭蓋内出血・梗塞・水頭症などは緊急性のある疾患であり，入院加療を必要とする．これらの疾患の可能性を念頭におきながら診療をすすめる．片頭痛や緊張型頭痛と診断するためには，器質的病変による頭痛を除外する必要がある．

国際頭痛学会（IHS）による頭痛の分類と，片頭痛の診断基準を表83，84に示す．

問診

頭痛の原因の診断には問診が重要である．適切な問診により，頭痛の原因疾患を推測できることが多い．重要な問診事項を以下に述べる．

Ｉ．頭痛の発症様式と経過

急性に発症した頭痛か，慢性の頭痛かを聞く．急性ならば初回の頭痛か，同様の頭痛を何度か繰り返しているのか，また慢性ならば，症状は進行性か，非進行性かを確認する．以上に述べた発症・経過の違いは，頭痛の原因を鑑別する際に参考となる（表83）．

Ⅱ．頭痛がおこる時間帯

一般に頭蓋内圧は睡眠中に上昇する．このため，脳腫瘍など，頭蓋内圧亢進患者では夜間や起床時に頭痛を訴えることが多い．

睡眠時無呼吸症候群も，夜間睡眠中の低換気により頭痛が引きおこされるため頭痛は朝起床時にもっとも強い．

Ⅲ．痛む部位

片頭痛の典型例では一側性の頭痛がみられる．

表83　頭痛の分類[2]

1. 片頭痛
2. 緊張型頭痛
3. 群発頭痛および慢性発作性片側頭痛
4. 器質的病変を伴わない各種の頭痛
5. 頭部外傷に伴う頭痛
6. 血管障害に伴う頭痛
7. 非血管性頭蓋内疾患に伴う頭痛
8. 薬物あるいはその離脱に伴う頭痛
9. 頭部以外の感染症に伴う頭痛
10. 代謝性疾患に伴う頭痛
11. 頭蓋骨，頸，眼，耳，鼻，副鼻腔，歯，口あるいは他の顔面，頭蓋組織に起因する頭痛，顔面痛
12. 頭部神経痛，神経幹痛，除神経後痛
13. 分類不能な頭痛

表84 片頭痛の診断基準[2]

前兆を伴わない片頭痛
A. B〜Dを満足する発作が5回以上ある。
B. 頭痛発作が4〜72時間（15歳以下では2〜48時間）持続する。
C. 次のうち少なくとも2項目を満たす。
　　1) 片側性
　　2) 拍動性
　　3) 中等度から強度の痛み
　　4) 階段を登るなどの日常身体活動で頭痛が悪化する。
D. 発作中に次の1項目を満たす。
　　1) 嘔気または嘔吐
　　2) 光過敏または音過敏
E. 器質的疾患がない，もしくは，器質的疾患があっても片頭痛との関係が否定できる。

前兆を伴う片頭痛
A. Bを満足する発作が2回ある。
B. 次の4項目のうち3項目を満たす。
　　1) 大脳皮質または脳幹の局所症状と考えられる一過性の前兆がある。
　　2) 前兆は4分以上続き伸展する。2種類以上の前兆が連続して生じてもよい。
　　3) 1つの前兆は60分以上続かない。2種類以上の前兆がある時はその分延長する。
　　4) 頭痛は前兆後60分以内に生じる。前兆より前または同時でもよい。
C. 器質的疾患がない，もしくは，器質的疾患があっても片頭痛との関係が否定できる。

表85 発症様式，経過による頭痛の分類

1. **急性，単発性**
   頭蓋内感染症（髄膜炎，脳炎）
   脳症
   頭頸部以外の感染症（ウイルス感染症による上気道炎など）
   頭蓋内出血（急性硬膜下出血，くも膜下出血，脳実質内出血など）
   脳梗塞，静脈洞血栓症
   高血圧
   頭部外傷
   腰椎穿刺後
   耳鼻科疾患（中耳炎）
   眼科疾患（緑内障）
   歯科疾患（う歯）

2. **急性，反復性**
   片頭痛
   てんかん
   もやもや病
   動静脈奇形
   MELAS
   睡眠時無呼吸症候群

3. **慢性，進行性**
   脳腫瘍
   脳膿瘍
   水頭症
   慢性硬膜下血腫
   脳形成異常（くも膜嚢胞など）
   血管炎（高安病など）
   高血圧
   良性頭蓋内圧亢進症（テトラサイクリン投与，ビタミンA大量投与，副甲状腺機能低下など）
   特発性低髄液圧症候群

4. **慢性，非進行性**
   緊張型頭痛
   起立性調節障害
   頭部外傷後慢性頭痛
   耳鼻科疾患（副鼻腔炎）
   眼科疾患（眼精疲労）
   心因性頭痛

緊張型頭痛では後頭部から後頸部の疼痛がみられることが多い。
副鼻腔炎では前頭部痛を訴えることが多い。
緑内障は眼痛を訴える。

IV. 痛みの性質, 誘因

脳腫瘍など, 頭蓋内圧亢進でおこる頭痛は, 臥位で悪化し, 立位で改善する。

腰椎穿刺後の頭痛や特発性低髄液圧症候群など, 頭蓋内圧が下降している病態では, 坐位や立位で頭痛が増悪し, 臥位で軽快する。

片頭痛では拍動性の頭痛がみられることが多く, 過労, 睡眠不足や, ある種の食物（チーズ, チョコレートなど）を摂取することにより誘発されることがある。

もやもや病では発作は過呼吸時に誘発されやすい（強く啼泣したときや, 熱い食物を吹きながら食べたときなど）。

V. 随伴症状の有無

慢性進行性の頭痛で嘔気・嘔吐を伴うときは, 頭蓋内圧の亢進が存在する可能性があり, 脳腫瘍, 慢性硬膜下血腫, 水頭症などを考える。嘔気・嘔吐は朝起床時に多い。

片頭痛では前兆として, 閃輝暗点, 視野狭窄, 「眼前にもやがかかったような」視覚異常などを訴えることがある。発作時に頭痛とともに嘔気・嘔吐をしばしば伴う。

てんかん患者では, てんかん発作の後に頭痛がみられることがある。夜間睡眠中にてんかん発作があると, 翌朝覚醒時に頭痛を訴える。

睡眠時無呼吸症候群が疑われる場合は夜間のいびきの程度を聞く。

VI. 既往歴

頭部外傷の既往の有無（慢性硬膜下血腫）。
高血圧をきたす基礎疾患がないか。

先天性心疾患の有無（脳膿瘍）。
耳鼻科疾患（アデノイド肥大, 中耳炎, 副鼻腔炎）の有無。
眼科疾患（緑内障, 遠視, 乱視）の有無。

VII. 家族歴

片頭痛では家族歴があることが多い。

VIII. 発育・発達歴

ミトコンドリア脳筋症（MELAS）では低身長や発達遅滞がみられることがある。

診察

頭痛患者の診察にあたって見落としてはならない点は以下のとおりである。

I. 意識障害の有無

意識障害は, 頭蓋内出血・梗塞, 脳炎・脳症, 静脈洞血栓症, 水頭症など, 重篤な脳実質の障害の存在を示唆する。

急激に発症した頭痛で意識障害を伴うときは, 頭蓋内出血や梗塞を考える。

脳炎・脳症では, 意識障害はほぼ必発である。脳炎・脳症の発症初期の患者では, 数日の経過で進行する頭痛とごく軽度の意識障害（見当識障害など）が主症状であることもある。

反復しておこる急性の頭痛で, 意識障害を伴う場合, てんかん, MELAS, もやもや病, 脳底動脈型片頭痛などの可能性がある。

II. 項部硬直・Kernig徴候の有無

これらは髄膜刺激症状として重要なものであり, 髄膜炎やくも膜下出血で認められる。頭部前屈時の項部硬直は脳圧亢進時にもみられるが, 高度の脳圧亢進により脳ヘルニアをおこしかけている時に頭部を前屈させると急

激に呼吸停止することがあるので，このような場合は頭部を前屈させてはならない．

Ⅲ．眼底所見
頭蓋内圧亢進時は乳頭浮腫がみられる．

Ⅳ．脳神経系の異常や運動麻痺の有無
これらは脳実質の局在病変の存在を示唆し，腫瘍，膿瘍や出血・梗塞性病変を鑑別するために頭部画像検査をおこなう必要がある．水頭症では眼球異常運動（落陽現象）がみられる．MELASやもやもや病では，発作時に片麻痺がみられることがある．片頭痛の特殊な型である眼筋麻痺型片頭痛では外眼筋麻痺が，片麻痺型片頭痛では片麻痺が，頭痛発作時に認められる．緑内障患者では視力障害が認められる．遠視・乱視などの屈折異常も頭痛の原因となる（眼精疲労）．

Ⅴ．小脳症状の有無
小脳炎，急性小脳失調や小脳出血・梗塞では，頭痛・嘔吐とともにめまい，失調などの小脳症状がみられる．

Ⅵ．発熱の有無
発熱があれば，頭蓋内以外の感染症に伴う頭痛（ウイルス感染症による上気道炎に伴う頭痛など）や，髄膜炎，脳炎・脳症，脳膿瘍などが考えられる．

Ⅶ．血圧（高血圧・低血圧，上肢の血圧の左右差など）
高血圧による頭痛や，起立性調節障害による頭痛を診断するために，頭痛患者に対し血圧測定は必須である．
高安病では，上肢の脈が触知不可能であったり，上肢の血圧の左右差がみられることがある．慢性の脳虚血のために頭痛を訴える．

Ⅷ．頭囲の測定および頭の形の観察
頭囲拡大傾向があれば水頭症が考えられる．くも膜嚢胞拡大による頭痛では，くも膜嚢胞に接する頭蓋骨の膨隆がみられることがある．

Ⅸ．頭頸部の血管雑音の有無
頭蓋内動静脈奇形では，頭部の血管雑音を聴取することがある．高安病では鎖骨上窩で血管雑音を聴取することがある．

Ⅹ．筋力低下の有無
MELASでは，筋力低下を認めることがある．

Ⅺ．耳鼻科的診察
睡眠時無呼吸症候群が考えられる患者ではアデノイド，口蓋扁桃の肥大の有無を確認する．
中耳炎では耳鏡で鼓膜所見を観察する．

検査

問診，診察により，頭痛の原因疾患について予想する．予想された疾患の診断のために必要な検査をおこなう．

Ⅰ．血液（末梢血，一般生化学，炎症反応，血沈，乳酸・ピルビン酸）
細菌性髄膜炎では，白血球数や炎症反応の著明な上昇がみられる．MELASでは血液中乳酸・ピルビン酸の上昇がみられる．血管炎（高安病など）では炎症反応・血沈の亢進がみられる．

Ⅱ．髄液検査
頭痛患者に腰椎穿刺をおこなう場合は，検査前に必ず頭部画像検査をおこない，頭蓋内圧の著明な上昇や，脳ヘルニアを示唆する所

見の有無を確認すること。これらの所見が存在する時は腰椎穿刺をおこなってはならない（脳ヘルニアをきたし致命的となる可能性がある）。

くも膜下出血では髄液は血性もしくはキサントクロミーを呈する。髄液所見で細胞数の著明な上昇があれば髄膜炎と診断される。脳炎でも髄液細胞数は上昇するが，髄膜炎よりも上昇の程度が軽いことが多い。MELASでは，血液中よりも髄液中の乳酸・ピルビン酸濃度の測定が重要である（血液中の乳酸・ピルビン酸は啼泣により容易に上昇するため，髄液中の乳酸・ピルビン酸に比べ信頼性が低い）。

良性頭蓋内圧亢進症では髄液圧の上昇が，特発性低髄液圧症候群では髄液圧の低下が認められる。髄液組成は正常であることが多い。

III. 頭部画像検査

脳腫瘍，頭蓋内出血・梗塞，静脈洞血栓症，水頭症，頭蓋内感染症の診断のために頭部画像検査は必須である。動静脈奇形やもやもや病の診断には造影CT・造影MRIやMRAが必要となる。CT，MRIは副鼻腔炎の診断にも有用である。

IV. 脳波

脳炎・脳症の診断に，脳波検査が有用である。大徐波の出現がみられる。

もやもや病患者では，過呼吸賦活終了後に出現するre-build upが特徴的である。

てんかんが考えられる患者では，脳波検査でてんかん性特発波の有無を確認する。

治療

頭痛を引きおこしている原因疾患の治療が第一である。片頭痛および緊張型頭痛の治療を以下に述べる。

I. 片頭痛

発作時の治療と，発作間欠時の予防薬による治療に分けられる。

発作時は，血管収縮薬である酒石酸エルゴタミン（成人で1回1 mg，効果なければ30分後に1 mg追加投与）が使用される。セロトニン受容体作動薬であるスマトリプタンも有効である。スマトリプタンの小児に対する使用経験はまだ少ないが，今後小児科領域でも多く使用されることになると思われる。ともに，発作の早い時期，もしくは前兆の時期に投与すると効果的である。鎮痛薬として，アセトアミノフェン（5〜10 mg/kg/回），制吐薬としてドンペリドン（1 mg/kg/日/1日最高量30 mg）を併用してもよい。

1ヵ月に2，3回以上の発作をおこす場合は，予防薬の連日投与を考慮する。β遮断薬であるプロプラノロール（0.5〜1.0 mg/kg/日/分3）が使用される。プロプラノロールは喘息患者では禁忌である。成人ではカルシウム拮抗薬である塩酸ロメリジンも使用されるが小児での使用量は確立されていない。抗セロトニン薬のシプロヘプタジンが使用されることもある。

II. 緊張型頭痛

精神的な緊張，ストレス，その他の刺激が筋緊張の異常な亢進をきたし，頭痛を生じると考えられている。治療は，筋緊張を低下させること，および，筋緊張亢進の原因である精神的緊張を和らげることである。筋弛緩薬として，塩酸エペリゾン，塩酸チザニジンなど，精神的緊張を除去する抗不安薬としてはベンゾジアゼピン系の薬物が使用される。

文　献

1) Rothner AD : Headaches. In : Swaiman KF, Ashwal S, eds. Pediatric neurology. 3rd ed, Mosby, St. Louis, pp747-758, 1999.
2) Headache classification committee of the international headache society : classification and diagnostic criteria for headache disorders, cranial neuralgias and facial pain. Cephalalgia 8 (Suppl 7) : 1-96, 1988.

〔三山佐保子〕

8 胸痛

胸痛をみるポイント

小児の胸痛の特徴は，①重症疾患の可能性がまれである，②慢性的であることが多い，③正確な診断に至らないことが多い，があげられる[1]。しかし，まれではあるが，器質的疾患，特に心疾患が原因であり的確な診断，治療を必要とする疾患もある。胸痛の診療をするにあたり，重要な事項を心疾患を中心に述べる。

胸痛の疫学

胸痛を主訴に一般外来を受診する患者の割合は，約 0.2 〜 0.6 ％，小児循環器専門医を受診する患者の主訴の第 2 位といわれている[2]。種々の報告での胸痛の原因疾患は，あきらかな原因が特定できない特発性胸痛，筋骨格に関連した胸痛などの割合が多く，心疾患の割合は少ない（表 86）。

表 86 胸痛の原因疾患の頻度

報告者	Selbst[a]	Pantell[b]	Fyfe[c]	Selbst[d]	Driscoll[e]	Selbst[f]
特発性	13	46	55	28		21
心疾患	4	1	6	3		4
呼吸器疾患	29		3	12	12.5	23
筋骨格関連	32	32	2	29	68	29
消化器疾患	3	3	2	7		4
精神神経性	9	23				9
その他	9	8	31	21	10	11

（文献[4]より改変引用）

a) Selbst SM, et al.:Chest pain in children: Follow-up of patients previous reported:Clincal pediatrcs 29:374-377, 1990.
b) Pantell R, et al.:Adolescent chest pain:A prospective study:Pediatrics. 71:881-887, 1983.
c) Fyfe D, et al.:Chest pain in pediatric patients presenting to a cardiac clinic:Clinical Pediatrics 23:321-324, 1984
d) Selbst SM, et al.:Chest pain in children: A prospective study:Pediatrics 75:1068-1070, 1985.
e) Driscoll D, et al.:Chest pain in children: A prospective study:Pediatrics 57:648-651, 1976.
f) Selbst SM, et al.:Chest pain in children: A prospective study:Pediatrics 82:319-323, 1988.

胸痛の原因疾患(表87)

Ⅰ．心疾患

心疾患による胸痛は心筋の酸素需要と供給の不均衡，心膜または胸膜に対する刺激が原因である[2]。

a）左室流出路狭窄

閉塞性肥大型心筋症，大動脈弁狭窄，大動脈弁下部狭窄で，心筋虚血を生じ胸痛を認める可能性がある。運動による心拍数の増加，収縮期血圧の上昇で心筋の酸素需要が増大する。拡張期の冠動脈流入時間が減少し，収縮期の心筋 wall stress が増加し，心筋，特に心内膜下の血流が減少する。心筋虚血により致死的な不整脈を生じる可能性がある。大動脈弁狭窄では強い心雑音を胸骨右縁上部で聴取する。中等症の大動脈弁狭窄では，心雑音が病的なものか鑑別できないときもあるが，そのような症例では虚血による胸痛は生じない。肥大型心筋症では常染色体優性遺伝形式である可能性もあり家族歴が重要である。いずれも心エコー検査で診断できる。肥大型心筋症では心電図異常を認めるが，大動脈弁狭窄では重症な症例でも心電図が正常な場合があり注意が必要である[2]。

b）僧帽弁逸脱

思春期の症例で胸痛を訴えることがある。乳頭筋，心内膜下心筋の虚血が原因であるとの見解もあるが[2]，正確な機序は不明である。精神的要因が関与している可能性もある。

表87 胸痛をきたす原因疾患[2),5)]

特発性胸痛	
心疾患	左室流出路狭窄病変（閉塞性肥大型心筋症，大動脈弁狭窄，大動脈弁下部狭窄） 僧帽弁逸脱 冠動脈疾患（冠動脈起始異常，左冠動脈肺動脈起始，左冠動脈右冠動脈洞起始，冠動脈閉鎖，冠動脈狭窄），冠動脈瘻，川崎病冠動脈後遺症，若年性冠動脈硬化（糖尿病，家族性高コレステロール血症） 心筋, 心膜疾患（心筋炎，心膜炎，心膜切開後症候群，心膜欠損，拡張型心筋症，拘束型心筋症） 不整脈（発作性上室性頻拍，心房粗細動，心室頻拍，期外収縮） 肺動脈疾患（原発性肺高血圧，Eisenmenger 症候群，重症肺動脈狭窄） その他（解離性大動脈瘤（Marfan 症候群），Valsalva 洞動脈瘤破裂，心臓腫瘍）
呼吸器疾患	気管支喘息（運動誘発喘息），気管支炎，肺炎，胸膜炎，自然気胸，縦隔気腫，流行性胸膜痛，気管異物，肺腫瘍，肺塞栓
筋骨格に関連した胸痛	costochondritis（肋軟骨炎），Tietze 症候群，過激な運動，筋の過緊張，咳嗽，slip rib syndrome, precordial catch syndrome, 外傷（虐待）
消化器疾患	食道炎，胃食道逆流，Mallory-Weiss 症候群，食道異物，胃潰瘍，胆嚢炎，胆石，横隔膜下膿瘍，膵炎
精神神経性	過換気症候群，ストレス，うつ，パニック症候群，Münchhausen 症候群
その他	乳房腫大，女性化乳房，腫瘍，薬剤（麻薬，覚醒剤），帯状疱疹，甲状腺機能亢進症

c）冠動脈病変

後天性心疾患としての川崎病の冠動脈後遺症と先天性冠動脈起始異常が重要である。

（a）先天性冠動脈奇形

左冠動脈肺動脈起始（Bland-White-Garland症候群）は一般に乳児期にショックや心不全により発症するが，側副血行路が発達し，心筋血流が保たれていれば，年長児になって症状が出現することもある。冠動静脈瘻は無症状のことが多いが，「steal」を生じれば心筋虚血を引きおこす。頻度は少ないが，冠動脈の起始異常の中には重篤な心筋虚血をおこすものがあり重要である。左冠動脈右冠動脈洞起始のなかで大動脈と肺動脈の間を走行するタイプでは，心拍出量が増加し，大動脈圧，肺動脈圧が上昇すると，挟まれた冠動脈が圧迫され，心筋虚血を生じ突然死の原因となることがある[3]。安静時の理学所見，心電図では異常を認めないことがあり，運動時に胸痛を有する症例には慎重な対応が必要である。

（b）川崎病

現在でも約0.3％に巨大冠動脈瘤を合併しており，これらの症例は狭心症，心筋梗塞をおこす可能性がある。問診で川崎病既往の有無を確認することが重要であるが，年長児例では川崎病と診断されていない可能性もあり，原因不明の発熱疾患の既往を確認することも重要である。

d）心筋, 心膜病変

心筋炎，心膜炎で胸痛を合併することがある。発熱，呼吸困難を伴うことが多い。

e）不整脈

発作性上室性頻拍や心室性期外収縮で胸痛を認めることがあるが，胸痛だけが症状として出現することはまれである[2]。

II．特発性

問診，理学所見，検査所見で胸痛の原因が証明できないもので，小児の胸痛ではもっとも頻度が高い。鋭い，数秒から数分続く痛みで，痛みの場所は正中または乳頭の下で，深い吸気で悪化する。

III．呼吸器疾患

喘息，肺炎などで咳嗽が持続すると胸痛の原因になる。運動誘発喘息では心疾患との鑑別が重要な場合がある。自然気胸，縦隔気腫，胸膜炎での痛みは吸気時に悪化する。肺塞栓は小児ではまれであるが，水頭症術後，下肢の外傷，経口避妊薬の内服，血液凝固異常のある症例で胸痛に呼吸困難，チアノーゼを伴う場合は可能性がある。

IV．筋骨格に関連した胸痛

costchondritis（肋軟骨炎）は診断が確定するものの中ではもっとも頻度が多い。上部胸骨肋軟骨移行部に圧痛を認める。通常片側性である。Tietze症候群は胸骨肋軟骨移行部が腫脹し，圧痛を認める。slip rib syndromeは直接胸骨についていない第8～第10肋骨が動きすぎる結果，胸痛が生じるまれな疾患である。precordial catch syndromeは左前胸部の鋭い痛みで，前屈みの姿勢で胸痛が増強するが，病因は不明である。これらの疾患をあわせて（運動による筋痛，乳房腫大，女性化乳房なども含めて），「chest wall syndrome」と呼ぶことがある[1]。

V．消化器疾患

胃食道逆流で食道炎をおこすと胸痛を生じる。胃十二指腸潰瘍，肝炎，膵炎，胆嚢炎，胆石でも関連痛，放散痛のために胸痛を訴えることがある。

VI. 精神神経疾患

心因性胸痛の約半数は，頭痛，腹痛，四肢痛などほかの部位の痛みを伴うとの報告もある．精神的なストレスによって生じる過換気症候群は呼吸性アルカローシスにより冠動脈の収縮をきたし胸痛を生じる．診断には精神的ストレスと胸痛の因果関係を十分に評価することが重要である．

問診，身体所見，検査

慎重で，順序だった，詳細な問診，診察は正確な診断に至るのに重要なだけでなく，不安をもって訪れた患児，家族の精神を安定させるのにも重要である．問診の際の質問事項を表88に，診察時の要点を表89にあげる．問診，身体所見だけで，胸痛の診断に至ることが多く，詳細な検査は不必要なことが多い（胸部X線写真，心電図で異常がないことを確認することは，患児，家族を安心させ症状の改善につながる場合もある）．問診，身体所見から検査が必要となる場合を表90にまとめた．実際に疾患を疑った場合に推奨される検査を表91にまとめた．

まとめ

小児の胸痛は重篤な疾患の割合は少なく，

表88 胸痛の患者の問診[1,6]

痛みの始まった時期
痛みの頻度，持続時間
1日のうちで痛みのおこる時間（夜間痛みで目が覚めるか）
痛みの性質（shrp, dull, pleuritic），痛み始めの急激さ，痛みの重症度（痛みによる活動制限）
痛みの部位，放散
合併症状
誘発因子，増悪因子
最近の運動，外傷，ストレス
精神的な問題（両親の離婚，家族の死，転校）
既往歴（以前に胸痛の治療を受けていればその内容，薬剤や喫煙への暴露）
家族歴（家族の心疾患と胸痛の既往）
患児や家族が何を心配しているか？

表89 身体所見[1]

全身所見（苦痛の程度，呼吸状態，両親との関係）
バイタル
胸壁の視診（外傷の有無，呼吸パターン，胸郭の変形）
頸静脈の怒張
触診（胸壁の圧痛，胸壁全体の触診，打診）
聴診（肺，心臓）
腹部の診察

表90 検査が適応になる状態[6]

```
問題となる問診所見
  急激な痛みの発症
  運動時の痛み
  心疾患の既往歴
  重篤な既往症（糖尿病，喘息，Marfan症候群，川崎病，貧血，SLE）
  薬物（麻薬，経口避妊薬）
  合併症状（失神，めまい，動悸）
  外傷
  異物誤飲
  発熱

異常理学所見
  呼吸困難
  皮下気腫
  呼吸音の減弱
  心疾患の所見（心雑音，心拍摩擦音，収縮中期クリック，不整脈）
  発熱
  外傷
```

表91 検査[1, 5]

胸部X線写真	外傷，胸膜痛，発熱，心疾患の所見
心電図	不整脈，心膜炎，心筋虚血，僧帽弁逸脱，など心疾患の所見
心エコー	僧帽弁逸脱，弁疾患，肥大型心筋症，心膜炎など
運動負荷心電図	心筋虚血，運動誘発性喘息
心筋シンチグラム	心筋虚血
24時間心電図	不整脈
血液検査	心筋虚血，肺炎，胸膜炎，心筋炎，家族性高コレステロール血症，腹部疾患
腹部疾患の検査	上部消化管造影，上部消化管内視鏡，腹部エコー

表92 循環器専門医に紹介が必要な胸痛患者

- 器質的心疾患が疑われる患者
- 不整脈が証明されている，または疑われる患者
- 胸痛が運動中または運動直後に生じた患者
- 運動選手
- 高血圧，Marfan症候群の徴候，若年者の突然死の家族歴を認める患者

適切な診断を下し，説明をおこない，患児，家族の不安を取り除くことが重要である。しかし，ごくまれではあるが，突然死につながるような心疾患の可能性があることも念頭におきながら診療にあたることも重要である。最後に循環器専門医に紹介が必要な胸痛患者をまとめた[3]（表92）。

文 献

1) Sigman G : Chest pain.In Kliegman RM (ed) : Practical strategies in pediatric diagnosis and therapy. WB Saunders, pp183-198, 1996.
2) Bernner JI : Cardiologic perspectives of chest pain in childhood : A referral problem? To whom? Pediatr Clin North Am 31 : 1241-1258, 1984.
3) Owens TR : Chest pain in the adolescent. Adolescent Medicine 12 : 95-104, 2001.
4) Driscoll DJ : Chest pain in children and adolescents.In Allen HD (ed) : Moss and Adams' haert disease in infants, children and adolescents.6th edition. Lippincott Williams and Wilkins, pp1379-1382, 2001.
5) Kocis KC : Chest pain in pediatrics. Pediatr Clin North Am 46 : 189-203, 1999.
6) Selbst SM : Chest pain in children. AFP 41 : 179-186, 1990.

（菅谷明則）

小児のおもな症状と診療の要点

9 腹痛

診察前に知っておきたいこと

　腹痛をきたす疾患は数多く，重篤なものからすみやかに自然軽快するものまで臨床スペクトルが相当広い。本稿では一般臨床に即したいくつかの疾患の診断と治療に関して，筆者が日頃重要だと考えている事項を述べた。したがって決して網羅的な内容ではないし，教科書的内容は本稿の役目ではない。

　よく指摘されることは，重篤な疾患なのか否か診断が決まらない場合は頻回に患児を診察すべきであるということである。医療訴訟など裁判事例でもこの点さえ遵守されれば避けられる場合が多いように思われる。そのためには入院が必要な場合もあるし，十分な小児内科および小児外科の24時間体制がとれる施設への転院が必要な場合もあり，施設ごとに適した対応が異なる可能性がある。

腹痛をみるポイント

I. 年齢

　腹痛をきたす原疾患の頻度は患児の年齢により異なる。重要な疾患の中でも腸回転異常や鼠径ヘルニアの嵌頓は低年齢児に多く，潰瘍性大腸炎などの慢性炎症性疾患や尿路結石は学童に多い。当然頻度の高いものから鑑別診断を考えていく方が効率はよいが原因不明のこともある。

II. 原因

　腹痛の原因が腹部臓器に存在するとは限らない。消化器疾患，腎尿路疾患のほかに皮膚疾患，悪性腫瘍，脳神経疾患，呼吸器疾患，膠原病などが腹痛の原因になりうる。したがって診断で重要なことは腹部のみ診察するのでは不十分であるということで，とくに訴えに客観性のない幼児期までは要注意である。

III. 鑑別

　小児内科医にとってもっとも重要な点は，外科的疾患なのか小児内科的疾患なのかをなるべく早期に鑑別することである。しかしその一方で，後のトラブルの種になるような過度に断定的な診断や話を早期にしてはならない。

IV. 乳児

　乳児の場合，家族（特に母親）の観察や意見は基本的に尊重するべきである。医療者側は患児の自宅における健康な様子はわからない。今日は泣き方が変だという素朴な訴えには多忙な中でも謙虚に耳をかたむけるべきである。実際1ヵ月の腸重積児の主訴はいつもと泣き方が違うというものであった。

診断各論

I．急性胃腸炎など

　一般臨床上腹痛の原因として全年齢層でもっとも高頻度なのは急性胃腸炎であろう。腹痛だけでなく嘔吐や下痢を伴う場合が多い。ほとんどはロタウイルス，アデノウイルスや小型球形ウイルスなどのウイルスによるものであるが細菌性の場合もある。その起因菌としてはわが国ではサルモネラとキャンピロバクターが高頻度である。細菌性の場合は腹痛だけでなく血便や高熱を呈するなど患児におおむね重症感がある。ペットとの接触（サルモネラはミドリガメ，エルシニアはリスやハムスターなどのげっ歯類に存在）や発症前に食べた食品（サルモネラは生卵，キャンピロバクターは鶏肉に存在）などの問診も重要になる。家族性の場合には腸炎ビブリオなども含めた食中毒も念頭におく必要がある。また決して頻度の高い疾患ではないが，大腸菌O-157を中心とする出血性腸炎はベロトキシン（シガトキシン）により溶血性尿毒症症候群（HUS）を惹起することがある。初期治療を誤り単なる脱水と考えて多量に輸液をすると，逆に溢水になり緊急透析が必要な状態になる。血便を呈する場合には血圧，腎糸球体機能，血小板数のすみやかな評価が必要である。

　また急性胃腸炎と並び便秘も腹痛の原因として高頻度である。完全母乳栄養の乳児は確かに便秘はしにくいが，Hirschsprung病でなくとも便秘をきたすことも決してまれではない。腸管神経節の欠損部が短く臨床的に軽症のHirschsprung病は確定診断が遅れ，中学3年生で診断がなされた経験がある。

II．虫垂炎

　外科的疾患で高頻度なのは虫垂炎と腸重積でいずれも見落としが許されない疾患である。しかし診断が常に容易とは限らない。虫垂炎は幸い学童に多くその場合は訴えも的確であるが，幼児や乳児では腹膜炎になってから術中に診断がつくこともまれではない。実際には2歳の虫垂炎の経験が2例あるが，術前診断が可能だったのは1例のみである。全国的には乳児の報告例もさほどまれではない。虫垂炎ではいわゆるMacBurney圧痛点が有名ではあるものの，後腹膜に炎症の主体が及ぶと腹痛はむしろ減弱する。腰痛が主となり鑑別診断として虫垂炎が浮かびにくいので要注意である。この場合CTスキャンが診断にもっとも有用である。また虫垂自体が長く先端に炎症があると常に臍部よりも上方に圧痛点が存在することや，当初から右下腹部でなく左下腹部痛という場合がある。虫垂炎は頻度の高い疾患なため痛む位置が典型的でないからといって当初から否定してはならない。また最近の超音波診断装置は高性能なため，炎症をきたし腫大した虫垂が描出され直接診断されることが各施設で多くなった。もちろん従来からの末梢血白血球値やCRP値も診断上有用である。

III．腸重積

　腸重積は通常は乳児期後期の健常児に突然発症する。腹痛，嘔吐，血便，腫瘤の触知が典型的臨床像だが，もちろん揃わないことも多い。疑ったのなら腹部X線撮影や超音波検査が必要である。超音波検査では重積部位がいわゆるtarget sign（pseudorenal sign）として描出される。頻度の高い結腸間の腸重積は各種画像診断法で診断されても，まれな小腸間における腸重積の事前診断は困難な場合が多い。陽性サインがあれば診断にきわめて有用だが陰性だからといって完全には否定しきれない。確定診断がなされなくとも急性腹症として開腹することになる。また流行すること

も経験するが，当然直接流行することはありえず，腸管リンパ節が腫脹しやすくそれを巻き込んで腸重積を惹起しやすいかぜのウイルスの流行が原因と考えられている。

IV. 鼠径ヘルニア嵌頓および精巣捻転

これらは見逃してはならず下腹部までしっかりと視診，触診する必要がある。鼠径ヘルニアの嵌頓でも結腸が十分に陰嚢内まで入り込まない場合には視診でわかりにくく，腸重積を否定する目的でおこなった注腸検査で診断がついた経験がある。また精巣捻転も時間を争う状況で超音波検査が有用ではあるが，高性能な機器と検者の実力が必要になる。診断が遅れると整復後も精巣機能の回復が望めない。アレルギー性紫斑病の合併症としての精巣捻転は有名であるが1例しか経験がない。

V. 尿路感染症

尿路感染症でも腹痛を呈する。排尿時痛や頻尿が客観的に評価可能なら診断は比較的容易であるが，年齢的に腹痛しか表現しないこともある。膀胱炎なら下腹部痛，腎盂腎炎なら上側腹部痛の可能性が高い。腎盂腎炎の場合，腹痛を訴えなくても腰部叩打痛はあきらかに存在することが多い。腹痛の鑑別診断上尿沈渣を含めた一般検尿が重要になり，当然診断確定のためには尿培養が必要である。健常な小児が尿路感染症に罹患しても中等度以上の腎糸球体機能障害を呈することは原則的にない。もしそうなら先天性腎尿路系異常が存在するか何らかの（治療に用いた薬剤性か感染自体によるか）間質性腎炎の合併があると考える。また間欠的水腎症もまれに遭遇する。尿量が増加した際などに腎盂尿管移行部の狭窄状態になり水腎症をきたす。尿路感染症を伴わなくても中等度以上の側腹部痛を反復するが，診断は腹痛を訴えた際にのみ，あ

きらかな水腎症が超音波検査などで描出されれば確定される。

VI. アレルギー性紫斑病

全身，特に下肢におおむね細かい出血斑（紫斑）を認め腹痛もよく伴う。紫斑が先行すれば腹痛の評価は容易だが，ときに腹痛が先行し虫垂炎と誤診され手術になることもまれではない。紫斑が現れないうちには紫斑病という診断は困難であるが，下肢の外果，内果，足背部および頭蓋の皮下組織などの腫脹を伴っていると疑わしい。腎合併症（紫斑病性腎炎）を20〜50％伴うこともよく知られている。

治療各論

I. 急性胃腸炎など

最近の若い保護者の中には患児の好きな食べ物を食べさせたままで急性胃腸炎を治療しようとする向きもある。以前考えられていたよりも消化管への負担は少ないとはいえ，甘いもの冷たいもの油ものは避けるよう指導する。同時に水分や電解質が不足にならないような指導も必要である。入院治療が必要なレベルであれば当初は禁飲食とした方が一般に回復は早い。しかし輸液の過誤により患児の元気がますますなくなるということもときどき経験する。維持輸液という用語も誤解を生じやすいが，経口摂取が低下した際にNaやCl濃度の低い液（たとえばソリタT3やソルデム3A）を大量に入れられることがある。もともと脱水時には血清NaやCl濃度が低い低張性脱水の場合が多く，さらに医源性に助長し元気はますますなくなる。したがっていわゆる維持液を思慮なく当初に大量に入れてはならない。小児科以外で治療を受けた場合（昨今の小児科医不足のため純粋な小児科医以外で

もある程度の治療がなされる）に多い過誤と考えている。なお急性胃腸炎で抗生薬を処方する際には便培養をおこなっておくことが原則である。やみくもに抗生薬を使用すると確定診断に困難をきたし結局は患児に負担を強いる。また強力な鎮痛薬や鎮静薬を用いると診断に困難をきたすことも指摘されているし，塩酸ロペラミド（ロペミン®）など腸蠕動を抑制する薬剤は特に細菌性腸炎の場合には禁忌とされている。乳酸菌製剤は通常いかなる原因の急性胃腸炎でも問題なく使用できるが，ラックB®は牛乳アレルギーの場合禁忌とされる。

II．虫垂炎

小児の虫垂炎は穿孔しやすいことを知っておく必要がある。グラム陰性桿菌に感受性のある抗生薬の全身投与で容易に治癒する虫垂炎も多かろうが，決して治療中であるからといって油断してはならない。そのために早期から外科側との連絡は密にとっておく。

III．腸重積

腸重積は発症後12時間以内であれば非観血的に整復可能な場合が多い。通常臭化ブチルスコポラミン（ブスコパン®）やジアゼパム（セルシン®）などを併用し，整復はバリウムまたは空気を注腸してX線透視下でおこなうが超音波ガイドでおこなう場合もある。すぐに開腹手術に移行可能なよう外科には事前に連絡をとっておくことが必要である。整復時技術的にもっとも重要なのはバルーンカテーテルの固定である。弾性絆創膏や弾性包帯を利用して腹圧がかかっても簡単に抜去されないよう臀部に固定する。経験者も多いと思われるが，固定が不十分だと何回もカテーテルが抜去され，まわりにバリウムが飛び散り整復が遅れて患児に負担がかかる。また整復を

おこなう際には必ず静脈ラインを確保してからおこなう。万一，腸管穿孔をきたした後では静脈確保が困難だからである。なお，必ずしも発症後の時間で方針の決定が可能なわけではないが，24時間以上経過した場合には当初から開腹手術が原則とされる。

IV．尿路感染症

尿路感染症の治療の原則は時間的量的に必要で十分な抗生薬—抗菌薬の投与である。単純性尿路感染症なら治療開始後短期間で腹痛や発熱などの症状は軽減する。最近の報告では以前に比し治療期間が短縮され，さらに抗生薬も静脈内投与にこだわらず経口でも十分という報告もある。しかしとくに低年齢児では敗血症を伴う場合もあり，短期治療は勧めない。また両側低形成腎—異形成腎の患児で，元来腎機能障害を持つ場合にゲンタマイシンやトブラマイシンなど，アミノグリコシド系抗生薬を通常量使用すれば不可逆的なさらなる腎機能障害をきたす。したがって薬物代謝を考えた抗生薬の選択が必要になる。ペニシリン系，セフェム系抗生薬の場合には，比較的安全域が広いが，特にセフォペラゾン（セフォビッド®）は肝での代謝率が高く腎機能障害時には使いやすい。

なお上部尿路感染症の治療後には必ず排尿時膀胱尿道造影検査（VCG）をおこなう。特に起因菌が大腸菌以外の場合には高率に腎尿路系の先天的異常を伴う。VCGは通常尿路感染症治療後2週間以上経てからおこなうが，それまでは抗生薬—抗菌薬の少量予防内服をさせるべきである。このような配慮がまったくない場合にはVCG前に再度尿路感染症に罹患することもありうる。またVCGという検査行為自体により10％が新たに尿路感染症を惹起するという報告があるからである。

V. アレルギー性紫斑病

通常は自然に軽快する予後のよい疾患であるので濃厚な治療ばかりにならないよう注意が必要である。腹痛がなく紫斑のみなら必ずしも薬物治療を要さない。腹痛や足痛を伴う場合には鎮痛薬，場合により抗ヒスタミン薬や総合ビタミン剤を投与する。さらに強度な腹痛や血便を伴う場合には入院させ，ステロイドやサイクロフォスファマイド（エンドキサン®）などの免疫抑制薬を使用すると有効な場合が多い。それでも効果が不十分な場合に血液凝固第XIII因子製剤を用いているが，臨床的に劇的に有効であった経験はない。

文 献

1) Kader HA, Liacouras CA：Abdominal pain. In Altschuler SM, Liacouras CA, et al.：Clinical Pediatric Gastroenterology, Churchill Living-stone, Philadelphia, 1998.
2) 宮川隆之，梶原康巨，白幡 聡：腹痛．小児内科 31（増刊号）：347-354, 1999.
3) 松山 健：尿路感染症．小児科臨床 54：621-624, 2001.
4) 中條 綾，五月女友美子，松山 健：注腸造影で診断された鼠径ヘルニア嵌頓の1ヵ月男児例．小児科臨床 54：2029-2032, 2001.

（松山 健）

Note

10 四肢痛

　四肢痛を訴える小児は多い。激しく，長く続く痛みであれば，疾患がみつかる可能性が高いが，多くは軽微な痛みであったり，すぐに改善する痛みであったりして，問題がみつからないこともある。その中で重大な疾患を見落とさず，しかも過剰な検査をおこなわずに診療をおこなうことが大切である。

問診

　「いつから，どこが，どの程度痛いか」をまず正確に聞き出す。発症が急激な場合には外傷の有無を確認するが，家族は気付いていないことも多いので，生活状況などに配慮して慎重に問診する。痛みの程度は正確に判断するのが難しいが，日常生活にどの程度の支障があるかという点が1つのポイントである。運動の制限があったり，歩き方に支障が生じているときには重大な疾患が隠れている可能性が大きい。

　痛みを正確に表現できない年齢では，単に機嫌が悪い，痛そうに泣いている，体に触れると泣くなどの症状しかないこともある。痛みがあるためにその部位をかばって動かさない，歩き方がおかしいなどから診察中に気付かれることもある。たとえば肘内障では患側の腕を動かさないことだけが症状であったり，新生児の骨髄炎では発熱と体動の減少だけが症状であったりする。

　反復性で長期間続く痛みの場合には，膠原病や悪性腫瘍など重大な疾患がみつかることもある反面，器質的な疾患が考えにくかったり，心因性の疼痛であったりすることもあるため，判断に迷うことが少なくない。

診察

　痛みの部位をみきわめることが必要だが，乳幼児では診察を嫌がって泣くことが多く，痛みの部位がわかりづらいこともある。自然に遊ばせて動作を観察することも，痛みの部位を推定するための1つの方法である。

　関節，骨，筋肉いずれの痛みか区別することも必要で，関節の熱感・腫脹，骨の打痛，筋肉の触診による痛みなどに注意する。いわゆる成長痛では下腿深部の痛みが多く，ウイルス性筋炎では腓腹筋の痛みがよくみられる。若年性関節リウマチでは複数の関節痛が同時に出現し，リウマチ熱では関節痛が移動するのが特徴である。発赤や熱感，腫脹などがあきらかで，原因がはっきりしないときには整形外科医など専門医の診察を依頼するほうがよい。

　痛みの局所ばかりにとらわれて，全身の診察を怠ると重大な疾患を見落とす可能性もある。白血病であれば，リンパ節腫脹や肝脾腫

を伴うことが多く，リウマチ熱や血管性紫斑病では発疹，出血斑がみられることが多い。ふだんから裸にして体を見る，頸部や腹部を触るという習慣が大切である。

検査

原因がわからない場合のスクリーニング検査を表93に示した。鑑別しなくてはならない疾患，見落としてはならない疾患は，大きく感染症，膠原病，悪性腫瘍に分けることができる。

血算，血液像では貧血の有無，白血球増多，白血球減少，血小板減少に注意する。白血球減少は全身性エリテマトーデス，一部のウイルス感染症などでみられる。血液像では白血病細胞の出現に注意するが，異常細胞が出現していないからといって白血病を否定できないこともあり，ときに骨髄検査が必要になる。

赤沈，CRPは炎症の指標になり，感染症，膠原病，悪性腫瘍いずれでも高値となる。肝機能，LDHはいずれの疾患でも高値になることがあり，CPKは筋炎の指標になる。膠原病やリウマチ熱を疑う場合にはリウマチ因子，抗核抗体，ASO，ASKを検査しておく。

骨のX線像は骨折，骨髄炎，化膿性股関節炎，白血病，骨腫瘍などで有用な所見が得られることが多いが，読影は必ずしも容易ではなく，専門家の意見を聞くことも大切である。

鑑別すべき疾患

I．主として小児科的な疾患（表94）

a）急性の疼痛

急性の経過をとるものとしては，ウイルス感染症に伴うもの，血管性紫斑病などをまず考える。

①ウイルス感染症

さまざまなウイルス性上気道感染症で，発熱に伴って四肢痛を訴えることがしばしばある。特徴的なものとしては年長児の風疹や伝染性紅斑に伴う関節痛，B型インフルエンザによる筋炎などがある。インフルエンザによる筋炎では歩行障害を伴うこともある。

②血管性紫斑病

血管性紫斑病の主要症状の1つである関節炎

表93 小児の関節痛，四肢痛の鑑別に必要なスクリーニング検査

血液検査
　血算，血液像
　血沈，CRP
　GOT, GPT, LDH, ALP, CPK
　ASO, ASK, RA, 抗核抗体

骨・関節X線検査

表94 小児の四肢痛の原因となる主として小児科的な疾患

急性疼痛
　急性ウイルス感染症
　　発熱を伴う上気道感染症
　　関節痛（風疹，伝染性紅斑）
　　筋肉痛（インフルエンザ，流行性筋痛症）
　血管性紫斑病

慢性疼痛
　いわゆる成長痛
　膠原病（若年性関節リウマチ，リウマチ熱，
　　　　SLE，皮膚筋炎）
　悪性腫瘍（急性白血病，神経芽細胞腫）
　肢端紅痛症
　Fabry病
　心因反応

は約2/3の症例にみられ，数日で改善することが多い。紫斑の出現以前に関節炎が始まることがあるので，関節炎の鑑別診断として念頭におき，出血斑の出現に注意する。

b）慢性の疼痛

成長痛が原因としてもっとも多く，純粋な心因反応（ヒステリー）でも四肢痛を訴えることもある。膠原病，悪性腫瘍を見逃さないことがもっとも重要である。

①いわゆる「成長痛」

原因としてもっとも多いものである。就学前あるいは小学校低学年の小児にみられる下肢痛で，痛みは脛骨またはふくらはぎの深部にあり，夜間睡眠中におこることが多い。夜間泣くほど痛がるのに，朝になるとまったく痛みがなくなっている。成長のためではなく，運動のしすぎや下肢の小さな異常（扁平足など）のためにおこると考えられているが，心理的な問題が潜んでいることもある。長期間続くものは成長痛と思っても整形外科医へコンサルトすることが必要である。

②リウマチ熱

近年まれになっているが，膝，足，肘，手関節など大きな関節が侵されるのが特徴である。心炎の症状である心雑音，輪状紅斑，皮下結節などの出現に注意し，疑わしいときにはA群溶連菌感染の有無を検索する。

③膠原病

若年性慢性関節リウマチでは手指の関節などの小さな関節が複数おかされるのが特徴で，全身性エリテマトーデスでも関節症状はよくみられる。熱型やリウマチ因子，抗核抗体などの検索が診断の手がかりとなる。

④悪性腫瘍

白血病や悪性リンパ腫はさまざまな症状で発症し，四肢痛も代表的な症状の1つである。原因として思い浮かべることがもっとも大切であり，診断には全身の丁寧な診察と血液検査や骨髄検査が必要となる。骨腫瘍や固形腫瘍の骨転移などの可能性も考えておく。

⑤その他

まれではあるが，暖まると四肢末端の紅潮と激しい痛みを伴う肢端紅痛症，10歳頃から発病し発熱に伴って四肢の発作的な疼痛を訴えるFabry病などは特徴的な症状を持っている。

Ⅱ．主として整形外科的な疾患 （表95）

a）急性の疼痛

急性の経過をとるものでは，まず外傷の有無を確認する。小児の整形外科的な疾患は，成人とは違った特徴を有するものが多いことを銘記しておく。

①骨折

骨膜下骨折の形をとることが多いために腫脹や皮下出血が軽微なものが少なくない。上腕骨顆上骨折，上腕骨外顆骨折のように神経麻痺を合併するものもあり，小児におこりやすい骨折を知っていることが大切である。近年では，外傷の原因として虐待も考えておかなくてはならない。

表95 小児の四肢痛の原因となる主として整形外科的な疾患

急性疼痛 　外傷（骨折，捻挫，被虐待児症候群） 　肘内障 　単純性股関節炎 　化膿性関節炎・骨髄炎 **慢性疼痛** 　扁平足，内反足 　Osgood-Schlatter病 　Perthes病 　骨腫瘍（骨肉腫，Ewing肉腫）

② 肘内障

肘内障は腕を動かさない，肩が外れたという訴えで受診することが多い。急に腕を動かさなくなったというときには第一に考えるべき疾患である。手を無理に引っ張ったときにおこりやすいが，寝返りの際におこることもよくある。

③ 単純性股関節炎

ウイルス感染症に伴ってみられ，小児では比較的頻度の高いものであるが，診断には他の疾患の除外が必要であり，整形外科医に診察を依頼するのがよい。

④ 骨髄炎，化膿性関節炎

年長児では近年激減しており，新生児で増加している。新生児では，自発運動が減少し，おむつ替えのときなどに体を動かすと泣いて疼痛を訴えるのが特徴である。外科的なドレナージが必要になることもあり，早期の診断治療が大切である。

b）慢性の疼痛

① Perthes 病

慢性の経過をとるものとしては，下肢痛を訴える Perthes 病の頻度が高い。股関節の疾患であるが，膝関節痛や大腿部痛を訴えることが多いことも忘れてはならない。5～8歳の男児に好発する。

② 扁平足，内反足

扁平足，内反足などの小さな異常が下肢痛の原因となっていることもある。

③ 骨腫瘍

まれな原因として骨腫瘍がある。骨肉腫は10～20歳にピークがあり，大腿骨下端，脛骨上端が好発部位である。経過が長く，局所所見がはっきりしているものは早急に整形外科医の診察を依頼すべきである。

（横田俊一郎）

11 嘔吐・下痢・便秘

嘔吐

嘔吐は消化器症状ではあるが，消化器以外に原因があることが少なくない．腹痛や下痢を伴っていないときには，このことを忘れないことが大切である．

I．問診

いつからどの程度の嘔吐があるかをまず確認する．最初に嘔吐した時刻，最後に嘔吐した時刻，嘔吐の回数などを具体的に聞き出す．脱水の程度を確認するために，水分摂取の状況，排尿回数を聞いておく．つぎに吐物の内容を聞く．十二指腸より遠位に腸閉塞があると胆汁性嘔吐が，上部消化管からの出血があるとコーヒー残渣様嘔吐がみられ，病変部位の推定に役立つ．幽門狭窄では噴水状に嘔吐することが，頭蓋内圧亢進では何の前触れもなく嘔吐することが特徴の一つである．

感染性胃腸炎や食中毒が疑われるときには，集団生活での感染症の流行状況，家族内での同時発症などが情報として大切である．また決まった物を食べると嘔吐するという場合には食物アレルギーの可能性を考えてみる必要がある．

腹痛，下痢を伴わないときには，意識障害や頭痛は頭蓋内病変を疑わせる症状である．外傷の有無を聞き出すことも大切である．咳込み，乗り物での移動，薬物の服用，誤飲なども嘔吐の原因となるので，必要に応じて問診する．

新生児期，乳児期早期には生理的なもの，ミルクの飲みすぎ，哺乳後の排気の失敗によるものが多く，授乳についての情報も必要になる．

II．診察

体重の変化を確認する．急性嘔吐の場合には脱水の程度を判断するための，長期間の嘔吐の場合には器質的な疾患の有無を判断するための材料になる．発熱は感染性胃腸炎や上気道感染症の存在を示す．意識レベルの低下がみられるときには，重度の脱水や低血糖，髄膜炎や頭蓋内出血など重篤な状態を考える．

聴診では心音，呼吸音にも注意する．心不全，肺炎，気管支喘息などが嘔吐の原因となっていることもある．アセトン血性嘔吐症では鼠径部の聴診で股動脈音を聴取するのが特徴である．

腹部の触診では腹部膨満，圧痛，腹部腫瘤などの有無に注意する．幽門狭窄では胃蠕動を腹壁からみることができる．大きな口内炎が嘔吐の原因となっていることもあり，口腔内の観察も欠かせない．アセトン血性嘔吐症ではアセトン臭を確認できることが多い．

神経学的な診察として，項部硬直，眼球運

動の異常，瞳孔の左右差など頭蓋内病変を示唆する症状に注意する。

Ⅲ．検査

それぞれの原因を想定して検査をおこなうが，感染や炎症の検索として血算・血液像・CRPが，脱水の重症度の目安として血清電解質，BUN，クレアチニン，血糖，血中ケトン体が役立つ。白血球増加は細菌感染症の指標になるが，嘔吐そのものが白血球増加を引きおこすので，解釈には注意が必要である。重症の脱水が想定されるときにはAST，ALT，アミラーゼ，ビリルビンなどの検査をおこなっておくのがよい。激しい嘔吐では腹部単純X線写真が診断に役立つことが多い。

Ⅳ．鑑別すべき疾患

a）新生児期，乳児期（表96）

①食生活上の問題

「しばしば嘔吐する」という訴えはこの時期には少なくない。大部分は生理的なもの（溢乳），ミルクの飲みすぎによるもの，哺乳後の排気が上手にできずげっぷとともに嘔吐するものである。全身状態が良く，体重増加が順調であることから鑑別できる。哺乳方法や哺乳後の姿勢の指導などが必要となる。

②消化管の器質的疾患

消化管の閉鎖や狭窄による嘔吐で，嘔吐は激しく，体重増加不良，体重減少を引きおこす。吐物の性状によって狭窄部位を推定することができるが，診断には腹部単純X線写真や超音波検査が必要である。

③消化管の感染・炎症

大部分はウイルス性胃腸炎であるが，食物アレルギーの関与にも注意が必要である。

④消化管以外の感染症

通常の上気道感染症でも嘔吐はよくみられるが，中耳炎や尿路感染症でも嘔吐がみられることがある。

⑤代謝異常症

身体発育の遅れ，精神運動発達遅滞，痙攣などの症状を伴っていることが多い。血中アンモニアや乳酸・ピルビン酸の高値を認め，診断の手がかりとなる。

⑥頭蓋内病変

髄膜炎，脳炎・脳症，頭蓋内出血は常に念頭においておくべき疾患である。

⑦その他

表96 新生児期，乳児期に嘔吐を引きおこす疾患

1）食生活上の問題 　　ミルクの飲みすぎ 　　多量の空気嚥下 2）消化管の器質的疾患 　　肥厚性幽門狭窄 　　胃食道逆流 　　腸重積 　　先天性消化管閉鎖 　　腸回転異常症 　　胃軸捻症 3）消化管の感染・炎症 　　感染性胃腸炎 　　食物アレルギー	4）消化管以外の感染症 　　気道感染症 　　中耳炎 　　尿路感染症 5）代謝異常 　　先天性代謝異常症 6）頭蓋内病変 　　化膿性髄膜炎 　　脳炎・脳症 　　頭蓋内出血 7）その他 　　心不全 　　薬剤の副作用

薬剤，特にジギタリスやテオフィリンは中毒をおこしやすいので，内服中は副作用としての嘔吐に注意すべきである。

b）幼児期，学童期，思春期（表97）

①心理的な問題

学校での給食強制，自宅での嫌いなものの強制，神経性食思不振症（過食と嘔吐）などは比較的多い問題である。

②消化管の器質的疾患

乳児期を過ぎると少なくなるが，腸回転異常症，術後の瘢痕性イレウスなどは年長児にもみられる。

③消化管の感染・炎症

食中毒としての細菌性腸炎も多くなる。また，急性虫垂炎，胃・十二指腸潰瘍などが比較的多くみられるようになり，小児外科医への相談がときに必要となる。

④消化管以外の感染症

中耳炎をはじめ，さまざまな感染症で嘔吐を伴うが，幼児期では溶連菌感染症が嘔吐を初発症状として始まることが多い。

⑤代謝異常

アセトン血性嘔吐症は頻度の高い疾患であり，精神的なストレスや胃腸炎を契機として発症することが多い。最近，片頭痛の1症状であるとする発表がみられる。アセトン血性嘔吐症に高度の低血糖が加わり，顔色不良や意識障害を伴うケトン性低血糖も頻度が高い。

⑥頭蓋内病変

髄膜炎の頻度は減るが，脳腫瘍が増えてくる。

⑦その他

外来に着いて嘔吐が始まったというときには乗り物酔いが疑われる。片頭痛でも嘔吐がみられる。また，食道異物のために固形物が飲み込めずに嘔吐するということもある。

下痢

便性が緩くなり回数が増えることを下痢というが，病的でない下痢もある。病的なもの

表97 幼児期，学童期，思春期に嘔吐を引きおこす疾患

1）食生活上の問題
　　誤った調理
　　過飲，過食
2）心理的な問題
　　摂食の強制
　　神経性食思不振症
3）消化管の器質的疾患
　　腸回転異常症
　　上腸間膜症候群
4）消化管の感染・炎症
　　感染性胃腸炎
　　虫垂炎
　　胃・十二指腸潰瘍
　　急性膵炎
　　急性肝炎
5）消化管以外の感染症
　　気道感染症
　　中耳炎
　　尿路感染症
6）代謝異常
　　アセトン血性嘔吐症
　　ケトン性低血糖
　　糖尿病性ケトアシドーシス
7）頭蓋内病変
　　化膿性髄膜炎
　　脳炎・脳症
　　頭蓋内出血（外傷）
　　脳腫瘍
8）その他
　　片頭痛
　　乗り物酔い
　　食道異物
　　薬剤の副作用

を見逃さず，原因を早急に見つけることが重要である。

I. 問診

いつから始まり，どの程度の排便回数かを確認する。嘔吐，腹痛などの随伴症状の有無も重要である。下痢による脱水の程度を確認するためには水分摂取の状況，排尿回数，体重の変化を聞いておくことが役立つ。つぎに便性，便の色を確認する。水様性の下痢は重症度が高く脱水をおこしやすい。白色便はロタウイルス感染症で有名だが，ほかのウイルス感染症でもみられることがある。血液の混入は細菌性腸炎を疑わせ，腸管出血性大腸菌感染症では血液の中に便が混入したかのような外観を呈することがある。

II. 診察，検査

発熱の有無は鑑別診断に重要である。腹部触診では圧痛と腫瘤の有無に注意し，腹部聴診では腸雑音の亢進に気をつける。炎症性腸疾患では肛門や口腔内のアフタを併発していることがある。

脱水の有無，器質的疾患の有無を鑑別するために，体重の変化，尿量，皮膚のツルゴール，口腔内の乾燥，大泉門の陥凹などに注意して診察をおこなう。

血液検査の要点は「嘔吐」の項で述べたものと同じである。感染性胃腸炎の原因病原体を診断するための迅速キットが数多く発売されており役立っている。また，細菌性腸炎の可能性がある場合には便培養をおこなう習慣をつけておく。

III. 鑑別すべき疾患（表98）

離乳食開始前の正常乳児の排便回数は1日10回近くに及ぶこともあり，便性も水様であることが少なくない。生理的な下痢を病的であると誤って判断してはならない。全身状態，体重増加が判断の指標になる。

急性の下痢は過食や抗菌薬の内服，上気道感染などが原因となることもあるが，多くは感染性胃腸炎が原因である。周囲の流行状況や便性を考慮に入れ，迅速診断キットを上手に利用して診断する。血便は細菌性腸炎でみられることが多い。治療に当たっては脱水の有無に注意しておくことが大切である。

慢性の下痢では体重の変化に留意する。消化管アレルギー，炎症性腸疾患，吸収不全症候群などの消化管疾患が原因となることが多いが，甲状腺機能亢進症，VIP産生腫瘍，免疫不全症など消化管以外に原因がみつかること

表98 下痢の原因となる疾患

I．急性の下痢 　①感染性胃腸炎 　②過食 　③抗菌薬による副作用 II．慢性の下痢 　①消化管アレルギー 　②過敏性腸症候群 　③炎症性腸疾患 　　　クローン病 　　　潰瘍性大腸炎	④吸収不全症候群 ⑤内分泌，代謝異常による下痢 　甲状腺機能亢進症 　VIP産生腫瘍（神経芽細胞腫） ⑥その他 　下剤の使用 　心因性 　蛋白漏出性胃腸症 　重症複合免疫不全症

もある。

便秘

便秘は便が通常より長時間体内に停留する、あるいは排便が困難となる状態をいう。器質的な疾患や感染症が原因となることは少なく、原因が特定できない特発性便秘が多い。急性の便秘は急性腹症を思わせる激しい腹痛で来院し、浣腸により劇的に改善することが多いが、慢性の下痢は対応が難しい。

Ⅰ. 問診

いつから始まり、排便回数はどの程度か、便の性状、腹痛の有無、排便時の困難感、食欲低下の有無をあきらかにする。食事の摂取量、好き嫌い、水分の摂取量、体重の変化、排便時の肛門の亀裂の有無なども重要な情報である。

Ⅱ. 診察と検査

腹部の触診をていねいにおこなう。腹部膨満の有無に留意し、左下腹部に固い便塊を触れるか否かを確認する。高度の便秘では便塊に触れると違和感を訴えることが多い。肛門の裂傷の有無、尾仙部の脊椎の異常の有無などにも気をつける。血液検査は役立たないことが多いが、腹部X線写真、腹部超音波検査は便秘の程度を確認するのに有用である。

Ⅲ. 鑑別すべき診断（表99）

a）新生児期、乳児期

腹部膨満や嘔吐を伴うときには器質的疾患の可能性が高い。胎便性イレウス、鎖肛、Hirschsprung病などを念頭において検索をおこなう。甲状腺機能低下症も便秘の原因となることがある。

生後3～4ヵ月の母乳栄養児は生理的に排便回数が減少し、1週間に1～2回ということもまれではない。排便困難はなく、便性も粘土状であり問題はない。多くは離乳食が始まると改善する。極端な母乳不足でも排便回数は減少する。

b）幼児期

特発性のものが多く、トイレを怖がって排便だけはトイレでできないという子どもも多い。食事量や食事内容も排便とは関係が深い。肛門の裂傷を伴っているために排便時に痛みがあり、排便を我慢してしまうことも多い。このようなときには肛門の処置が必要となる。

一方、軽症のHirschsprung病、二分脊椎や脊髄髄膜瘤などの脊椎疾患、脳性麻痺や筋疾患が原因となっていることもまれにあるので、見逃さないように注意する。抗コリン薬、麻薬性鎮咳薬などは副作用として便秘をきたす

表99 便秘の原因となる疾患

Ⅰ. 新生児期、乳児期	Ⅱ. 幼児期	Ⅲ. 学童期
消化管の狭窄、閉塞	特発性	特発性
胎便性イレウス	肛門裂傷	心理的な問題
鎖肛	Hirschsprung病（軽症）	過敏性腸症候群
Hirschsprung病	脊椎疾患	慢性仮性腸閉塞症
甲状腺機能低下症	（二分脊椎、髄膜脊髄腫）	
生理的な便秘	脳性麻痺、筋疾患	
母乳不足	薬の副作用	

ことがある。

c）学童期

　学童期には器質的な疾患はきわめて少なく，大部分は特発性のものであり，朝食後の排便習慣がうまくでき上がっていないことが多い。一方で心理的な問題，過敏性腸症候群，慢性仮性腸閉塞症などには注意が必要である。

（横田俊一郎）

12 貧血

　貧血は小児科の日常診療において比較的多く遭遇する症状の1つである。顔色が悪いといって来院することもあるが，たまたまおこなった血液検査で貧血の存在が発覚することもある。貧血を見逃すことなく適切に診断ヘアプローチし，原因をあきらかにしたうえで，管理，治療することが大切である。

定義

　貧血の定義は，末梢血中のヘモグロビンの減少あるいは赤血球のmassとしての減少であるとされる。実際的には血算におけるヘモグロビン濃度あるいはヘマトクリットの基準値以下の低値で診断される。小児においては出生直後から思春期にいたるまでに基準値が変化するため，年齢による考慮が必要である。表100に小児期の年齢による基準値をあげる[1]。WHOの基準によると貧血とは生後6ヵ月から6歳未満はHb＜11 g/dl，Ht＜33％，6歳から14歳はHb＜12 g/dl，Ht＜36％とされている。特に生後から8〜12週までは生理的な

表100　年齢別基準値

	ヘモグロビン (g/dl)		ヘマトクリット (%)		赤血球数 ($10^{12}/l$)		MCV (fl)		MCH (pg)		MCHC (g/dl)	
	平均	-2SD	平均	-2SD	平均	-2SD	平均	-2SD	平均	-2SD	平均	-2SD
出生時（臍帯血）	16.5	13.5	51	42	4.7	3.9	108	98	34	31	33	30
1〜3日	18.5	14.5	56	45	5.3	4.0	108	95	34	31	33	29
1週	17.5	13.5	54	42	5.1	3.9	107	88	34	28	33	28
2週	16.5	12.5	51	39	4.9	3.6	105	86	34	28	33	28
1ヵ月	14.0	10.0	43	31	4.2	3.0	104	85	34	28	33	29
2ヵ月	11.5	9.0	35	28	3.8	2.7	96	77	30	26	33	29
3〜6ヵ月	11.5	9.5	35	29	3.8	3.1	91	74	30	25	33	30
0.5〜2歳	12.0	10.5	36	33	4.5	3.7	78	70	27	33	33	30
2〜6歳	12.0	10.5	37	34	4.6	3.9	81	75	27	24	34	31
6〜12歳	13.5	11.5	40	35	4.6	4.0	86	77	29	25	34	31
12〜18歳												
女性	14.0	12.0	41	36	4.6	4.1	90	78	30	25	34	31
男性	14.5	13.0	43	37	4.9	4.5	88	78	30	25	34	31
18〜49歳												
女性	14.0	12.0	41	36	4.6	4.0	90	80	30	26	34	31
男性	15.5	13.5	47	41	5.2	4.5	90	80	30	26	34	31

(Oski FA, et al[1] 1998)

貧血がすすみ，Hbが9～11 g/dl程度まで低下することに注意する。

原因

貧血を引きおこす原因は多種多様であり，場合によってはいくつかの原因が絡み合っていることも珍しくない。貧血を原因によって分類する場合，以下のような三群に分類すると整理しやすい。

①末梢血への赤血球の供給が障害されて生じている貧血
②末梢血での赤血球の消費が亢進して生じている貧血
③上記が混在して生じている貧血

これらのうちどれに属するかを判断するときに重要なのが，網状赤血球数である。網状赤血球の増加は骨髄での赤血球造血の亢進を意味しており，減少は赤血球造血の障害を意味している。網状赤血球数は赤血球中の割合で示されるため，貧血がある場合には補正が必要となる。ひとつには赤血球数の減少による，みかけの網状赤血球の増加の補正であり，もうひとつは貧血の状況下では網状赤血球が正常時に比べ未熟な段階で骨髄から末梢血に出現することに対する補正である。これらを考慮して得られるのが次式で示される網状赤血球産生指数（reticulocyte production index）である。

$$\text{網状赤血球産生指数（RPI）} = \frac{\text{網状赤血球測定値（\%）}}{\text{網状赤血球成熟時間（日数）}} \times \frac{\text{患者ヘマトクリット値（\%）}}{45}$$

末梢血網状赤血球成熟時間は，患者のヘマトクリットが45％の時は1.0日，35％の時は1.5日，25％の時は2.0日，15％の時は2.5日とする。RPIの正常値は1であり，たとえば

表101 RPIによる貧血の分類

赤血球産生減少（RPI 2以下）
骨髄での赤芽球の減少
鉄欠乏性による造血障害
鉄欠乏性貧血
慢性疾患に伴う貧血
エリスロポイエチン分泌障害
腎不全
肝疾患
内分泌疾患
骨髄低形成
再生不良性貧血
赤芽球癆
骨髄への浸潤
白血病
転移性腫瘍
骨髄線維症
無効造血
巨赤芽球性
ビタミンB_{12}欠乏
葉酸欠乏
その他
小球性
サラセミア
鉄芽球性貧血
正球性
赤血球産生亢進（RPI 3以上）
溶血性貧血
先天性
後天性
栄養性貧血の治療後

(Oski FA, et al[1]　1998)

RPIが3.0である時には赤血球の産生が正常の3倍に増加していることを示している。貧血の原因が，赤血球の産生の減少によっておこっているのか，消費の亢進によっておこっているかを網状赤血球産生指数から分類したものが表101である。ただし，いくつかの原因が合併している場合やその貧血に対して治療が開始された後では，網状赤血球数から単純に原因を診断することはできない。

臨床症状

貧血をきたして来院する場合，主訴として多いのは乳幼児では顔色不良，蒼白といった

症状であり，同居している家族は気づかずにまに訪問する家族の友人や親戚に指摘されることがしばしばある。年齢が長じるにつれ，易疲労感，息切れ，動悸といった循環呼吸器系の症状を訴えることが多くなる。

顔色不良や皮膚蒼白は貧血の症状としてもっとも多く認められるものであるが，皮膚蒼白をきたす原因としては貧血だけではなく，皮膚の血管拡張の度合いや色素沈着の程度，水分含有量にも関係している。つまり，末梢血管が収縮するような病態（ショック，迷走神経血管反射など）や浮腫の存在でも皮膚色が蒼白となる。あるいは貧血による皮膚の蒼白は，チアノーゼ，黄疸，末梢血管が拡張するような病態では，はっきりしなくなる。貧血による蒼白は，眼瞼結膜，口腔咽頭粘膜，口唇，爪床を観察するとわかりやすい。

貧血が進行すると労作時に息切れ，動悸を自覚し，さらに進行すると安静時にも同様の症状を訴えるようになる。貧血の進行が急激な場合，息切れ，頻脈，立ちくらみ，易疲労感といった症状が現れやすい。慢性的に進行した場合にはこのような症状はあまりはっきりしないこともあり，ときにうっ血性心不全や狭心痛で発症することがある。重症な貧血が遷延すると心不全となり，浮腫や腹水を生じ，さらに左室肥大となる。これらの症状は貧血が是正されると徐々に消失する。

頭痛，立ちくらみ，集中力のなさ，落ち着きのなさといった症状も貧血によることがある。また重症な貧血では微熱を認めることもある。

診断へのアプローチ

I．問診

問診においては貧血の発症時期および進行速度を聴取することが大切である。表102に発症時期別に多い貧血の原因を示す。家族歴では遺伝性疾患を念頭におき，家系内の貧血，黄疸，胆石，脾摘の既往などに注意する。新生児期の黄疸の程度（光線療法や交換輸血をしたかどうか）によっては先天性溶血性貧血を疑う必要がある。乳児期においては母乳栄養か，人工栄養かで鉄の摂取量が異なり，離乳食が適切に開始されているかを確かめる。

表102 貧血が発症することの多い時期

新生児期	双体間輸血症候群 母児間輸血症候群 母児間の血液型不適合による溶血性貧血 未熟児貧血 失血による貧血 先天性溶血性貧血 その他
乳児期	生理的な貧血 鉄欠乏性貧血（離乳期の食事過誤，母乳による鉄欠乏など） Kasabach-Merritt症候群 繰り返す感染症による貧血 先天性溶血性貧血 牛乳アレルギー その他
幼児期	鉄欠乏性貧血 白血病 再生不良性貧血，ファンコニー貧血 繰り返す感染症による貧血 牛乳貧血 その他
学童期，思春期	鉄欠乏性貧血（スポーツ貧血など） 白血病 再生不良性貧血 胃・十二指腸潰瘍 その他

また早期に集団保育を開始すると短期間に感染症を繰り返しやすく，慢性炎症による貧血をきたすことがある．幼児期，学童期においては鉄欠乏性貧血が多く，食生活に関する問診は欠かせない．鉄欠乏性貧血ではときに異食症（多くの場合，氷を好んで食べる）がみられることがある．このころは白血病の好発時期でもあり，貧血のほかに紫斑，四肢痛，発熱などがないかどうか注意する．思春期の女子では月経の状況は必ず聴取する．胃・十二指腸潰瘍などの腹部疾患に伴う消化管出血による貧血もあるため，下血の有無を問診や検査で確かめる．激しいスポーツをしているか，急激に身長が伸びている時期かについても問診をおこなう．

II. 診察所見

身体所見をとる際のポイントを表103に示す．

III. 検査データから

a) 血算

貧血の患者の血算を評価するとき，大事なこととして，ほかの血液異常を伴っているかどうかをみることがある．血小板減少や白血球減少，あるいは異常な白血球の出現があれば再生不良性貧血などの骨髄不全症候群，白血病などの悪性疾患を考える．次に網状赤血球数が貧血に反応し，増加しているかどうかをみる．網状赤血球数の評価については前述した．そして一般的には赤血球の大きさをMCVにより判断し，小球性，正球性，大球性貧血に分類すると鑑別に有用なことが多い．表104に赤血球の大きさによる貧血の分類をあげる．

b) 赤血球形態

末梢血塗抹標本の赤血球形態の観察は重要であり，自動血球測定器の結果を鵜のみにしてはいけない．血算の結果として報告されるMCV, MCH, MCHCはあくまで全赤血球の平均値であり，個々の赤血球を観察しその数値の妥当性を確認する．奇形赤血球，赤血球内の封入体，大小不同などがあるかどうかを観察する．また白血球や血小板の形態異常についても留意する（表105）．

表103 身体所見のポイント

皮膚	全身色素沈着	Fanconi貧血
	点状出血斑，紫斑	再生不良性貧血，白血病など血小板減少も伴っている疾患
	黄疸	溶血性貧血，肝炎後再生不良性貧血
	カロチン血症	カロチンの多量摂取による皮膚の黄染でしばしば黄疸を疑われる
	血管腫	微小血管性溶血性貧血（Kasabach-Merritt症候群）
	下肢の潰瘍	ヘモグロビンSあるいはC，サラセミア
眼	眼瞼結膜	貧血の程度をみる
	眼球結膜	黄疸の有無
口	舌炎	ビタミンB_{12}欠乏，鉄欠乏
	口角炎	鉄欠乏
胸部	盾状胸	Diamond-Blackfan貧血
	頻脈，収縮期雑音，静脈コマ音	
	多呼吸	
腹部	脾腫大	先天性溶血性貧血，白血病，門脈圧亢進症
	肝腫大	白血病
四肢	拇指低形成，欠損	Fanconi貧血

表104　赤血球の大きさによる貧血の分類

小球性貧血	正球性貧血
鉄欠乏性貧血 　慢性鉛中毒 　サラセミア 　鉄芽球性貧血 　慢性炎症 　ヘモグロビン異常症の一部 大球性貧血 　ビタミンB_{12}欠乏 　葉酸欠乏 　再生不良性貧血 　Diamond-Blackfan 貧血 　甲状腺機能低下症 　骨髄異形成症候群 　DNA 合成を阻害する薬剤による貧血 　先天性の DNA 合成障害 　　　Lesch-Nyhan 症候群 　　　先天性オロトン酸尿症 　Congenital dyserythropoietic anemia（type Ⅰ, Ⅲ）	溶血性貧血 　腎不全による貧血 　再生不良性貧血 　骨髄異形成症候群 　骨髄への浸潤病変による貧血 　　　白血病，悪性腫瘍の骨髄転移 　Congenital dyserythropoietic anemia（type Ⅱ） 　急性出血 　初期の鉄欠乏性貧血

表105　赤血球の形態異常と細胞内封入体

赤血球の形態異常		疾　患
Spherocyte	球状赤血球	遺伝性球状赤血球症 自己免疫性溶血性貧血
Sickle cell（Drepanocyte）	鎌状赤血球	鎌状赤血球症
Elliptocyte（Ovalocyte）	楕円赤血球	遺伝性楕円赤血球症
Jeptocyte（Thin cell）	菲薄赤血球	鉄欠乏性貧血，サラセミア
Codocyte（Target cell）	標的（的状）赤血球	サラセミア，脾摘，肝疾患
Stomatocyte（Mouth cell）	有口赤血球（口唇状赤血球）	遺伝性有口赤血球症
Schizocyte （Schistocyte, Helmet cell, Fragmented cell）	分裂赤血球	微小血管障害性溶血性貧血
Dacrocyte（Teardrop cell）	涙滴状赤血球	骨髄線維症，腫瘍の骨髄浸潤
Echinocyte（Burr cell, Crenated cell）	ウニ状赤血球	通常，人工的変化
Acanthocyte（Spur cell）	有棘赤血球	無βリポプロテイン血症，肝疾患
赤血球内の封入体		
Basophilic stippling	塩基性斑点	鉛中毒，サラセミア
Howell-Jolly bodies	ハウエル・ジョリー小体	脾摘後，溶血性貧血
Cabot rings	カボット環	脾摘後
Pappenheimer bodies	パッペンハイマー小体	鉄芽球性貧血，脾摘後

まとめ

ここでは貧血に遭遇したときの診断への初歩的なアプローチについて述べた．それぞれの貧血についての特殊検査，原因，管理，治療については成書を参考にしていただきたい．

文　献

1) Oski FA, Brugnara C, Nathan DG : Hematology of Infancy and Childhood, 5th ed, WB Saunders, Philadelphia, 1998.

（吉野　浩）

Note

13 鼻出血，紫斑

鼻出血や紫斑は小児の日常診療において多くみられる出血症状であるが、その原因として見逃してはならない疾患も数多い。ここではそのような出血症状に対する診断のアプローチを中心に述べる。

鼻出血

鼻出血は乳児では少なく、4〜10歳の小児に多くみられる。出血部位はほとんどがKiesselbach部位である。ここは鼻中隔の鼻入口部より数mmから1cm程度の部位で、内頸動脈と外頸動脈の分枝が集まり吻合部を形成し血管が豊富で、しかも粘膜が薄いため外傷などの物理的な刺激や乾燥した空気の刺激を受けやすい。

I. 鼻出血の原因

小児の鼻出血の原因としてもっとも多いのは手指での鼻いじりによる物理的刺激である。夜間睡眠中に無意識のうちに鼻をほじり出血し、朝起きた時にシーツが血だらけになっていることにびっくりして来院するということも多い。

上気道感染、副鼻腔炎、アレルギー性鼻炎があるとより出血しやすい。1度出血すると粘膜に亀裂、痂皮ができ、しばらく同部位からの出血を繰り返すことが多い。重症な出血の場合、表106にあげるような疾患の可能性を考える必要がある。

II. 鼻出血の対処法

ほとんどの鼻出血は数分で自然に止まる。止血法としては、患児を落ち着かせ座位とし、頭をやや前傾させ血液が咽頭へ流れ込まないようにし、両側の鼻翼軟骨部を拇指と示指で掴み圧迫止血する。多くの場合、5〜10分で止血される。このような処置で止血しない場合、あるいは聞き分けがなく上記のような止血法がとれない場合には、圧迫剤を挿入し、鼻翼を指で圧迫する。圧迫剤としては綿球やゼラチン製剤（スポンゼルなど）を用い、血管収縮剤（1000倍ボスミンを3〜5倍に希釈したもの）を浸すとより効果的である。この

表106 鼻出血の原因となる疾患

異物
遺伝性出血性毛細血管拡張症
静脈瘤
血管腫
血小板減少
凝固因子異常
高血圧
静脈うっ血
鼻ポリープ
若年性血管線維腫

ような止血処置をおこなっても30分以上出血が続く場合には，耳鼻科への紹介を考慮する．出血が大量の場合には，輸血が必要となることもある．また動脈性の出血や鼻腔後部からの出血の場合，手術的な止血処置が必要となる場合もある．予防として大切なことは，鼻いじりに対する本人への教育と鼻腔の加湿である．加湿には生理食塩水のスプレーなどをおこなうとよい．

紫斑

紫斑とは，皮膚真皮あるいは皮下組織への出血であり，通常は赤紫色を呈するが，表皮に近いところでは赤味が強く，真皮深層や皮下組織の出血では青味をおびてくる．紫斑は圧迫によっても褪色しないことより紅斑と区別される．

紫斑をみた場合には何らかの出血性素因があることを考えて原因を探っていく．まずは出血症状だけが現れているのか，あるいは全身性疾患の一部として出血症状が現れているのかをみきわめることが大切である．遺伝性，先天性の疾患もあるため家族歴，既往歴を注意深く聴取する必要がある．原因により発症する年齢（表107），出血症状の出かたが異なるため検査する前からある程度鑑別が可能である．表108に示すように出血素因は，血小板の異常によるもの，凝固・線溶系の異常によるもの，血管の異常によるもの，に分類できる．図56に出血素因検査のスクリーニング法を示す．

I．血小板の異常による出血症状
a) 血小板減少によるもの

血小板数が15万/μl未満になった状態を血

表107　発症年齢による紫斑の鑑別

新生児の紫斑
血小板減少症
新生児同種免疫性血小板減少症
ITPの母から生まれた新生児の血小板減少症
重症感染症
DIC
胎内感染症
先天性血小板減少症
先天性凝固因子欠乏症
ビタミンK欠乏症
乳児の紫斑
ビタミンK欠乏症
先天性凝固因子欠乏症
先天性あるいは後天性血小板減少症
Kasabach-Merritt症候群
被虐待症候群
打撲
幼児・学童の紫斑
特発性血小板減少性紫斑病
アナフィラクトイド紫斑病
白血病
再生不良性貧血
打撲

表108　出血素因の分類

1. 血小板の異常によるもの
血小板減少によるもの
特発性血小板減少性紫斑病
白血病
再生不良性貧血　など
血小板機能異常によるもの
Glanzmann血小板無力症
Bernard-Soulier症候群　など
2. 凝固線溶系因子の異常によるもの
血友病A
血友病B
Von Willebrand病　など
3. 血管障害によるもの
アナフィラクトイド紫斑病
Ehlers-Danlos症候群
機械的紫斑　など

PT：プロトロンビン時間，APTT：活性化部分トロンボプラスチン時間

①血小板減少による出血傾向：特発性血小板減少性紫斑病，再生不良性貧血，白血病など
②血小板減少および凝固異常による出血傾向：DIC，Kasabach-Merritt症候群，von Willebrand病 Type 2B など
③血管の異常による出血傾向，ある種の凝固異常症：アナフィラクトイド紫斑病，先天性XIII因子欠乏症 など
④凝固異常による出血傾向：血友病A，血友病B など
⑤血小板機能異常による出血傾向：Glanzmann血小板無力症 など
⑥凝固異常と血小板機能異常による出血傾向：von Willebrand病 など

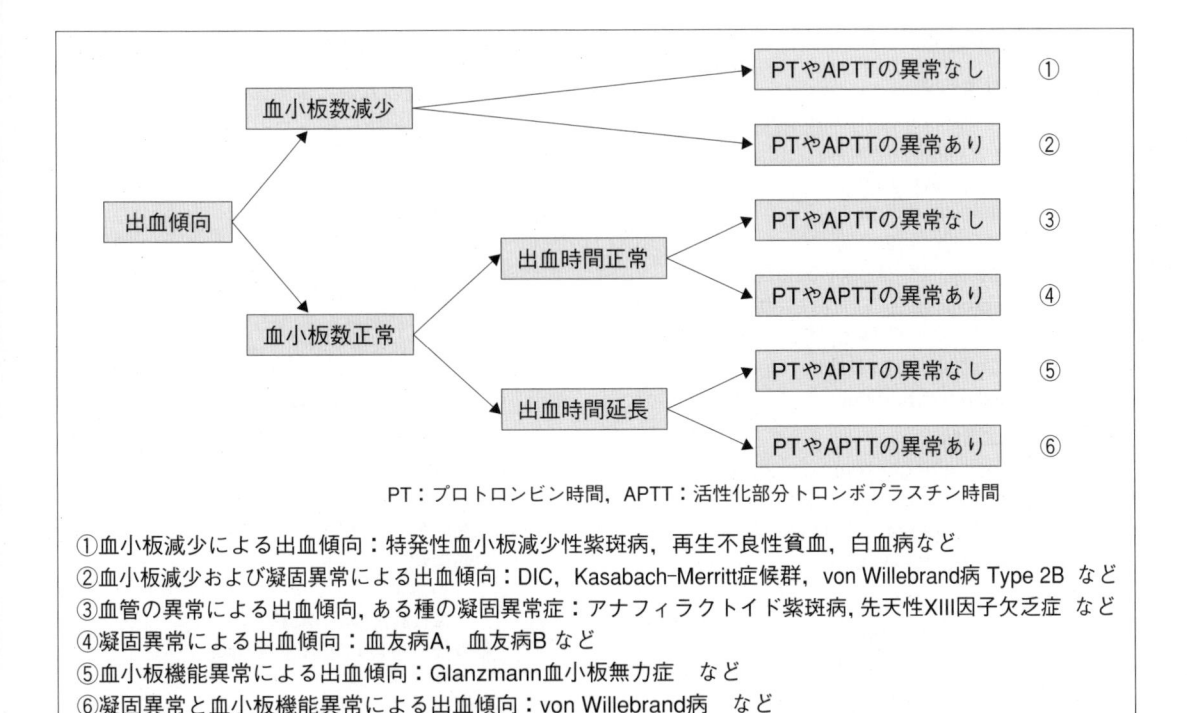

図56 出血素因に対するスクリーニング検査

小板減少という。紫斑は血小板数が3～5万/μl以下になると出現するようになり，点状出血斑，斑状出血斑として下肢など外力を受けやすい箇所にできやすい。さらに血小板数が減少すると鼻粘膜や歯肉などからの粘膜出血が生じ，血尿，下血，月経過多もみられる。通常，関節内出血はみられない。血小板減少の原因としては表109，110に示すように先天性のもの，後天性のものがあり，機序としては，血小板産生の減少，血小板の破壊の亢進，脾臓での取り込みによる。

b）血小板機能の異常によるもの

血小板数が正常にもかかわらず，出血時間が延長する。小児科領域でみられるのは，多くは先天性血小板機能異常症であるがまれである。後天性のものとしては，薬剤（アスピリン，インドメサシン，チクロピジンなど），慢性腎疾患，慢性肝疾患，リンパ・骨髄増殖性疾患などがある。出血症状としては，紫斑や鼻出血，歯肉出血などの粘膜出血である。

Ⅱ．凝固因子の異常

先天性の血液凝固因子欠乏症としては，第Ⅷ因子欠乏症（血友病A），第Ⅸ因子欠乏症（血友病B），von Willebrand因子の欠乏症（von Willebrand病）の3疾患が95％以上を占める。血友病では，血小板血栓は正常に形成されるため血小板減少症のような点状出血斑はみられないが，筋肉内，関節内の出血や皮下血腫を生じやすい。突然，頭蓋内出血をおこすこともある。von Willebrand病では，皮膚，粘膜の出血症状が主体であり，紫斑，鼻出血，皮下血腫，消化管出血，抜歯後の止血困難，月経過多をきたすが，血友病のような筋肉内，関節内血腫や血小板減少時のような点状出血斑を生じることは少ない。後天性の凝固因子異常としては，ビタミンK欠乏症がある。出

表109　先天性血小板減少症の分類

常染色体優性遺伝 　　MYH9-related thrombocytopenia 　　　　May-Hegglin anomaly 　　　　Fechtner syndrome 　　　　Epstein syndrome 　　　　Sebastian syndrome 　　Miditerranean thrombocytopenia 　　Velocardiofacial/DiGeorge syndrome 　　　　　　　　　（22q11.2欠損症候群） 　　Paris-Trousseau thrombocytopenia 　　Gray platelet syndrome **常染色体劣性遺伝** 　　Congenial amegakaryocytic thrombocy-topenia 　　Thrombocytopenia with absent radii 　　Bernard-Soulier syndrome **X連鎖性遺伝** 　　Wiskott-Aldrich syndrome 　　X-linked thrombocytopenia 　　GATA-1 mutation

表110　後天性血小板減少症の分類

血小板の消費の亢進による血小板減少症 　免疫学的機序によるもの 　　特発性血小板減少性紫斑病 　　新生児同種免疫性血小板減少症 　　輸血後血小板減少症 　　ITPの母親から生まれた新生児の血小板減少症 　　全身性エリテマトーデス 　非免疫学的機序によるもの 　　播種性血管内凝固症候群 　　血栓性血小板減少性紫斑病 　　溶血性尿毒症症候群 　　Kasabach-Merritt症候群 **血小板の産生の障害による血小板減少症** 　再生不良性貧血 　骨髄異形成症候群 　骨髄浸潤 　　白血病 　　悪性腫瘍の骨髄転移 　ある種の薬剤による骨髄抑制 　ウイルス感染症 　細菌感染症（敗血症） **血小板の分布の異常による血小板減少症** 　脾機能亢進

血症状としては頭蓋内出血，消化管出血，採血後の止血困難をおこす。

Ⅲ．血管の脆弱性

血管炎，結合組織の異常，機械的刺激などにより血管が破綻し紫斑をきたすものである。

a）Henoch-Schönlein紫斑病（アナフィラクトイド紫斑病，アレルギー性紫斑病）

小児科日常診療において，もっとも多く遭遇する血管性の紫斑病である。この疾患はまだはっきりとした原因が解明されていないが，何らかの免疫学的機序による細小血管炎で，幼児から学童期に，しばしば何らかの感染症（溶連菌感染症など）に引き続いて発症する。四肢，臀部を中心に浸潤をふれる紫斑や紅斑，丘疹を生じる。紫斑，腹痛，関節痛が三徴で，腎炎を合併することがある。

b）機械的紫斑

血管内圧の亢進により血管が破綻し，紫斑を生じるものである。激しい啼泣，嘔吐，咳嗽，力みなどの怒責による顔面の紫斑は，怒責性紫斑と呼ばれており，眼周囲にできやすい。血液検査で異常はなく，特に積極的な治療は必要としない。

その他，血管性の紫斑をきたす原因を表111に示す。

まとめ

小児科の日常診療において鼻出血や紫斑はしばしば遭遇するが，それらがある種の出血素因に基づいておこっているのかどうかを適切に判断することが大切である。なかには迅速な治療を要する疾患もあり注意が必要である。各疾患の詳細については成書を参考にし

表111 血管の異常による紫斑

血管炎による紫斑
アナフィラクトイド紫斑病
結合織の異常
先天性
Ehlers-Danlos症候群
先天性骨形成不全症
後天性
ステロイドによる紫斑
Cushing症候群
糖尿病
壊血病
血管の構造異常
遺伝性出血性毛細血管拡張症
その他
機械的紫斑
怒責性紫斑
単純性紫斑

ていただきたい。

文　献

1) 工藤典代：鼻出血．小児内科 34：479-480, 2002．
2) 斉藤隆三：小児の紫斑をみたときに．宮地良樹, 瀧川雅浩編：皮膚科プラクティス9．やさしい小児皮膚科学．文光堂, 東京, pp57-62, 2000．
3) 横田俊一郎：出血傾向の検査, 診断の進めかた．小児内科 30：1392-1396, 1998．

〔吉野　浩〕

Note

14 リンパ節腫脹

リンパ節腫脹をみる前に

「リンパ節が腫れている」ことを主訴として外来を受診する症例は多い。果たしてそのリンパ節が病的なあるいは精査・治療を必要とするものなのか、または正常なものであるか、あるいは感染に伴う一過性の腫脹で治療をおこなう必要のないものなのかを的確に判断することが重要である。そのためには子どもの正常なリンパ節の大きさや硬さに、日常の診察の中で慣れておくことが必要である。

米粒大から大豆大で、柔らかく、発赤や圧痛などの炎症所見に乏しいリンパ節は健康な小児でも触知する。通常、頸部および腋窩で1 cm以下、鼠径部で1.5 cm以下のものは正常と判断して問題はない。

病的なものとしては炎症性のものが大部分であるが、炎症性のものの中に免疫不全に伴う難治性のものが含まれていたり、まれに腫瘍性のものや代謝性疾患によるものがあることを念頭において診療をおこなう。

診察のすすめ方

リンパ節腫脹を認めた場合、鑑別診断となるのは感染症、自己免疫疾患、悪性腫瘍であろう。発熱やリンパ節腫脹の経過について十分な問診をとることと、腫大したリンパ節の大きさや硬さ、炎症所見の有無、発疹、肝脾腫などの臨床所見をしっかりとることが大切となってくる。以下に具体的にその要点を述べる。

I. 問診

いつから腫脹に気づいていたか、痛みはあるか、大きさの変化はどうかなどに加え、発熱や全身倦怠感の有無を確認する。さらに受診までにほかの病院で抗生物質の投与などの治療を受けていたか、リンパ節腫脹以外の症状がないか、猫やペットなどを飼っていないかなどについての情報も得ておく。

II. 局所所見

大きさや硬さ、腫大しているリンパ節の数について丁寧に触診する。発赤や圧痛、熱感などの炎症所見を伴っているかを判断する。後日に診察する自分以外の医師にも変化がわかるように、病歴には絵にして記載しておくとよい。

III. 全身所見

発疹や肝脾腫の有無、全身の表在リンパ節の腫脹の有無を確認する。頸部リンパ節の腫脹が主訴の場合には川崎病の可能性も考え、眼球結膜の充血、口唇や口腔内所見、手指の腫脹などもチェックする。

検査

問診や診察によって所見をきちんととることが基本であるが、診断を確定するためには、必要に応じて表112のような検査をおこなう。

鑑別診断のすすめ方

まず、その腫脹が本当にリンパ節でよいかどうかを見きわめることが大切である。特に頸部の場合には、甲状腺腫大、筋性斜頸で認められる胸鎖乳突筋の腫瘤、耳下腺、頸嚢胞などと区別する。

次にリンパ節腫脹が全身性なのか限局性なのかを判断する。実際の臨床現場では、主訴となる局所的なリンパ節腫脹を診察しながら、全身のリンパ節腫脹の有無を確認することになる。

リンパ節腫脹をきたすおもな疾患を表113に示す。

頸部に大きなリンパ節腫脹をきたす疾患としては、化膿性リンパ節炎、川崎病、亜急性壊死性リンパ節炎、悪性リンパ腫などが鑑別にあがるであろう。いずれの疾患も発熱を伴うことが多いが、化膿性リンパ節炎を除き抗生物質は無効である。発赤や痛みが強い場合には化膿性リンパ節炎が疑われる。川崎病では局所の炎症所見には乏しい。亜急性リンパ節炎では、感冒症状、扁桃腫脹後に疼痛を伴う非常に硬いリンパ節の腫脹を認める。痛みのない硬いリンパ節腫脹が数週間の経過で増大する場合には、悪性リンパ腫を疑って入院精査のうえ、生検または全摘術をおこなう。判断に迷う場合には血液検査をおこなう。化膿性リンパ節炎や川崎病では核の左方移動を伴った白血球数の増加を認める。亜急性壊死性リンパ節炎では白血球数は減少する。悪性リンパ腫ではLDHやsIL2-Rの高値が特徴的

表112 リンパ節腫脹のスクリーニング検査

- 血算（白血球数と分画、赤血球数、ヘモグロビン、血小板数）
- 血清CRP, GOT, LDH, フェリチン
- 血沈
- 抗核抗体
- ウイルス抗体価（風疹、EBウイルス、サイトメガロウイルスなど）
- ツ反
- 胸部X線写真
- 超音波検査（腫脹したリンパ節、腹部など）
- CT（胸部、腹部など）

表113 リンパ節腫脹をきたす疾患

1. 感染症	● 細菌性のもの 　化膿性リンパ節炎（ブドウ球菌、溶連菌）、猫ひっかき病、結核性リンパ節炎、非定型抗酸菌症 ● ウイルス性のもの 　風疹、伝染性単核症（EBウイルス、サイトメガロウイルス） ● 真菌性のもの 　トキソプラズマ
2. 自己免疫疾患	若年性関節リウマチ、SLE
3. 悪性腫瘍	白血病、悪性リンパ腫、固形腫瘍のリンパ節転移
4. 免疫不全	慢性肉芽腫症、好中球減少症
5. 代謝性疾患	Gaucher病、Niemann-Pick病
6. その他	川崎病、亜急性壊死性リンパ節炎、血球貪食症候群

であるが，そうでない場合にも否定することはできない。

腋窩にリンパ節腫脹を認める場合には，化膿性リンパ節炎や悪性リンパ腫を除外する必要があるが，炎症所見に乏しければBCG接種の副反応である可能性が高い。

鼠径部にリンパ節腫脹を認める場合には，化膿性リンパ節炎や悪性リンパ腫が鑑別にあがる。局所の炎症所見が参考になるが，肛門周囲膿瘍や虫刺症，外傷があれば化膿性リンパ節炎が疑われる。

全身性にリンパ節腫脹を認める場合には，風疹や伝染性単核症などのウイルス感染症，全身性エリテマトーデス（SLE）や若年性関節リウマチ（JRA）などの自己免疫疾患，白血病などの悪性腫瘍を考える。風疹や伝染性単核症では，小指頭大で複数の後頸部リンパ節腫脹を両側性に認めることが多い。風疹は地域での流行状況や特徴的な発疹で診断は容易であるが，非典型例では風疹IgM抗体価の上昇によって確定診断できる。伝染性単核症は浸出性扁桃炎や苺舌，肝脾腫などの特徴的な臨床症状によって疑われ，VCA-IgM抗体価の上昇，GOT，GPTの上昇，異型リンパ球を伴う白血球数の上昇によって診断される。SLEやJRAでは特有の症状（眼症状，皮膚症状や関節症状など）に注意する。血液検査で貧血や血小板数の減少，LDH上昇を認める場合には白血病を疑い骨髄検査をおこなう必要がある。

リンパ節腫脹をきたすその他の疾患

乳児期に後頭部のリンパ節腫脹を心配して来院される母親が多い。小豆大で可動性は良好である。発赤や痛がる様子はなく，その多くは頭部脂漏性湿疹を伴っていることが多い。湿疹に対する治療のみで十分である。

化膿性リンパ節炎の一つに，猫ひっかき病がある。猫の掻咬から2週後に発熱と局所的リンパ節腫脹をきたす。病原菌はグラム陰性桿菌の*Bartonella henselae*である。通常は掻咬部にゲンタマイシン軟膏を塗布するのみで，4〜8週間で自然治癒するが，全症例の約25％で脳炎や心膜炎，骨髄炎，肝肉芽腫などの全身症状を呈する。そのような場合にはアミノグリコシド系抗生物質の静注が第一選択となる。重症例ではST合剤やマクロライド系，テトラサイクリン系の抗生物質を投与する。

BCG接種後に同側の腋窩リンパ節の腫脹を認める場合がある。接種後1〜2ヵ月後に認められ，ときに鎖骨上窩リンパ節の腫脹も伴う場合がある。通常は疼痛や熱感はなく，皮膚との癒着もない。経過観察のみでよく，2ヵ月ほどで自然に軽快する。ごくまれに穿孔，排膿することがあり，このような場合には抗結核薬の内服，局所塗布をおこなう。

化膿性リンパ節炎の治療に対する反応性が不良の場合には，何らかの免疫不全症を疑う必要がある。筆者は難治性の頸部リンパ節炎で慢性肉芽腫症と先天性好中球減少症をそれぞれ1例ずつ経験している。

（井田孔明）

Note

15 腹部膨隆

腹部膨隆とは

　腹部膨隆とは，腹壁筋の緊張低下，腹部の臓器腫大，ガスや液体（腹水）の貯留，腫瘤などによって腹部内容物の体積が正常状態に比べて増加した状態を意味する。しかし，小児期，特に乳幼児期は成人に比べてお腹が大きいという特徴があり，腹部膨隆の判断を的確におこなうためには，小児科医は日ごろから腹部の診察，特に触診に習熟しておく必要があると思われる。腹部膨隆に気づかずに来院することもあり，嘔吐や下痢の認められる患者はもちろんのこと，貧血や体重増加，不明熱のように，腹部症状以外の主訴で来院した場合でも，腹部の診察を心がけておこなうことが大切である。

診察のすすめかた

　腹部膨隆をきたす疾患は多岐にわたる。それらの疾患を鑑別するうえで大切なことは，緊急を要する疾患とそうでない疾患との鑑別である。

　問診では，腹部膨隆の出現時期，程度と性状（大きさや硬さ，移動性など）と同時に腹痛，嘔吐，下痢，血便，便秘などの症状を伴っているかどうかを確認する。発熱，嘔吐，下痢などの症状が認められるときには，感染症を念頭において診察を進める。血便のあるときには，出血性大腸炎や腸重積を考えなければならない。年長児の場合には潰瘍性大腸炎やクローン病も鑑別診断にあがる。2歳以下で反復性の腹痛が認められるときには，まず腸重積を疑い，浣腸や腹部エコーで確認する必要がある。嘔吐があるときには，胆汁性か非胆汁性かどうかも忘れずに確認する。胆汁性であればイレウスを考えなければならない。

　診察では，まず視診で膨隆が限局性のものか腹部全体にわたるものかを観察する。腹壁表面の血管拡張の有無にも気をつける。まれではあるが，門脈圧亢進症では腹壁静脈の怒張が認められる。次に聴診をおこなう。腸蠕動の亢進は，急性腸炎などの感染性疾患において腸雑音の亢進となって聴取される。腸管の通過障害を認める器質的な疾患の初期には high pitch な，いわゆる金属音が聴取される。麻痺性イレウスや腹膜炎では腸雑音が消失する。

　聴診のあとで，打診と触診をおこなう。打診では鼓音（ガスの貯留）と濁音（腹水や臓器腫大，腫瘤）の有無を検討する。触診は温かい手でおこなうことが望ましい。痛みを訴える部位があらかじめわかっている場合には，それ以外の場所から触診を始める。圧痛や反跳痛がある部位をあきらかにする。痛みの訴えができない乳幼児の場合には，触診をしな

がら表情や体の動きを注意深く観察する．痛みを感じるときには，顔をしかめたり，触られるのを避けようとする．局在する腫瘤を触知した場合には，部位，大きさ，硬さ，表面の性状，可動性や癒着の有無を詳細に診察する．肝臓や脾臓の場合には季肋部からの距離，辺縁の性状も記録する．

検査

腹部膨隆を主訴として来院した場合，緊急性があるかどうかを判断するためにまずおこなうべき検査は，腹部X線検査（臥位と立位）と腹部超音波検査であろう．立位の撮影が困難な場合には，仰臥位または側臥位でのcross-table撮影で代用する．臥位の腹部X線検査では，消化管ガスの増加，減少および分布の異常，結腸内の便塊の有無，腫瘤による圧排像，腹水の有無を確認する．立位の腹部X線検査では水準面（niveau），腹腔内遊離ガス（free air）の有無を確認する．Niveauが存在すれば何らかのイレウス（麻痺性または器質性）が疑われる．free airの存在は消化管穿孔を示唆する．いずれかの所見がみられた場合には，小児外科に連絡のうえ，治療方針をすみやかに決定する必要がある．

腹部超音波検査では，腹水の有無（Douglas窩・Morrison嚢），臓器腫大（肝臓，脾臓，腎臓），腸管の浮腫，異常腫瘤の大きさや内部構造，周囲組織との関係を検討する．

血液検査も鑑別診断のために有用である．検査のポイントを表114にまとめた．

鑑別診断のすすめかた

診察所見や腹部X線検査，腹部超音波検査などによって，腹部膨隆をきたす疾患を，①鼓腸を認める疾患，②多量の腹水を認める疾患，③臓器腫大（肝腫大，脾腫大，腎腫大）を認める疾患，④腫瘍，⑤その他，に分類することができる．それぞれに分類されるおもな診断名を表115に示した．

I．鼓腸を認める疾患

慢性の場合には，空気嚥下症，胃軸捻転症，慢性便秘症などがある．胃軸捻転症は特徴的なX線写真像で診断が可能である．急性の場合には，腸重積や鼠径ヘルニア嵌頓，腹膜炎などのイレウスをきたすさまざまな疾患が疑われる．腸重積は反復性の腹痛と血便，腹部エコーにおけるtarget signなどで診断できる．早期には腹部膨隆をきたすことはまれであるが，発見が遅れると嘔吐と腹部膨隆が出現する．鼠径ヘルニア嵌頓は，鼠径部の視診と触診を怠らなければすみやかに診断ができる．腹膜炎は腹部全体に強い反跳痛や筋性防御を認める．血液検査では白血球数の増加やCRP上昇などの炎症反応を認める．腹膜炎の原因疾患としては，急性虫垂炎の頻度がもっとも

表114　腹部膨隆における検査

検査名		チェック項目
腹部X線写真		
	臥位	ガスの増加・減少・分布 腸管の拡張や圧排像，便塊，腹水
	立位	Niveau, free air
腹部超音波検査		
		腹水（Douglas窩, Morrison嚢） 臓器腫大（肝臓，脾臓，腎臓） 腸管浮腫 異常構造（腸重積，腫瘤）
血液検査		
	血算 生化学	白血球数の増加・減少，貧血 肝酵素，総蛋白・アルブミン，CRP LDH，ハプトグロビン
腫瘍マーカー		
	神経芽腫 肝芽腫 胚細胞腫瘍	尿中VMA/HVA，血清NSE，フェリチン 血清αFP 血清αFP，βHCG

表115　腹部膨隆の原因疾患

1) 鼓腸を認める疾患	
器質性イレウスによるもの	消化管閉鎖，腸回転異常，Hirschsprung病
	胃軸捻転症，便秘症，鼠径ヘルニア嵌頓，腸重積
麻痺性イレウスによるもの	新生児壊死性腸炎，腹膜炎
その他	空気嚥下症，消化管穿孔，食物アレルギー
2) 多量の腹水を認める疾患	心不全，腎不全，肝不全，ネフローゼ症候群
	門脈圧亢進症，腹膜炎
3) 臓器腫大	
肝腫大	糖質脂質代謝異常症，肝炎
	肝腫瘍（肝芽腫，肝血管内皮腫），悪性腫瘍の肝転移（神経芽腫）
脾腫大	感染症（細菌，ウイルス，原虫），溶血性貧血
	白血病（CML，JMML），悪性リンパ腫
腎腫大	水腎症，水尿管症，巨大膀胱，多嚢胞腎，腎腫瘍
4) 腫瘍	神経芽腫，胚細胞腫瘍，奇形腫群腫瘍，横紋筋肉腫
5) その他	Down症候群における白線ヘルニア，prunebelly症候群

高い。

II．多量の腹水を認める疾患

　心不全，腎不全，肝不全，ネフローゼ症候群，門脈圧亢進症，腹膜炎などがある．必ずしも腹部の疾患ではないことに注意する．先天性心疾患の既往や不整脈，gallop rhythmがあれば心不全を疑う．心不全の原因として心筋炎や心筋症の可能性も考える．心電図検査や胸部X線写真，心エコー検査が診断に有用である．腎不全では乏尿や高血圧を伴うことが多い．必ずしも心不全との鑑別は容易ではなく，血液生化学でBUNやcreatinineの上昇を確認する．肝不全やネフローゼ症候群では低albumin血症を認める．これらの疾患では，腹水だけではなく胸水や全身の浮腫を伴うことが多い．

III．肝腫大を認める疾患

　心不全，肝炎以外に，さまざまな糖質脂質代謝異常症や肝腫瘍がある．日常診療で肝腫大がもっとも目立つ所見である場合には，糖質脂質代謝異常症や原発性肝腫瘍の可能性が高い．乳児期であれば，肝芽腫，肝血管内皮腫，神経芽腫のStage 4Sを疑う．脂質代謝異常症のうち，Gaucher病とNiemann-Pick病は骨髄検査でも診断可能である．脾腫大を認める疾患には，種々の感染症や，白血病や悪性リンパ腫などの浸潤，溶血性貧血がある．白血病の中では，慢性骨髄性白血病（CML）や若年性骨髄単球性白血病（JMML）で特に頻度が高い．白血病では血液検査上，白血球数の増加または減少，貧血，血小板数の減少を認めることが多い．溶血性貧血では，LDHや間接ビリルビンの上昇やハプトグロビンの低下を認める．腎腫大を認める疾患には，水腎症や多嚢胞腎，腎腫瘍がある．鑑別には腹部超音波検査が有用である．

IV．腫瘍

　神経芽腫，胚細胞腫瘍，奇形腫群腫瘍，横紋筋肉腫などがある．その鑑別には，CTやMRI，腹部超音波検査などの画像検査以外に，腫瘍マーカー検査（表114）が有用である．最終的には手術（摘出術または生検）によって病理学的検索をおこない，診断を確定する．

V. その他

Down症候群でみられる白線ヘルニアや，腹壁が菲薄で拡張した腸管や尿管による巨大な皺が認められるprune-belly症候群がある。

まとめ

小児期にみられる腹部膨隆を認める疾患の中で，特に日常診療の現場で遭遇する機会の多いものについて，診断へのプロセスを概説した。実際には「典型例」といえる症例ばかりではない。正しい診断に辿りつくためには，日ごろから，諸症状の原因についての想像力を高めながら，診察所見や検査結果を検討することが望ましい。

(井田孔明)

16 いびき，閉塞型睡眠時無呼吸症候群

いびきとは

　いびき（鼾）とは，睡眠中に呼吸に伴って鼻・口から出る雑音のことである（広辞苑）。呼吸することによって空気が気道を流れる際に，気道の太さに変化があると空気が渦をつくる。その渦が空気を振動させて音を発生させたり，軟口蓋などの臓器や鼻汁などの気道の障害物を振動させて音が発生する。音が発生する部位は，軟口蓋，口蓋垂，後口蓋弓などであるが，音の発生部位に疾患があるとは限らない。たとえば，アレルギー性鼻炎で鼻閉があって口呼吸をするがゆえにいびきがある場合は，音の発生部位が軟口蓋であっても病変部位は鼻粘膜である。どこで音が出ているかよりも，どの部位になぜ気道狭窄が生じているかに注目する必要がある。まず，気道狭窄をおこす部位ごとの疾患についてまとめてみる。

　症状としてのいびきは周囲の人間に迷惑になることはあっても身体に障害を与えることはない。しかし気道狭窄の頻度と程度が大きくなれば，閉塞型睡眠時無呼吸症候群として治療が必要になる。いびきの原因に引き続いて小児における閉塞型睡眠時無呼吸症候群の治療について述べる。

I．いびきの原因（図57）

a）鼻腔

　鼻腔は鼻中隔と上鼻甲介，中鼻甲介，下鼻甲介により囲まれた空間であり，全周を鼻粘膜によって覆われている。鼻腔の通気性に異常があればいびきが発生する。

①鼻異物

　小児は自分の鼻に異物を挿入していることがある。おもちゃの部品，ビービー弾と呼ばれる玩具のピストルの弾（直径約6mm，白や黄色で興味を引きやすい綺麗な色をしている），紙，豆，お菓子などが多い。異物そのものによって，気道が狭窄あるいは閉塞している場合もあるが，異物の存在に長期間気づかないと，鼻粘膜に炎症が生じてさらに鼻閉が進む。異物を摘出することが治療となるが，異物が1つだけとは限らないことに注意が必要である。

②アレルギー性鼻炎

　粘膜病変としてはアレルギー性鼻炎の頻度が大きいので，いびきの原因としても重要である。鼻腔は狭窄して分泌物も多く，鼻閉に至ると完全な口呼吸になる。

③副鼻腔炎

　副鼻腔に炎症があると膿性の分泌物が鼻腔内に流出したり，鼻粘膜へ炎症が波及したりするので鼻腔を塞いだり，狭窄をおこす。

　そのほか鼻腔内の病変として頻度は少な

が，鼻中隔湾曲症，鼻茸もいびきの原因となる。

b）上咽頭（鼻腔後端の後鼻孔から軟口蓋の上面まで）

①アデノイド（咽頭扁桃肥大）

アデノイドは咽頭扁桃そのものを示す言葉として使われることもあるが，咽頭扁桃が肥大することによって鼻腔の後ろの部分にあたる気道が狭窄した状態を表わす言葉としても用いられる。咽頭扁桃は出生直後には肥大していないが，生後数ヵ月から肥大を開始し3〜5歳頃に最大に達する。その後，咽頭扁桃の大きさが変化しない間も咽頭腔の大きさは増大するので，相対的には咽頭扁桃が気道に与える影響は小さくなり，思春期以降には咽頭扁桃はほぼ完全に退縮する。

咽頭扁桃の肥大があると鼻呼吸は困難になり，口呼吸が続くことによって下口唇は下垂し外鼻孔は小さくなり，顔面筋は弛緩して鼻唇溝が消失，常時口を開けた精気のない顔貌となり，これをアデノイド顔貌と称する。

診断は後鼻鏡，鼻咽頭ファイバーで気道の閉塞の程度を直接観察するとともに，高圧上咽頭側面X線によって咽頭扁桃の肥大と気道の狭窄を確認する。

咽頭扁桃肥大によって睡眠時無呼吸症候群を呈する場合，滲出性中耳炎の原因となる場合，急性中耳炎や副鼻腔炎が遷延する場合はアデノイド切除術の適応となる。切除後に残存しているリンパ組織があると再度肥大することがある。

c）中咽頭（軟口蓋下縁から喉頭蓋谷まで）

①口蓋扁桃肥大（図58）

口蓋扁桃の肥大もいびきの原因としては頻度が多い。口蓋扁桃は，前口蓋弓と後口蓋弓の間の凹みである扁桃洞の中にあるリンパ組織である。咽頭扁桃と同様にその表面は扁平上皮によって覆われており，陰窩とよばれる凹みが多数存在する。陰窩は扁桃内部で枝分かれをしながら細くなり，扁桃内において盲端で終わる。細くなった陰窩の周囲をリンパ濾胞が取り囲み，電子顕微鏡ではリンパ球やマクロファージが陰窩内に遊走している所見も認められる。

口蓋扁桃も出生直後には肥大していない。2〜3歳頃に肥大が始まり4〜10歳で最大の発達に至りその後自然退縮するが，咽頭扁桃とは異なり退縮度には個人差がある。Mackenzie分類は口蓋扁桃の大きさを評価する方法としてよく使われる。第1度は，扁桃が後口蓋弓の線をわずかに越えるもの，第3度は左右の扁桃がほぼ接しようとするもの，第2度はそれらの中間の程度を示すものである。成人になってもMackenzie分類で1度程度の者はまれでは

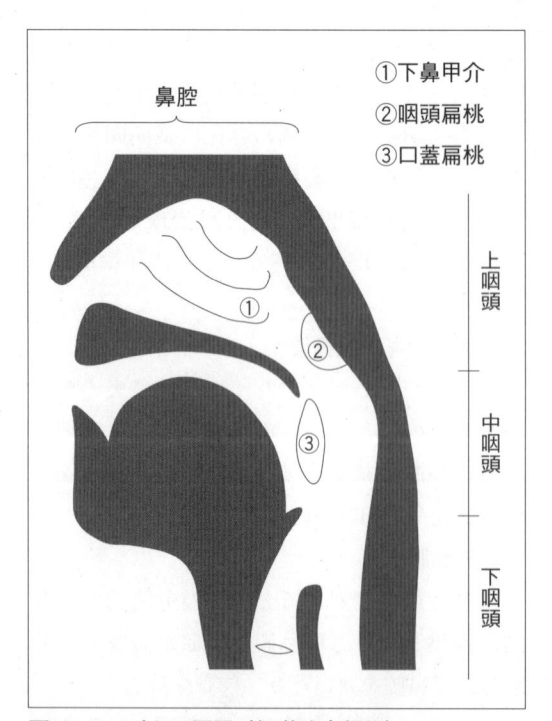

図57 いびきの原因（気道狭窄部位）

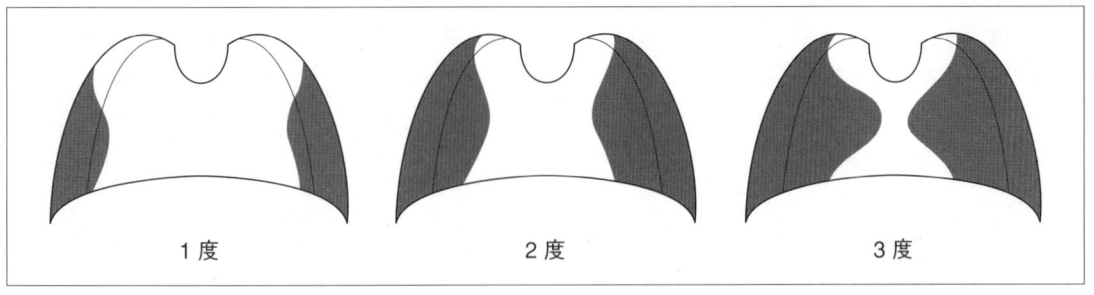

図58　口蓋扁桃肥大の Mackenzie 分類

ない。睡眠時無呼吸症候群の原因となるような肥大を呈する以外にも，反復性の扁桃腺炎を繰り返す場合は扁桃摘出術の適応になる。

②小顎症，巨舌

Pierre Robin 症候群，Treacher Collins 症候群などのように下顎の発育が悪い場合には睡眠中の生理的な舌根沈下であっても気道の狭窄をきたす。Down 症候群など舌が大きい場合も睡眠時の舌根沈下が気道を塞ぐ可能性がある。

d) 下咽頭，喉頭

喉頭浮腫，声帯麻痺，喉頭軟弱症もいびきの原因となる。経鼻的ファイバースコープによって診断する。

e) 特異的な部位をもたないもの

巨大なリンパ管腫などによる外部からの気道圧迫や，単純性肥満，Pickwickian 症候群，Prader-Willi 症候群など脂肪組織による気道狭窄もいびきの原因となる。神経・筋疾患のために筋力の低下がみられる場合や筋弛緩作用のある薬剤を使用した後などでは，軟口蓋弛緩や舌根沈下が生じるのでいびきを発生することがある。

閉塞型睡眠時無呼吸症候群（obstructive sleep apnea syndrome，以下 OSAS）

I．閉塞型睡眠時無呼吸症候群とは

声門より上の上気道の一部に閉塞があるためにいびきが発生するとともに，10秒以上の無呼吸が1時間に10回以上認められる状況を閉塞型睡眠時無呼吸症候群という。いびき以外にも，陥没呼吸，漏斗胸の増悪，口呼吸，日中の荒い息使い，注意力や活動力の低下，夜驚，夜尿，睡眠中の口渇，不眠などの所見，症状を呈する。低酸素症，酸血症によって肺血管収縮をきたし，肺血管床の容量が低下するなどの機序によって肺高血圧症，肺性心を合併することもある。

小児の場合は，アデノイド肥大，口蓋扁桃肥大が OSAS の原因としてはもっとも頻度が大きい。口呼吸が未熟な乳児ではアデノイド肥大のみでも OSAS を生じる。8歳ごろには肥満単独での OSAS も生じる。

II．治療

治療は気道閉塞をおこしている原疾患に対しておこなわれる。主原因がアデノイド，扁桃肥大の場合は，アデノイド切除，扁桃摘出術により症状は著明に改善する。扁桃はリンパ性組織であるが，これを除去したために免

疫力の低下をきたすことはない。点鼻薬，内服薬で保存治療をおこなっても改善しないアレルギー性鼻炎のために高度の下鼻甲介の浮腫がある場合は，下鼻甲介切除術の適応になる。

　肥満によるOSASの場合は，減量指導をおこなう。動脈血酸素飽和度の低下に対してはマスクや鼻カニューラによる酸素投与をおこなう。気道の狭窄，閉塞の程度が強い場合は，nasal airwayの挿入，nasal CPAPが必要なこともある。

文　献

1) 髙橋　姿，編：小児耳鼻咽喉科疾患　耳鼻咽喉科・頭頸部外科—処置・手術シリーズ2，メジカルビュー社，2002．
2) 山下敏夫，ほか編：口腔・咽頭・喉頭・気管・食道，新　図説耳鼻咽喉科・頭頸部外科講座4，メジカルビュー社，東京，2000．
3) 工藤典代：小児のいびき・睡眠時無呼吸症候群の治療，Monthly Book ENTONI 16：59-64，2002．
4) 長谷川　誠：いびき・睡眠時無呼吸症候群の原因(疾患)と症状．Monthly Book ENTONI 16：7-12，2002．

（崎山　弘）

17 睡眠障害

睡眠に関する問題は，小児科においても治療的な関与が必要とされる場合が少なくない。成人の睡眠障害の概念をそのまま適応できない点もあり，小児の特殊性，特に発達途上にあるという点について考慮する必要がある。本稿では小児の睡眠障害の特徴について概説し，治療的なアプローチについて言及する。

睡眠の生理

小児の睡眠障害に対応する場合，睡眠に関する生理的な点について発達的な側面から理解することが大切である。知っておきたいキーワードは睡眠ステージ，徐波睡眠，REM睡眠である。

睡眠ステージは脳波の変化により大きく2つに分類される。1つはquiet phaseと呼ばれるステージ，もう1つはactive stageと呼ばれるステージである。quiet phaseは第Ⅰ～第Ⅳ相のいわゆるnon-REM睡眠に分けられ，Ⅰ，Ⅱ相は脳波上K-complexとspindleが認められる「浅い」睡眠であり，覚醒閾値が低いため小さな刺激でも容易に覚醒する。Ⅲ，Ⅳ相は徐波睡眠 slow wave sleep（SWS）と呼ばれ，脳波には高振幅の徐波が認められる。SWSは深い睡眠であり，通常の刺激では覚醒することはない。それに続きactive phaseといわれる睡眠相が現れる。これはそのときに急速な眼球運動が観察されることからrapid eye movement（REM）睡眠と呼ばれている。REM睡眠期の脳波は覚醒または入眠期に近い状態であるが，行動的には安定した深い睡眠にみえる。心拍や呼吸のリズムの乱れがめだち，このとき夢をみていることが多い。通常睡眠は，Ⅰ相から始まり徐々に深くなっていき，Ⅳ相におよそ15分から20分要し，SWSからREM睡眠を経て覚醒あるいはⅠ相にもどるというサイクルを1晩に5～8回繰り返しているとされる。

小児の睡眠に関する基本的な知識

通常新生児は1日あたりおおむね16時間，6ヵ月児は14.5時間，12ヵ月児は13.5時間の睡眠時間を有する。そのうち夜間の睡眠は4ヵ月時には6～8時間，6ヵ月時には10～12時間になる。離乳食の開始や体重は夜間睡眠パターンとは関連がないとされる。9ヵ月になるまでおよそ80％の児は夜間少なくとも1回は覚醒するが，特に両親がかかわらなくても自然に再入眠できる。この時期に再入眠困難な児がいわゆる「夜泣き」とされる。睡眠にまつわる問題は乳児や幼児のおよそ20～30％に認められる。

おもな睡眠障害

表116に米国精神医学会による診断と統計のためのマニュアルに記載されている睡眠障害 sleep disorder についてまとめた。

原発性不眠症は，入眠および睡眠を維持することの障害であり，それにより日常生活・社会生活上に支障をきたし，不眠がほかの精神障害の症状でない場合に診断される。原発性過眠症はその反対で過剰な睡眠時間と日中の眠気をおもな症状とする症候群である。どちらも1ヵ月以上の症状の持続が診断のために必要である。

ナルコレプシー narcolepsy は睡眠発作，脱力発作（カタプレキシー cataplexy），入眠時幻覚，睡眠麻痺を主要症状とする症候群である。抵抗できないほどの日中の激しい眠気（睡眠発作）があり，そのために急に脱力したかのように入眠してしまう。REM睡眠の出現異常が認められ，入眠直後にREM睡眠に入ってしまう（sleep onset REM）ために入眠時に幻覚や身体が金縛りにあったような感覚（睡眠麻痺）を持つ。症状は3ヵ月以上毎日持続することが診断の条件である。

呼吸関連睡眠障害は，睡眠時無呼吸症候群（sleep apnea syndrome）が代表的な疾患である。上気道の閉塞機転（アデノイド肥大や肥満など）から睡眠中に呼吸が停止してしまう状態が1晩に何度か繰り返され，そのために睡眠が中断されることから十分な睡眠が確保されないために日中の眠気が強くなる病態を指す。脳波ポリグラフが診断のために有効であり耳鼻科的治療が奏功することがある。

概日リズム睡眠障害は，睡眠・覚醒のリズムの障害を指す。睡眠相後退型はいわゆる宵っ張りのことで睡眠をとる時間帯が通常よりも後退している状態を指す。十分な睡眠が確保されないまま日中の活動をするために眠気が強い。また海外旅行や交代勤務により睡眠をとる時間がずれている状態も含める。特定不能型の中には，睡眠相が前進する状態や非24時間性睡眠・覚醒型と呼ばれる状態（睡眠相が徐々に後退していくタイプや睡眠・覚醒が無秩序に出現するタイプ）などがある。睡眠相後退型に対しては，光療法，ビタミンB12，メラトニン内服などが試みられることがあるが，いずれも小児における効果についてのエビデンスはない。

睡眠障害はうつ病，不安神経症，ストレス障害などの症状である場合があり，これらの診断に精通し注意深く除外することが大切である。睡眠障害の診療においてもっとも大切なことは，診断においても治療においても病歴を的確に把握することである。表117に病歴を整理するうえでのポイントをまとめた。まずその子どもあるいは家族の主訴をつきと

表116　睡眠障害の分類（DSM-Ⅳより）

1. 原発性睡眠障害
   1) 睡眠異常 dyssomnia
      (1) 原発性不眠症 primary insomnia
      (2) 原発性過眠症 primary hypersomnia
      (3) ナルコレプシー narcolepsy
      (4) 呼吸関連睡眠障害
          breathing-related sleep disorder
      (5) 概日リズム睡眠障害
          circadian rhythm sleep disorder
          ①睡眠相後退型
          ②時差型
          ③交代勤務型
          ④特定不能型
      (6) 特定不能の睡眠異常
   2) 睡眠随伴症 parasomnia
      (1) 悪夢障害 nightmare disorder
      (2) 睡眠驚愕障害 sleep terror disorder
      (3) 睡眠時遊行症 sleepwalk disorder
      (4) 特定不能の睡眠随伴症
2. 他の精神障害に伴う睡眠障害

表117　睡眠障害問診のポイント

> 1. 問題の記載：どのような問題がいつから・家族への影響の度合い
> 2. 睡眠に関連する行動の記載：睡眠時の環境・いびき・睡眠記録
> 3. 発達および行動に関する病歴：発達歴・気質に関すること・学習・行動面の問題・感情コントロール
> 4. 医学的病歴・家族歴：気管支喘息・中耳炎・慢性的な痛み・逆流性食道炎・内分泌異常・神経疾患・薬物の使用
> 5. その他の症状：日中の眠気・カタプレキシー・睡眠麻痺・不登校・多動・過敏性・抑うつ気分
> 6. これまでの治療経過
> 7. その他

めることが問診のポイントである。睡眠障害が主訴になることは比較的少ないので本当の解決すべき問題を探る。いつからどのようなことが、家族にどのような影響をどのくらい与えているかを知る。同時に、睡眠についての問題点について随伴する行動面の特徴についても記載する。その際に睡眠記録をつけることが有用である。睡眠記録は何時に寝て何時に起きたかを記録しグラフにすることで睡眠パターンがわかり、睡眠相後退型の概日リズム障害の診断にも役立つ。発達歴・気質について、あるいは日常生活の中での行動面の問題についても尋ねる。医学的疾患、特に治療可能な内科的疾患についての病歴も大切である。そのほかの症状としてナルコレプシーに特徴的な随伴症状や、不登校・多動などの問題についても尋ねる。また、これまでどのような治療を受けたかについても整理することが必要である。安易な薬物療法は控えるべきであり、特に成人で睡眠導入薬として用いられるベンゾジアゼピン系の薬物は依存性があるために注意が必要である。以下、代表的な小児の睡眠に関する問題である夜泣きと睡眠随伴症について詳述する。

夜泣き

主として乳児にみられる夜間の中途覚醒およびその後の入眠困難を指す。通常は、覚醒して泣き出すのではなく覚醒後に再入眠するために泣きぐずっている状態である。子どもの生来的な気質が気むずかしい場合や刺激に対する閾値が低い場合、夜間の授乳や母乳が夜泣きを悪化させている（夜間に泣いて授乳をするように条件づけられている）と考えられる場合もある。家族環境のストレス状態、母親のうつ病、母親の就労などの関連を指摘する意見もある。夜泣き自体は基本的には病的なものではないが、家族に与える負担が大きい場合に臨床的な関与が必要になる。対応の際に必要なことは養育者に睡眠に関する知識を持ってもらうこと、適切な睡眠環境や具体的な対応方法を指導することである。夜泣きを改善する魔法は存在しないが、必ず改善する問題であることを知ってもらう。基本的には放置してもかまわないことであり、長期的には何らの心理的・身体的問題を引きおこさない。むしろ夜泣きを強化するはたらきかけ（泣くたびに抱っこする、ミルクや母乳を与える、など）を少なくすることで、児に自律性を持たせていくことが大切である。先述のように通常6ヵ月までには夜間睡眠が8～10時間になるので、この時期までに夜間の授乳は止めることが望ましい。アトピー性皮膚炎が関与している場合はその治療をおこなう。この場合は抗ヒスタミン薬を内服させること

表118 小児のおもな睡眠随伴症のまとめ

	好発年齢	睡眠ステージ	特徴
head banging	9ヵ月〜12歳	入眠期，ステージⅠ〜Ⅱ	薬物は無効
睡眠遊行 sleep walk	3〜10歳	SWS，ステージⅢ〜Ⅳ	遊行時の安全に注意
歯軋り bruxism	すべての年齢層	すべての睡眠ステージ，睡眠の早期	歯科的な問題があれば歯科治療
悪夢 nightmare	すべての年齢層	REM	
夜驚 night terror	18ヵ月以降	SWS，ステージⅢ〜Ⅳ，睡眠時間の前半3分の1	基本的には良性 薬物療法

もある。睡眠日記（起床時刻，昼寝の時刻および時間，就寝時刻，入眠時刻，寝付かせるために何をしたか，夜間覚醒の時刻とそのときどんな対応をしたか，奏功したか否か）をつけて，夜泣きを増悪させる因子やこれまで奏功しなかった対応を整理し，うまくいったことだけを続けることも有効である。

睡眠随伴症

睡眠随伴症は睡眠時におこる行動異常または睡眠によって増悪する行動異常を指す。おもな睡眠随伴症の特徴を表118に示した。head banging は睡眠中に頭部を枕やその他のものに打ち付けるような動作をする状態を指す。原因や病態については不明なことが多く確立した治療法もない。睡眠遊行は，半覚醒状態で部屋をうろつきまわる病態であり，後述の睡眠驚愕障害との関連が示唆される。遊行中に転倒したり打撲したりしないような環境整備をおこなう。特異的な治療はない。歯軋り bruxism は小児科において臨床的関与の中心になることは少ない。歯科的な処置が必要になることがある。悪夢障害は，夜間あるいは昼寝の覚醒後，通常生命や安全に危険を及ぼすような非常に恐ろしい内容の悪夢を詳細に思い出すことを繰り返す病態であり，それによって日常生活や社会生活に支障が出る場合を指す。小児の場合は臨床的関与の中心になることは少ない。

睡眠驚愕障害は夜驚症ともいわれる。睡眠中に恐怖を伴う夢をみると同時に部分的な覚醒状態となり泣き叫ぶ病態である。主として幼児期にみられる。頻度は小児の1〜6％にみられ発症年齢は2〜6歳で男児にやや多い。睡眠遊行症を伴うこともある。通常覚醒時には，これらのエピソードについての記憶はない。症状は入眠後30分から2時間で出現することが多い。夢には恐怖を伴い，叫び声をあげ，恐怖の表情および心拍数の増加や発汗など自律神経症状がみられる。部分的覚醒状態であり，通常の覚醒ではないため声をかけて落ち着かせようとしても無効である。通常発症後6ヵ月以内に終息することが多く，10歳以前に消失する。本症は，治療として薬物療法が唯一選択される睡眠障害である。ニトラゼパムを0.1 mg/kg，1日1回就寝前に内服する。1〜2週間の使用で症状は消失することが多い。効果が不十分な場合は0.2 mg/kg程度まで漸増する。効果がみられたらすみやかに中止する。

文献

1) Shapiro HL：sleep disorders. In Levine MD, Carey WB, Crocker AC ed：Developmental-behavioral pediatrics, 3rd ed, Saunders,

pp422-429, 1999.
2) Zukerman B : Sleep problems. In Parker S, Zuckerman B, ed : Behavioral and developmental pediatrics, Little Brown and company, pp289-293, 1995.
3) 星加明徳, ほか：睡眠驚愕障害（夜驚症）. よくわかる子どもの心身症, 星加明徳, 宮本信也 編, 永井書店, 大阪, pp 214-221, 2003.

（塩川宏郷）

Note

18 体重増加不良

体重増加不良とは

体重増加不良，やせは身長に比べ体重の低下している状態を表している。身長に見合った標準体重よりいちじるしく低下している場合がやせである。小児では，特に乳幼児期は体重の増加が著明であり，体重が適切に増加しないことは，基礎疾患の存在や栄養・養育の問題点の存在の可能性を示す。

体重の計測はもっともしばしばおこなわれる身体的な評価法であり，診断的な意義は高く，家族や本人からの不安や疑問も多く訴えられる項目であるともいえる。

体重の問題は各年齢においてその原因が特徴的である。したがって対応においては，その児の年齢を考慮して進める必要がある。乳児期に体重増加不良を中心とした発育不全の状態を failure to thrive と呼ぶ。

体重の評価（表119）

I．標準値および身長との比較

体重の評価は標準値に比較してなされる。乳幼児期の標準としては3パーセンタイルあるいは5パーセンタイル曲線が母子健康手帳などにも掲載され利用されている。幼児期から小児期にかけては標準偏差曲線が利用可能である。−1SD，−2SDなどの曲線が提示されている成長曲線が多い。

体重の評価にあたっての注意事項としては，身長の値との比較により判定する必要があることである。すなわち年齢の標準の体重であっても，低身長であれば過体重傾向であり，高身長の者はやせ型と考えなければならない。このために過体重度（肥満度）やBMI（body mass index；Kaup指数と同一）などが用いられる。過体重度が−15％はやや低体重の傾向と考えられ，−20％を下回ればやせと判断する。BMIは年齢で変動するが年少児では15〜13以下で低体重の可能性がある。成人では18.5（〜18）を標準体重の下限と考える。

表119 体重減少の判定に使用される指標

1. 過体重度（肥満度）
   ＝100×（実測体重−標準体重）/標準体重

2. BMI（body mass index，Kaup index）
   ＝体重(kg)/身長(m)^2

3. 体重パーセンタイル

4. 体重SD

5. 体重増加率（年間，1日など）

II. 体重増加率の算出

体重増加率を算出することにより、やせが進行しているか改善しているかなどの動的評価が可能である。年間増加率や1日平均増加率などが用いられる。特に乳児期などでは体重は安定的に増加傾向を示すため乳児期早期は30 g/日程度の増加を示し、以後徐々に低下傾向をとることはよく知られ利用されている。

年齢別の好発疾患（表120）

I. 新生児期

新生児期での体重増加不良は、一般的に基礎疾患を有していることは少なくない。緊急的な治療が必要となることもあり、すみやかな対応を考慮すべきである。代表的な疾患としては、先天性心疾患・消化管疾患などがある。

II. 乳幼児期

乳幼児期でも体重増加不良を主訴として受診する頻度は少なくないが、実際は標準範囲の児も多く、育児過誤によるものもみられる。授乳上の問題や離乳食への移行がうまくいかず体重増加不良をきたしていることもみられ、育児環境をよく聞くことが大切である。急激な体重減少のある場合は、基礎疾患の存在を考慮しなければならない。

III. 学童期・思春期

学童期から思春期にかけてのやせは、多様な要因が存在することが多い。慢性消耗性疾患（消化器疾患、呼吸器疾患、中枢神経疾患、悪性腫瘍など）に加えて、近年では神経性食欲不振症の頻度が増えている。

原因となる病変

I. 栄養上の問題および基礎疾患の有無

成人でも同様であるが、特に小児においては広範な病変が体重の変化として現れる可能性がある。特に新生児期、乳児期においてはその傾向が顕著である。したがって乳児が標準的な体重増加を示していれば、多くの場合に少なくとも重篤な病変の存在する可能性はあまり高くないと判断される。

体重増加が不十分ないし体重減少がある場合には、栄養の問題点の有無や、何らかの疾患が存在していないかを慎重に確認・経過観察すべきである。

栄養上の因子については特に年少児により注意すべき点となる。新生児期・乳児期は乳汁栄養が中心であり摂取エネルギー量の算出は比較的容易である。人工栄養児では摂取したミルクの量からカロリー計算をおこなう。母乳栄養の場合には母親の体重変化の確認など煩雑であるが、哺乳時間や哺乳力などを問

表120 年齢に基づいた診断のアプローチ

新生児期～乳児期
新生児期 　先天性心疾患、肥厚性幽門狭窄症、 　Hirschsprung病、染色体異常、 　奇形症候群、口唇口蓋裂、母乳不足
乳幼児期 　離乳食への移行不良、胃食道逆流、 　ミルクアレルギー、 　被虐待児症候群（ネグレクト）
学童期から思春期
内分泌疾患：甲状腺機能亢進症、 　　　　　　甲状腺機能低下症、糖尿病 消化器疾患：潰瘍性大腸炎、Crohn病 呼吸器疾患：気管支喘息 腎疾患：慢性腎不全、尿路感染症 心因性：神経性食欲不振症

診することで概略は把握可能である。

体重減少ないし増加不良を主徴としてはいるものの、基礎疾患が存在している例は多数とはいえないが十分に注意を払うべきである。とくに年少児では多くの種類の疾患が体重増加に影響を及ぼす可能性がある。年長児そして思春期になると内分泌代謝疾患や消化器疾患など体重減少をきたしやすい疾患が比較的特定され、体重減少以外の随伴症状によっても診断される。摂食異常症の中でも神経性食欲不振症は思春期のやせ症の代表的疾患である。

Ⅱ．注意すべき原因疾患（表121）

新生児期に頻度が多く緊急性が高い心疾患は、遅れて発症することがあり、注意深い聴診などが必要となってくる。頻回な嘔吐や腹満は、消化管通過障害の存在することが考えられ、肥厚性幽門狭窄症やHirschsprung病などの頻度が高い。

母乳にこだわるあまり、哺乳量不足にいたるケースもときにみられる。最近では、被虐待症候群が増加しており、家族背景にも留意する必要がある。

甲状腺機能亢進症（Basedow病）は学童期以降頻度が増える疾患であり、甲状腺腫、眼球突出、脈拍・血圧の上昇などに注意し、甲状腺ホルモンの測定をおこなう。多飲多尿をきたす疾患として代表的な糖尿病や尿崩症もやせをきたすため鑑別疾患として重要である。

思春期女子のやせとして代表的な疾患は神経性食欲不振症であり、診断基準の要点は以下の4項目である。

> A．標準体重の−15〜−20％以上のやせ
> B．体重増加に対する恐怖
> C．自己の体型および体重に対する認識の混乱
> D．月経の異常

主要疾患の治療法

Ⅰ．摂取量の不足，栄養方法の過誤

母乳不足が考えられるときは調乳方法の確認と改善、過剰な食事制限をおこなっているような場合は指導する。

Ⅱ．甲状腺機能亢進症

症状の程度が強い場合は入院適応となる。
メルカゾール 20〜30 mg/日（初期量）。
プロパジール 200〜300 mg/日（初期量）。

表121　体重増加不良，やせをきたす器質的疾患

消化器疾患	胃食道逆流，肥厚性幽門狭窄症，口唇口蓋裂，乳糖不耐症，Hirschsprung病，炎症性腸疾患
内分泌疾患	先天性甲状腺機能低下症，甲状腺機能亢進症，糖尿病
心疾患	先天性心疾患
呼吸器疾患	気管支喘息，肺結核
腎疾患	尿路感染症，慢性腎不全
神経疾患	精神発達遅滞，頭蓋内出血，変性疾患
精神疾患	うつ病，神経性食欲不振症，心身症
血液疾患・腫瘍	悪性腫瘍，鉄欠乏性貧血
その他	先天代謝異常，染色体異常，被虐待児症候群，免疫不全症

Ⅲ．1型糖尿病

原則的には入院。

初期輸液（生理食塩水　10〜14 ml/kg/時）。

インスリン療法（ペンフィルR 0.05〜0.1単位/kg/時，血糖値を見て調節）

Ⅳ．神経性食欲不振症

心理的アプローチ。やせの程度が強い場合は入院加療。

Ⅴ．被虐待児症候群

虐待の確認，安全性の確保，児童相談所への通報。

文　献

1) Bauchner H : Failure to Thrive. Textbook of Pediatrics, 17th ed, Behman et al eds, Saunders, Philadelphia, pp133-134, 2004.
2) Morris Green : Failure to Thrive or Loss of Weight. Pediatric Diagnosis 6th, pp269-275,
3) 長谷川　功：体重増加不良．小児科診療ナビ：55-57,
4) 藤澤泰子：やせ．小児科診療ナビ：70-73, 2003.
5) American Psychiatric Association : Eating disorders. Diagnostic and statistical manual of mental disorders, 4th ed, American Psychiatric Association, Washington DC, pp539-550, 1994.
6) 大関武彦，ほか：思春期の栄養と疾患．思春期学 20：440-445, 2002.
7) 藤澤泰子，大関武彦：思春期の身体的特徴．モダンフィジシャン 22：953-956, 2002.

（齋　秀二・大関武彦）

19 肥満

肥満とは

　肥満とは，脂肪組織の過剰な蓄積と定義される。実際は，体脂肪量を詳細かつ臨床応用可能な程度の簡便さで測定することは困難であるため，身長および体重といった身体計測値から過体重の程度を評価し，肥満の判定をおこなっている。

　生活習慣病において肥満は中心的な位置を占める病態であり，糖尿病，高脂血症，高血圧などの重要な病因となる。肥満により惹起されるこれらの代謝の異常はメタボリックシンドローム（代謝症候群）と呼ばれる。これを含め各種の健康障害を併発しすみやかに肥満の治療を必要とする状態を「肥満症」と包括することが提唱されている。

肥満の判定法（表122）

　臨床的には過体重の程度から肥満を判定することが一般的である。現在，わが国の小児において広く用いられている方法は標準体重に対する過体重度（肥満度）である。過体重度が学童期以降20％以上，幼児期15％以上であると肥満と判定する。過体重の算出において重要となるのが，基準となる標準体重をどのように算出するかという点である。一般的には，厚生労働省および文部科学省による

表122　肥満の判定法

Ⅰ．標準体重を用いた方法：小児ではもっとも一般的
過体重度（肥満度）＝（実測体重－標準体重）/標準体重×100（％） 　　　学童期以降　20％以上，幼児期　15％以上を肥満と判定する
Ⅱ．Power index を用いた方法
BMI（body mass index）：小児ではその値の評価に一定のコンセンサスが得られていない（成人における判定法としては現在もっとも推奨されている）。
BMI＝体重÷身長（m）² 　　　25以上を肥満と判定する

全国調査の結果に基づいて算出された平均値が標準体重として用いられている。

成人では本邦においてもまた海外でもBMI（body mass index）が体格の判定に用いられることが多い。日本肥満学会の提唱する基準によればBMI 25以上が肥満とされているが、欧米ではBMI 30以上を肥満と定義している。しかしながら、小児においては、その解釈には注意が必要である。小児期のBMIは身長や体組成の変動のため年齢的に一定の値をとらず変化する。5～6歳以降は成人に至るまでBMIの平均値は年齢とともに増加する。同一のBMIであっても、その標準値が年齢とともに上昇することから、特に学童期以降の大きく変動がある時期にはBMIの値そのものを肥満の判定のために用いるのは困難である。

欧米では成人のみならず小児においてもBMIを用いて過体重を評価することがある。BMIを小児にも適用するためにはBMIのパーセンタイル値に基づいて判定がなされていることがもっとも多い。

肥満の判定は本来、体脂肪量（率）の測定値に基づいてなされるべきである。皮下脂肪厚は以前から測定され、簡易ではあるが、測定間のばらつきや、身体の一部の脂肪量のみを計測しているなどの点が問題点となる。

電気抵抗から体比重、そして体脂肪率を評価するバイオエレクトリカル・インピーダンス（BI）法は簡便である点から現在広く使用されるようになった。しかしながらこの方法は測定機種、測定部位、用いられている換算式などが統一されておらず、使用にあたっては留意すべきである。DEXA（dual-energy X-ray absorptiometry）はこれらに比べ、より信頼性の高い方法ではあるがやや煩雑である。

小児肥満の疫学

これまでのさまざまな疫学的検討より、乳児期の肥満の大半は必ずしもその後継続するわけではないが、小児期から思春期における肥満は成人肥満との関連が強く、トラッキングが存在するとされている。欧米の統計では7歳の肥満の40％、思春期の肥満の70％が成人の肥満に移行するといわれており、成人期におけるメタボリック・シンドロームの発症はすでに小児期の肥満との関連があるとされている。成人肥満の起源を小児期にBMIの上昇に転ずるadiposity reboundに求める仮説も提唱されている。

米国からの報告では、6～17歳の肥満の医療費は20年間で3倍に増加したとされており、大きな問題となっている。文部科学省学校保健調査報告書の結果から日本学童における肥満の頻度は、過去30年間で約3倍に増加していると考えられ、今後の推移に注意を払うべきである。現在では小学校高学年の10人に1人は肥満である。これを反映して、15歳以下の小児の2型糖尿病罹患率は過去15年間で約2.5倍になり、1型糖尿病の発生頻度の約3倍となっている。このうち約80％の症例は肥満を伴っている。これらの疫学的エビデンスから小児肥満のキャリーオーバー率の高さと、近年の小児肥満の増加の事実が示され、小児期における肥満への介入の意義は大きいといえる。

単純性肥満か、症候性肥満か

肥満の小児を診察する場合、最初にあげられる重要な点は、症候性肥満を見逃さないことである。肥満の原因としてあきらかな疾病の存在が確認されないものを単純性肥満と呼び、小児肥満のうちの大部分を占める。何ら

かの基礎疾病が原因となって肥満を呈している場合を症候性肥満とする（**表123**）。単純性肥満に対しては，生活習慣の改善などがその治療の中心になるが，症候性肥満に対しては，疾病自体の治療とともに肥満への対応を考えなければならない。

症候性肥満を見逃さないためには，問診・成長曲線の作成と主要徴候のチェックが不可欠である。一般的に単純性肥満の場合，体重の急激な増加とともに身長の増加率も高くなるが，症候性肥満の場合には身長増加率が低下し，低身長を呈することが少なくない。骨年齢の遅延を伴っていることも内分泌疾患が背景にある症候性肥満を疑うポイントである。精神発達遅滞，性腺機能低下，外表奇形などの存在する際も，症候性肥満に対する注意を払うようにする。

ステロイド薬の内服は肥満の原因として重要であり，既往歴や内服薬の情報はきちんと聞くことが重要である。

肥満症

肥満が進行するとメタボリック・シンドロームをはじめとする問題点が併発してくる。最近の考え方として，肥満に起因する健康障害が生じている状態を肥満症と定義し，単なる肥満と区別し，より intensive な対応をおこなうことが提唱されている。成人における「肥満症」に対応する，「小児肥満症」の診断基準が提示され（**表124**），小児の肥満に対する医学的介入の基準の1つとなっていくと考えられる。

肥満発症の機序

肥満が発症するためには，摂取エネルギーが消費するエネルギーを上回ることが不可欠である。ただ単なる食べ過ぎとか運動不足といった生活上の問題だけではなく，体脂肪率が一定になるように本来調節している機構が何らかの形で破綻している可能性も考えなければならない。

肥満の研究においてブレークスルーとなったのは，1994年に遺伝性肥満マウス（*ob/ob* マウス）の病因遺伝子のコードする蛋白質として同定されたレプチンの発見である。レプチンは視床下部に働き，強力な摂食抑制作用および消費エネルギー増加作用を発揮する，脂肪細胞由来のホルモンである。これ以降，摂食に関する研究がいちじるしく発展し，レプチン受容体，そしてその下流のPOMC（pro-opiomelanocortin），メラノコルチン4受容体（MC4R）などの系とその遺伝子があきらかに

表123 症候性（二次性）肥満

内分泌疾患に由来するもの
甲状腺機能低下症（先天性，後天性）
Cushing病およびCushing症候群
成長ホルモン分泌不全症
下垂体機能低下症
偽性副甲状腺機能低下症
多嚢胞性卵巣症候群（polycystic ovary syndrome）
Turner症候群
インスリノーマ
視床下部障害
頭部外傷後，髄膜炎/脳炎後，浸潤性疾患，脳腫瘍など
遺伝が深く関わっていると考えられる疾患
Prader-Willi症候群
Bardet-Biedl症候群
Alström症候群
Down症候群
レプチンなど，摂食に関わっている遺伝子が関わっている疾患
レプチン欠損症
レプチン受容体遺伝子異常症
POMC遺伝子異常症
メラノコルチン受容体（MC4）異常症

表124　小児肥満症の判断基準

肥満症の定義
　肥満症とは肥満に起因ないし関連する健康障害（医学的異常）を合併する場合で，医学的に肥満を軽減する治療を必要とする病態をいい，疾患単位として取り扱う

肥満の判定
　18歳未満の小児で肥満度が20%以上，かつ有意に体脂肪率が増加した状態
　体脂肪率の基準値は以下のとおりである（測定法を問わない）
　　男児（小児期全般）：25%
　　女児11歳未満：30%，11歳以上：35%

肥満症の診断
　5歳0ヵ月以降の肥満小児で下記のいずれかの条件を満たすもの
　　A項目を1つ以上有するもの
　　　　肥満度が50%以上でB項目の1つ以上有するもの
　　　　肥満度が50%未満でB項目の2つ以上有するもの

A．肥満治療が特に必要となる医学的問題
　　　　高血圧
　　　　睡眠時無呼吸など肺換気障害
　　　　2型糖尿病，耐糖能障害（HbA1cの異常な上昇）
　　　　腹囲増加または臍部CTで内臓脂肪蓄積

B．肥満と関連の深い代謝異常など
　　　　肝機能障害（ALTの異常値）
　　　　高インスリン血症
　　　　高コレステロール血症
　　　　高中性脂肪血症
　　　　低HDLコレステロール血症
　　　　黒色表皮症
　　　　高尿酸血症

参考項目：身体的因子および生活面の問題
　　　（2項目以上の場合はB項目1項目と同等とする）
　　　　皮膚線条，股ずれなどの皮膚所見
　　　　肥満に起因する骨折や関節障害
　　　　月経異常（続発性無月経が1年半以上持続する）
　　　　体育の授業などにいちじるしく障害となる走行，跳躍能力の低下
　　　　肥満に起因する不登校，いじめなど

なっている。グレリンは胃がおもな分泌器官であり，成長ホルモン分泌作用のみならず，摂食を促進している。

　消費エネルギーが相対的に少ないことも当然肥満となりうる。太りやすい，太りにくいなど体質といった形で語られてきたことが，熱産生に関わる因子の遺伝子多型といった観点でより科学的に説明されようとしている。代表的なものとして，β_3アドレナリン受容体があげられる。この受容体の変異は，脂肪分解が低下し，肥満につながると考えられている。日本人ではこの遺伝子多型の率は高率（0.2）であるとされている。

　このほかにTV視聴時間と肥満の関係は以前から指摘されてきた。低出生体重と生活習慣病との関連も世界的に注目され，胎児期の要

因に関する研究も必要と考えられる．

治療

　現在のところ，さまざまな肥満を引きおこす機構があきらかになってきているとはいえ，単純性肥満に対する治療は，やはり生活習慣の見直し（食習慣，運動習慣）である．各食事の時間の見直し，間食に関しての情報，ゲームやテレビなどを問診にて確認し，介入していく．

　薬物療法は現時点では小児肥満に特効的なものはない．前述のごとく肥満の発症機序が解明されつつあり，新しい抗肥満薬の開発の可能性が考えられよう．

　今後，病態の解明がすすみ，早い時期からの小児肥満に対して，個々の病態に即した治療がおこなわれることが望まれる．

文　献

1) Rosner B. et al.：Percentiles for body mass index in U.S. Children 5 to 17 years of age. J Pediatr 132：211-222, 1998.
2) Maffeis C, et al.：Insulin resistance and the persistence of obesity from childhood into adulthood. J Clin Endocrinol Metab 87：71-76, 2002.
3) Steinberger J et al.：Adiposity in childhood predicts obesity and insulin resistance in young adulthood. J Pediatr 138：469-473, 2001.
4) Wang G, et al.：Economic burden of obesity in youths aged 6 to 17 years. 1979-1999. Pediatrics 109：e81, 2002.
5) 朝山光太郎，ほか：小児肥満症の判定基準—小児適正体格検討委員会よりの提言．肥満研究 8：204-211, 2002.
6) 大関武彦，中西俊樹，藤澤泰子：小児の生活習慣病．Annual Review 内分泌代謝．pp1-7, 2003.
7) 大関武彦，中川祐一，藤澤泰子：小児肥満の発症要因．小児科臨床 56：2253-2267, 2003.
8) 稲葉泰子，ほか：肥満の分子栄養学（肥満遺伝子）．小児科診療 64：680-685, 2001.
9) 大関武彦：小児期の肥満・過体重判定—本邦および各国の現状と今後の展望．肥満研究 7：21-26, 2001.
10) 大関武彦，中川祐一，三枝弘和：肥満症の発症における胎児期・新生児期の意義．肥満研究 9：268-274, 2003.

　　　　　　　　　　（藤澤泰子・大関武彦）

Note

20 低身長

低身長をみるとき

低身長をみるときには，低身長のうち治療可能な内分泌疾患をどのように見わけるかが重要な点である。

低身長は，同性・同年齢の平均身長より2標準偏差（SD）以上下回っていると定義されている。したがって，定義上一般小児のなかの2～3％は，低身長という病態になるが，低身長のうち治療可能な成長ホルモン分泌不全性低身長症，Turner症候群や甲状腺機能低下症は，せいぜい5％以下で多くの場合，低身長は現在のところ治療の対象にならない。

低身長の正確な評価
—成長曲線の作成—

わが国では幸い頻回の健康診査，幼稚園・保育園での身体測定，学校での身体測定が定期的におこなわれているので，母子手帳，幼稚園・保育園での身体測定結果，学校での身体測定結果を持参してもらい，成長曲線にプロットする。

図59に，男女の横断的成長曲線を示す。

Ⅰ．現在の身長の評価

低身長は，通常同性・同年齢の平均身長より2標準偏差（SD）以上下回っていると定義されているが，実際に低身長を主訴に外来にくる子どもの半分以上は，正常身長の範囲内（平均±2SD以内）である。

Ⅱ．成長率の評価

現在の身長が正常範囲内でも，年齢によっては成長率が低いときには，内分泌疾患である可能性がある。一般的に生まれてから3～4歳までの乳幼児期は，身長の程度が非常に変化しやすい時期で，3～4歳以降思春期が始まるまでの前思春期は，身長の程度の変化はあまりない。したがって，この時期に成長率が低いときは，内分泌疾患の可能性が高いといえる。

Ⅲ．肥満度の評価

身長だけではなく，肥満度も評価する必要がある。低身長に肥満がある場合には，Prader-Willi症候群，Cushing症候群，Turner症候群，慢性甲状腺炎など特殊な病態である場合が多い。

図60に，慢性甲状腺炎の11歳の女児の症例を示した。もともと標準身長を上回っていたが，6歳頃から成長率の著明な低下がみられ，来院時には−2SDを下回っていた。成長率が低下した頃より肥満度が著明に増加し，来院時の骨年齢は約6歳と著明に遅れていた。検査の結果慢性甲状腺炎と診断され，甲状腺薬の

20. 低身長

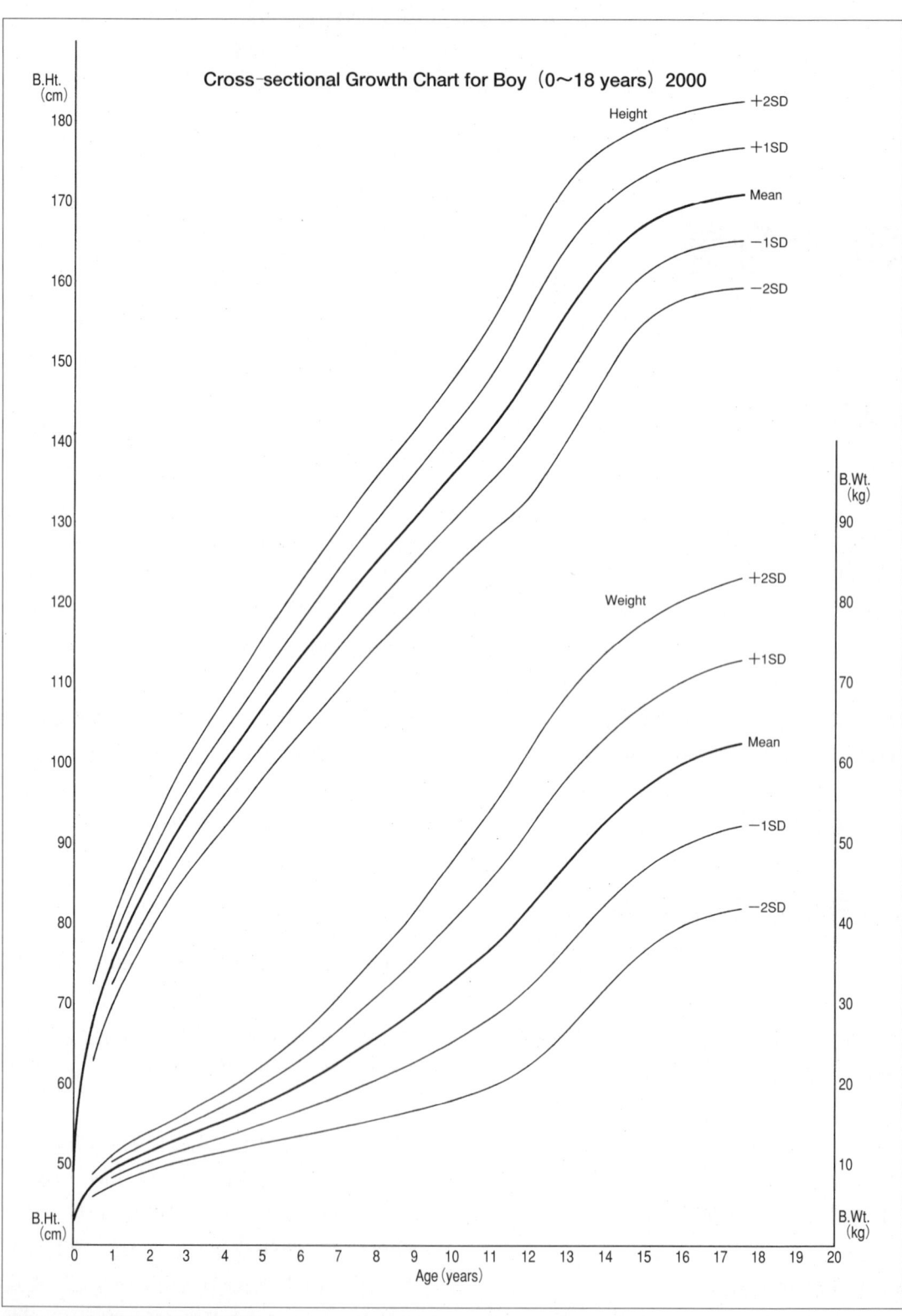

図59a　横断的成長曲線（男子）

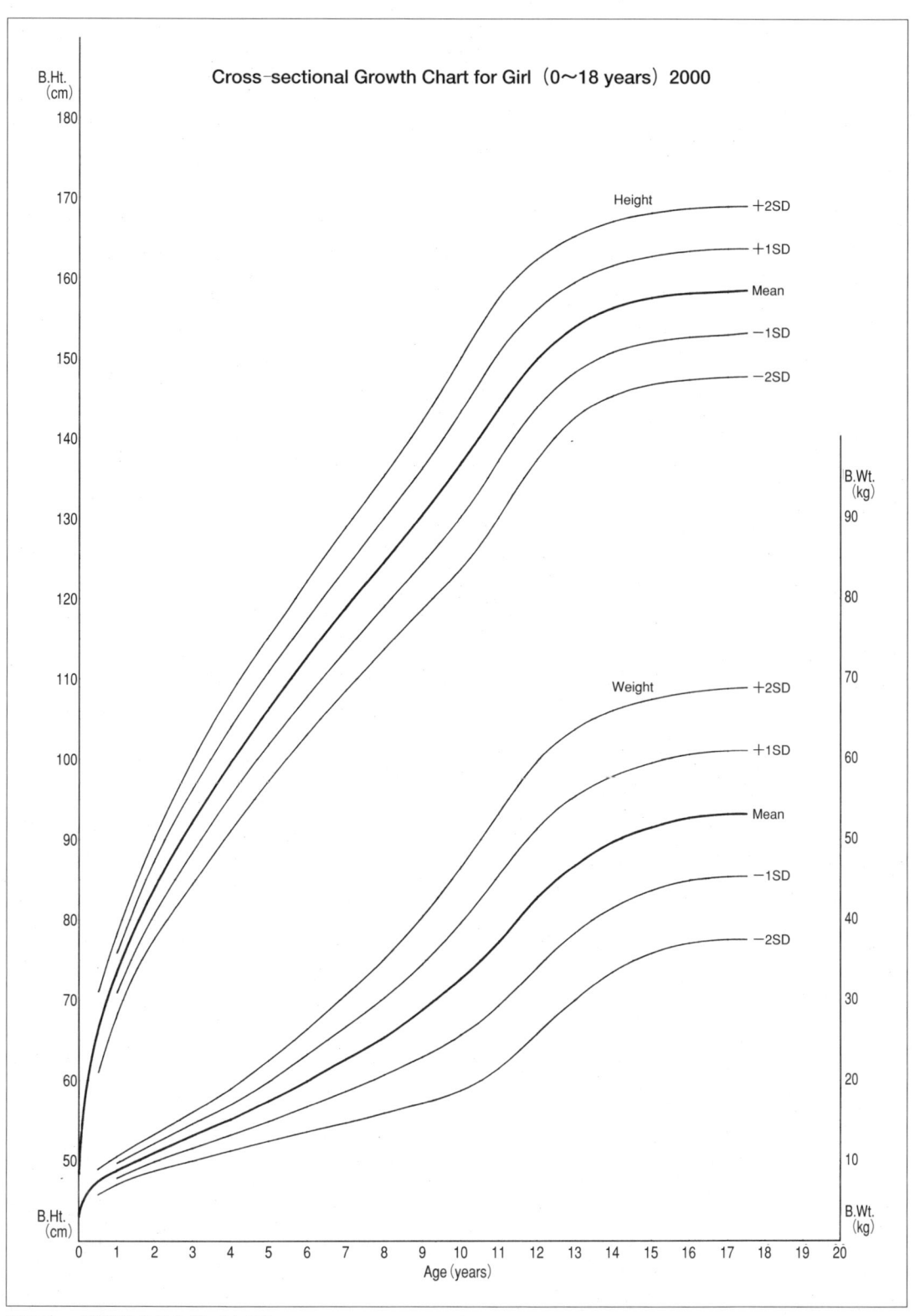

図59b　横断的成長曲線（女子）

336 20. 低身長

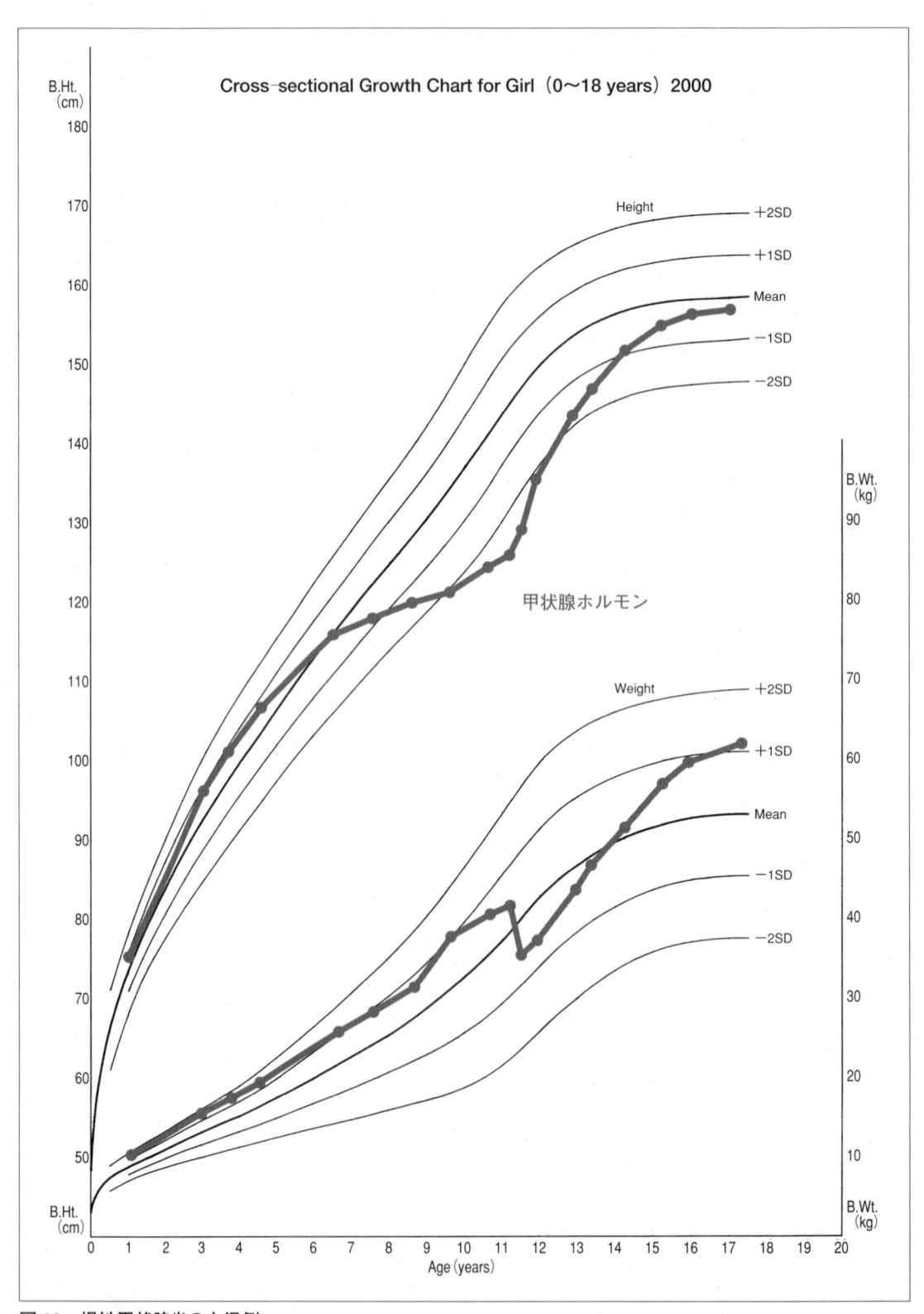

図60 慢性甲状腺炎の女児例

投与で標準身長までキャッチアップした。この例などは，成長率の異常に気づけば，まだ低身長にならない8歳ぐらいのときに診断可能だったと思われる。

これらの評価のために，成長曲線に身長・体重をプロットすることが一番大事である。現在の身長が－2SDの曲線を下回っているか，成長曲線が標準曲線と平行に推移しているか，それとも徐々に離れていっているのか，体重曲線が標準曲線と平行に推移しているか，それとも徐々に上回っているかを見ることにより，前述の3つの評価ができる。

低身長の鑑別診断(図61)

I．問診のポイント
a) 家族歴

家族や親戚に低身長の人がいるかどうかを

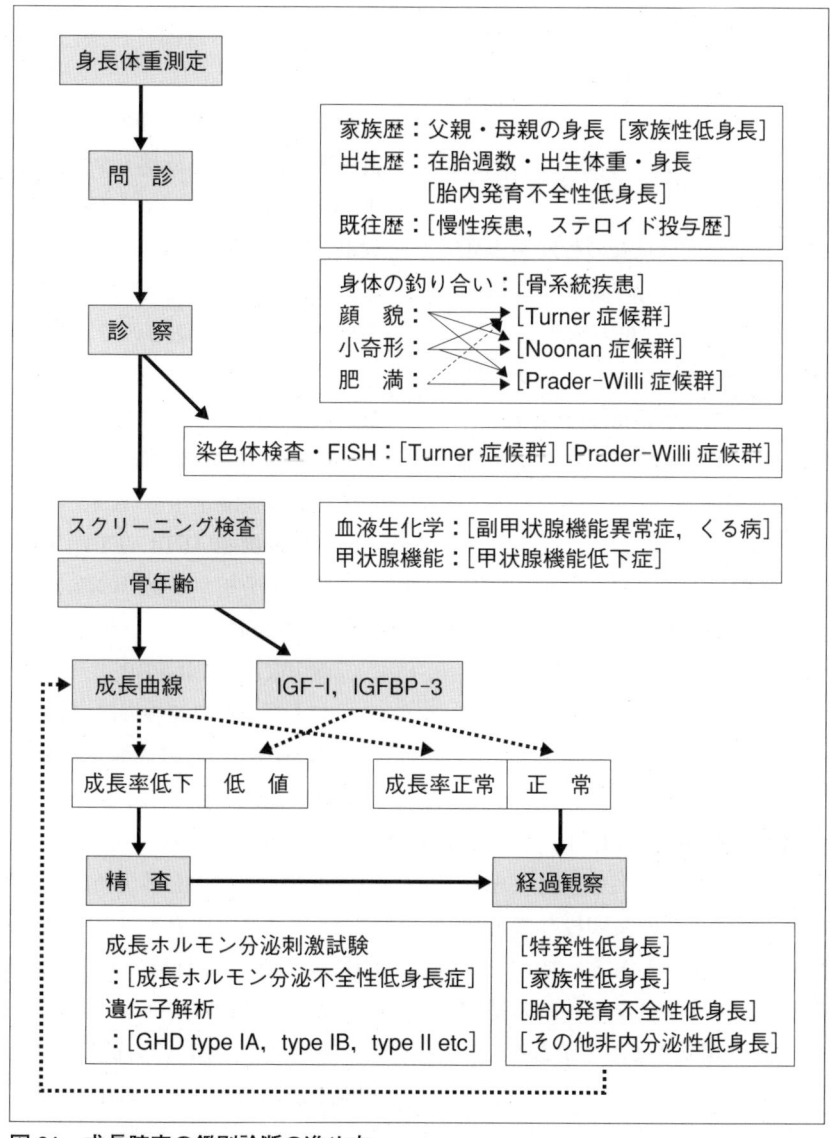

図61　成長障害の鑑別診断の進め方

聞くことは，家族性低身長，遺伝性成長ホルモン分泌不全症の診断の助けになる。また，両親の思春期の時期も，低身長を伴った体質性思春期遅発症の診断の助けになるので，中学後半や高校になってから伸びた既往がないか，母親の初経の時期がいつかを聞いておく。

b）出生時・新生児期

在胎週数，出生体重，出生身長により，子宮内発育不全（胎内発育不全）の有無が判定できる。また，出生時の骨盤位分娩，仮死，新生児期の黄疸の遷延の有無は，古典的な重症型成長ホルモン分泌不全性低身長症の診断の助けになる。

c）乳幼児期

3～4歳までの乳幼児期は身長の程度が大きく変化する時期で，この時期の成長は栄養依存性といわれている。多くの低身長児は，この時期に−2SDを下回ってくる。ミルクの飲みがどうだったか，離乳食は順調だったか，好き嫌いはないか，食欲はどうだったかを聞いていくことが大事である。

d）成長率低下の時期

成長曲線より，成長率が低下している時期（標準曲線より離れていた時期）に，病気がなかったか，精神的な大きなストレスがなかったかを聞く。

e）慢性疾患の有無，長期投薬の有無

先天性心疾患，アレルギー疾患，腎疾患などの慢性疾患，ステロイドの長期投与などにより，低身長をきたすことがある。特に，アトピー性皮膚炎・気管支喘息などの時の過度の食事制限は，成長を阻害することがある。

II．診察のポイント

身体のつり合いをみる。体幹に比べて四肢が短い場合には，軟骨無形成症・軟骨低形成症などの骨系統疾患が考えられ，軟骨無形成症は，診察とX線検査で診断がつく。

翼状頸・外反肘・項部・被髪部低下・高口蓋・母斑・斜視・眼瞼下垂などの小奇形は，Turner症候群やNoonan症候群に特徴的である。

アーモンド様眼裂・魚様口唇はPrader-Willi症候群にみられ，本疾患も乳児期の筋力低下などの既往があれば，診察だけで診断可能である。

肥満は，Prader-Willi症候群・Turner症候群・成長ホルモン分泌不全性低身長症（growth hormone deficiency：GHD）・Cushing症候群・甲状腺機能低下症などで認められる。

外傷・皮下出血などは，被虐待児症候群の徴候である場合があるので，注意する。

III．検査

a）スクリーニング検査

①血算，血液生化学（Ca，P含む）
②甲状腺機能（FT4，FT3，TSH）
③染色体分析（小奇形のみられる女児）
④LH，FSH
⑤血中IGF-I，IGFBP-3，尿中GH
⑥左手と手首のX線撮影（骨年齢）

1回の採血で，ほぼ診断可能な低身長として，甲状腺機能低下症（FT4↓，FT3↓，TSH↑），副甲状腺機能低下症・くる病（Ca↓など），Turner症候群（染色体分析，多くはFSH高値）などがある。血中IGF-I，IGFBP-3の測定も，GHDの診断には有用である。同様に尿中成長ホルモンも低値の場合は，診断的価値が高い。

IGF-IやIGFBP-3の低値や骨年齢の著明な遅滞が認められたら，GHDを疑って成長ホルモン（GH）分泌刺激試験をおこなう。

表125　厚生労働省間脳下垂体障害調査研究班
「成長ホルモン分泌不全性低身長症診断の手引き（平成15年度改訂）」より引用

Ⅰ．主症候
1. 成長障害があること
   通常は，身体のつりあいはとれていて，身長は標準身長の－2.0 SD以下，あるいは身長が正常範囲であっても，成長速度が2年以上にわたって標準値の－1.5 SD以下であること。
2. 乳幼児で，低身長を認めない場合であっても，成長ホルモン分泌不全が原因と考えられる症候性低血糖がある場合。
3. 頭蓋内器質性疾患や他の下垂体ホルモン分泌不全があるとき。

Ⅱ．検査所見
以下の分泌刺激試験で下記の値が認められること。
　インスリン負荷，アルギニン負荷，L-DOPA負荷，クロニジン負荷，またはグルカゴン負荷試験において，原則として負荷前および負荷後120分間（グルカゴン負荷では180分間）にわたり，30分ごとに測定した血清（漿）中成長ホルモン濃度の頂値10 ng/ml以下であること。ただし，リコンビナントヒト成長ホルモンを標準品としたときは，血清（漿）中成長ホルモン濃度の頂値が6 ng/ml以下であること。

Ⅲ．参考所見
1. あきらかな周産期障害がある。
2. 24時間あるいは夜間入眠後3～4時間にわたって20分ごとに測定した血清（漿）成長ホルモン濃度の平均値が正常値に比べ低値である。または，腎機能が正常の場合で，2～3日間測定した24時間尿または夜間入眠から翌朝起床までの尿中成長ホルモン濃度が正常値に比べ低値である。
3. 血清（漿）IGF-Ⅰ値や血清IGFBP-3値が正常値に比べ低値である。
4. 骨年齢が暦年齢の80％以下である。

[判定基準]
成長ホルモン分泌不全性低身長症
1) 主症候がⅠ-1を満たし，かつⅡの2種類以上の分泌刺激試験において，検査所見を満たすもの。
2) 主症候がⅠ-2あるいは，Ⅰ-1とⅠ-3を満たし，Ⅱの1種類の分泌刺激試験において検査所見を満たすもの。

成長ホルモン分泌不全性低身長症の疑い
1) 主症候がⅠ-1またはⅠ-2を満たし，かつⅢの参考所見の4項目のうち3項目以上を満たすもの。
2) 主症候がⅠ-1を満たし，Ⅱの1種類の分泌刺激試験において検査所見を満たし，かつⅢの参考所見のうち2項目を満たすもの。
3) 主症候がⅠ-1とⅠ-3を満たし，かつⅢの参考所見のうち2項目以上を満たすもの。

成長ホルモン分泌不全性低身長症は，分泌不全の程度により次のように分類する。
　重症成長ホルモン分泌不全性低身長症
(1) 主症候がⅠ-1を満たし，かつⅡの2種以上の分泌刺激試験における頂値がすべて5 ng/ml以下のもの。
(2) 主症候がⅠ-2または，Ⅰ-1とⅠ-3を満たし，かつⅡの1種類の分泌刺激試験における頂値が5 ng/ml以下のもの。
　中等症成長ホルモン分泌不全性低身長症
成長ホルモン分泌不全性低身長症の判定基準に適合するもので，うち「重症成長ホルモン分泌不全性低身長症」以外のもの。

b）GHDの診断

GHDの診断は，厚生労働省間脳下垂体障害研究班による，「成長ホルモン分泌不全性低身長症診断の手引（平成15年改訂）」にまとめられている（表125）。原則的には成長障害が認められ，2つ異常のGH分泌刺激試験でGH頂値が10 ng/ml以下の反応であれば，GHDと診断される。しかし，測定キットによりGH濃度の値が異なるので，成長科学協会のキットごとの補正式を用いて判定する。リコンビナント成長ホルモンを標準品としたときは，キット間の差がほとんどないので補正をする必要はないが，従来の補正値の約60％の値になるので，この場合はGH頂値が6 ng/ml以下で診断される。

表126　成長障害の分類の実際
（国立小児病院内分泌代謝科　平成元年～5年入院患者）

- 成長ホルモン分泌不全性低身長症 …………………… 51（18.0％）
  特発性　46　　器質性　5（craniopharyngioma 等）
- その他の内分泌疾患 …………………………………… 3（1.0％）
  甲状腺機能低下症，思春期早発症，尿崩症
- 低身長を伴う症候群 …………………………………… 35（12.3％）
  Turner 症候群　　　　　15　　Noonan 症候群　　　　9
  Russell-Silver 症候群　　4　　Kabuki make-up 症候群　2
  Prader-Willi 症候群　　　1　　その他の症候群　　　　4
- 骨系統疾患 ……………………………………………… 5（1.8％）
  Achondroplasia　　　　　3　　Hypochondroplasia　　　2
- 非内分泌性低身長 ……………………………………… 190（66.9％）
  胎内発育不全性低身長　45　　家族性低身長　　　　　23
  胎内発育不全＋家族性　11
  特発性　　　　　　　　111

表127　遺伝子組み換え成長ホルモン製剤の治療適応と治療量

	0.175 mg/kg/週	0.245 mg/kg/週	0.35 mg/kg/週
成長ホルモン分泌不全性低身長症（GHD）（下垂体性小人症）	ジェノトロピン ノルディトロピン ヒューマトロープ グロウジェクト サイゼン		
Turner 症候群（GHDの有無を問わない）			グロウジェクト ジェノトロピン ノルディトロピン ヒューマトロープ
軟骨異栄養症（軟骨無形成症，軟骨低形成症）			ノルディトロピン ヒューマトロープ
慢性腎不全性低身長症	ジェノトロピン		ジェノトロピン*
Prader-Willi 症候群		ジェノトロピン	

*開始6ヵ月以降，増量基準に適合した場合は0.35mg/kgまで増量可

低身長の分類(表126)

表126に，平成元年より平成5年の間に国立小児病院内分泌代謝科に低身長を主訴として来院し，入院精査して診断された274例につき診断・分類した．入院精査は，おもにGH分泌能につき検査するため，入院した症例は，GHDの可能性があると考えられた症例である．そのため，入院しない成長障害児はこの何倍も外来にて経過観察されている．入院というバイアスがかかっているため，この分類が正しく成長障害の頻度を表しているわけではない．GHDやTurner症候群，甲状腺機能低下症など，治療可能な低身長症は，低身長全体の5％以下である．

低身長の治療

低身長に対する治療方法は，非常に限られている．一般的に内分泌疾患といわれる低身長症で，原因のあきらかなもの，たとえばGHD，甲状腺機能低下症，Cushing症候群などは，GHや甲状腺ホルモンの補充や腫瘍の摘出など，現病に対する治療をおこなう．

そのほかの低身長症では，GHが唯一の治療方法であるが，GHの適応が認められている疾患は，Turner症候群，軟骨異栄養症（軟骨無形成症，軟骨低形成症），慢性腎不全性低身長症，Prader-Willi症候群だけである．適応のあるGH製剤と治療量については，**表127**を参照されたい．現在のところ，わが国で多数例において最終身長に対する有効性が確認されているのは，GHDとTurner症候群だけである．

(田中敏章)

Note

21 乳房発育・思春期早発と遅発

思春期とは

思春期は小児から成人への移行の過渡期にあたる時期で，種々の成熟段階を経て身体全体が成人に成熟するが，この過程は多くの神経内分泌因子やホルモンによって制御されている．最終的には，下垂体から分泌されるゴナドトロピンと性腺から分泌される性ステロイドホルモンが上昇して，二次性徴を発現・成熟させ，生殖機能を獲得・維持する．

正常思春期

思春期は，二次性徴の発現・成熟とともに，成長のスパートがみられる時期である．思春期の成長は，性ホルモンの影響によるもので，当然二次性徴の発現と密接な関係があり，また男女差がはっきりとしてくる．思春期の発来は，男子においては精巣容量の増大から始まり，陰茎増大，陰毛発生と進んでいく．女子においては乳房の発達から始まり，陰毛発生，初経と進んでいく（図62 A，B）．

わが国における思春期の発現は，諸外国の報告と比べると早いことが特徴である．また，陰毛の発現は，外国では二次性徴の最初の徴候であることが多いが，日本人では乳房の発育と精巣容量の増大が二次性徴の始まりである．Matsuo[1]，Fujieda[2]および未発表データを用いて，成長のスパートと思春期の発現を図62 A，Bに示した．女子の乳房の発育の平均年齢は約10歳，男子の精巣の発育の平均年齢は11歳6ヵ月前後である．女子の初経は，成長曲線のピーク時よりも平均約1歳3ヵ月後の12歳3ヵ月前後に発来している．初経発来後も最終身長に達するまでは平均して約6cm程度伸びるが，ピーク成長率を越えた後であり，その後の伸びの印象が弱いため，よく女子は初経がくると身長が止まるといわれる．

このような思春期の発現・成熟は，間脳―下垂体―性腺の機能によって調節されている．視床下部にあるゴナドトロピン放出ホルモン（gonadotropin releasing hormone：GnRH）の刺激により下垂体のゴナドトロピン（gonadotropin）である黄体形成ホルモン（luteinizing hormone：LH）と卵胞刺激ホルモン（follicle stimulating hormone：FSH）が分泌され，それらの刺激により性腺（男子：精巣，女子：卵巣）から男子ではおもにテストステロン，女子ではおもにエストラジオールが分泌されて，二次性徴が発現・成熟する．

思春期早発症

思春期早発症は，性ステロイドの分泌により，二次性徴が異常に早く出現した状態である．通常部分性の早期乳房発育症（premature

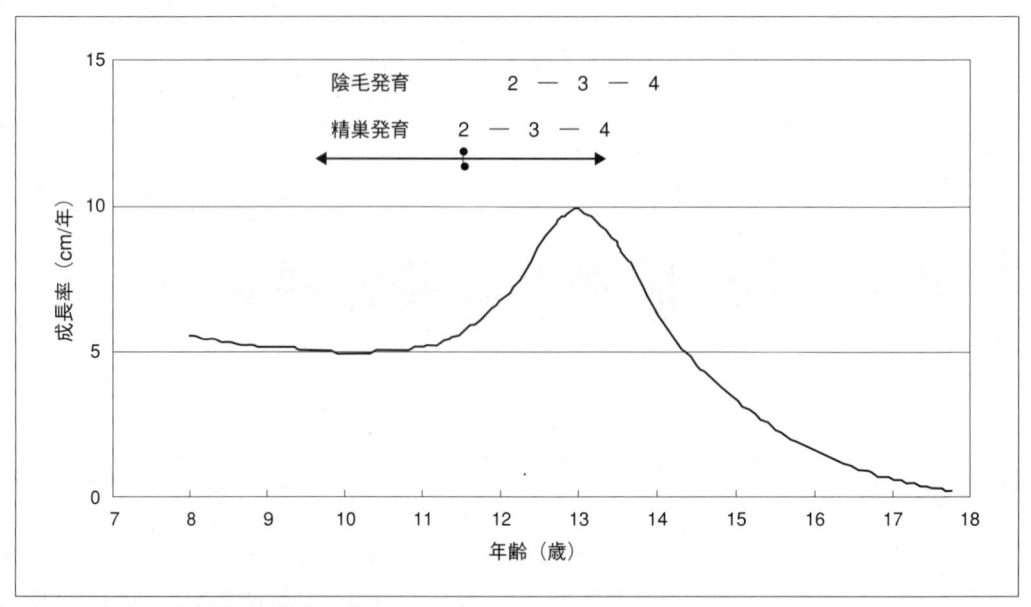

図62A　男子の思春期の成熟と成長

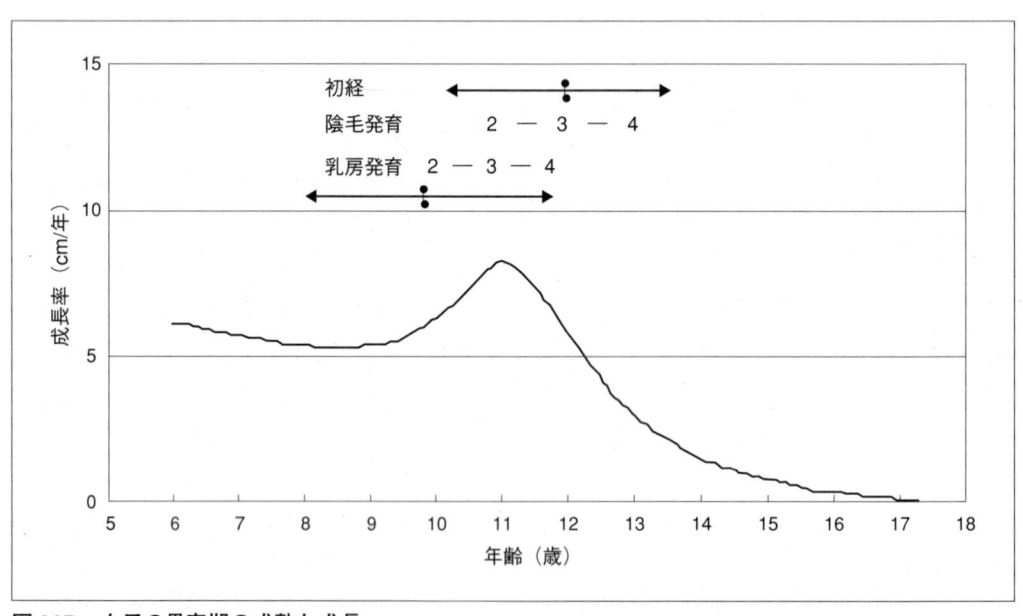

図62B　女子の思春期の成熟と成長

thelarche）や早期恥毛発育症（premature pubarche）などは，思春期早発症からは除く．GnRHジェネレーターの引き金が早期にswitch onされたゴナドトロピン依存性の中枢性と，非依存性の末梢性に分けられる．

　正常小児における二次性徴の開始年齢は男子では10歳から13歳，女子では8歳から12歳頃であるので，それより前に二次性徴がみ

られるときは思春期早発症の可能性が高い。厚生労働省間脳下垂体障害調査研究班の診断の手引き[3]を表128に示した。

中枢性思春期早発症の成因としては，表129に示すごとく，女児では圧倒的に特発性が多いが，男児では器質性の割合が高い。器質性のなかには，hamartoma，germinoma，hCG

表128 中枢性思春期早発症の診断と治療の手引き
（厚生労働省間脳下垂体機能障害調査研究班　平成15年度報告書より抜粋）

1. 中枢性思春期早発症の診断の手引き

Ⅰ　主症候
- a）男児の主症候
  1) 9歳未満で精巣，陰茎，陰嚢等のあきらかな発育がおこる。
  2) 10歳未満で陰毛発生をみる。
  3) 11歳未満で腋毛，ひげの発生や声変わりをみる。
- b）女児の主症候
  1) 7歳6ヵ月未満で乳房発育がおこる。
  2) 8歳未満で陰毛発生，または小陰唇色素沈着等の外陰部早熟，あるいは腋毛発生がおこる。
  3) 10歳6ヵ月未満で初経をみる。

Ⅱ　副症候　発育途上で次の所見をみる（注1）
1) 身長促進現象：身長が標準身長の2.0SD以上。または年間成長速度が2年以上にわたって標準値の1.5SD以上。
2) 骨成熟促進現象：骨年齢−暦年齢≧2歳6ヵ月を満たす場合。
　　　　　　　　　または暦年齢5歳未満は骨年齢／暦年齢≧1.6を満たす場合。
3) 骨年齢／身長年齢≧1.5を満たす場合。

Ⅲ　検査所見
下垂体性ゴナドトロピン分泌亢進と性ステロイドホルモン分泌亢進の両者があきらかに認められる（注2）。

Ⅳ　除外規定（注3）
副腎性アンドロゲン過剰分泌状態（未治療の先天性副腎皮質過形成（注4），副腎腫瘍など），性ステロイドホルモン分泌性の性腺腫瘍，McCune-Albright症候群，テストトキシコーシス，hCG産性腫瘍，性ステロイドホルモン（蛋白同化ステロイドを含む）や性腺刺激ホルモン（LHRH，hCG，hMGを含む）の長期投与中（注射，内服，外用（注5）），性ステロイドホルモン含有量の多い食品の大量長期摂取中などのすべてを否定する。

［診断基準］
確実例
1. Ⅰの2項目以上とⅢ，Ⅳを満たすもの。
2. Ⅰの1項目以上およびⅡの1項目以上とⅢ，Ⅳを満たすもの。

疑い例
Ⅰの年齢基準を1歳高くした条件で，その確実例の基準に該当するもの。なお，疑い例のうちで，主症状発現以前の身長が−1SD以下のものは，治療上は確実例と同等に扱うことができる。

［病型分類］
中枢性思春期早発症が診断されたら，脳の器質的疾患の有無を画像診断などで検査し，器質性，特発性の病型分類をする。

(注1) 発病初期には必ずしもこのような所見を認めるとは限らない。
(注2) 各施設における思春期の正常値を基準として判定する。
(注3) 除外規定に示すような状態や疾患が，現在は存在しないが過去に存在した場合には中枢性思春期早発症をきたしやすいので注意する。
(注4) 先天性副腎皮質過形成の未治療例でも，年齢によっては中枢性思春期早発症をすでに併発している場合もある。
(注5) 湿疹用軟膏や養毛剤等の化粧品にも性ステロイドホルモン含有のものがあるので注意する。

表129　中枢性思春期早発症の成因

	男子	女子
特発性	17	121
アンドロゲン誘起性	8	22
てんかん，知能障害，脳性麻痺のいずれかを伴うもの	4	11
器質性	34	27
その他	3	11
計	66	192

（平成7年度間脳下垂体障害調査研究班報告書より引用）[3]

産生腫瘍などの腫瘍性のものが多い。

特殊な思春期早発症

I．McCune-Albright症候群

McCune-Albright症候群は，①思春期早発症，②café-au-lait色素斑，③骨の繊維性骨異形成（fibrous dysplasia）の3徴候をもった症候群をいう。必ずしも3徴候を示している必要はなく，また3徴候以外にも，甲状腺機能亢進症，Cushing症候群，下垂体性巨人症，副甲状腺機能亢進症，低リン血性くる病などの多彩な内分泌機能異常の合併が報告されている。早期に思春期早発症を呈することが特徴である。

ゴナドトロピンの分泌は抑制されているのに性ホルモンの上昇がみられる。そのほかの内分泌機能異常も，末梢内分泌器官の自律性の機能亢進を示す。

近年の分子生物学の進歩により，MaCune-Albright症候群の原因は，細胞内伝達機構として重要なGsα蛋白の活性化変異であることがあきらかになった。Germlineの活性化変異は致死的と考えられ，変異はモザイクで存在し，café-au-lait色素斑や繊維性骨異形成の部分に変異が認められている。多彩な内分泌機能異常は，内分泌器官の細胞における活性化変異と考えられ，実際に変異も報告されている。

II．Testotoxicosis（male-limited precocious puberty）

男子だけに発症する思春期早発症で，常染色体優性遺伝形式を示す。ゴナドトロピン値は低いのにテストステロン値が高い，末梢性の思春期早発症である。

本症の成因は，LH/hCG受容体の活性化変異で，hCG刺激がなくてもcAMPの産生を示すことにより，テストステロンが分泌され思春期早発症を示す。家族発症が知られており[3]，本症の男性は妊孕性があり，同じ変異をもつ女性は無症状である。

思春期早発症の診断（図63）

基本的に臨床症状から，思春期早発症の診断は容易である。しかし，男子は精巣容量の増大よりも陰毛発育や成長異常などにより見つかることが多く，診断が遅れがちである。女子の場合，乳房発育はまず早期乳房発育症との鑑別をおこなう。頻度的に一番多い特発性思春期早発症は，種々の負荷試験，画像診断により他のすべてを除外したときに診断されることを留意しておく。

中枢性思春期早発症の治療

本症の問題点として，二次性徴が幼い年齢で出現するために本人や親が社会的に困惑したり，また年齢不相応に異性に対して関心を持ったりして問題をおこしたりなどの，心理社会的問題があげられる。さらに，未治療の

には，腫瘍の mass による障害がない場合には，手術せずに，LHRH アナログによる内科的治療をおこなう。

LHRH アナログは，LHRH の 10 位の Gly-NH2 を ethylamide 化し 6 位の Gly を D-Ser で置換した buserelin acetate（スプレキュア），または D-Leu で置換した leuprolide acetate（リュープリン）で，内因性 GnRH に比べ作用が強く半減期が長い。中枢性思春期早発症に対して，LHRH アナログを投与すると初期の分泌刺激の後は，下垂体ゴナドトロピン細胞の LHRH 受容体の「desensitization」によりゴナドトロピンの分泌が低下し，リュープリンでは月に 1 回投与することによって，ゴナドトロピン分泌を抑え，性ホルモンも抑えることができる。

早期乳房発育症（premature thelarche）

女児で前思春期に乳房のみの発育が一過性に認められる病態である。1 歳前後に認められることが多い。通常はほかの徴候は認められないが，成長率の増加や骨年齢の進行などが認められる報告もある[4]。

原因はあきらかでないが，一過性にエストロゲンの分泌がおこるためと考えられる。経過観察だけで特に治療の必要はないが，繰り返す例もあり，このような例は思春期早発症に移行しやすい。

1 歳前後におこることが多いので，過誤腫や McCune-Albright 症候群との鑑別が必要である。また繰り返す例では，自律性卵巣嚢腫との鑑別が必要である。

思春期遅発症

男子で 14 歳以上，女子で 12 歳以上になって

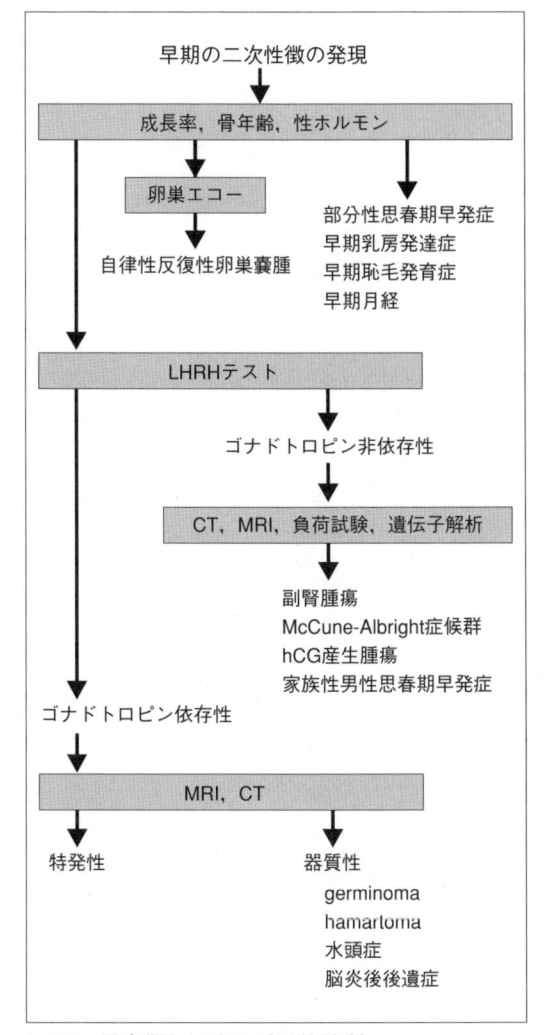

図 63　思春期早発症の系統的診断

```
早期の二次性徴の発現
  ↓
成長率，骨年齢，性ホルモン
  ↓                    ↓
卵巣エコー           部分性思春期早発症
  ↓                  早期乳房発達症
自律性反復性卵巣嚢腫   早期恥毛発育症
                      早期月経
  ↓
LHRHテスト
  ↓
  → ゴナドトロピン非依存性
       ↓
     CT，MRI，負荷試験，遺伝子解析
       ↓
       副腎腫瘍
       McCune-Albright症候群
       hCG産生腫瘍
       家族性男性思春期早発症
  ↓
ゴナドトロピン依存性
  ↓
MRI，CT
  ↓         ↓
特発性      器質性
            germinoma
            hamartoma
            水頭症
            脳炎後後遺症
```

場合は早期の思春期のスパートによる急激な身長促進がみられるが，骨年齢もそれを上回って促進して早期に骨端線が閉鎖してしまうために，身長発育が止まり，最終的には低身長に終わってしまう。

本症の内科的治療目的としては，二次性徴を消退させて心理社会的問題の改善をはかるとともに，最終身長を正常化することにある。

germinoma，hCG 産生腫瘍のときは，腫瘍に対する治療を優先する。hamartoma の場合

も二次性徴が認められない場合は，思春期遅発症と性腺機能低下症の鑑別を必要とする．通常思春期遅発症の場合は，低身長を伴っていることが多い．

　LHRHテストが診断に重要で，一般的には原発性性腺機能低下症は高反応を，中枢性性腺機能低下症は低反応を，思春期遅発症は低反応を示す[3,5]．しかし，中枢性性腺機能低下症（ゴナドトロピン分泌不全症）と思春期早発症は，鑑別が困難なことが多い．

文　献

1) Matsuo N : Skeletal and sexual maturation in Japanese children. Clin Pediatr Endocrinol 2 (Suppl 1) : 1-4, 1993.
2) Fujieda K : Pubertal development in Japanese boys. Clin Pediatric Endocrinol 2 (Suppl 3) : 7-14, 1993.
3) 間脳下垂体機能障害に関する調査研究班，平成15年度総括・分担研究事業報告書（班長　千原和夫），中枢性思春期早発症の診断の手引き，平成15年度改訂, pp119-120, 2004.
4) Shinagawa T, Katsumata N, Sato N, et al.: Japanese familial patiens with male-limited precocious puberty. Endocr J 47 : 777-782, 2000.
5) Ishikawa N, Ishikawa M, Kitanaka S, et al.: Analysis of height velocity in twenty girls with premature thelarche. Clin Pediatr Endocrinol 5 (Suppl 7) : 48-51, 1996.
6) Sato N, Katumata N, Horikawa R, et al.: The usefulness of GnRH and hCG testing for the differential diagnosis of delayed puberty and hypogonadotropic hypogonadism in prepubertal boys. Jpn J Reprod Endocrinol 8 : 49-53, 2003.

〔田中敏章〕

22 痙攣

痙攣とは

痙攣とは，体の一部ないし全部の筋肉に生じる不随意性の収縮を指す．日本語としての痙攣は，狭義にはconvulsion（中枢神経系の過剰興奮による筋収縮）と同義であるが，広義にはconvulsionのほかにspasm（一つの神経に支配される筋群の収縮）やcramp（有痛性の筋収縮）も含む．また実際の診療上は，不随意運動と痙攣との鑑別も困難なことがある．

小児は痙攣を生じやすく，その原因は多彩で，高頻度にみられるものだけでも多数ある（表130）．これ以外の低頻度にみられる原因として，脳形成異常，先天代謝異常，神経変性疾患，中毒などもある．原因診断のためには，患児の年齢，痙攣の誘因・性状，随伴症状などを考慮に入れ，系統的な鑑別診断を進める必要がある[1]．その一方，受診時に痙攣が続いている状況では，原因診断より救急処置を優先する必要がある．

痙攣が続いている場合の診療

痙攣が長時間続いたり，たてつづけに生じたりして，急患室受診時に痙攣がみられる場合は，痙攣重積状態として対処する[2]．

①バイタルサインの確認（経皮酸素モニターがあれば装着）

②著明な呼吸不全があるときは，気管内挿管して人工呼吸開始

③発作症状の確認＜意識レベル，姿勢，眼球，痙攣の性状（強直か間代か），分布など＞

④静脈路の確保

⑤救急採血
血算，電解質，血糖，アンモニア，血液ガス

⑥抗痙攣薬の静注（aが無効の際に，bをおこなう）

(a) ジアゼパム（0.3〜0.5 mg/kg）静注
原液をゆっくりと静注する．

(b) フェニトイン（10〜15 mg/kg）静注
心拍モニターを装着し，徐脈・血圧低下に気をつけながら15分以上かけて（1 mg/kg/分を超えない速度で）静注する．輸液剤と混じると結晶が析出するため，輸液ルートのフラッシュには生理食塩水を用いる．

なお，④⑤⑥は一連の手順としておこなう．乳児などで静脈路の確保が困難な際，ジアゼパム座薬（0.3〜0.5 mg/kg）をまず挿肛する方法もあるが，静注に比し効果は不確実である．

⑥の済んだ時点で，より詳しい問診（痙攣直前の状態，痙攣の初期症状など）や診察をおこない，次段階の方針を決める．この際は，次の点がポイントとなる．

表130 小児の痙攣の原因(高頻度の疾患)

	疾患	好発年齢	原因・誘因	特徴, 合併しやすい症状
	低酸素・虚血	全年齢(特に新生児期)	分娩, 事故	意識障害(重度)
	頭部外傷	全年齢	分娩, 虐待, 事故	意識障害(重度) 頭蓋内圧亢進症状
	脳血管障害	全年齢	脳血管疾患 血小板・凝固異常	神経学的局所症状 出血傾向
代謝異常	低血糖	新生児期 乳幼児期(ケトン性)	インスリン過量 飢餓	易刺激性 意識障害
代謝異常	低Ca血症	新生児期	副甲状腺機能低下	易刺激性
代謝異常	他の電解質異常	乳幼児期	脱水など	
感染症	髄膜炎	新生児期〜乳幼児期	細菌など	発熱, 髄膜刺激症状 頭蓋内圧亢進症状
感染症	脳炎	全年齢	ウイルスなど	発熱, 神経学的局所症状 頭蓋内圧亢進症状
感染症	急性脳症	乳幼児期	ウイルスなど	発熱, 意識障害(重度) 頭蓋内圧亢進症状
てんかん	年齢依存性てんかん性脳症	乳幼児期	脳形成異常 周生期脳障害	精神運動発達遅滞・退行 小型発作の頻発
てんかん	大発作てんかん	学童期		全身強直間代痙攣
てんかん	前頭葉てんかん	全年齢		強直発作, 向反発作
類縁疾患	憤怒痙攣	乳児期	啼泣, 痛み	全身強直間代痙攣
類縁疾患	熱性痙攣	乳幼児期	発熱	全身強直間代痙攣
類縁疾患	良性乳児痙攣	乳幼児期	下痢など	全身強直痙攣(群発)
類縁疾患	失神	学童期	起立, 痛み	起立性低血圧, 不整脈
類縁疾患	オナニー	幼児期	退屈	顔面紅潮, 下肢交叉
類縁疾患	転換性障害(ヒステリー)	思春期	心因	多彩な症状
類縁疾患	過呼吸症候群	思春期	心因	過呼吸, しびれ感 強直痙攣

①痙攣が頓挫した
②バイタルサインが安定している
③重篤な基礎疾患がなさそうである

これらの条件がすべて満たされるときは，一般病室に入院させ，経過観察，痙攣再発予防，基礎疾患・合併症の診断・治療をおこなう。

①〜③のいずれかを満たさない場合は，集中治療が必要である。

痙攣が止まっている場合の診療

来院時，痙攣がすでに止まっている場合のポイントは，痙攣の原因として重篤な基礎疾患（髄膜炎，脳炎・脳症，代謝異常，頭部外傷，脳血管障害など）があるのか否かにある。この鑑別のためには，以下の神経学的所見を中心に診察する。

①痙攣後の意識障害の遷延
②髄膜刺激症状
③頭蓋内圧亢進症状
④神経学的局所症状（片麻痺，失調など）

これらの所見がある場合は，前述のような基礎疾患の可能性が高いので，原則的には入院させ，頭部CT，脳脊髄液（腰椎穿刺）などの検査を施行する。

てんかんの診療

てんかん発作（重積状態を除く）に対しては，外来診療で対応することが多い。てんかんの包括的診断（図64）における要点は，次

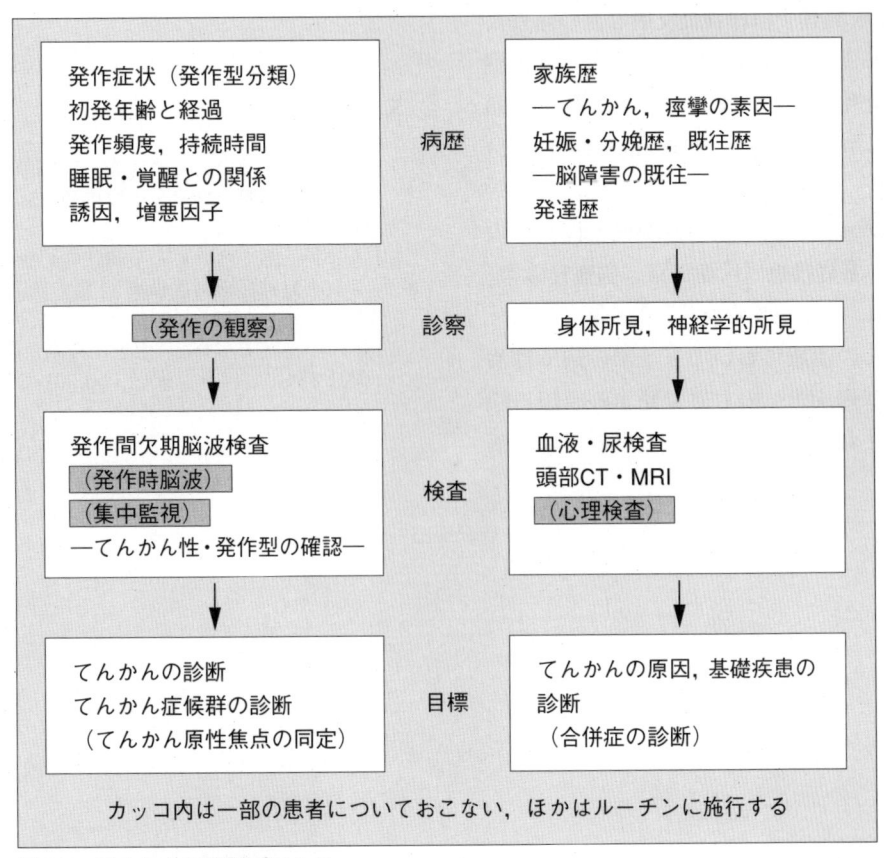

図64 てんかんの診断プロセス
　　　は少数の患児に，他は多数の患児に対して施行する。

表131 てんかん発作型別の薬剤選択

発作型		第1選択薬	第2選択薬
部分発作	単純部分発作 複雑部分発作	カルバマゼピン	ゾニサミド,クロバザム,クロナゼパム,バルプロ酸ナトリウム,フェニトイン
全般発作	全般性強直間代発作 全般性強直発作	バルプロ酸ナトリウム	ゾニサミド,クロナゼパム,クロバザム,フェノバルビタール,フェニトイン
	欠神発作 非定型欠神発作	バルプロ酸ナトリウム	エトサクシミド,クロナゼパム
	ミオクロニー発作 脱力発作	バルプロ酸ナトリウム	クロナゼパム,ニトラゼパム,ゾニサミド,エトサクシミド,クロバザム

のとおりである[3]。

①てんかんか否かの診断(心因反応,Adams-Stokes発作,自律神経反射などの除外),てんかん発作型(複雑部分発作,非定型欠神発作など)とてんかん症候群(側頭葉てんかん,Lennox-Gastaut症候群など)の診断

②てんかんの原因(先天性か後天性か)の推定,基礎疾患(代謝異常,脳血管障害,脳腫瘍,脳形成異常など)の診断

てんかんの治療において,一部の例では治療可能な基礎疾患への対処や発作の誘因の除去が優先される。しかし多くの患者では,薬物療法がおこなわれる。抗てんかん薬の選択は,発作型に応じておこなう(表131)。

文献

1) 椎原弘章:けいれんの診療.思い浮かべるべき疾患—乳幼児・学童.小児内科 35:150-152,2003.
2) 永井利三郎:けいれん重積状態のマネージメント.小児神経学の進歩第31集.診断と治療社,東京,pp.18-25,2002.
3) 水口 雅:てんかん.疾患からみた臨床薬理学.改訂2版.じほう,東京,pp.301-308,2003.

(水口 雅)

23 意識障害

意識とは

意識とは自己および外界を認識していることであり，基盤には覚醒状態，その上には意識の内容（認知，思考，判断，記憶，情緒，意欲など）が存在する．覚醒状態については脳幹上行性網様体賦活系，意識内容については大脳半球がおもな役割を果たしている．

意識障害は，両側大脳半球あるいは脳幹の機能障害によって生じる．その原因疾患（表132）は頭蓋内病変，全身性疾患，精神疾患に大別される[1]．

意識障害患者に対しては，
①意識障害の重症度を判定し，必要な対症的処置をおこなう．
②原因疾患の診断をし，原因的治療をおこなう．

意識障害の重症度

意識障害の重症度の評価・記載のために，昏睡，昏迷，傾眠，錯乱，譫妄などの神経学的用語を用いて記述する方法がある[1,2]．患者の意識状態を大まかに示すにはよいが，定義が人により若干異なり，判定に主観が入りやすい欠点がある．

意識状態を比較的簡単な手技で判定できる客観的な基準として，わが国ではJapan Coma Scale（表133）が汎用されている．温度板などへの記載には，この方が使いやすい．

来院時の救急処置

重症意識障害（昏睡）の場合，救急処置を優先しなければならない[2,3]．

Ⅰ．意識障害の重症度とバイタルサインの把握

①気道の閉塞，チアノーゼの有無．
②脈拍．ショック状態の有無．
③外傷，出血，全身性疾患の所見，髄膜刺激症状の有無．

Ⅱ．治療体制づくり

蘇生や人工換気を要する重篤な状態では，必要な人数の医療スタッフを急ぎ確保し，ただちに治療を開始した後，集中治療室に搬入する．モニター（心電図，経皮酸素飽和度など）を装着する．

Ⅲ．治療開始

①静脈ルートを確保し，血液検査の検体を採取，提出する．
②呼吸状態の不安定な患者では，気管内挿管して気道を確保し，人工換気を開始する．

表132 意識障害の原因疾患

A. 頭蓋内病変
1. 頭部外傷 　脳振盪，脳挫傷，急性・慢性硬膜下出血，急性硬膜外出血
2. 脳血管障害 　出血（脳内出血，クモ膜下出血），脳梗塞（血栓，塞栓）
3. 感染症 　脳炎，髄膜炎，脳膿瘍
4. 脳腫瘍
5. てんかん
6. 急性脳症
B. 全身性疾患
1. 代謝性疾患 　高血糖，低血糖，電解質異常（低 Na，高 Na，低 Ca），肝不全（肝性昏睡），腎不全（尿毒症），先天代謝異常（糖質（ガラクトース血症など），脂質（カルニチン欠損症など），アミノ酸（メープルシロップ尿症など），尿素サイクル（OTC 欠損症など），有機酸（メチルマロン酸血症など），ミトコンドリア（Leigh脳症など））
2. 薬物中毒（アルコール，バルビタール，サリチル酸，鎮静薬，農薬，有機溶剤など）
3. 悪性過高熱
4. 熱射病，日射病
5. 呼吸障害 　低酸素性脳症，CO_2 ナルコーシス，CO 中毒
6. 循環障害 　虚血性低酸素性脳症（ショック，Adams-Stokes 症候群，無酸素発作，神経調節性失神など），高血圧性脳症
C. 精神疾患
ヒステリー，過呼吸症候群

表133 Japan Coma Scale（3・3・9度方式）による急性期意識障害の分類法（太田ら，1975）

Ⅲ．刺激をしても覚醒しない状態（3桁で表現）
300．痛み刺激に反応しない
200．痛み刺激で少し手足を動かしたり，顔をしかめる
100．痛み刺激に対し，払いのけるような動作をする
Ⅱ．刺激をすると覚醒する状態（刺激をやめると眠りこむ）（2桁で表現）
30．痛み刺激を加えつつ，呼びかけを繰り返すとかろうじて開眼する
20．大きな声または体をゆさぶることにより開眼する
10．普通の呼びかけで容易に開眼する
Ⅰ．刺激しないでも覚醒している状態（1桁で表現）
3．自分の名前，生年月日が言えない
2．見当識障害がある
1．だいたい意識清明だが，いまひとつはっきりしない

問診

前項の救急処置を進めながら，つきそいの家族，救急隊員から，以下の情報を，短時間で聴取する。

Ⅰ．意識障害の時間的経過
①急速に始まったか，徐々に進行してきたか。
②今回が初めてか，以前に似たエピソードがあったか。
③発病した，あるいは発見された日時はいつか。
④意識障害の程度は次第に強くなっているか，変わらないか，軽くなってきているか。

Ⅱ．意識障害を発症する直前の状況
①発熱，頭痛，嘔吐，痙攣がなかったか。
②治療薬を内服していたか。その内容は何か。
③薬物，毒物を誤嚥したり，自殺を図った可能性はないか。
④ガス中毒，CO 中毒の可能性はないか。
⑤外傷はなかったか。その場所，程度（転落した高さなど），打撲の部位はどこか。家庭内で生じた外傷の機転に関する家人の

説明が曖昧，不自然だったり，情緒的反応が通常予想されるものといちじるしく異なる場合には，身体的虐待による頭部外傷を疑う。

Ⅲ．既往歴

神経疾患の既往，基礎疾患の有無，治療内容。

診察

Ⅰ．一般身体所見

a）呼吸

咽頭反射，咳嗽，気道分泌物の処理能力の有無を判定する。

異常呼吸パターンから大脳半球—脳幹内病変の局在をおおよそ判断しうる[1,3]（図65）。

b）心拍，血圧

頭蓋内圧亢進に伴う延髄の圧迫・虚血は徐脈と血圧上昇をきたす。高度の徐脈の際は房室ブロック，Adams-Stokes症候群の可能性を考える。頻脈は頭部外傷の直後や出血による循環血液量不足の際に生じやすい。

c）体温

体温上昇は感染症，急性脳症，痙攣重積，熱射病，悪性高体温症，甲状腺クリーゼなど。体温低下は低血糖，バルビタール中毒，フェノチアジン中毒，ショック，寒冷曝露など。

d）その他の一般所見

外傷の有無に注意する。

皮膚色調について，チアノーゼ（心肺疾患），蒼白（ショック），鮮紅色（CO中毒，糖尿病性昏睡），黄疸（肝性昏睡）の有無を調べる。

Ⅱ．神経学的所見

a）発語

b）開眼

軽症・中等症の意識障害（Japan Coma ScaleのⅠ・Ⅱ）の細分類をおこなう。

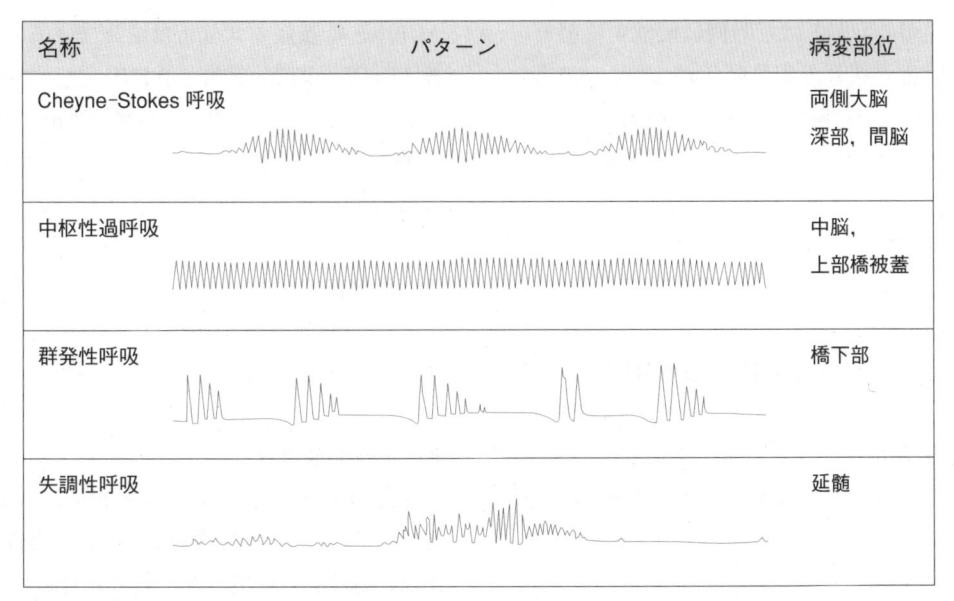

名称	パターン	病変部位
Cheyne-Stokes呼吸		両側大脳深部，間脳
中枢性過呼吸		中脳，上部橋被蓋
群発性呼吸		橋下部
失調性呼吸		延髄

図65　異常呼吸パターンと脳病変部位

c）瞳孔

左右の瞳孔の径と対光反射をみる。

一般に間脳病変では縮瞳し，対光反射は保たれる。中脳視蓋病変では瞳孔軽度散大，対光反射消失，動眼神経障害では患側瞳孔が散大，対光反射は消失する。橋病変では瞳孔は針先大に縮瞳，対光反射はあっても認めづらい。

薬物による変化として，アトロピン中毒で瞳孔散大，モルフィン・バルビタール中毒で瞳孔縮小を示す。一般に多くの代謝性脳症では縮瞳をきたすが，対光反射は保たれる。

d）眼球運動

①自発性眼球運動

共同偏視は前頭葉皮質の注視中枢から橋の共同側方視中枢までの経路の障害でおこる。斜偏視（skew deviation）は橋障害による。ocular bobbingは，両側の間欠的な素早い沈下運動で，橋の広範な障害による[1]。

②反射性眼球運動

（a）oculocephalic reflex（人形の目現象）

意識障害時に頭部を左右に回転すると，眼球が頭の回転とは反対側に偏位する現象。意識障害があり外眼筋麻痺がないときに陽性となり，脳幹障害があると陰性となる。

（b）oculovestibular reflex（Caloricテスト）

e）角膜反射

f）眼底

うっ血乳頭，視神経萎縮，網膜出血など。

g）髄膜刺激症状

陽性の場合，髄膜炎やクモ膜下出血が疑われる。

h）運動機能

①異常肢位

（a）除皮質硬直

両上肢は屈曲（肘，手，指），内転（肩），外旋し，両下肢は伸展（股，膝），内転（股），蹠屈（足）。両側大脳半球の障害。

（b）除脳硬直

両上肢は伸展，内転，内旋し，両下肢も伸展，内転，しばしば後弓反張を伴う。大脳半球深部〜上部脳幹の障害。

（c）全身弛緩

橋下部〜延髄の障害または末梢神経麻痺。

②深部腱反射

③筋トーヌス

④麻痺

（a）痙攣発作

検査

I．血液検査

意識障害時の緊急検査として，静脈血の血液学的，生化学的検査（血算，CRP，血糖，BUN，クレアチニン，Na，K，Cl，Ca，AST，ALT）と動脈血ガス分析は必須である。凝固検査（PT，PTT，FDP，ATIII，フィブリノーゲン）およびCK，アンモニア，乳酸，ピルビン酸，浸透圧の測定も病態によっては必要となる。

II．尿検査

一部の病態では尿中のケトン体，電解質，浸透圧の測定を要する。

III．頭部画像検査

多くの場合，緊急頭部CTを早期に施行すべきである。CTは頭蓋内病変，特に占拠性病変，出血，脳浮腫の検出にきわめて有力である。

頭部MRIは撮像時間が長いため，呼吸・循

環の不安定な患者には適用しにくいが，得られる情報量は多い．

IV．生理学的検査
脳波は大脳皮質機能，聴性脳幹反応は脳幹機能を評価するために用いられる．

V．髄液検査
腰椎穿刺による髄液検査は，髄膜炎，脳炎，脳症の診断に必要な検査である．通常，頭部CTの後でおこなう．CT上の高度の脳浮腫，うっ血乳頭や脳ヘルニアの臨床徴候がある場合は，禁忌である．

治療

I．脳機能の保護
a）脳に十分な酸素を供給する．PaO_2を100〜150mmHgに保つ．気管内挿管による気道確保と人工換気がしばしば必要である．

b）脳血流を保つ．脳灌流圧（体血圧と頭蓋内圧の差）を維持するため，
　①全身の動脈圧を正常に保つ．
　②頭蓋内圧降下療法をおこなう．
　頭部挙上，過換気，水分制限，高張液・利尿薬・ステロイドの投与，減圧手術など[4]．

c）脳に十分なブドウ糖を供給する．血糖値を100〜150mg/dlに保つ．

II．基礎疾患の治療
基礎疾患を早期診断し，迅速に治療する．
　①頭蓋内圧降下療法
　②痙攣の抑制
　③感染の治療
　④酸塩基，電解質バランスの補正

III．合併症の予防・治療

文　献

1) 水口　雅：意識状態の診かた．ベッドサイドの小児神経の診かた，改訂2版，鴨下重彦，二瓶健次，宮尾益知，桃井真里子，編：南山堂，東京，pp177-187，2003．
2) 水口　雅：失神・意識状態の重症度と初期対応．小児科 42：1368-1374，2001．
3) 清水信三：意識障害の診断治療の進め方．小児内科 35：227-233，2003．
4) 佐藤　潔，和智明彦：頭蓋内圧亢進．Increased Intracranial Pressure (Increased ICP)．小児神経学の進歩　第26集，日本小児神経学会卒後教育委員会編：診断と治療社，東京，pp28-42，1997．

（水口　雅）

Note

小児のおもな症状と診療の要点

24 不機嫌

不機嫌はいろいろな症状に伴ってみられるが,新生児期,乳児期,幼児期前半など,患児が症状を十分訴えられない月齢では「不機嫌」を主訴として受診することも少なくない。

問診

「不機嫌」という言葉は,具体的には泣きやまない,抱っこしないと泣いている,自分から遊ぼうとしない,ぐずるなどの状態を指して使われることが多い。単独の症状ではなく,発熱や呼吸困難,嘔吐などを伴うことが多いが,不機嫌だけを唯一の症状として受診することもある。いつから,どのように不機嫌かをきちんと聞き出すことにより,具体的な症状があきらかになることが多い。

不機嫌は生活リズムの乱れや生活環境が不適切なためにおこることも多く,第1子では育児経験不足のためにそれらに気づかず,不安が大きくなって受診することがある。疾病とは無関係に不機嫌を引きおこす状態を表134に示す。生活リズムに関係した事項,つまり食事,睡眠,排泄,室内環境,衣服などについても問診しておくと原因を判断するのに役立つ。

表134 不機嫌の原因となる日常生活上での問題

- 空腹
- 寝不足（眠いのに眠れない）
- 暑さ（高室温,着せすぎ）
- 寒さ
- 衣服などによる痒み・痛み
- 疲労
- 腸内のガスの貯留・臍疝痛
- 濡れたオムツ
- 欲求不満（抱かれたい）
- 生来の気質
- 服薬（テオフィリンなど）
- 原因のわからないもの

診察

I. バイタルサイン

発熱はもちろん異常所見であるが,室温が高すぎたり着せすぎのために体温が高くなっていることもある。体重の急激な減少は脱水の存在を示しており,増加不良は基礎疾患の存在や栄養法の不適切さを示唆していることがある。呼吸数の増加や無呼吸,周期性の呼吸も重症疾患の症状として重要である。心拍数では発作性頻拍症に注意する。新生児では正常児でも心拍数が多く,発熱による増加などとの鑑別を念頭におかないと,見逃すことがよくある。

II. 全身の診察

　まず全身状態の確認をおこなう。重症疾患は第一印象からみつかることが多い。顔面蒼白は重大な疾患が潜んでいる可能性が高く、高度の脱水があると眼窩がくぼみ、特有の症状を呈する。激しく泣きやまないときには痛みを伴う疾患を、逆にほとんど泣けないようなときは緊急を要する状態を考える。次に声をかけたり、体に触れたり、おもちゃをもたせたりして、外からの刺激に対する反応を見る。重症疾患があると反応が乏しいことが多い。

　裸にして全身を診察することが、疾患を見落とさないためには大切である。まず全身をよく観察する。四肢の動きに異常があればどこかに痛みや麻痺、炎症があるかもしれない。肘内障は不機嫌の原因として少なくない。皮膚の発疹にも注意する。掻痒や痛みのために不機嫌となっていることもあるし、紫斑から外傷を受けたことがわかることもある。

　乳児では頭部の大泉門の触診をおこなう。頭蓋内出血や髄膜炎では膨隆が、脱水時には陥凹がみられる。頸部リンパ節腫脹にも注意する。川崎病や化膿性リンパ節炎がかくれていることもある。

　聴診では頻拍、肺野のラ音に注意する。腹部は腸重積を含め腹部腫瘤の有無、肝脾腫の有無を確認する。腸重積は必ずしも強い痛みを伴うとは限らない。また、オムツを下げて外陰部を診察する。鼠径ヘルニアの嵌頓、精巣捻転症や精巣上体垂捻転症などの急性陰嚢症も不機嫌の原因として重要なものである。

　口腔内の診察では口内炎や齲歯の有無、扁桃の肥大や発赤に気をつける。口内痛があるとよだれが増えることが多い。また、中耳炎や外耳炎が原因となることも少なくないので、鼓膜の所見をとる習慣をつけておく。

検査

　単なる不機嫌だけで検査をおこなうことは多くなく、重症疾患が疑われるとき、保護者の心配が強いときなどにおこなわれることになる。

　発熱を伴うときにもっとも緊急性のあるものは、化膿性髄膜炎、敗血症などの重症細菌感染症である。外来で鑑別のためにおこなうのは、白血球分類を含めた血算とCRP定量である。乳幼児の白血球数が2万を超えるときには細菌感染症を疑う。また、CRPの上昇も重要であるが、重症感染症でも病初期には軽度上昇にとどまることを忘れてはならない。

鑑別すべき疾患

I. 発熱があるとき

　発熱がある場合にはまず感染症を疑う。呼吸状態が悪く顔色不良の場合には化膿性髄膜炎、敗血症などの重症疾患を見落とさないことが大切である。

　やや不機嫌という程度であれば尿路感染症、肺炎、急性中耳炎、カゼ症候群などを鑑別する。熱があるというだけで不機嫌になるが、急性中耳炎では耳痛を伴うため不機嫌がより鮮明に症状として現れることが多い。

II. 発熱がないとき

a) 呼吸困難を伴うとき

　重症の気管支喘息発作ではかえって咳や喘鳴がはっきりしないこともあり、見逃されていることがある。細気管支炎は乳児期前半に多く気管支喘息と症状が似ているが、多呼吸を伴っていることが特徴である。また、無呼吸やチアノーゼは呼吸器の疾患と関係なく、痙攣の一症状であることもある。

b) 意識レベルの低下を伴うとき

（小児のおもな症状と診療の要点㉓参照）

「不機嫌で寝てばかりいる」という訴えが意識障害であることがある。頭蓋内出血，てんかん発作，下痢や嘔吐による重症脱水などを鑑別する。胃腸炎に引き続いておこるケトン性低血糖でも意識レベルの低下がおこることが多い。

c) 顔色不良を伴うとき

貧血をきたす疾患（鉄欠乏性貧血，溶血性貧血，白血病），脱水，低血糖，発作性頻拍症，腸重積などを考える。発作性頻拍症は聴診によってのみ診断が可能となるので，見落とさないよう注意が必要である。腸重積は痛みが前面に出ず，顔色不良と不機嫌だけが症状ということもある。

d) 食欲低下を伴うとき

口内炎，齲歯などの口腔内疾患，急性胃腸炎，炎症性腸疾患などを鑑別する。口腔内の所見はしっかりみないと見落とすことも多い。

e) 疼痛を伴うとき

頭痛は乳幼児では診断が難しいことが多い（小児のおもな症状と診療の要点⑦参照）。

四肢痛（小児のおもな症状と診療の要点⑩参照）も不機嫌から発見されることがある。必ずしも疼痛を訴えるとは限らず，診察で四肢を動かすと泣くなどの症状から気づかれることもある。肘内障や上腕骨顆上骨折，鎖骨骨折など頻度の高い疾患を忘れないようにする。

腹痛（小児のおもな症状と診療の要点⑨参照）も不機嫌の原因として重要である。腹部を触診すると嫌がるというときには腹痛を伴っていることが多い。腹部周辺の痛みがありそうな場合には便秘，鼠径ヘルニアの嵌頓，

表135 不機嫌を引きおこす疾患

1) 発熱があるとき（感染症）
   化膿性髄膜炎，敗血症
   尿路感染症，肺炎，急性中耳炎
   咽頭炎，気管支炎

2) 発熱がないとき
   a) 呼吸困難を伴うもの
      気管支喘息
      気胸，心不全，痙攣性疾患
   b) 意識レベル低下を伴うもの
      頭蓋内出血，てんかん発作
      重症脱水
   c) 顔色不良を伴うもの
      貧血
      脱水，ケトン性低血糖
      発作性頻拍症
      腸重積
   d) 食欲低下を伴うもの
      口内炎，急性胃腸炎
      炎症性腸疾患
   e) 腹痛を伴うもの
      腸重積
      鼠径ヘルニア嵌頓
      急性陰嚢症
   f) 四肢痛を伴うもの
      肘内障，骨折

急性陰嚢症（精巣捻転，精巣上体炎など）にも注意が必要である。精巣捻転は緊急な対応が必要となる。

f) その他

まれなものとして代謝疾患，副腎疾患，甲状腺機能異常症，悪性腫瘍などがある。

診断がつかないときの対応

重大な疾患を見落としてはならないことはもちろんであるが，不機嫌は日常生活の問題に起因していることが多く，原因をはっきり指摘できないこともある。器質的な疾患が考えにくいときには結局，経過観察することが

少なくない。適切な室温や湿度を保ち，衣服や寝具に注意を払い，静かな環境で生活するよう勧め，症状が続くようであれば再度受診してもらう。親の不安感が乳児の不安を引きおこしているようなこともあり，親を安心させることは大切である。そのために検査が必要になることもあるが，時間をかけゆっくり説明することが第一である。

〔横田俊一郎〕

25 浮腫

浮腫とは

　体液は細胞内液（体重の約40％）と細胞外液（体重の約20％）に大別され，細胞外液はさらに循環血漿（細胞外液の1/4：体重の約5％程度）と組織間質液（細胞外液の3/4：体重の約15％程度）に分類される（図66）。浮腫とは組織間質に過剰の水分が移行し，体液が過剰に貯留した状態である。浮腫には全身性浮腫と局所性浮腫がある。

浮腫の病態生理

　浮腫は局所性因子と全身性因子により発生

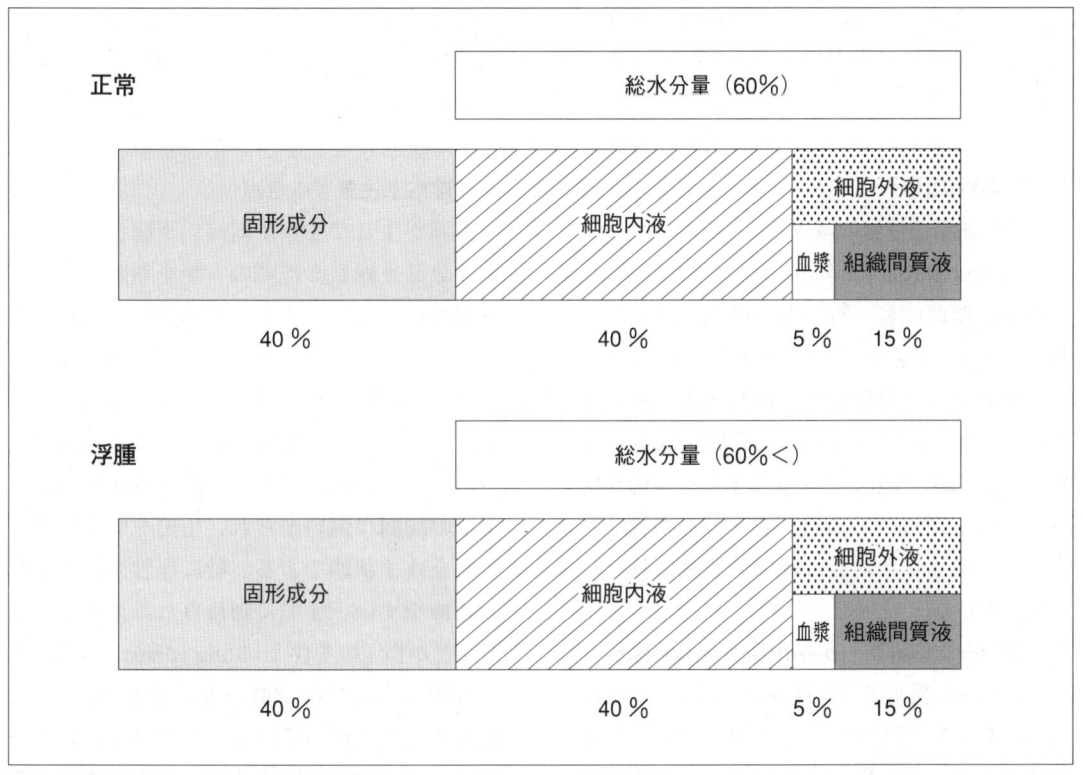

図66　体液のコンパートメントと浮腫

する。

I. 局所性因子

組織間質液の量は，①毛細血管からの体液の濾過量，②毛細血管への吸収量，および③リンパ管への吸収量，の3つのバランスにより決定される。

毛細血管からの濾過量および毛細血管への吸収量は，①毛細管内と組織間質液の静水圧差，②毛細管内と組織間質液の膠質浸透圧差，③血管透過性の3つの要因により決定されている。

毛細管内の静水圧が上昇すれば間質に移動する水分量は多くなり浮腫を呈する（例：うっ血性心不全）。膠質浸透圧は血清アルブミン値によって決定され，血清アルブミン値が減少すれば膠質浸透圧が低下し，間質からの毛細血管への吸収量が低下し，浮腫を呈する（例：ネフローゼ症候群）。なんらかの機序で毛細血管透過性が亢進し，濾過係数が変化すれば体液移動量が亢進する（炎症，アレルギー反応など）。

II. 全身性の因子

①有効循環血液量の減少（underfill mechanism）

有効循環血液量（特に有効動脈血液量）の減少により，レニン-アンジオテンシン-アルドステロン系，交換神経系，抗利尿ホルモンが作動し，腎での水・Naの再吸収が増大する（循環血液量を増加させようとする生理的な反応である）。ネフローゼ症候群やうっ血性心不全では，増加した体液は組織間質液に移行し浮腫が生じる。

②腎の一次的異常（overflow mechanism）

なんらかの異常で（急性腎炎，腎不全など），腎での水・Na貯留が増大し浮腫を呈している病態である。この場合，循環血液量も組織間質液も過剰となっている。

理論的にはunderfill mechanismとoverflow mechanismに分けて考えることができるが，実際にはどちらとも言い難い症例も存在する。たとえば小児に多い微小変化型ネフローゼ症候群ではunderfillの場合が多いが，腎炎型のネフローゼ症候群などでは循環血液量が低下していない（overflow）こともある。

浮腫の診断と評価

I. 浮腫の症状

まぶた（上眼瞼）が腫れぼったい，体重が増えた（急に太ったようだ），起床時に顔面・手背がこわばる，手足が重い，ズボンがはきにくい，靴がはきにくいなどを家族が気づいて来院することが多い。年長児の場合には体重増加や下肢のむくみなどを自分で気づくことがある。

男児のネフローゼ症候群の初発などの場合には著明な陰嚢浮腫を陰嚢水腫とまちがえられる場合もある。

II. 診察上注意すべき点

浮腫が生じやすい上眼瞼，下腿，陰嚢などを注意深く観察し浮腫の有無を判断する。客観的な指標としては最近の体重との比較が有用である。ネフローゼ症候群での著明な浮腫では病前体重の10〜20％の増加をみることもまれではない。指圧痕とは指による機械的圧迫によって，貯留している間質液が圧迫した部位の周囲に追いやられ，圧迫を解除しても圧痕を残す状態である。特に脛骨全面や足背で認めやすい。小児で認められる浮腫ではほとんどが指圧痕を伴うpitting edemaである。

著明な全身性の浮腫が存在する場合には，腹水や胸水を伴っていることが多く，腹水の有無（経時的に腹囲を測定し変化を観察する

とよい)，胸部ラ音（肺水腫はないか）などに注意する。

先天性心疾患による心不全によるものを鑑別するために，心音異常，チアノーゼの有無，呼吸困難の有無などにも注意する。

浮腫の鑑別診断：比較的頻度の高いもの

I. 全身性浮腫

①ネフローゼ症候群

ネフローゼ症候群では，アルブミンを中心とした多量の蛋白が尿中に失われ，血清アルブミンが減少し，血漿膠質浸透圧が著明に低下する。このため毛細管への間質液の吸収が抑制され全身性の浮腫が発生する。小児に多い微小変化型ネフローゼ症候群では，循環血液量が減少していることが多い（underfill mechanism）。循環血漿量の低下を反映して，レニン-アンジオテンシン-アルドステロン系は亢進し，尿細管でのNaの再吸収が増加するため，Na・水の制限をおこなわなければ浮腫は増悪する。

②腎不全，急性糸球体腎炎

急性腎不全の乏尿期や慢性腎不全では糸球体濾過量が低下し，適切な水分制限がおこなわれなければ全身性の浮腫を呈する。小児によくみられる溶連菌感染後急性腎炎（PSAGN）においても乏尿期には浮腫を認める。PSAGNにおいては血尿，高血圧，ASO・ASKの高値，低補体血症が診断に有用である。

③うっ血性心不全

心拍出量の低下により，腎血液量，有効動脈血液量の減少のため腎血管系の収縮，GFRの低下，RAA系の活性化のため，細胞外液量は増加する。原因疾患としては，先天性心疾患，心筋症，心嚢液貯留などがあげられる。乳児では感染などをきっかけに急速に心不全が悪化することがあり，浮腫に加えて多呼吸，頻脈，顔色不良，四肢の冷感などに注意する。心不全症状，聴診所見，胸部X線（心拡大，肺うっ血に注意），心エコーなどで診断する。

④肝性浮腫

小児では胆道閉鎖症による肝硬変で発生することが多い。肝硬変では肝臓におけるアルブミン生成が低下し低アルブミン血症を呈し，血漿膠質浸透圧が低下する。この結果ネフローゼ症候群と同様に循環血漿量の低下がおこる（underfill mechanism）。門脈圧亢進，肝のリンパ流の増加による腹水貯留も病態を悪化させる。

⑤内分泌性の浮腫

甲状腺機能低下症が代表で，顔面，下腿などに指圧痕をつくらない浮腫（nonpitting edema）が認められる粘液水腫という病態を呈する。そのほかCusshing症候群，女児での月経前浮腫，女性ホルモンの投与などにより浮腫がおきる。

⑥栄養失調性の浮腫

低栄養による低蛋白血症（低アルブミン血症）およびビタミンB_1欠乏により生じる。

⑦特発性浮腫

特発性浮腫とは，浮腫の原因になるような器質的な病変がなく原因不明の場合をいう。多くは20〜50歳代の女性にみられ，小児科領域ではまれである。

⑧薬剤性浮腫

甘草を含む薬物，エストロゲン作用薬などはアルドステロン様作用があり，Na貯留から浮腫をきたすことがある。Ca拮抗薬も局所の血管透過性亢進から浮腫をきたすことがある。

II. 局所性浮腫

静脈性，リンパ管性浮腫や閉塞による。一過性で局所性のことが多く，術後や感染後におこりやすい。アレルギー性因子による毛細

血管透過亢進による血管神経性浮腫などもある。

重症度別評価

脱水症の重症度評価では，体重の減少度がきわめてよい指標となる。一方，浮腫では体重がどの程度増えたかという点だけでは重症度は評価できない。たとえば微小変化型ネフローゼ症候群で20％程度の著明な体重増加があっても比較的全身状態が良いことが多い。一方，腎不全や心不全では体重増加や浮腫に気づいた時にはすでに，肺水腫による呼吸不全を呈していることがある。浮腫の重症度をみる場合には，基礎疾患と溢水の程度を総合的に判断する必要がある。

浮腫の治療

治療に際しては，全身状態が保たれていれば，病態を十分に把握するまでは浮腫に対して慌てて対処する必要はない。まず基礎疾患を鑑別し，基礎疾患の治療を十分におこなうとともに，それぞれの病態に応じた治療を選択しなければならない。以下に治療の要点を述べる。

①安静臥床

立位では重力の作用で，下肢の毛細血管圧が上昇するため浮腫が生じやすい。また腎血流量も立位で減少するため，なるべく安静を保つ。*1脚注

②塩分制限

浮腫がいちじるしい症例では3〜4g/日以下の食塩制限が必要である。

③利尿薬

利尿薬はループ利尿薬を中心に使用する。利尿薬の投与で注意しなければならないのは，ネフローゼ症候群のようにunderfilling mechanismで浮腫を呈している場合には，利尿薬の単独投与ではhypovolemic shockを助長してしまうことがあることである。

④アルブミン製剤

ネフローゼ症候群などのように，血清アルブミンが減少し血漿膠質浸透圧が著明に低下している病態では，浮腫のコントロールにアルブミン製剤を用いる。アルブミンを0.5〜1.0g/kgを2時間程度で点滴静注した後に，フロセミド1mg/kgの静注をおこなう。ただし，点滴静注されたアルブミンはすみやかに尿中に排泄されてしまい，排泄されたアルブミンが尿細管障害を惹起してステロイドへの反応性も低下すると考えられているので，アルブミンの点滴静注は安易におこなうべきではない。

⑤限外濾過，透析療法

高度の浮腫を呈しており，上記の治療にてもコントロール不能な溢水が高度の場合（肺水腫や呼吸不全を呈する可能性がある場合），透析や限外濾過（ECUM）により除水をおこない浮腫のコントロールをおこなう。

文 献

1) 和田尚弘：浮腫．小児内科32：465-469, 2000.
2) 成田一衛，下条文武：浮腫．専門医のための腎臓病学．医学書院，東京，pp66-72, 2002.
3) 平松美佐子：浮腫 小児疾患診断治療基準．小児内科33（増刊号）：28-29, 2001.

（関根孝司）

脚注 *1 ネフローゼ症候群では過度の安静は血栓症を生来することがあるため，入院させる場合も病棟内の異動などは制限しない。

26 乏尿

乏尿とは

乏尿の定義は複数あるが，尿量が500 ml/1.73 m²/日以下あるいは1.0 ml/kg/hour以下のとき乏尿と考える。この尿量以下では，尿を最高に濃縮しても（1200〜1400 Osm/kg）排出すべき溶質（生体で産生されるおもに窒素代謝物）を尿として出すことができず，高窒素血症を呈する。

乏尿の病態

乏尿は，①腎前性乏尿，②腎性乏尿，③腎後性乏尿の3つに分類される。この分類は理解しやすく治療にも直結するが，完全に独立した概念ではないことに注意が必要である。腎前性あるいは腎後性乏尿が遷延すると，腎性乏尿を発症する。

I. 腎前性乏尿

循環血液量が減少あるいは血圧が低下し腎血漿流量が減少すると，腎臓は尿細管でのNaおよび水の再吸収を亢進させ細胞外液量を一定に保とうとする生理的反応をおこす。その結果，尿量が減少する。この状態を腎前性乏尿と呼ぶ。腎前性乏尿では，尿は濃縮され（Uosm > 500 mOsm/kg・H_2O），尿中Na排泄は減少し（FENa < 1％），尿中Na濃度は低下（< 20 mEq/l）する。原因としては以下のものがあげられる。

a) 血管内脱水

循環血漿量は，①経口摂取量の減少，下痢・嘔吐による体液の漏出，出血，および，②水分および電解質の組織間スペースや腹膜腔などへの移行，によって減少する（血管内脱水）。②の例としては，ネフローゼ症候群（血漿膠質浸透圧の低下により血管内水分が組織間質に移行），肝硬変（腹水貯留），熱傷（組織間質への移行）などがあげられる。

b) 腎血漿流量の低下

心不全，両側性腎動脈閉塞や腎静脈血栓などにより乏尿をきたす。

これらによる乏尿はGFRの低下が主因であり尿細管機能は保たれているため，尿中Naおよび尿浸透圧は腎前性乏尿と同様の値を示すことが多い。

II. 腎性乏尿

腎実質（尿細管，糸球体および血管系，間質）が直接障害を受け，乏尿を呈する。

a) 尿細管障害（急性尿細管壊死：ATN）

高度の腎前性乏尿による腎虚血，腎毒性物質（アミノグリコシド系抗生物質，シスプラ

チン，パラコートなど）による尿細管細胞の直接障害の結果として，尿細管細胞（おもに近位尿細管細胞）は壊死に陥る。また，多量のミオグロビン（rhabdomyolysis）やヘモグロビン，尿酸（uric acid nephropathy），悪性腫瘍の治療時の多量破壊（tumor lysis syndrome）などによってもATNを呈する。

b）間質病変

薬物（抗生物質，NSAIDsなど）によることが多いが，これらの原因は小児では比較的まれである。

Ⅲ．腎後性（閉塞性）乏尿

腎盂，尿管，膀胱，尿道のいずれかのレベルでの閉塞により，排尿不全となり，尿細管管腔内圧が高まった病態である。閉塞が長期かつ高度であれば，水腎症を呈し，腎性腎不全へと移行する。腎盂および尿管レベルでの閉塞は両側性の場合にのみ乏尿を呈する。新生児あるいは乳児に乏尿をみた場合は，後部尿道弁などの先天性尿路閉塞も念頭におかねばならない。腹腔・膀胱内腫瘍，尿路結石（シスチン尿症による巨大結石）などの原因によることもある。

重要な病歴

乏尿はemergencyであり，理学所見，病歴などから鑑別を早急におこない対処する。病態が複雑な場合は，治療を優先させ（まず腎前性の要素を否定しなければならない），鑑別を同時に考えていくことになる。腎前性乏尿が否定できなければ，まず生理的食塩水あるいは初期輸液製剤10〜20（〜30）ml/kg/hourにて1〜数時間の輸液をおこなう。初期輸液のみにて排尿を認めない場合はフロセミドの静注（1〜2〜4 mg/kg）の反応をみる。こうし

た治療に反応しない場合は，基本的に腎性乏尿の治療に順じた治療をおこなう（ただし，循環血漿量の減少度を過小評価しないよう注意する）。

以下に，鑑別上，重要な病歴・所見を記す。
①脱水を呈するような嘔吐・下痢，および出血の有無…腎前性脱水
②心疾患の存在の有無…腎前性脱水
③ショックなどの有無…腎虚血による急性尿細管壊死
④発熱，発疹，扁桃炎などの有無…溶連菌感染後糸球体腎炎，腎盂腎炎，敗血症など
⑤血便，腹痛，痙攣などの有無…溶血性尿毒症症候群
⑥薬物服用の有無…急性尿細管壊死，間質性腎炎

頻度の高い疾患，重要な疾患

Ⅰ．脱水

小児科診療でもっとも多く遭遇する乏尿の原因である。急性胃腸炎による下痢・嘔吐によるものが大半である。病歴および現症から診断は比較的容易である。腎灌流血漿流量が減少し，乏尿をきたす。

Ⅱ．心不全

新生児診療などでは，心不全の徴候としての乏尿が多い。

Ⅲ．急性尿細管壊死

高度の腎前性腎不全に続発するケースが多い。薬物投与歴がある場合は，薬剤性障害を念頭におく。

Ⅳ．溶連菌感染後糸球体腎炎

抗生物質が多用されるようになり発生率は

低下したが，咽頭・扁桃炎後に発症する乏尿の際には第一に鑑別すべきものである．

V．ネフローゼ症候群

浮腫および蛋白尿が併発した乏尿は，ネフローゼ症候群を考慮する．

VI．溶血性尿毒症性症候群

頻度は低いが，小児の乏尿，急性腎不全では常に念頭におくべきものである．

(関根孝司)

Note

27 血尿

血尿とは

血尿は，①肉眼的血尿あるいは，②3歳時検尿あるいは学校検尿による顕微鏡的血尿により発見されることが大半である。

血尿の診断に際しては，
(1) 真に血尿（赤血球尿）であるか否か
(2) 血尿が腎由来か尿路由来か
(3) 発見された時の年齢（乳幼児期，学童期以降）
(4) 蛋白尿の合併はあるか
(5) 家族歴の有無

などが重要な情報である。

以下，これらのポイントにそって概説する。

真の血尿か

血尿は，尿の色調，試験紙法，および尿沈渣により診断される。試験紙法では過酸化物にヘモグロビンが反応することにより酸化型色原体が発色することにより血尿を判定している[1]。肉眼的血尿あるいは試験紙法により潜血反応が陽性であっても，尿沈渣にて赤血球の存在が否定されたときにはヘモグロビン尿あるいはミオグロビン尿の存在を考える。

I．ヘモグロビン尿症

血管内溶血によりヘモグロビン尿症を発症し，発作性血色素尿症，不適合輸血，マラリア，蛇咬症，中毒，火傷などにより尿中ヘモグロビン値が上昇する。溶血を示す検査データ（Hbの低下，網状赤血球の増加，血清T.bil，LDHの上昇，血清ハプトグロビン値の低下など）を認めれば診断は容易である。

II．ミオグロビン尿症

ミオグロビン尿症は筋崩壊により生じ，挫滅症候群，蛇咬症，電撃症，痙攣発作後などにより尿中ミオグロビン値の上昇を認める。血清CPK，GOT，アルドラーゼ，ミオグロビン値が上昇する。ミオグロビン尿症には急性腎不全の合併が多いので注意が必要である。
正常値：

尿中ミオグロビン（部分尿）10 ng/ml以下，（血清ミオグロビン　60 ng/ml以下）

血尿が尿路由来か腎由来か

血尿が尿管，膀胱，尿道由来の場合には，尿は一般に赤色あるいはロゼワイン色を呈する。腎臓（糸球体）由来の場合には褐色（コーヒーを薄めたような色）を呈する。患児あるいは親から血尿の色調を注意深く聞くことで両者の鑑別はだいたい可能であるが，尿沈渣中の赤血球の形態を観察することがもっとも信頼性が高い。糸球体由来の場合，変形赤

血球（dysmorphic erythrocyte）が大半を占め，尿路由来の場合には正常形態の赤血球（isomorphic erythrocyte）が大半である。

糸球体血尿の場合には糸球体基底膜の小欠損孔（gap）ないし破綻（rapture）の狭い間隙から赤血球が通過するため変形が生じるとされている[2]。非糸球体由来の血尿であれば，尿路結石，ナットクラッカー現象，出血性膀胱炎，水腎症などが鑑別の対象となる。これらの鑑別にはエコー検査，腹部単純X線，CT検査などが有用である。

尿路結石が確認されれば，Ca排泄量の定量，尿中シュウ酸定量をおこなう。

以下に正常値を示す。

> 尿中Ca排泄量　4 mg/kg/日以下，あるいは尿Ca/Cr ＜ 0.2
>
> 尿中シュウ酸：酸性蓄尿
> 男性：10.3〜41 mg/日，女性：9〜37.7 mg/日

また，家系内に尿路結石などが多発している場合には，尿中アミノ酸分析をおこないシスチン尿症を否定する必要がある。シスチン尿症ではシスチンのほか，リジン，オルニチン，アルギニンの2塩基性アミノ酸が上昇する。簡便な検査法としては，ニトロプルシド反応により尿中シスチンを検出することができる。

発見された時の年齢
（乳幼児期か，学童期以降か）

Ⅰ．乳幼児期

近年，3歳時検尿が導入され，顕微鏡的血尿を認める幼児が多く発見されるようになった。こうした児の多くは蛋白尿を伴わず，微小血尿が唯一の所見であり，その大半は長期観察によっても増悪をみない。低年齢発症の血尿の患児をみたときには家族歴の聴取はきわめて重要である（後述）。いわゆるthin basement membrane disease（良性家族性血尿）が多いが，まれにAlport症候群の家系であることがある。腫瘍（Wilms腫瘍）や尿路結石，また先天性腎奇形などによるものがあるため，乳幼児の血尿をみた際にはエコー検査は必ず施行し，これらを除外すべきである[3),4)]。幼児で先行感染ののちに蛋白尿を伴う血尿をみた場合には急性糸球体腎炎を疑う。また，下痢に続発し，乏尿を伴う血尿，蛋白尿をみた場合には溶血性尿毒症症候群の可能性を考慮する。

Ⅱ．学童期以降

学童期以降に初めて見つかる血尿（特に蛋白尿を合併している場合）は腎炎（急性腎炎，慢性腎炎）を第一に疑うべきである（下記参照）。乳幼児期同様，尿路結石や膀胱炎も念頭におき，除外しなければならない。

蛋白尿の合併はあるか

血尿に蛋白尿の合併があれば，糸球体腎炎の存在が強く疑われる。溶連菌感染後に血尿，蛋白尿を発症した場合には急性腎炎を疑いASO，補体値などを参考に診断を確定する。先行感染がなく，エコーなどの画像診断で異常がない場合には検尿を定期的に施行し，中等度（1日尿蛋白0.5 g以上）が半年以上持続する場合には，腎生検により病理診断を確定すべきである。

小児の慢性腎炎としては，IgA腎症，非IgA増殖性腎炎，膜性増殖性腎炎（MPGN），Henoch-Schönlein紫斑病性腎炎などの頻度が高い。

家族歴

腎不全や難聴の家族歴がある場合には家族性腎炎（Alport症候群）を疑う。Alport症候群

の場合，同一家族内でも症状に個人差があるため[5]，一人でも腎不全，難聴の罹患者がいる場合には詳しい家系図を作成する。微小血尿のみの罹患者が家系内に多く存在する場合には前述した家族性良性血尿であることが多く，予後良好である旨をよく説明し不安を除くように心掛ける。

文 献

1) 関根孝司：蛋白尿・血尿における尿生化学的検査の利用法．小児内科 35：842-845, 2003.
2) 服部新三郎：糸球体から赤血球がもれる機序．小児内科 36：2004.
3) Trompeter RS, Barratt TM：Clinical Evaluation. Pediatric Nephrology 4th, ed by Barratt TM, Avner ED and Harmon WE, Williams Wilkins, Maryland, pp317-328, 1999.
4) 大友義之，ほか：血尿単独陽性群．小児内科 35：857-859, 2003.
5) Kashtan CE：Alport syndromes：phenotypic heterogeneity of progressive hereditary nephritis. Pediatr Nephrol 14：502-512, 2000.

（関根孝司）

Note

28 めまいと耳鳴り

めまいとは

めまいとは，自分の身体と周囲の物体との空間的な関係を異常に感ずることである。回転感またはいずれかの方向への運動感のあるものを定型的めまい，またはvertigoと呼び，運動の感覚がないか，あってもきわめて小さいものを非定型的めまい，dizzinessと呼んでいる。定型的めまいは，内耳，第8（聴）脳神経，脳幹の前庭核およびこれと密接な関係にある小脳の障害でおこることが多い。非定型的めまいは不特定な種々の原因でおこる（南山堂，医学大辞典）。

いずれにせよ，めまいは主観的なものであり，発熱における体温測定，貧血におけるHb値のように客観的にめまいの存在を確認することは困難である。幼児などのめまいを見落とさないためには，めまいの存在を疑う姿勢が必要である。また，客観的な所見がなかったとしてもめまいの存在を認めることも大切である。めまいを惹起しうる疾患が見つけられないことと，めまいがないということとは意味が異なる。

小児のめまいの鑑別診断

小児科において，めまいが主訴となる頻度は小さいがめまいを生じる可能性のある疾患の種類は多い。めまいを内耳前庭系の障害に起因する末梢性めまいと中枢性めまいとに分類する方法がある。この場合，屈折異常などの眼科的疾患や小児に多い起立性調節障害の分類が難しい。そこでめまいの原因となった障害部位を「平衡感覚を司る器官」「中枢神経系」「その他」の3つに分けて考えると理解しやすい。身体平衡を保つために重要な器官は前庭（耳石器，三半規管），視器，深部知覚の3系統があり，特に前庭と視器の異常は自覚症状が強い。

めまいを生じる可能性のある疾患を表136に記した。その中には真珠腫，脳腫瘍などのように適切な時期に手術が必要な疾患も含まれるので，めまいが持続する場合はいたずらに経過観察を繰り返して診断を先送りすることなく耳鼻科，脳神経外科，眼科などを受診させる必要がある。

表136に示したように，小児においてめまいをきたす可能性のある疾患は数多いが，実際にめまいを主訴として受診する疾患の種類は少ない。頻度の多いものを熟知しておくことが鑑別に役立つ。表137に小児のめまい症例の診断を記した。ただし藤井ら，小松崎らの報告は耳鼻科の統計なので，めまいを主訴として小児科を受診する場合とは大きく異なることが予想される。耳鼻科を受診しているということは耳鼻科的疾患を想定している者

表136 めまいを生じる可能性のある疾患

```
Ⅰ. 平衡感覚を司る器官の異常
  ①前庭（耳石器，三半規管），前庭神経の異常
    内耳奇形，迷路骨折，外リンパ漏，内耳出血，内耳循環障害，内耳炎，前庭神経炎，Ramsay-
    Hunt症候群，ストマイ中毒，アミノ配糖体中毒，真珠腫，聴神経腫瘍，良性発作性頭位めまい症，
    Ménière病，突発性難聴，遅発性内リンパ水腫
  ②視器の異常
    視覚屈折異常によるめまい（不適切な眼鏡，乱視，斜視），眼位眼球運動の異常（外眼筋麻痺），
    急性びまん性ブドウ膜炎，Cogan症候群，緑内障，眼精疲労
  ③深部知覚の異常
    Fisher症候群，Guillain-Barré症候群

Ⅱ. 中枢神経系の異常
    Arnold-Chiari奇形，Dandy-walker症候群，頭蓋内の低血圧（subclavian steal syndrome, Blalock-
    Taussig短絡術後，椎骨脳底動脈循環不全症など），脳幹や小脳付近の血管障害，出血，梗塞，腫瘍，
    脊髄小脳変性症，多発性硬化症，Louis-Bar症候群，自律神経失調症，てんかん，片頭痛，脳炎，髄
    膜炎，急性小脳失調症，中毒症（有機水銀，アレビアチン，トルエン，アスピリン），薬剤性（ジア
    ゼパム，ナリジクス酸，ST合剤，イソニアジド，フロセミド，インドメタシン，抗ヒスタミン薬）

Ⅲ. その他の器官の異常
  ①循環器系の異常（心拍出量の減少）
    不整脈，先天性心疾患，肺高血圧症，心筋梗塞，心筋炎，心筋症，脈なし病，心臓腫瘍
  ②その他
    低血糖，高血圧，低血圧，起立性調節障害，筋収縮性頭痛，顎関節症，貧血，多血症，心因性め
    まい，過換気症候群，高所性めまい，乗物酔い
```

表137 小児のめまい症例の診断

	藤井ら[1]	小松崎[2]	満留ら[3]
1. 内耳性	26	40	5
良性発作性頭位めまい症	1	8	3
遅発性内リンパ水腫	4	6	
Ménière病	3	4	
突発性難聴	5		
前庭神経炎	1	4	2
内耳炎		6	
その他	12	12	
2. 中枢神経系	17	17	17
脳腫瘍	5	原文に	2
てんかん	1	記載なし	7
その他	11		8
3. その他			
起立性調節障害	42		7
心因性めまい		6	5
その他	13	29	8
合計	98	92	42

が対象となるので，これらの疾患が来院する事前確率が小児科受診時の事前確率より大きいと考えられる。

めまいを訴える小児の診察

　小児では表現方法が稚拙なため，めまいという自覚症状を訴えることは4〜5歳以上にならないと難しい。「転びやすい」「ふらつく」「倒れてしまった」などと訴えて親が連れてくることもある。「目が回る」「おうちがまわる」「ふらふらする」という，直接めまいを想像できる訴え以外にも「こわい」「立てない」のように，後から考えるとめまいの訴えであったことに気がつくこともあるので，親などが異常を感じたときに患児が表現した言葉や，親が子どもの様子を告げた内容をそのまま記載しておくことも大切である。

　鑑別診断に役立つ問診を適切に実施することは非常に難しいことではあるが，前述したようにめまいの原因となる罹患臓器が前庭，視器，深部知覚系の平衡感覚を司る器官であるのか，中枢神経系なのか，それ以外であるかを想定できるような問診をまずおこなうとよい。

　いつからめまい，あるいはめまいを思わせる症状が始まったか，曜日に関係あるか，朝方に多いか，持続時間，頻度はどの程度か，一番最後に症状があったのはいつか，それは何をしているときだったのか，どこにいるときだったのか，めまいをおこしたときはどのような姿勢をあるいは動きをしていたか，何か薬物（薬剤のみならずアルコールなども含む）を使っていなかったか，耳に関する随伴症状（難聴，耳鳴り）や目に関する随伴症状（目がかすむ，視野が狭くなる，見えない部分がある，目の前が暗くなるなど），悪心，嘔吐，頭痛，意識低下などの随伴症状はなかったか，どのようにすると楽になったか，しゃがみこんだり倒れたりしたのか，もし倒れたのなら右だったのか左に倒れたのかなどを親あるいは子どもから聞き取る。

　診察では，血圧測定などの一般的な診察以外に神経学的診察を十分におこなう。特に脳神経の異常，錐体路症状，小脳症状の有無は重要である。眼振の有無，Romberg試験（両足をそろえてまず開眼して立たせ，ついで閉眼させる。閉眼で倒れることをRomberg徴候陽性と呼び，深部知覚系あるいは前庭迷路系の異常である。ただし，小児の場合何秒で倒れた場合を異常とするのかの基準がない），Mann試験（両足を一直線上にそろえて，まず開眼で立たせ，次に閉眼させる）も有用である。ハンマーを用いた腱反射は，初診時だけで評価するためには熟練を要するであろうが，経時的変化をみることも意味があるので，必ず実施してその結果を記録しておく。

　問診と診察の結果，難聴，耳鳴りなどの蝸牛症状があれば必ず耳鼻科を受診させる。反復性にめまいを疑わせる症状が続くようなら，神経症状や神経所見に異常を見つけることができなくても，頭部CTで異常の有無を確認することはやむをえない。小児の脳腫瘍には特異的な症状が少ないので，めまいを訴えとして来院した患者を対象として診療をおこなった場合，脳腫瘍を見つけるために陽性的中率が優れた症状，所見を期待することができない。適切な治療時期を失わないためにも頭部CTは侵襲性の少ない検査として活用するべきである。

　耳鼻科的疾患，脳腫瘍や水頭症などの頭蓋内病変を除外できれば，てんかん，片頭痛などの中枢神経性疾患と起立性調節障害の頻度が大きくなる。この二つの疾患を想定して，再度問診，診察をおこなうこともよい。特に起立性調節障害と診断するためには自覚症状

表138　起立性調節障害の診断基準

```
大 症 状
  A. 立ちくらみ，あるいはめまいをおこしやすい
  B. 立っていると気持ちが悪くなる，ひどくなると倒れる
  C. 入浴時あるいはいやなことを見聞きすると気持ちが悪くなる
  D. 少し動くと動悸あるいは息切れがする
  E. 朝なかなか起きられず，午前中調子が悪い
小 症 状
  a. 顔色が青白い
  b. 食欲不振
  c. 臍疝痛（強い腹痛）をときどき訴える
  d. 倦怠あるいは疲れやすい
  e. 頭痛をしばしば訴える
  f. 乗り物に酔いやすい
  g. 起立試験で脈圧狭小化 16 mmHg 以上
  h. 起立試験で収縮期血圧低下 21 mmHg 以上
  i. 起立試験で脈拍数増加 21/分 以上
  j. 起立試験で立位心電図 T の 0.2 mV 以上の減高，その他の変化
```

大症状が3つか大症状2＋小症状1，または大症状1＋小症状3以上で，器質性の心臓病や貧血などがなければ，ODと診断する。

がもっとも重要になるが，客観的に診断するためには起立負荷試験が参考になる（表138）。被験者が落ち着けるように，静かな部屋で午前中に実施する。10分間の安静臥床をとった後に血圧と脈拍を測定し，心電図検査（四肢誘導のみで可）をおこなう。その後10分間立位をとらせ，立ったままの姿勢で，起立直後，1，3，5，7，10分後に脈拍，血圧測定心電図検査を実施する。起立試験の途中で気持ち悪くなったり，倒れたりして途中で中止した例は起立試験陽性として取り扱う。

耳鳴り

耳鳴りもめまい同様に客観的にその症状を示すことが困難な症状である。擬音で表現するとジー，キーン，ピー，シュー，ブーン，ゴーなどが多い。小児では成人のように音の様子を言葉で表現することは難しいが，もしガサガサ，ザワザワなどの長音を伴わない非連続性の音であれば，耳鳴りというよりも外耳道内に水が入っているなどの異物を考えてまずは所見を取る。耳垢も含めて外耳道に異常がなければ，鑑別診断としては，表136の前庭，前庭神経の異常と中枢神経系の異常に掲げた疾患群を想定して診察をおこなう。

まとめ

めまいも耳鳴りも客観的にとらえにくい症状であるだけに，所見が得られないうちは診断が遅れがちになる。所見が得られない原因には，本当に所見がない場合以外にも所見が軽微であったり，所見を取る技術が不足しているか，所見を見落としているか，所見が出る時期を逸していることも考えられるので，特に脳腫瘍などの重篤な疾患だけは見落とさないように気をつけるべきである。

文 献

1) 藤井恵子, ほか：小児のめまい・平衡障害の検討. Equilibrium Research 53：374-380, 1994.
2) 小松崎篤, ほか：めまいの種類と発生機序. 小児内科 20：1673-1676, 1988.
3) 満留昭久, ほか：主訴による診断を鑑別. 臨床と研究 70：1708-1713, 1993.
4) 坂田英明, ほか：小児のめまい, 耳鼻咽喉科診療プラクティス (6) EBMに基づくめまいの診断と治療. 文光堂, pp80-87, 2001.
5) 八木聡明：めまい・難聴・耳鳴. 金原出版, 1993.

(崎山　弘)

Note

29 夜尿症

夜尿症とは

　夜尿症は5歳以降になって無意識に夜間睡眠中に排尿することを示す言葉である。ただし，小児科外来においては5歳の子どもが自分から夜尿を主訴として訴えることはまれであり，幼稚園のお泊まり遠足や小学校入学などをきっかけとして親に連れられて受診することが多い。夜尿症の頻度としては，月1回以上の夜尿を調査対象とした場合で5歳から9歳まででは11％，10歳から12歳までで4％という報告や，10歳で約5％という報告などがある。外来患者に占める夜尿症患者の比率はこの頻度より小さく，医療機関に受診しないままで済まされている者もいる。その多くが自然治癒する傾向にあることも事実だが，治療が必要な基礎疾患があったり治療によって改善する可能性もあるので，医療機関に夜尿症に関するリーフレットを置くなどして小児科医に相談を求めやすいように配慮することも大切である。

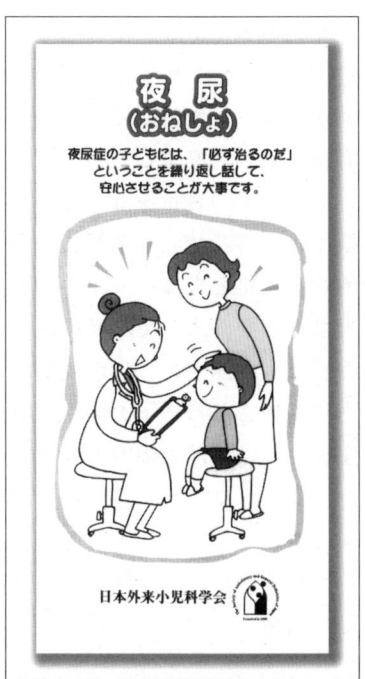

図67　夜尿のリーフレットの例
　　　日本外来小児科学会リーフレット検討会作成，「夜尿（おねしょ）」
　　　（問い合わせ先；ノーブル・プレス，
　　　　http://www.noblepress.co.jp/）

夜尿症の原因

　夜尿症の原因と思われるものは以下に示すように数多くあるが，単一の原因だけでなく，いくつかの要因が複合している場合もある。診断にあたってはそのすべてについて検討する必要がある。

I．泌尿器科の器質的疾患

　夜尿症患者に泌尿器科的検査をおこなうと約20％に膀胱尿管逆流，尿道リング状狭窄などの器質的疾患を見いだすことができる。し

かし，検査での異常所見すべてが夜尿症の原因であるとは限らない．膀胱機能が未熟なために膀胱収縮時の外尿道括約筋弛緩が不十分であると膀胱内圧がいちじるしく高くなり膀胱尿管逆流を生じやすくなる．夜尿症で発見される膀胱尿管逆流の多くは程度も軽く予後もよい．夜尿症における膀胱尿管逆流は因果関係というよりも合併症とみなされる症例も多い．

夜尿症の直接の原因となる器質的疾患としては二分脊椎に伴う神経因性膀胱，尿道狭窄，尿管異所性開口などが考えられる．この場合，夜尿だけでなく昼間遺尿や頻尿などの排尿に関する他の症状を伴っている場合が多い．

II．排尿機能の未熟性

a）中枢神経系の未熟性

尿意を感じてもすぐに排尿させない排尿抑制機能は4～5歳ぐらいで確立し，昼はトイレで排尿し夜間も覚醒するか蓄尿することによって遺尿をしなくなる．その機能が未熟であると夜尿をきたす．

b）膀胱機能の未熟性

排尿がおこなわれるときは，膀胱の排尿筋が収縮すると同時に外尿道括約筋が弛緩する必要がある．膀胱内圧を測定すると，排尿の意思がないにもかかわらず勝手に膀胱の排尿筋の収縮が確認されることがある．この現象を排尿筋無抑制収縮といい，睡眠中に排尿筋無抑制収縮がおこると夜尿になる．二分脊椎などの神経学的基礎疾患があることがあきらかである者を除いた場合にこのような状況が生じることを不安定膀胱と呼ぶ．

III．遺伝

夜尿症患者の家族歴を聴取すると，その親も子どもの頃に夜尿の経験があることが多い．しかし，遺伝子レベルでの証明はまだなされていない．

IV．膀胱容量の不足

就眠中に産生される尿量が膀胱容量を上回るならば，夜間に途中で覚醒して排尿しないかぎり蓄尿できない分があるので夜尿に至る，という説明は一見すると合理的に思えるが，膀胱容量を測定する方法にいくつかの問題があるので，膀胱容量の不足が夜尿の原因であると評価することは実際には困難である．

小児の正常な膀胱容量は，30×{年齢（歳）＋2} ml，あるいは 16×年齢（歳）＋70 ml などで推定される．しかし，最大限尿意を我慢させた状態で排尿させる機能的膀胱容量測定を昼間に何回か実施すると，同一人物でもばらつきがある．膀胱は金属性の入れ物のように一定の容量が決まっているのではなく，筋肉でできている袋であり，その筋肉がどの程度まで弛緩できるかによって容量は変化する．膀胱収縮が開始された時点での排尿量が機能的膀胱容量であり，必ずしも膀胱が最大限弛緩している状態での容量を計っているのではなく，排尿後から膀胱収縮開始までの蓄尿量が機能的膀胱容量となる．一定の速度で膀胱内に生理食塩水を注入して膀胱内圧を測定する通常の膀胱内圧測定と，生理的利尿によって膀胱内に蓄尿される様子を観察する持続的膀胱内圧測定では，前者の方が膀胱容量が大きいことが知られている．排尿筋の伸展速度の違いがその差を生じている可能性が推察されており，夜間の状況と条件が異なれば膀胱容量測定の結果が夜間の最大蓄尿量を示すとは限らない．

夜間は昼間よりも膀胱容量が大きくなっているという指摘もある．寝る前の水分摂取が多いと朝起きてすぐの排尿量が多かったり，乳児において朝一番のおむつの濡れ具合がと

ても多いことはしばしば経験する。膀胱容量が夜間尿量を上回れば夜尿が改善することは予想できるが，検査として測定された膀胱容量が小さいことだけでこれが夜尿の原因と特定することは難しい。

V．夜間の多尿

糖尿病や尿崩症のように昼間も尿量が多い疾患では当然夜間の尿量も多く，夜尿の原因になることがある。夜間に抗利尿ホルモンの分泌が少ないと夜間に多量の低張尿が産生される。就眠時から起床時までの尿量が250 ml以上の場合を夜間多尿とする。

VI．睡眠・覚醒の異常

夜間尿量が多くても，夜間覚醒することができれば夜尿とはならない。覚醒できないので夜尿になる。尿意があってもまったく覚醒できないほど深い眠りに入っていると，夜尿に気づくことなく朝まで何度も夜尿をしていることもある。また，尿意によって眠りが浅くなっても完全に覚醒することができないと，トイレに行く夢を見て夜尿をしたり，夜尿をした直後に覚醒するようになる。

アデノイドや扁桃肥大などが原因の睡眠時無呼吸症候群にしばしば夜尿を合併する。アデノイド摘除術，扁桃摘出術などによって睡眠時無呼吸症候群とともに夜尿が改善することがある。これも睡眠・覚醒障害の一種である。

VII．精神的要因

一度夜尿がなくなった子どもに，弟や妹が生まれたことなどがきっかけとなって再び夜尿がみられることがある。時間的前後関係は必ずしも因果関係を証明するものではないが，このような二次性夜尿（いったん排尿のコントロールができていたものが再度夜尿になること）に何かきっかけとなるようなできごとがみつかることもある。自然経過での治癒と区別することは難しいが，日記を付けさせたりカウンセリングをすることで症状が改善することがある。

ただし，夜尿をしている本人からすれば「夜尿をしないように気をつける」ということは不可能であり本人に責任はない。夜尿を続けることによる挫折感，劣等感が二次的に患児を傷つけることを避けるために，親と医療者による支援が必要である。いずれの原因にせよ，夜尿は本人の責任ではないので，責めたり罰したりすることはあまり意味はない。

VIII．便秘

夜尿症の子どもは便秘を伴うことが多い。これも夜尿症と因果関係にあるか否かは明確ではないが，考慮すべき要因の一つである。

夜尿症の治療

夜尿の原因を考慮することなく安易に薬物投与を選択することは避けるべきである。ただし単一の原因であることが証明されることが少ないので，以下のいくつかを組み合わせて治療することになる。

I．基礎疾患がみつかった場合

糖尿病，尿崩症，二分脊椎などの基礎疾患がみつかった場合は，その治療が必要である。

II．膀胱機能の未熟性，膀胱容量が小さい場合

抗コリン薬を投与することによって，膀胱の収縮を抑え，膀胱容量が大きくなることを期待する。

> **処方例**
> 塩酸オキシブチニン（ポラキス）2 mg
> 眠前1回投与，あるいは
> 塩酸プロピベリン（バップフォー）
> 10 mg眠前1回投与

Ⅲ．夜間の多尿や覚醒機能の異常，精神的要因が考えられる場合

三環系抗うつ薬を投与することによって，睡眠深度抑制による尿意での覚醒促進作用，抗コリン作用による膀胱容量増大作用，抗不安作用による精神的負担軽減などを期待する。

> **処方例**
> 塩酸クロミプラミン（アナフラニール）
> 10 mg眠前1回投与
> 塩酸イミプラミン（トフラニール）
> 10 mg眠前1回投与

また，抗利尿ホルモン剤を投与することによって夜間尿量の減少を期待する方法もある。

> **処方例**
> 酢酸デスモプレシン点鼻

Ⅳ．精神的なことが予想される場合

親子で日記をつけさせたり，カウンセリングをおこなったりする。夜尿はいつかは治ること，病気なので恥ずかしがる必要はないこと，治そうとする前向きの姿勢が大切であること，周囲の大人や家族が責めたり叱ることが無効であることなどを理解してもらう。

Ⅴ．便秘を伴う場合

食生活でキノコ，海草，豆類などを多く摂取して，規則正しい生活をするなど，一般的な注意事項を伝えることに加えて，頑固な便秘には緩下剤を投与する。

ホームページ「おねしょネット」の紹介

長年，夜尿治療に関わっている帆足英一医師が監修している「おねしょネット」

表139　夜尿症の類型診断基準

		多量遺尿型 低浸透圧型	多量遺尿型 正常浸透圧	排尿機能未熟型	混合型 低浸透圧型	混合型 正常浸透圧型
夜間尿量	6～9歳	≧200 ml	≧200 ml	≦200 ml	≧200 ml	≧200 ml
	10歳以上	≧250 ml	≧250 ml	≦250 ml	≧250 ml	≧250 ml
尿浸透圧		≦800 mOsm/l	≧801 mOsm/l	≧801 mOsm/l	≦800 mOsm/l	≧801 mOsm/l
尿比重		≦1,022	≧1,023	≧1,023	≦1,022	≧1,023
機能的最大膀胱容量	6～9歳	≧200 ml	≧200 ml	≦200 ml	≦200 ml	≦200 ml
	10歳以上	≧250 ml	≧250 ml	≦250 ml	≦250 ml	≦250 ml
日中の排尿回数	6～9歳	≦7回	≦7回	≧7回	≧7回	≧7回
	10歳以上	≦6回	≦6回	≧6回	≧6回	≧6回
昼間遺尿		なし	なし	ときにあり	ときにあり	ときにあり

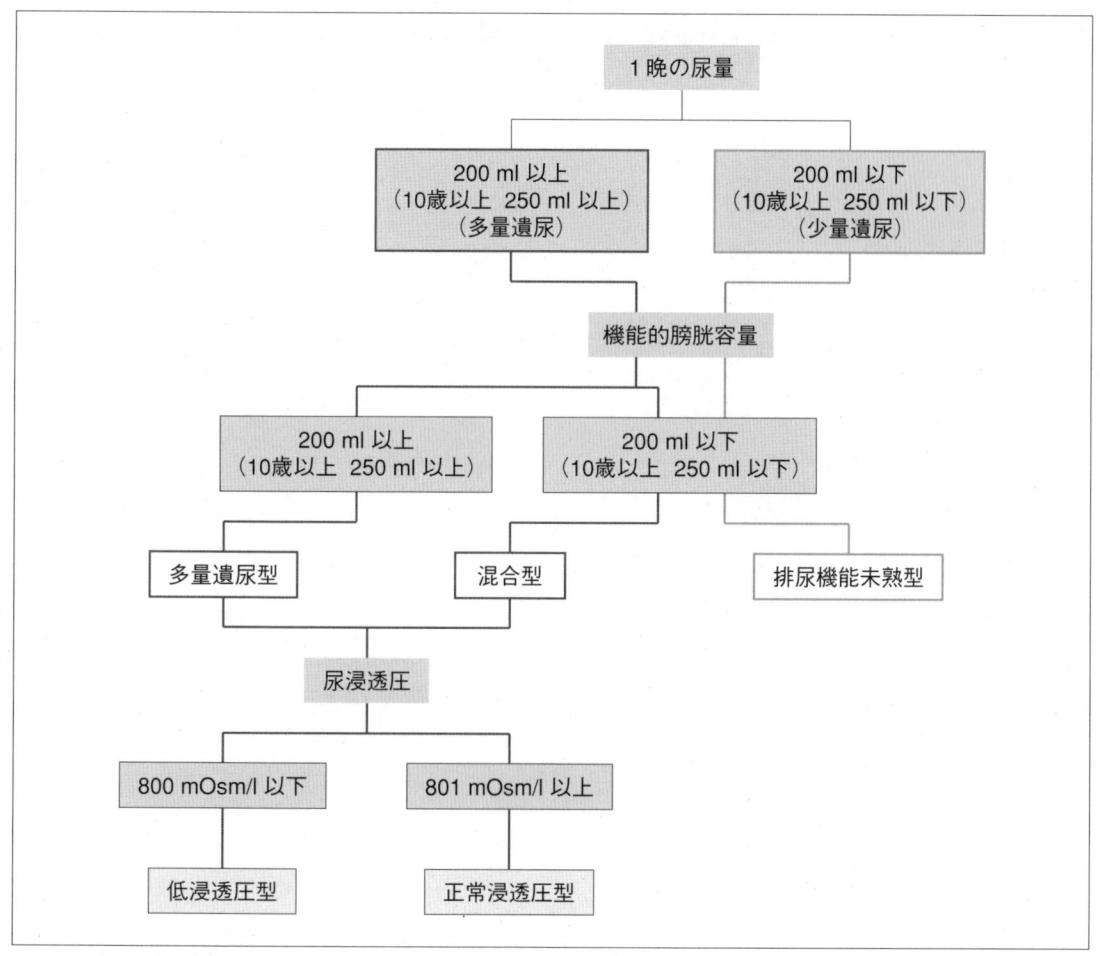

図68 類型診断の進め方

http://www.onesyo.net/index.htm では，患者向けの記載とともに，小児科医向けの記載がある．
http://www.onesyo.net/doctor/index.htm
　許可を得てその一部を転記する．夜尿の病型分類（**表139，図68**），類型別の治療方針などについてよくまとまっていて，診療の参考，患者指導に利用価値は大きい．

文献

1) 河内明宏，ほか：夜尿症の疫学と病態生理．泌尿器外科 16：193-198, 2003.
2) 柿崎秀宏，ほか：機能的排尿障害．臨床泌尿器 54：927-933, 2000.
3) Cayan S, et al.：The assessment of constipation in monosymptomatic primary nocturnal enuresis. Int Urol Nephrol 33：513-516, 2001.
4) 日本外来小児科学会リーフレット検討会：夜尿（おねしょ）．ノーブル・プレス，東京，2001.

（崎山　弘）

Note

30 学習障害

学習障害をみる前に

学習障害は，学習上何らかの困難を認めることを主訴として受診する児童において，疑うべき発達障害の1つである。学習障害児の出現頻度は国によって異なり，わが国では英米に比しきわめて少ないとされているが，公立小学校の通常学級生徒の約5％という報告もある[1]。個別の教育的配慮が必要で特別支援教育の対象となり，教育への影響も大きいことから，正確な診断と適切な対応が必要である。

「学習障害（LD）」の定義

学習障害をLDと表現することがあるが，わが国でLDという場合，おもに2つの意味がある。文部省（1999年）が定義した教育用語としての学習障害（learning disabilities）と，ICD-10（国際疾病分類第10版，世界保健機関）[2]やDSM-Ⅳ（精神障害の診断と統計のための手引き第4版，米国精神医学会）[3]といった医学的診断基準に基づく医学用語としての学習障害（learning disorders）である。おのおのの定義を表140にあげる。どの定義を用いたLDであるかを常に念頭におくべきである。

Ⅰ．教育用語としての学習障害

「全般的な知的発達に遅れはない」と精神遅滞を除外したうえで，「聞く，話す，読む，書く，計算する，推論する」の6領域のいずれかに「いちじるしい困難を示す」状態で，その原因は中枢神経系の機能障害としている。

Ⅱ．医学的診断基準による学習障害

知的に正常で，学習意欲や学習環境に問題がないのに「読み」「書き」「算数」といった特定の能力の獲得が不可能または困難な状態で，その原因として中枢神経系の機能不全，特に局所性の脳機能障害が想定される場合をいう。

発症機序・病態

原因は確定されていないが，先天的な何らかの中枢神経の機能異常と考えられている。遺伝に関する研究もなされている。脳病理所見では微細な形態異常などの報告があるが，一定の見解は得られていない。読む・書く・計算するという機能には，複数の経路が関与すると考えられており，同一の症状を呈しても障害部位あるいは障害機構は個人により異なる可能性がある。

近年，事象関連電位などの神経生理学的検査や，fMRI（機能的磁気共鳴画像）を用いた

表140　学習障害の定義

1．文部省（学習障害およびこれに類似する学習上の困難を有する児童生徒の指導方法に関する調査研究協力者会議）の定義（1999）
学習障害とは、基本的には全般的な知的発達に遅れはないが、聞く、話す、読む、書く、計算するまたは推論する能力のうち特定のものの習得と使用にいちじるしい困難を示すさまざまな状態を指すものである。学習障害は、その原因として、中枢神経系に何らかの機能障害があると推定されるが、視覚障害、聴覚障害、知的障害、情緒障害などの障害や、環境的な要因が直接の原因となるものではない。
2．ICD-10による診断基準（1994）
[特異的読字障害] A．(1)または(2)のいずれかがあること。 　(1) 読みの正確さと理解力が、その小児の暦年齢と全体的な知能を基にして期待される水準から、少なくとも2標準偏差より劣る。このさい、読字能力とIQは、その小児の文化・教育体系において標準化された検査を個別に施行した評価を用いておくこと。 　(2) 過去に重度な読字困難の既往があった。または幼い頃の検査が基準A(1)に該当していたことに加えて、綴字検査の成績が、その小児の暦年齢とIQを基にして期待される水準から少なくとも2標準偏差劣る。 B．基準A項の障害のために、読字能力を要する学業の成績あるいは日常生活活動にあきらかな支障をきたしていること。 C．視聴覚機能の障害または神経学的障害に直接起因するものではないこと。 D．平均的に期待される範囲の就学歴であること（つまりいちじるしく不適切な教育環境ではない）。 E．主要な除外基準：標準化された検査を個別に施行して、IQが70以下。
[特異的書字障害] A．標準化された書字検査における評点が、その小児の暦年齢と全体的な知能を基にして期待される水準から、少なくとも2標準偏差以下である。 B．読字の正確さと理解力および計算能力の評点は、正常範囲内であること（平均から±2標準偏差以内）。 C．重度な読字困難の病歴がないこと。 D．平均的に期待される範囲の就学歴であること（つまりいちじるしく不適切な教育環境ではない）。 E．書字学習の早い段階から書字困難が存在すること。 F．基準A項の障害のために、書字能力を要する学業の成績あるいは日常生活活動にあきらかな支障をきたしていること。 G．主要な除外基準：標準化された検査を個別に施行して、IQが70以下。
[特異的算数能力障害] A．標準化された算数検査における評点が、その小児の暦年齢と全体的な知能を基にして期待される水準から、少なくとも2標準偏差以下である。 B．読字の正確さと理解力および書字能力の評点は、正常範囲内であること（平均から±2標準偏差以内）。 C．重度な読字困難または書字困難の病歴がないこと。 D．平均的に期待される範囲の就学歴であること（つまりいちじるしく不適切な教育環境ではない）。 E．算数学習の早い段階から算数の困難が存在すること。 F．基準A項の障害のために、算数能力を要する学業の成績あるいは日常生活活動にあきらかな支障をきたしていること。 G．主要な除外基準：標準化された検査を個別に施行して、IQが70以下

機能画像検査によって病態の解明がすすめられている。漢字書字障害児の事象関連電位では、漢字も図形と同じように処理しているパターンや、形が複雑になると処理が急速に難しくなるパターンなどが認められ、症例により神経学的機構は異なることが証明されている[4]。読字障害（dyslexia）のfMRIでは、言語圏の違いによらず健常児とは異なるパターンを示すことが確認されている[5]。

臨床症状

読字障害に書字障害が合併し、読み書き障害となることが多い。

I．読字障害

平仮名では、1文字ずつは読めても単語になると読めず、単語あるいは文節の途中で区切ってしまう[6]。文字の読み間違いが多く、形の

似た文字「め」と「ぬ」を間違えたり，「キャ」などの拗音，「コップ」などの促音などの1文字1音に対応しない文字の読みに困難を生じたりする。漢字では，音読みと訓読みが混じった2文字からなる熟語（湯桶読み，重箱読み）など，通常の規則を外れた文字の読みが障害されやすい[7]。

II．書字障害

促音（がっこうの「っ」），撥音（とんぼの「ん」），二重母音（おかあさんの「かあ」）など特殊音節や，「え」と「へ」のように同じ音に聞こえる文字の表記，「わ」と「ね」のように形が似ている文字などに書き間違いが多い[6]（図69）。漢字は字画が多く複雑で種類も多いことから，平仮名は書けても漢字が書けない児童もいる[7]。日本語には困難を認めないが，中学生の英語学習で極端に困難を示すことで診断される読み書き障害の例もある[6]。

III．算数能力障害

1，2，3と1つずつの数字はいうことができても数の概念の理解が難しい，2桁やくり上がりが理解できない，足し引き算はできるが掛け算ができない，割り算の余りが理解し難いなどの症状がみられることがある。

診断

I．問診および診察

胎生期から現在にいたるまでの発達歴を詳細に聴取する。LDのみの場合は学習を始めるまでは，発達上問題に気づかれていないことが多い。注意欠陥/多動性障害（AD/HD）や広汎性発達障害（PDD）などのほかの発達障害を合併している場合，幼少時にはその特徴が目立つことがある。一般小児科的診察，神経学的診察をおこなう。

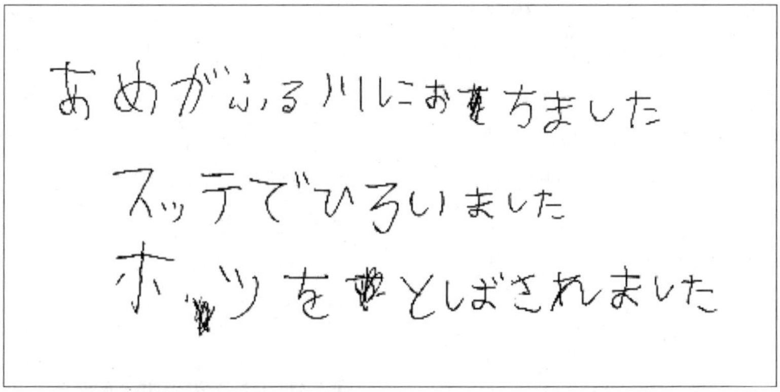

図69　読み書き障害児の書字の例
12歳男児，読み書き障害。
「雨が降る」の書取課題と標準失語症検査の「まんがの説明」課題。ステッキを持ち帽子をかぶった男の人が散歩していると風が吹いてきて帽子が飛ばされ川に落ちたので男の人がステッキで拾っているところを描いた漫画の説明を書くように求められた時の記載。

「あめがふる川におちました　ステッキでひろいました　ボウシをとばされました」と書いており，誤字，脱字や書き間違えが目立つ。「ステッキ」は「スッテ」，「ボウシ」では「ウ」を書きおとし，「シ」が「ツ」となっている。句読点もない。

II. 学力の評価

ICD-10では「小児の暦年齢と全体的な知能を基にして期待される水準から，少なくとも2標準偏差劣る」とあるが，判断に迷うことも少なくない。具体的には2～3年生では1学年以上の遅れ，4年以上では2学年以上の遅れという数値が目安となるが，各学年の標準的学力についての知識のある教育・心理関係者の協力も必要に応じて得ることが望ましい。小学校高学年では読字については平仮名20文字中1文字を誤ると2標準偏差以下，書字については20文字中5文字誤ると2標準偏差以下とされる[1]。TK式学力検査，国語や算数についての標準学力検査などをおこなうこともある。

III. 神経心理学的検査による認知機能の評価

認知機能障害をあきらかにするだけでなく，認知機能の良好な点をみつけ，その後の対応に活かすことを目的とする。症状に応じて検査バッテリーを選択する必要がある。

知能検査については，Wechsler式知能検査がよく用いられる。WISC-IIIは5～16歳が適応年齢である。IQが得られ精神遅滞の有無を判断できるとともに，プロフィールから得意不得意の領域を認識できる。K-ABC心理・教育アセスメントバッテリーは知能と習得知識・技能とを分けて評価するため，それらにアンバランスを示す児で有効である。音読と読解の差をみることもできる。

言語機能については，イリノイ心理言語能力検査（ITPA）や標準失語症検査（SLTA）などにより評価する。

そのほかの心理検査としては，Frostig視知覚発達検査などで視覚認知機能や目と手の協応，Reyの複雑図形で模写の能力（目と手の協応）や視覚的記憶の評価をおこなう。Rey の auditory verbal learning test では聴覚言語の記憶と学習効果などをみることができる。

IV. 中枢神経系の医学的検査

中枢神経疾患の除外や機能障害の評価のため，必要に応じて検査をおこなう。CT，MRI，脳血流検査（SPECT）などの画像検査，脳波，誘発電位，事象関連電位などの神経生理学的検査をおこなうこともある。

鑑別疾患・合併症

学習上の困難が問題になるのは通常就学後であり，幼児期に診断することは難しい。

学習をおこなううえで困難があるという場合，学習障害以外にもさまざまな可能性がある。知的能力の問題（精神遅滞）や注意力や多動などの問題（AD/HD）によっても，学習は困難となる。学習上の困難の原因は一つとは限らず，混在していることも多い。鑑別すべき疾患を表141にあげる。症例の受診の契機になった学習上の困難がどのようなもので，それが何によるものかをみきわめることが重要である。保護者からだけでなく，教育関係者の話なども参考にし，多くの情報を得て総合的に評価する必要がある。

LDとPDD，AD/HDとの異同，鑑別，合併については議論の余地があるが，少なくとも医学的診断基準に基づく医学用語としてのLDはPDD，AD/HDを除外規定としていない。したがってLDにPDD，AD/HDの診断名が併記されることはあり得る。逆にAD/HDには約

表141 LDと鑑別すべき疾患

1）精神遅滞（特に境界から軽度の精神遅滞）
2）広汎性発達障害（PDD）
3）注意欠陥/多動性障害（AD/HD）
4）視覚障害
5）聴覚障害
6）失語症，失行，失認など

20％にLDを合併していたという報告[8]もある．学習上の困難が主訴である場合でも，特にPDDの特性（対人関係の障害，コミュニケーションの障害，こだわり）やAD/HDの特性（多動，不注意，衝動性）を見落とさないよう注意が必要である[9]．

精神的側面の評価

努力してもできないという経験が多く，「どうせ自分はだめだ」と自信を喪失し，自己肯定感が低くなることが多い．攻撃的，反抗的になることもある．LD児は非常に高率に心身症や対人上のトラブル，不登校などの学校不適応の問題を抱えている[10]．そのような状態は周囲の理解不足や不適切な対応による二次的なものであることが多い．学力面だけでなく精神的側面にも配慮し，二次的な不適応状態を予防することがもっとも重要である．

対応

LDと診断されたら上記の評価の結果をふまえて，対応を工夫する必要がある．障害そのものを治療するというより，障害のない得意な領域からのアプローチを試みる．視覚認知機能に問題がある場合，聴覚認知機能を利用するなどである．読み書き学習については，文字・行間のゆったりした教材を使用する，音読を推奨する，ワードプロセッサーを利用する，50音表を参考にしながら平仮名を習得させるなどの方法がある．通常の学習指導は効果がないばかりか，場合によっては学習を妨害している可能性もある[8]．

保護者や教育関係者は子どもの障害特性を正しく理解することがまず大事である．無理のない適切なプログラムを用意し，できたことについては褒め，達成感や満足感を得る経験を数多く積み，自己肯定感を高めることが大切である．学業以外で得意なものをみつけるのもよい．自信をもっていきいきと生活していけるよう援助することが重要である．

可能であれば地域のLD支援グループなどの社会資源についても情報を提供し，特別支援教育コーディネーターや教育関係者とも連携をはかりながら，多方面から支援していくことが望ましい．

文献

1) 宇野　彰，金子真人，春原則子，笠原麻里，吉田　真，猪子香代，本城秀次：AD/HDに伴う学習障害（LD）―簡易知能検査と読み書き，計算に関する基準値の作成及び出現率の検討―．厚生労働省精神・神経疾患研究委託費による11〜13年度研究報告書 注意欠陥/多動性障害の診断・治療ガイドライン作成とその実証的研究．pp91-98, 2002.
2) 中根允文，ほか訳：ICD-10.精神および行動の障害．DCR研究用診断基準．医学書院，東京，1994.
3) American Psychiatric Association：Diagnostic and Statistical Manual of Mental Disorders, 4th ed. APA, 1994.
4) 加我牧子：特異的発達障害に対する神経生理学的アプローチ．臨床神経生理学 29：299-305, 2001.
5) Paulesu E, Demonet JF, Fazio F, et al. Dyslexia：cultural diversity and biological unity. Science 291：2165-2167, 2001.
6) 小枝達也：学習障害．小児内科 35：813-816, 2003.
7) 加我牧子：ADHD, LD, HFPDD, 軽度MR児保健指導マニュアル―ちょっと気になる子どもたちへの贈りもの．小枝達也，ほか編著，診断と治療社，東京，pp16-21, 2002.
8) 宇野　彰，金子真人，春原則子：学習障害児に対するバイパス法の開発―機能障害に関するデータに基づいた治療教育―．発達障害研究 24：348-356, 2003.
9) 内山登紀夫，水野　薫：学習障害の診断と治療．臨床精神医学 31：1025-1033, 2002.
10) 小枝達也：注意欠陥/多動性障害（AD/HD），学習障害（LD）の小児神経学的対応．小児神経学の進歩 31：55-63, 2002.

（田中恭子，加我牧子）

Note

31 行動異常

行動異常とは

　Denhoff & Robinault は出生前・後または幼児期における中枢神経（脳）に対する障害に起因する4症状を示す疾患ないし症候群として，知的障害（精神発達遅滞），脳性麻痺，てんかんとともに行動・情緒の異常を呈する子どもとして行動異常（behavior disorder）を位置づけ，これらを総称して syndrome of cerebral dysfunction（大脳機能障害症候群）の概念[1]を示した（図70）。この行動異常に該当する疾患概念として1962年の国際小児神経学会において「脳損傷の有無を明確に証明することが難しい行動上，学習上の障害を呈する子どもたちを minimal brain dysfunction（微細脳損傷）とすることが定められた[2]。さらに1980年代にアメリカ精神医学協会（DSM-Ⅳ）[3]および英国主導の国際診断分類（ICD-10）[4]において注意欠陥/多動性障害としてまとめられた。またこの近縁疾患・病態として学習障害，広

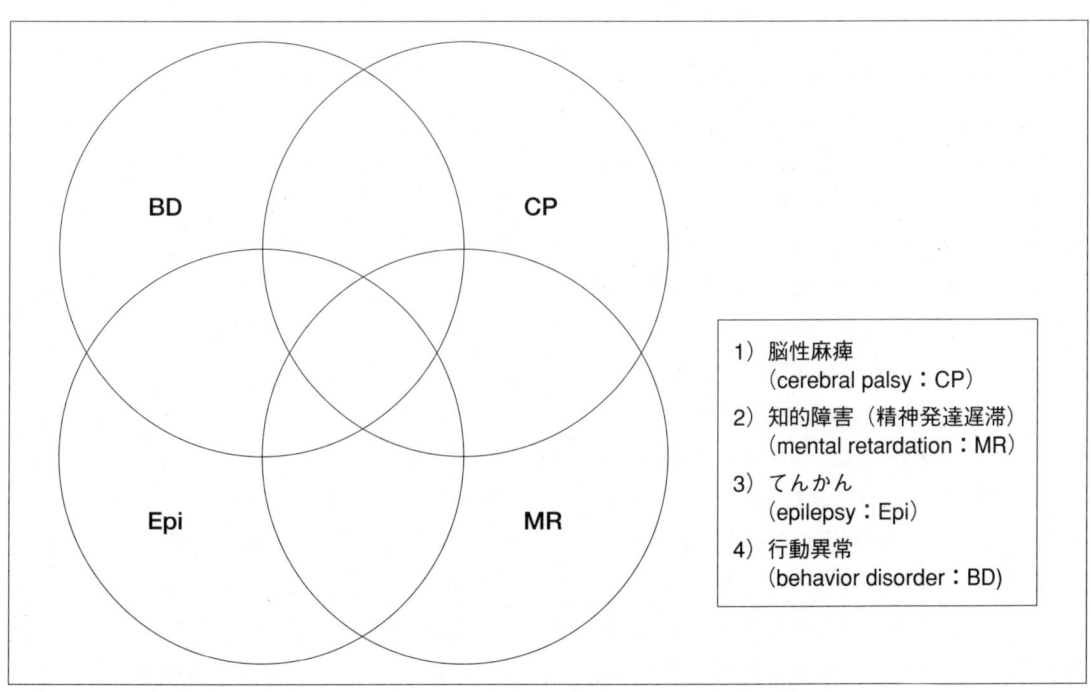

1) 脳性麻痺
   （cerebral palsy：CP）
2) 知的障害（精神発達遅滞）
   （mental retardation：MR）
3) てんかん
   （epilepsy：Epi）
4) 行動異常
   （behavior disorder：BD）

図70　大脳機能障害症候群（syndrome of cerebral dysfunction）の概念（文献[1]より改変引用）

汎性発達障害などが含まれ軽度発達障害としてまとめられる。もちろん重度の障害を有する子どもにも行動の異常は認められるが，本項では，いわゆる軽度発達障害に認められる行動の問題について記述する。

一般小児科外来を受診する子どもにおいて「行動異常」の範疇に入る病態・症状としては，多動，衝動性，攻撃性，不注意，徘徊，興奮，感情易変性，睡眠時異常行動，奇声，常同運動，寡黙，閉じこもり，不随運動，協調運動障害，コミュニケーション障害などがあげられる。しかし小児の行動を「問題行動」あるいは「異常行動」と診断するには，まず年齢，性別，家族環境などを加味し検討していかなくてはならない。たとえば3歳の男の子であれば，外を救急車がサイレンを鳴らして走っているのに気がつけば窓際に見に行くのは当然であり，好奇心旺盛な子どもとしてむしろほほえましく歓迎される。しかしそれが小学校3年生になっても授業中に同様のことをすれば「落ち着きのない子」として問題となりうる。その代表的疾患・病態として近年注目されているのが注意欠陥/多動性障害（Attension deficite/hyperactivity disorder：AD/HD）および，その関連領域である。ADHDを評価するうえで，Connersの評価表やADHD rating scale 日本版，Child Behavior Checklist/4-18日本語版（CBCL/4-18日本語版）[4]などは問題行動を抽出するには有用なチェック表となる。DSM-IVにおいても，子どもの発達障害を診断するうえで「問題となる障害が2つ以上の状況において（たとえば学校｛または仕事｝と家庭）存在する。」と規定されており，Connersの評価表[5]には親用，教師用がある。小児科医が「行動異常」を診断するうえで，単に診察室での行動のみ，あるいは家族の訴えのみで診断することには危険があることを常に念頭におかなくてはならない。またある一時期はAD-HDに該当したと思われる子どもが，その後成長とともに高機能自閉症やAsperger障害の特徴を示すことも決して少なくないことは発達障害の診療にかかわっているものの実感である。

身体所見，行動から得られるもの

「行動異常」の概念における一定の身体所見はないのが当然である。しかし周囲に適応しない行動の観点からみると，疑うべき病態がみえてくるのも事実である。その特徴は広汎性発達障害で顕著である。

①初診時，診察室に入ってきたときの行動。初対面の大人がいるにもかかわらず，傍若無人で，チラッと垣間見ることはあっても「観察するような」視線を合わせることがなく，あちこち動き回る。行動を抑制（診察のため抱っこなど）しようとすると，嫌がり，降りたりもがいたりする（抱きにくい子）。特に舌圧子などで口腔内所見をとろうとすると頑として受け付けないなど，認められる。

②粗大運動には遅れがないか，目立たないが，微細運動や協調運動が拙劣で興味がないとやろうとしない。また始歩のころから幼児期を中心に立位，歩行時にかかとを上げることもしばしば認められる。

③食事に対するこだわり。好き嫌いが激しかったり，過食あるいは一品食いなどがしばしば認められる。このため肥満となることもある。また神経性食思不振の背景に，これら発達障害が存在することがある。

④自傷行為による傷跡。掻破跡を手の届く範囲あちこちにみとめたり，手など一定の部位に咬み跡が残っていたりする。また頭を壁に打ち付けて瘤を作ることもみられることがある。これらは広汎性発達障害児の強迫性同

一性保持行動に由来すると考えられる。自傷行為をするときは落ち着かず不安や緊張が強い場面であることが多く，診察者はそのような状況に児を追い込まないように配慮することも必要である。

検査方法，鑑別すべき疾患

一般的な身体疾患と異なり，「行動異常」は血液や画像診断で客観的所見が得られることはない。その点を念頭におき診断・治療にあたることが要求される。すなわち行動異常（軽度発達障害）は病名を診断することが重要ではなく，発達期にある子どもの行動を受け止めきれず，戸惑っている家族，とくに母親の不安を取り除き支援していくことであるといってもよい。その視点に立ったうえで，前述のConnersの評価表やADHD rating scale日本版，CBCL/4-18日本語版などを用いた問題症状の抽出をおこない，DSM-Ⅳ，あるいはICD-10の診断基準に該当するか検討する。これら評価表の数値は被検者の社会的・経済的・文化的背景によって変化することを理解したうえで評価しなければならない。発達評価法の数値化は絶対的なものではなく，対象児の発達プロフィールをつかみ相対的な変動をみるために応用する観点でおこなうことが重要である。

鑑別疾患

身体疾患，特に脳器質的疾患の鑑別はできるだけ早期におこなうことが望ましい。すなわち脳腫瘍，先天性脳奇形（皮質形成異常），脳変性疾患，代謝性疾患，てんかんなど早期はききわけがなくなった，ボーッとしているなど，それこそ「異常行動」として心理療法などが施行されているうちに症状が顕在化，進行している危険性があることを理解しておく。

てんかんでは非痙攣性発作の場合しばしば誤診され無用な観察期間，しいては心理療法を施された事例を少なからず経験する。たとえば定型欠神発作で3Hz棘徐波出現によりボーッとして動作を止めたり，側頭葉てんかんで意識減損のままモグモグ口を動かす口部自動症に気づかず放置されている事例などで，不注意，集中力の欠如などと判断され，心理的対応を受けていた事例にときに遭遇する。これらは脳波記録をおこなうことで鑑別しなくてはならない。脳波記録は必ず睡眠と覚醒記録をおこなうべきであるが，広汎性発達障害（自閉症）の児では往々にして入眠しにくく，覚醒時は嫌がって興奮してしまい記録がおこないにくいなど，必ずしも鑑別の検査は容易ではなく，検査をするために家族が疲弊することも少なからずあり，無理に施行しようとするとその後の児の診察に支障（診察しようとすると奇声，興奮，パニックなど）が出ることもある。異常行動を鑑別するうえで，特にPDD的問題を有する子どもの場合は状況も考慮した検査スケジュールが望ましい。

有熱，無熱にかかわらず痙攣性疾患を合併する場合は，最低限，脳波と画像検査（できればMRI）をおこなうことが望ましい。また痙攣時の血液ガス分析，血糖，アンモニア（乳酸；ピルビン酸），などは基礎疾患として代謝異常，ミトコンドリア脳筋症など進行性，変性疾患を鑑別するうえで重要である。

治療

異常行動の治療はcase by caseともいえる。少なくとも児の集中できる環境を構築することは不可欠である。児が興味を持つことはすなわちルールを守ることにつながり，周囲が

児の行動によって疲弊することを防ぐ特効薬ともなる。その具体的な治療として行動（変容）療法，心理療法，家族療法などさまざまなアプローチがおこわれるが，残念ながら真のエビデンスある治療法は少ないのも現状である。WE Pelham[8]は米国においてADHD児に対するエビデンスある治療法として行動変容療法が有用であることを証明した。行動変容療法とは「子どもの行動をよい行動に置き換える」と定められ，

① よい行動を肯定的に強化し，よくない行動は無視して強化しない
② ほめること，認めること。自信をつけさせる
③ 家族に対する支援
④ 学校との連携

は重要である。詳細については成書を参考にされたい。

薬物療法

行動異常に対する薬物療法は基本的に対症療法である。このなかで唯一Pimosideは自閉症が適応であるが，その他の薬剤は小児の場合，適応外使用である現状を理解し，処方に当たっては家族にその旨説明し，副作用の発現には留意する姿勢が重要である。またADHDとHF-PDDの鑑別など発達とともに診断を見直し，安易に薬剤の増量をおこなうことはあってはならない。行為障害や反抗挑戦性障害など社会的問題がからむ依存障害が出現した場合は，児童精神科医など専門施設との連携をすみやかにとることが重要である。

① Methyl phenidate（リタリン）

諸外国ではADHDの第一選択薬であり，有効性は約70～75％とされる。構造式は覚醒作用のあるアンフェタミンと類似であり，本邦では現時点ではADHDは適応疾患でないことを理解し，投与に際してはご家族（必要に応じては本人）に対するインフォームドコンセント・アセントが必要である。また6歳未満は原則禁忌である。

初回投与量：5～10 mg/日/分2～3（朝，昼，おやつまでとし，夕方以降は服用しない）

維持量：20～30 mg/日/分2～3（朝，昼，おやつまでとし，夕方以降は服用しない）

学校が休みの場合などDrug holidayを定めたり，長期休暇の休薬などを配慮し，安易に長期継続しないことを念頭におき治療に当たる姿勢が必要である。

（以下チックの項参照）

② Haloperidol
③ Pimoside
④ SSRI

文献

1) 落合幸勝：停止性脳症．図説臨床小児科講座，6-2 神経・精神・運動器疾患．小林 登 監，メジカルビュー社，東京，pp2-15, 1983.
2) 高橋三郎，大野 裕，染矢俊幸，訳：DSM-IV 精神疾患の分類と診断の手引き，医学書院，東京，pp43-66, 1995.
3) 中根允文，岡崎祐士，藤原妙子，訳：ICD-10 精神および行動の障害DCR研究用診断基準．医学書院，東京，pp169-184, 1994.
4) 井澗知美，上林靖子，中田洋二郎，ほか：Child Behavior Checklist/4-18日本語版の開発．小児の精神と神経41：243-252, 2001.
5) 田中康雄：ADHDの明日に向かって．星和書店，東京，2001.
6) WE Pelham：Behavior therapy, behavioral assessment, and psychostimulant medication in treatment of attention deficit disorders: An interactive approach. In J. Swanson & L. Bloomingdale（Eds.）, Attention deficit disorders IV: Current concepts and emerging trends in attentional and behavioral disorders of childhood, Pergamon, London, pp169-195, 1989.

（宮島　祐）

小児のおもな症状と診療の要点

32 精神発達障害

　発達障害医学・医療の中で「精神発達障害」という正式な術語はない。内容的には脳性麻痺やてんかん，代謝・変性疾患などの病態をイメージさせる「神経発達障害」（これも正式な術語ではない）という言葉と対にして考えさせられる言葉である。したがって内容的にはおのずと精神遅滞（知的発達障害），自閉性障害を中核とする広汎性発達障害が主要な疾患であり，注意・欠陥/多動性障害（AD/HD）も含むことになるのであろう。学習障害も含められることがあるが，病態から考えると学習障害はより「神経発達障害」に近いと思われる。このため別項に記載されている。AD/HDについては前項（行動異常）でふれられているためここでは精神遅滞と自閉症についておもに述べることにする。

精神遅滞

I. 精神遅滞の定義

　精神遅滞とは，①全般的知的機能が同年齢の平均よりもあきらかに低く，②適応機能のあきらかな制限があり，③発達期に発症しているという3つの基準を満たす状態であると定義される。精神遅滞は特定の状態を示す疾患名であり，中枢神経系の機能に影響を与えるさまざまな病態で共通にみられる症状であるとも考えられる。知的機能が平均よりもあきらかに低いとは通常は正常知能の2標準偏差以下すなわちIQで70（ないし75）未満をいう。適応機能は本人の暮らす文化的社会的また時代環境に左右されるため，IQの値が同じように低くても人によっては精神遅滞と診断されるとは限らない。また発達期とは通常18歳までをいう。

II. 精神遅滞の重症度

　医学的診断としての精神遅滞は世界保健機関による国際疾病分類10版ICD-10でも，アメリカ精神医学会による診断統計マニュアルⅣ（DSM-Ⅳ）でも軽度，中等度，重度，最重度の4段階に分類されている。ICD-10ではこのほか「その他の精神遅滞および詳細不明の精神遅滞」という項目があり，おのおのが行動面の機能障害の有無によって下位分類されている。軽度はIQで50以上70未満，中等度は35以上50未満，重度は20以上35未満，最重度は20未満として分類することが一般的である。70から85は知能正常ではあるが学校生活や社会生活上多少ともサポートが必要になる場合がしばしばあり境界知能として分類されることも多い。

III. 精神遅滞の原因疾患

　精神遅滞には知能の正規分布の下方に属する生理群とよばれる精神遅滞と，何らかの病

的な原因が関係している病理群精神遅滞に大別される．生理群精神遅滞は正規分布の2標準偏差以下として数学的に計算される割合，すなわち全人口の約2.5％が相当する．概して軽い遅れが多く，中等度以上の遅れは少ない．一方で病理群精神遅滞には中等度以上の重い遅れが多い．逆にいうと中等度以上の遅れの場合はなんらかの原因疾患を有していることが多い．原因疾患は多数にのぼり障害のおこった時期によって出生前要因，周生期，出生後，あるいは脳障害の成因により内因性，外因性などの分類もおこなわれる．Down症候群など染色体異常症，脳形成異常など先天性疾患，代謝変性疾患，先天性風疹症候群，脳炎脳症髄膜炎などの感染症や無酸素脳症後遺症としての外因性脳障害などが代表的な疾患群

表142 精神遅滞の原因

静止性脳症			
	出生前		
		染色体異常症候群	Down症候群など
		子宮内感染症	風疹，トキソプラスマなど
		催奇形因子	
		胎盤機能不全	
		妊娠中毒症	
		母胎糖尿病	
		胎盤機能不全	
		母胎栄養失調症	
		原因不明	
	周生期		
		新生児仮死	
		分娩外傷	
		髄膜炎	
	出生後		
		頭蓋内感染症	
		脳症後遺症	
		頭部外傷	
		脳血管障害	
		中毒物質	
		無酸素脳症後遺症	
進行性脳症			
	代謝変性疾患		
		アミノ酸代謝異常症	フェニールケトン尿症など
		炭水化物代謝異常症	ガラクトース血症など
		ムコ多糖症	Hurler症候群など
		脂質代謝異常症	Tay-Sachs病など
		白質変性症	副腎白質ジストロフィー症など
		尿酸代謝異常症	Lesch-Nyhan病など
		金属代謝異常症	Menkes病など
		内分泌異常症	先天性甲状腺機能低下症
		栄養学的欠乏症	
	神経皮膚症候群		結節性硬化症など
	その他の変性性疾患		
	感染性疾患		プリオン病
			亜急性硬化性全脳炎

である。

IV. 精神遅滞の医学的検査

　原因の判然としない精神遅滞児にどこまで医学的検査をおこなうかは，従来は家族の考え方や医療機関の役割に加えて主治医の考え方に左右される面が大きかった。通常はどのような疾患であっても正確な診断があって初めて最適な治療法を考慮できるというのが基本的な考え方であり，精神遅滞に対するこのような問いかけはある意味で奇異ともみえる。しかし大部分の精神遅滞では直接的な診断がつかないうえ，診断がついても直接的な治療法がないため，原因診断に及び腰になる傾向があることは否めなかった。現在でもこの点がすっかり解決されたわけではないが新たな診断技術や機器の導入により近年の研究からはかなりの割合で診断がつけられるようになり，臨床経過や予後の推測のうえからも患児に貢献できる点が増えてきている。このためとくに発達障害の専門機関においては検査項目をある程度推奨できる時代になってきたともいえる。医学的検査の結果と臨床症状との比較検討により，精神遅滞に対する医療の質の向上をはかり，本人・家族にとって有益な情報を提供していくことが重要であると思われる[1]。

V. 精神遅滞に対する福祉的な考え方

　精神遅滞の医学的診断とは別に，精神遅滞に対する福祉的な捉え方には変化が生じてきている。アメリカ精神遅滞学会（AAMR）は，精神遅滞の定義について1992年の第9版[2]からそれまでの概念とは変わって障害モデルではなくサポートモデルへの変革が提唱された。知的能力と日常生活における活動能力は必ずしも平行せず，必要な援助は個人ごとに異なるとした。その後2002年の第10版[3]では，精神遅滞は個人と環境要因の相互作用による状態であるとして，支援の必要性をさらに強調している。

VI. 精神遅滞の治療と支援

　精神遅滞を直接治療できる疾患は，ガスリー検査で新生児期の診断を目指しているフェニールケトン尿症，ガラクトース血症，甲状腺機能低下症など先天性代謝異常や内分泌疾患に限られる。しかし合併症であるてんかんや心疾患の治療など，全身疾患の治療は児の生活の質を高めるうえで欠くことのできないものである。小児科医としては児の疾患の治療に加えて全般的な健康管理に心を尽くすのはもちろんのこと，乳幼児期から学童期，思春期，青年期を通して成人から老年に至るまでの児の一生を見通した社会的・精神的なサポートも考える立場にある[4]。

自閉症

I. 自閉症の症状と有病率

　自閉症とは社会的相互関係の障害，コミュニケーション障害，限局した反復的な常同行動を特徴とし，3歳までには症状が発現している症候群である。自閉症の周辺には自閉症の特徴の一部あるいは程度の軽い症状を示す人がその数倍は存在している。これを広汎性発達障害とよぶ。広汎性発達障害の中心は自閉症であるが，症状や程度の連続性を示すため自閉症スペクトラムという言葉もよく使われるようになった。この広汎性発達障害あるいは自閉症スペクトラムの中にはAsperger障害も含まれており，言語発達の明らかな遅れがない点で古典的な自閉症と区別される。当初自閉症の80～90％は精神遅滞を合併していると考えられていたが，自閉症の特性があきらかになるにつれ精神遅滞を合併しない場合も

多いことがわかってきた。精神遅滞のない，すなわちIQ70以上の自閉症を高機能自閉症と呼ぶ。

自閉症の有病率についてはかつては1万人に4～5人といわれていたが最近では10～20人の報告があり，数倍の増加をみている。いずれも男性は女性の3～5倍の発生率があることは共通の所見として報告されている。その要因は不明であり，アメリカ精神医学会の診断統計マニュアルIV版（DSM-IV）や世界保健機関の国際疾病分類10版（ICD-10）を用いた操作的診断が普及したために診断がしやすくなったという条件以外に真に発生率の増加があるのかどうかについては議論されているところである。

II. 自閉症の原因

原因は不明であるが遺伝的関与が考えられている。根拠としては一卵性双生児の一致率は36～96％，二卵性双生児では0～24％という報告があること，同胞の自閉症の出現頻度が2～3％であり，一般人口より明らかに多いこと（患児より年下の児については出産抑制が起こる可能性もあり二卵性双生児と同じ頻度になるともいわれている），自閉症同胞には言語障害や認知障害の発生率が高いといわれていることなどがある[5]。しかしこれらの所見は自閉症の遺伝は通常のメンデルの法則に従うような単純な形式でないことも示唆している。

またフェニルケトン尿症，結節性硬化症，脆弱X症候群，先天性風疹症候群，胎児性サリドマイド症候群などの特定の疾患で自閉症の発生率が通常より高いことが知られている。重い精神遅滞では自閉症様の臨床症状を示すといえなくもないため，これらの疾患群がただちに自閉症の病因解明に貢献できるわけではないと思われる。ただし，脳炎・脳症の後遺症としてKlüver-Bucy症候群を呈する児の中には自閉症と区別できない臨床症状を示すことがあり，病因ではなく病巣を論じる場合には貢献できるのではないかと考えられる。

現在各国で自閉症の分子遺伝学的研究が進んでいるが遺伝子異常での説明はまだ難しい。

III. 自閉症に関する研究

脳の解剖学的所見からは小脳プルキンエ細胞の減少，辺縁系の神経細胞サイズの減少，脳重量の増大などが報告されている。画像診断では小脳虫部の形成不全や過形成，脳梁体積の減少，安静時の前頭側頭領域の血流減少などが報告されている[6]。神経生理学的には約半数に脳波異常がみられ，かなりの割合で前頭葉優位に発作波があり，臨床的なてんかん発作を有する例は20％程度であり，10歳以降に発症する者が65％と多いことが判明している。脳磁図による検討では発作波の起源は前部帯状回または上前頭回との所見が得られている。応用脳波検査である事象関連電位P300検査でP3bと呼ばれる成分の振幅低下などが報告されている[7]。神経化学的には自閉症児の一部に高セロトニン血症が発見されて以来，セロトニン代謝の異常に興味が持たれてきた。しかし脳脊髄液のセロトニンに異常はなく，脳内セロトニン代謝抑制作用のあるフェンフルラミンの薬効も否定された。しかし抗うつ薬として使用される選択的セロトニン取り込み阻害薬SSRIが，こだわり行動など自閉症のある種の症状に有効であることがわかってきている。自閉症の病因や病態を考えるうえでセロトニントランスポーター遺伝子との関係をはじめとしてセロトニン代謝の検討はまだ必要なようである。一方でドパミン拮抗薬であるハロペリドールやピモジドは自閉症の多動や常同行動に有用であることが知られているが，脳内の代謝機構との関連については不

明な点が多い。リスペリドンはドパミンD2受容体だけでなくセロトニン受容体も遮断し，多動や興奮に対してハロペリドールより有効で副作用も少ないとされ，用いられる機会が多くなっている。ただし保険診療で自閉症の治療薬として認められているのがピモジドのみという現状を打破すべく小児科学会，小児神経学会，小児心身医学会での合同の取り組みが行われている。

IV. 自閉症の行動特徴と療育の考え方

自閉症児は社会的相互関係の障害すなわち相手の意図や感情が読みにくい特徴があり，コミュニケーションに重大な障害がある。また限局した興味とこだわり行動により生活上の困難を生じる。代表的な療育法としてTEACCH方式は生活の「構造化」に力点を置くことで本人も家族も安心して地域で暮らすことができる方向をめざす。構造化といっても実際の子どもの観察と評価をもとに親と専門家が協力して環境を整えプログラムをつくっていくことが原則である。子供に生活のスキルを教え，適応能力を向上させる実践的な教育が必要である。子どもが生活の中における自分の行動の見通しをたてられるように物事の順序や日々の予定も含め生活のカリキュラムをあきらかにすること，開始と終了のけじめを教えておくこと，1つの行為について1つの場所や時間を設定するなどの工夫がおこなわれる。自閉症児に，聞き言葉による理解が困難なことが多い点を考慮して絵や文字，写真を用いた教示を多用することも勧められる。自閉症児では1度獲得された生活習慣を変えるのはきわめて困難であるが，反面よい習慣が獲得されれば長期間にわたってそれが保持される。早期からよい習慣を身につけられるよう強い意志を持った指導が必要になる。こだわりは消そうと努力するよりは療育や教育に役立てられないか関係者が工夫して使用する方が現実的でもあり，本人も満足して課題に取り組むことができる。

V. Asperger障害

Asperger障害の行動特性は基本的に自閉症と同様である。現在の操作的診断基準によれば言葉の発達の遅れのない自閉症とされている。現実には言葉の発達の遅れがないといっても言葉の使用法などの異常を有していることが圧倒的に多い。知能は正常あるいはしばしば正常以上のことが多い。相手の反応を無視して自分の興味と知識のあることを際限なく説明し続けるなどするため，仲間にうっとうしがられたり，クラスでトラブルをおこしたりしがちである。逆にいじめの対象にもなりやすく，本人の特性を理解した対応が必要になる。

まとめ

精神遅滞児も自閉症児もその多くは幼児期早期までには言葉の遅れなどを主訴として小児科外来を受診することが多い。早期から療育指導を開始できるように積極的に支援するため小児科医の果たすべき役割は大きい。さらに小児科医は児の生涯にわたる支援を継続するキーパーソンとなる必要があり，期待も，また責任も大きいと考える。

文　献

1) 田中恭子，堀口寿広，稲垣真澄，加我牧子：精神遅滞の医学的診断と療育連携に関する研究—第4報　専門外来における精神遅滞児の医学的検査指針について—．脳と発達 36：224-231, 2004.
2) アメリカ精神遅滞学会編，茂木俊彦，訳：精神遅滞．第9版，定義・分類・サポートシステム．

学苑社, 東京, 1996.
3) American Association on Mental Retardation : Mental Retardation Definition, Classification, and Systems of Supports. 10th Ed, 2002.
4) 加我牧子, 稲垣真澄, 田中恭子, 堀口寿広：発達障害児の早期診断と早期介入について　精神遅滞. 脳と発達 2005.
5) 難波栄二：自閉症の遺伝的背景. 精神保健研究 47：17-22, 2001. 10年間を中心に. 23-35, 2001.
6) 橋本俊顕, 森　健治, 東田好広：自閉症の画像診断学：最近の10年間を中心に. 精神保健研究 47：23-35, 2001.
7) 稲垣真澄, 白根聖子：自閉症の神経生理学. 精神保健研究 47：37-42, 2001.

(加我牧子)

33 チック

チックとは

チックは突発的，急速，反復性，非律動性，常同的な運動あるいは発声と定義[1]され，その種類と持続期間により，一過性チック障害，慢性運動性または音声チック障害，Tourette障害（TS）に分類（表143）される。症状は幼児期後半から学童期に発現することが多く，一般人口における発現頻度は，約5～25％とされており，きわめて頻度の高い病態であるが，男児が女児の約3倍と性差がある。小児にみられるチックのほとんどは一過性チック障害で，治療上問題となるTSは約0.05％，小児のチック障害の0.2～0.5％と考えられる。チックの病態生理は未解明であるが，精神薬理学的には抗ドーパミン作用薬が有効であること，中枢神経刺激薬により症状増悪があることなどから，ドーパミンを中心とする脳内神経伝達物質のアンバランスが関与し，特に線条体におけるドーパミン過剰状態が指摘されている。チックの発症には，遺伝的な素因を含めた身体的疾患を基盤にしていると考えられている。

表143 チックの分類（DSM-IV；一部改変）

1）Tourette障害
- 多彩な運動性チック，および1つまたはそれ以上の音声チックが，同時に存在するとは限らないが，疾患のある時期に存在したことがある。
- チックは1日中頻回におこり，それがほとんど毎日，または1年以上の期間中間欠的にみられ，この間3ヵ月以上連続してチックが認められない期間はない。
- この障害はいちじるしい苦痛，社会的・職業的または他の重要な領域における機能のいちじるしい障害を引きおこしている。
- 18歳未満の発症。
- 障害が物質（例：精神刺激薬）の直接的な生理学的作用や一般的身体疾患によるものではないこと。

2）慢性運動性または音声チック障害
- 1種類または多彩な運動性チック，または音声チックが，疾患のある期間に存在したことがあるが，両者がともにみられることはない。
- （他の項目はTourette障害と同じ）

3）一過性チック障害
- 1種類または多彩な運動性および／または音声チック。
- チックは1日中頻回におこり，それがほとんど毎日，少なくとも4週間続くが，連続して12ヵ月以上にわたることはない。
- （他の項目はTourette障害と同じ）

チックの症状 （表144）

運動性チックの症状は顔，特に瞼のまばたきなど軽微な症状で始まることが多く，保護者も当初は気づかず，みすごされていることが多い。年長児になると，眼が痒いから，眼が気になるから，などを理由とすることもし

表144 チックの種類と出現部位（星加明徳ほか，一部改変引用）

1：運動性チック		
(1) 顔面	1) 眼瞼・・・・・まばたき 2) 眼球・・・・・上転，偏位，回転 3) 鼻・・・・・鼻孔を開く，鼻をぴくぴくさせる 4) 口・・・・・ゆがめる，大きく開く，舌で唇をなめる 5) 顔全体・・・ゆがめる	
(2) 頸部	首を振る（前後，左右，回転）	
(3) 肩	肩をぴっくとさせる，肩を上げる，肩を回す	
(4) 上肢	上肢をぴっくとさせる，上肢をくねらせる， 前腕の回外・回内 指をくねらせる，曲げる，テーブルをさわる，叩く	
(5) 躯幹	そらす，ねじる，くねらせる，ぴっくとさせる	
(6) 下肢	蹴飛ばす，硬直させる，スキップ，急に膝を曲げる，後ろに下がる	
2：音声チック		
(1) 鼻を啜る		
(2) 咳払い		
(3) 奇声	アッ，ヒヤッ，バッなどの大声 意味のない単語，反響言語，反復言語	
(4) 汚言	バカ，死ね，くそババァ，性的な卑猥な言葉（コプロライア）	

ばしば認められる。次第に首を振ったり，身体を動かすなど目立つ動作になって気づかれるようになる。一般小児科外来を受診する児には，まばたき，首を振る，咳払いの3症状[2]が多いといわれている。本来初発部位でない上肢，躯幹，下肢などから出現したチック様運動については他の疾患との鑑別に注意が必要である。

チックの対応・治療

以前は精神力動の視点から，潜在的葛藤の象徴的な表れ，支配的な親に対する敵意，権威に対する憎しみの感情とその罪悪感の表現ととらえられ，かつ自己処罰の方法と解釈され，心理療法・精神療法が試みられることが多かった。しかし一過性チック障害からTourette障害まで臨床症状の類似性・連続性がみられ，同一家系内に各型のチックが存在すること，注意欠陥/多動性障害，強迫性障害などの併発があることなどから，現在では単一あるいは多因子遺伝的素因による脳の機能的発達が関与していると考えられ，神経疾患として確立されるようになった。

チック発現にはドーパミン受容体の過感受性が関与し，障害部位として以下の関与が考えられている。

①運動性チックは大脳基底核および関連する前頭葉・辺縁系
②音声チックは帯状回や傍中脳水道灰白質
＊年齢依存性は黒質線条体の関与が推定されるという意見もある。

一過性チック障害では自然軽快することが多いことを説明し，本人はもちろんのこと家族を含めて症状に対する不安をとり環境調整することのみで時間の経過とともに軽快することがほとんどである。しかし慢性チック障害，TSではさまざまな随伴症状，併存障害を伴うことがあり（**表145**），日常生活に支障を生じる場合は，心理・社会的問題の対処にあ

表145 トウレット障害のおもな随伴症状・併存障害

1) 注意欠陥/多動性障害：約40％に併存
2) 学習障害
3) 高機能自閉症
4) 強迫性障害：年長児〜思春期に表在化

表146 薬物療法の適応条件

Ⅰ. チック症状が激しく，日常生活に支障をきたす場合
　首を振り続けたりするために，身体の痛みや疲労を訴える。
　上肢などの動きのために，食事や勉強に支障が出る。
Ⅱ. 本人が症状を気にして精神面での悪影響が考えられる場合
　友だちから注目されたり，からかわれたり，気にして外に出たがらない。
Ⅲ. 随伴症状・併存障害が重症であり，それに関連して社会的適応が妨げられる場合

わせ，薬物療法の適応となる。

心理教育的アプローチ

この目的は不安を取り除くことに尽きる。すなわち一般小児科医で可能な治療と位置づけられ，小児科医はこの点に注意して初期対応に当ることが重要である。

Ⅰ．生物学的要因が関与していることを伝える

チック発症が親の育て方や子どもの性格の問題ではないことを理解するだけで保護者は安心し，外来でほっとするあまり感情失禁する方に少なからず遭遇する。これは外来受診までに「自分のせいだ，しつけ方が悪い」など周囲から有言，無言の圧力があったことを推察させる。

Ⅱ．原因を理解し子どもを受け入れられるよう促す

チック症状の表れ方には心理的要因も関与する。意識しすぎると増加することがあり，子どもの特徴として受け入れ，過剰意識を避ける。

Ⅲ．心理的要因の影響を理解する

緊張が続くと減少し，解けると増加することもよく認められる。悪化したときは学校や家庭内での心理・身体両面での過度の負担がないか配慮する。また自宅の方が学校にいるときより頻度の多いことがしばしば認められる。

Ⅳ．自然経過，予後の見通しを伝える

小児ではもっとも一般的な一過性チック障害では成長とともに消失することを理解する。しかし一部には慢性経過をとる例もあり，多少の変化で一喜一憂しない。自然に受け入れられるよう配慮する。**表146**のような場面，症状となった場合は，薬物療法が適応となる。

薬物療法

薬物療法をおこなううえで，本邦ではいずれの薬剤も①保険適応のないことを理解し，②投与に当って保護者・患児の同意の下におこなうこと。の2点は忘れてはならない。

ドーパミン D_2 受容体遮断薬の Haloperidol と Pimozide がもっとも多く使用される。特に Haloperidol は平成12年度厚生省医薬安全総合研究事業「小児薬物療法における医薬品の適

正使用の問題点の把握及び対策に関する研究」班（大西班）における日本小児心身医学会と日本小児精神神経学会の共同研究によるアンケート調査[3]での適応拡大要望で，チック障害に対する薬剤の第1位にあげられたことからも，本邦では小児期におけるチック症状にはもっとも使用されていると考えられる。Haloperidolは0.25～0.5mg/日で開始し，0.75～2mg/日で維持する。Pimozideは0.5～1mg/日で開始し，2～4mg/日で維持する。ドーパミンD_2受容体遮断薬の副作用として眠気，錐体外路症状，悪性症候群などがあり，その予防目的として抗パーキンソン薬のTrihexyphenidylを同量投与する。

その他の薬剤としてα₂-ノルアドレナリン受容体作動性薬剤のClonidineやL-DOPA少量投与など試みられているが，ドーパミンD_2受容体遮断薬に比較すると治療効果は低いとされ，その効果発現機序を含め今後の検討を要する。

近年欧米ではドーパミン・セロトニン双方に作用（D_2，5-HT2拮抗薬）するRisperidone（リスパダール）の有効性が報告され注目されている。ドーパミン，セロトニン双方に作用し"非定型"神経遮断薬としてチック治療薬として用いられる傾向がある。初回投与量は1mg/日/2xで，3～4mg/日で有効との報告が多い。一般に錐体外路症状の頻度が少ないとされているが，副作用としてアカシジア，振戦，筋強剛，流涎など（国内臨床試験723例中58.1％）[6]があげられている。

薬物療法を実施する際，特にチック障害に限らず小児科領域における向精神薬には，そのほとんどに適応外使用の問題が存在することを処方医は理解していなければならない。本邦における小児に対する向精神薬についてのエビデンスある臨床試験は皆無である。もちろん従来から諸外国の文献により子どもたちに不利益が発生しないよう慎重に治療されていたことは当然であるが，病態生理・薬物作用機序が未解明である本病態に対して，発達期にある小児に対し副作用が懸念されるこれら薬剤は他剤以上にインフォームドコンセント・アセントの意識は重要と考えられる。また，このことは保険適応となった場合にも，適切なる診断と包括的医療が根幹となる取り組みが重要となる。特に小児期のチック症状のほとんどが一過性チック障害であることを小児科医は念頭におき，過剰治療とならないよう，かつ併存障害など重症化や社会的問題の有無など配慮し，必要に応じて児童精神科との連携も視野に入れた治療体制を組むことが必要である。

文　献

1) 高橋三郎，大野　裕，染矢俊幸，訳：チック障害．DSM-IV精神疾患の分類と診断の手引．医学書院，pp114-120，1996．
2) 星加明徳，ほか：チック障害・トウレット障害：よくわかる子どもの心身症，永井書店，pp202-214，2003．
3) 宮島　祐，星加明徳，宮本信也：小児薬物療法における医薬品の適正使用の問題点の把握及び対策に関する研究―日本小児精神神経学会・日本小児心身医学会会員への平成12年度アンケート調査結果から―．小児の精神と神経 42：75-81，2002．
4) Scahill L, Chappel PB, King RA, et al.：Pharmacologic treatment of tic disorders. Child Adolescence Psychatr Clin N Am 9：99-117, 2000.
5) 星加明徳：チック，トウレット障害の診断から治療まで．メンタルヘルスケア，中山書店，p58-59，2004．
6) 日本医薬品集2003，第26版，じほう社，東京，pp2317-2319，2003．

（宮島　祐）

34 不定愁訴

不定愁訴とは

　日常診療で，頭痛や腹痛，立ちくらみ，からだのだるさなどを訴える子どもたちにたびたび出会う。しかし検査をおこなっても，多くの場合は異常がみつからない。このような症状を一般的には「不定愁訴」と呼ぶ。外来診療において不定愁訴の子どもたちをみた場合，これをどう理解し，どのように対応すべきかについて本稿で述べたい。

不定愁訴の概念

　子どもの不定愁訴においてその発症に自律神経機能異常が重要だとする考えは古くから存在する。かつて遠城寺や堀田は，自律神経系の不安定体質なる病態を想定し，小児でたびたびみかける自家中毒症や反復性腹痛，虚弱児，アレルギー体質などは，自律神経不安定性という概念に含んでいた。また大国は，不定愁訴や自律神経失調症の代表疾患として，起立性調節障害（OD）という概念を提唱し[1]，現在は小児医学に根付いている。

　その一方で，児童精神，小児心身医学の研究が進んだ結果，心に問題をもつ子どもでは，身体症状として不定愁訴を伴うことがわかってきた。特に不登校児では，約7割以上に頭痛，腹痛，倦怠感，睡眠障害などを伴う。これは精神的ストレスや心理的葛藤がさまざまな身体症状を引きおこすためと考えられている。すなわち，不定愁訴は心身症としてとらえることもできる。

　このように，子どもの不定愁訴には，ODのように身体に異常が生じておこる場合と，心の問題が生じておこる場合，あるいは，身体と心の両方に問題が生じている場合があると考えられる。したがって，子どもの不定愁訴に接する際，身体にも心にも注意を払って診療していくことが必要である。

不定愁訴の頻度（図71）

　一般小児で不定愁訴がどの程度あるのか，以前に質問票による調査をおこなったことがある。対象は，公立小学校4年生から中学校3年生までの約900名で，自記式質問調査票へ直接の記入とした。回答方法は，「はい」，「ときどき」，「いいえ」の3件法とし，「はい」または「ときどき」の頻度を調べた。その結果，頭痛，腹痛は，約50％の子どもに認められ，小学4年生から中学3年生までは，年齢差を認めなかった。一方，「朝起きが悪く，午前中調子が悪い」子どもは，小学生で45％以上，中学生では60％前後も存在した。「立ちくらみやめまい」があると答えた子どもは，小学生で約25％，中学生で約45％に上った。「立って

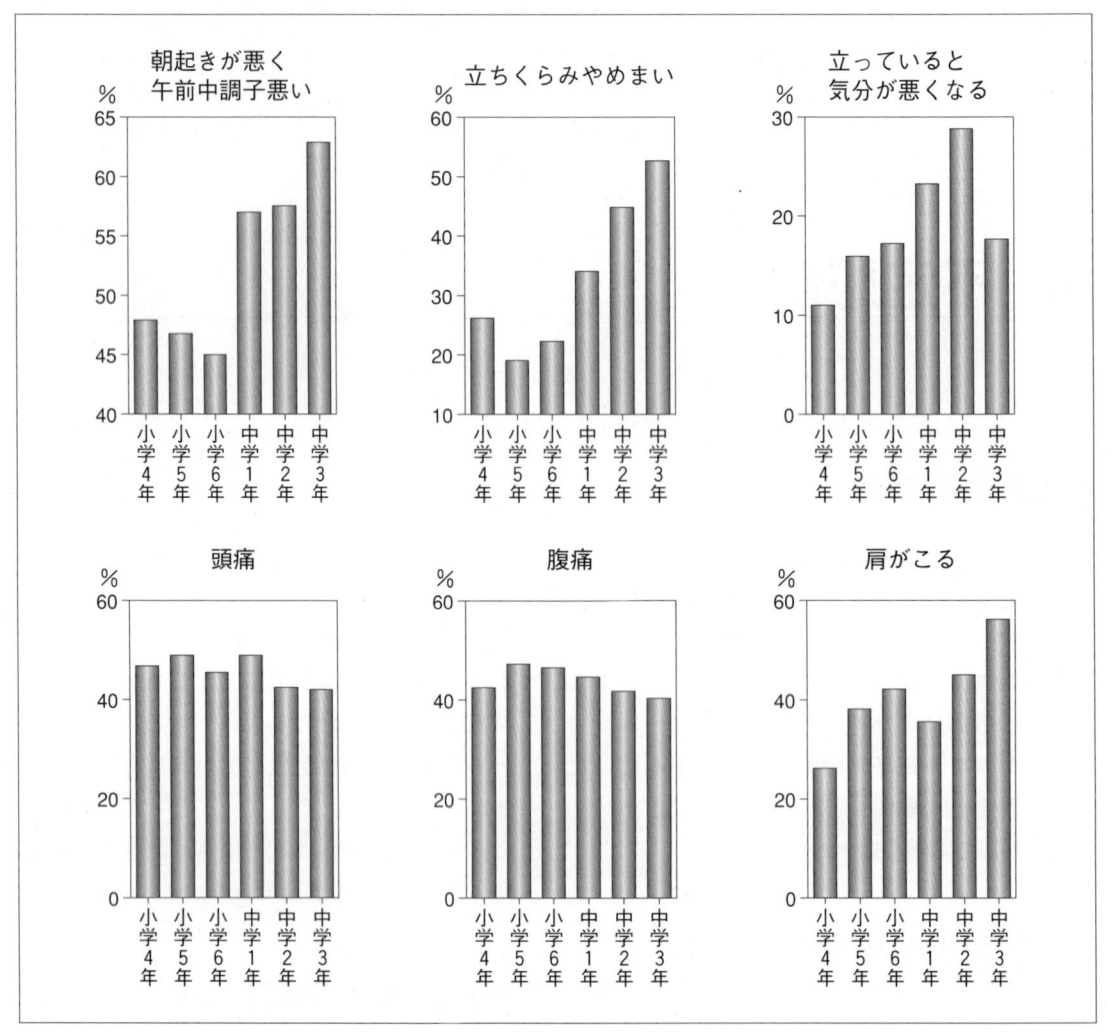

図71 一般公立小中学生885名における身体症状の頻度

いると気分が悪くなる」と答えた子どもは小学3～4年生では約10％，一方，中学2年では約30％というようにOD症状はとりわけ中学生に多かった。

日本学校保健会の「児童生徒の健康状態サーベイランス」のODの頻度調査でも，中学生や高校生に多い結果となっている。男女差があり，小中高を通して女子に多い。また平成6年度と12年度で頻度を比較すると12年度のほうが多く，最近ではODが増加していると推定される。すなわち，子どもの不定愁訴は，心因反応の側面をもちながら，年齢や性別など身体的発達の影響も受けていると考えられる。

不定愁訴の意味するもの
不定愁訴の因子分析結果より

小児は成人に比べて神経系が未発達であり，心因反応の表れ方に臓器特異性が少ないといわれている。不定愁訴は，器質的疾患がない場合，教科書にも「心因性の身体症状」であり，症状や部位は固定的でないとされている。

ところが年長児に対して詳細に長期間にわたり問診すると、不定愁訴といっても、ある程度特定の症状に限定されていることに気づく。われわれは、不定愁訴の各症状はいく種類かの共通因子によっておこっているのではないかと考えた。そこで小学4年生から中学3年生までの885名に自記式健康調査を実施し、身体症状項目の因子分析によって斜交解構造行列を求めた。その結果、第1因子は起立性調節障害などの循環器症状、第2因子は消化器症状、第3因子は慢性疲労、第4因子は生活リズムの乱れの因子があきらかになった（未発表データ）。過去には不定愁訴の非特異性を指摘したことがあるが、今回は調査方法の精度を上げた（3件法の自記式）ことから、特異性があきらかになったと思われる。このことは、「心因性の非特異的な身体反応」と考えられている不定愁訴の各症状も個人の体質的特性によって、表れ方に傾向性があるといえる。この意味から、不定愁訴がどのような自律神経機能の異常であるか、その機序をあきらかにすることは正しいことであり、より良い診断・治療につながる。不定愁訴を「心因反応としての不定な身体症状」[2]と考えながらも、循環器系、消化器系、慢性疲労、睡眠リズム障害など、どの症状が強いのか、十分な問診と診察をおこなうよう心がけたい。

起立性調節障害（OD）
―不定愁訴の代表的病態―

人は起立すると、重力によって血液が下半身に貯留するため、もしその代償機構がなければ血圧は低下することになる。これを阻止するために、代償機構として自律神経系が作動し、下半身の血管を収縮させ血圧を維持する。しかし、自律神経系の交感神経においてその活動が低下していると、この代償機構が破綻して血圧が低下するなど全身への血行が障害され脳血流が維持されなくなる。このような状態をODと呼ぶ。

最近増えてきた不登校児の3～4割にはODを合併するため、ODと不登校はきちんと判断したうえで治療しなければならない。

現在、大阪医科大学小児科では、フィナプレスという非観血的連続血圧測定装置を使ったフィナプレス起立試験をおこなっている。この方法を用いると血圧と脈拍が1心拍ごとに連続的に測定可能であり、患者の症状と血圧変化をリアルタイムに知ることができる。この検査法のおかげで、ODに数種類のタイプの循環異常を同定することができた。それを次に示す。

起立性調節障害のサブタイプ[3]

I．起立直後性低血圧（instantaneous orthostatic hypotension：INOH）

健常者では能動的に起立したとき（図72，矢印s）、ただちに回復する一過性の血圧低下を認めるが（図72a，矢印i）、本疾患においては（図72b）その血圧低下が大きく、脳循環を障害し脳機能低下や身体症状の原因となる。連続血圧測定装置を用いた診断基準はほか[4]で述べたが、日常診療では起立時血圧回復時間を求める簡易法で、回復時間が25秒以上であれば、本症と診断できる[5]。本疾患の病態は、抵抗血管（細動脈）支配の交感神経賦活化の低下があり、抵抗血管収縮不全のために起立直後の血圧回復が遅延する。また起立時頻脈も伴う。重症型では静脈系の収縮不全も加わり、起立中の収縮期血圧低下（臥位収縮期血圧の15％以上）、脈圧の狭小化が持続する（図72c）。

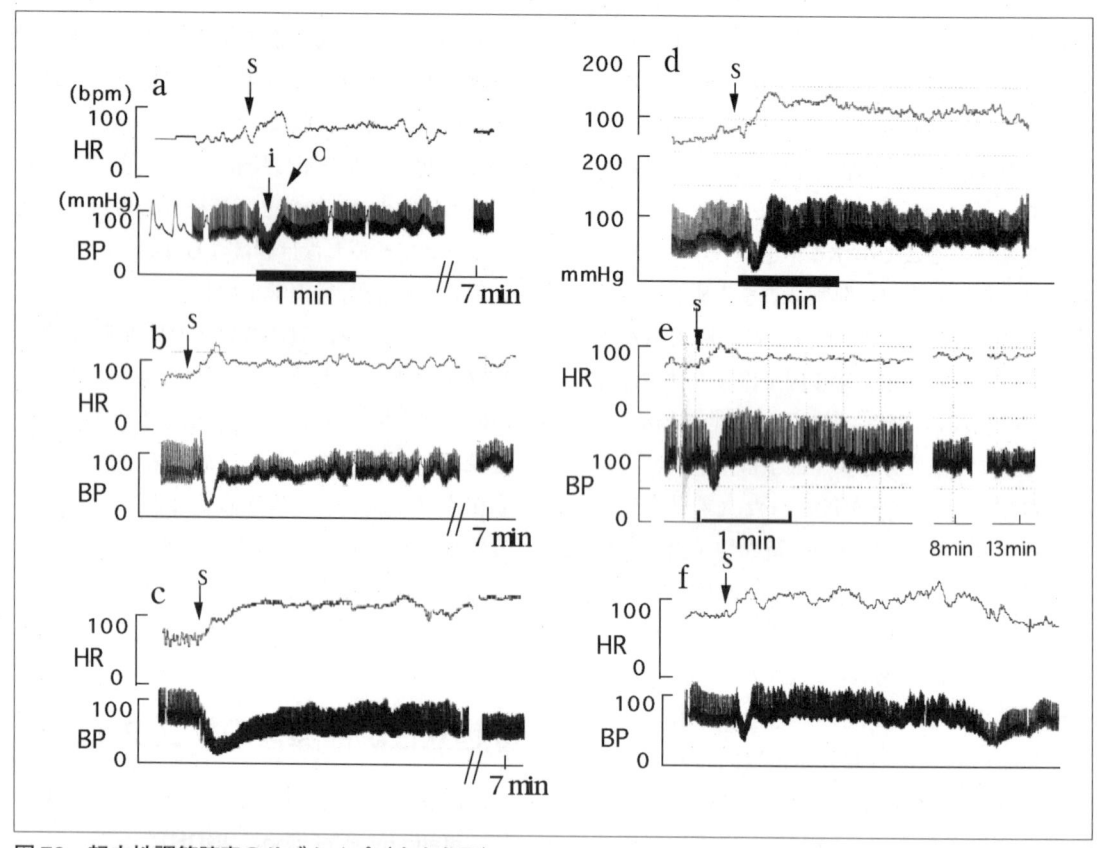

図72 起立性調節障害のサブタイプ（本文参照）
a. 健常児，b. 起立直後性低血圧（軽症型），c. 起立直後性低血圧（重症性），d. 体位性頻脈症候群，e. 遷延性起立性低血圧，f. 神経調節性失神

II．体位性頻脈症候群（postural tachycardia syndrome：POTS）

起立中に明瞭な血圧低下を伴わず，心拍増加がいちじるしい．小児では，立位心拍数（3分以後）が115/分以上，または，心拍数増加が35/分以上である（図72 d）．現在のところ，下半身への過剰な血液貯留やカテコラミンの過剰分泌が成人で報告されているが，これが脳血管を収縮させて脳血流を低下させると推測されている．頻度はINOHとほぼ同程度である．

III．遷延性起立性低血圧（Delayed orthostatic hypotension）

起立後10分以上を経過してから，20 mm Hg以上の収縮期血圧の低下を生ずるタイプである（図72）．成人においては起立10分以後に生ずるとされているが，小児では起立3〜4分後に発症することも多い．下半身の静脈血管の収縮不全が原因と推定されるがその病態生理は不明な点が多い．

IV．神経調節性失神（neurally mediated syncope）

起立中に突然に収縮期，拡張期のいずれも血圧低下と起立失調症状が出現し（図72 f），意識低下や意識消失発作を伴う．顔面蒼白や冷汗などの前駆症状や徐脈を伴う場合もある．起立中の静脈還流量の低下と頻脈により心臓が空打ち状態となり，c-fiberが興奮して反射

的に生ずると考えられている。IONHやPOTSの経過中に生ずることもある。症状は起立中の突然の失神だけでなく，普段から慢性疲労を伴っていることが多い。

不定愁訴児の心理社会的背景を知る時の注意点

次に不定愁訴児の心理社会的ストレスの評価について述べる。子どものストレス因子には，親子関係，友人関係，進学の問題，学校でのストレス，また夫婦不仲など多種にわたる。これを知るには，子どもからじっくり話を聞くのがもっとも大切であるが，子どもが自分の心の悩みをすぐに打ち明けるとは限らない。むしろ子ども自身が心の葛藤に気がついていないことが多い。不定愁訴の子どもに，「何か嫌なことでもあるのか，学校が嫌なのか，白状せよ」といわんばかりに詰問することは禁忌である。せいぜい，「もしつらいことでもあれば，いつでもいっていいよ」と話しかける程度にしておくのがよい。さらにつけ加えると，わずかに交わした会話からどのような人柄の子どもなのか，推し量る必要がある。たいていは，過剰適応性格といって，他人に気をよく遣うやさしい子どもが多い。

より正確に心理社会的ストレスを評価するために，保護者から子どもの生活状況を丁寧に面接することが必要である。特にいじめなどの友人関係，学力低下，進路の問題，教師との関係，子どもに対する親の対応に焦点を絞って問診する。このときに，保護者の考え方や育て方に間違いがあっても，医師は受容的な心で聞くようにする。医師自身が裁判官のように裁く気持ちをもたないことが必要である。まずは保護者の話に十分に耳を傾ける。医師に聞いてもらえた，理解してもらえた，と感じると，保護者の気持ちが安定し，それだけで不思議に子どもの体調が良くなる場合がある。「理解された，は，愛された，と同義である」という言葉があるが，患者の心理社会的ストレスを理解することが，また同時に最大の治療効果を引き出すものである。

面接時の注意点として，子どもと保護者は，お互いに分離して面接することが大切である。うっかり同時面接をすると，保護者が子どもの前で，「この子はだらだらして怠け者だ」などと，子どもの悪口をまくし立てることがあり，子どもが深く傷ついてしまうので気をつけたい。

治療

治療については，まず身体面での治療を試みる。すぐには改善しないので，焦らず取り組むように親子ともに説明する。

まず規則正しい生活や食事などの非薬物療法，ODには，昇圧剤のミドドリンなどの薬物療法を用いる。一方，心理社会的ストレスの原因が推定できた場合，それが解決できそうならば進めるが，今すぐは無理であるならば，解決するまでゆっくり待つ，という方法をとる。友達関係のこじれであれば，心の引っかかりもすぐには解決し難いので，本人の心が回復するまで，保護者も医者もゆっくり見守る姿勢が大切である。

特に注意する点として，絶対に言ってはいけない禁句があるので，下に列記した。参考にしていただけたら幸いである。

- 君の身体は，どこも悪くないよ。
- この症状は心の問題だ。気の持ちようだ。
- 学校で嫌なことでもあったのか？
- これくらい，がんばりなさい。
- お母さんの育て方が悪かったからこうなった。
- お母さんが変わらないと。
- ここでは治らないからよそに行ってくれ。

文　献

1) 市橋保雄, 大国真彦, ほか：起立性調節障害. 中外医学社, 1974.
2) こども心身医療研究所編：小児心身医学. 朝倉書店, pp157, 1995.
3) 田中英高：循環器系—起立性調節障害. 子どもの心身症ガイドブック. 小林陽之助編, 中央法規, 東京, pp80-89, 2004.
4) Tanaka H, Yamaguchi H, Matsushima R, Tamai H. Instantaneous orthostatic hypotension in children and adolescents : a new entity of orthostatic intolerance. Pediatr Res 46 : 691-696, 1999.
5) 田中英高：起立性調節障害の新しい理解. 児心身誌 8 : 95-107, 1999.

(田中英高)

35 摂食障害

概要

摂食障害とは，神経性無食欲症（anorexia nervosa；AN，通常，拒食症）と神経性大食症（bulimia nervosa；BA，通常，過食症）を代表とする食行動異常と多彩な心身症状や行動異常を呈するものである。拒食症は食べたい気持ちを肥満への恐怖心でかろうじて抑えている状態であり，過食症は食べたいという衝動を抑え切れずに突き動かされるように食べている状態である。このように，両者の食行動自体は一見正反対であるが，精神病理には類似性・連続性があると考えられる。小児では，ANの状態像を示すものが多い。

摂食障害では，若い女性が多いこと，治療に長期間かかることが多いこと，病状が安定するまでは無月経・月経不順が続き妊娠・出産が困難になりやすいことなどから，摂食障害は少子化社会の側面からもきわめて重要な問題といえるであろう。

疫学

女性：男性比は，5～20：1と報告により異なるものの，若い女性に多いという点では一致している。報告されている頻度は，10代後半～20代の女性では，拒食症で0.2～0.5％前後，過食症で1.5～2.0％前後である。

厚生省特定疾患対策研究事業「中枢性摂食異常症に関する調査研究班」による患者数の推移をみると，患者数は増加してきており，1990年代前半と後半を比較すると，拒食症は3倍，過食症は5倍に増えている。とくに，1990年代後半になってからは，10～15歳の前思春期や30歳過ぎてからの発症が増加してきており，青年期の患者数の増加のみならず，初発年齢の低年齢化・高年齢化が患者数増加の背景にあることが推測される。

診断

診断基準を**表147，148**に示す。小児の場合，成長期であるので，標準体重の85％以上の体重であっても，体重増加不良が持続する場合には疑わなければならない（特別の身体疾患がないにも関わらず，小児で持続する体重増加不良がみられた場合には，拒食症か子ども虐待状態を疑わなければならない）。

小児の拒食症におけるトピックス

I. 前思春期発症例の増加

近年，初潮前に発症するいわゆる前思春期例が増加してきている。小学1年生の発症例ですら経験されている。前思春期発症例では，食べられるようになり体重が回復しても，身

表147　神経性無食欲症の診断基準

A. 年齢と身長相応の体重の下限体重以上を維持することの拒否（たとえば，標準体重の85％以下の体重減少，あるいは，標準体重の85％以下にしかならないような体重増加不良）

B. やせているのにもかかわらず，体重増加や太ることへの強い恐怖感

C. 自分の体重や体型に対する認知の障害，身体に対する認知に対する体重・体型の不適切な影響，あるいは，体重減少の影響の重篤さの否定

D. 初潮後の女性では，無月経，少なくとも連続して3周期月経がみられない（エストロゲン投与，などのホルモン療法によらなければ月経が来ない場合には，無月経と判断される）

● 病型
1. 制限型
   拒食症の間にむちゃ食いや排出行動（自己嘔吐，下剤乱用など）の反復がない
2. むちゃ食い/排出型
   拒食症の間にむちゃ食いや排出行動の反復がある

(DSM-IV，1994)

表148　神経性大食症の診断基準

A. 反復性の過食のエピソード。過食は，次の両方の項目からなる
   (1) 一定の時間内（たとえば，2時間以内など）に，通常の人がその時間内では食べられないような大量の食物を食べる
   (2) 過食中は，食べることを自分で抑制できない感じがある（たとえば，食べることを止めることができない感じや，何をどれだけ食べてよいかわからない感じなど）

B. 体重増加を防ぐために，不適当な代償的行為を反復する。たとえば，自己嘔吐，下剤・利尿剤・催吐剤などの乱用，絶食，過度の運動など

C. 過食と不適当な代償行動の両方が，平均，少なくとも1週間に2回，3ヵ月間持続する

D. 自己の身体に対する認知が，体型や体重で不適切に影響される

E. 神経性無食欲症の経過中にみられるものではない

● 病型
1. 排出型
   過食期間中に排出行動（自己嘔吐，下剤乱用など）が反復する
2. 非排出型
   過食期間中に排出行動の反復がない

(DSM-IV，1994)

長の伸びが不良で低身長になりやすいことが知られるようになってきた。また，乳房の発育不良も生じる。前思春期発症例で，このような不可逆的な身体変化が生じるということは，彼女らが成人になった後，妊娠・出産が可能かどうかについての不安を感じさせるものである。前思春期発症例を追跡し，その長期予後を検討する必要性があるであろう。

II. 過食症への移行例の増加

小児，殊に，15歳以下の摂食障害は，これまでは，拒食症の状態像を取るものが圧倒的に多く，過食症はまれといわれてきた。しかし，最近，拒食症から過食症に移行する例が増加してきており，しかも，比較的短期間に移行する例が増えてきている。摂食障害全体でも過食症のほうが増えてきていることが知られており，そうした傾向が反映されているのかもしれない。

過食症は，自己の衝動を抑えきれなくなった状態を意味し，拒食症に比べて，行動化（精神の不安定さが攻撃的，破壊的行動として表出されるもの）が生じやすいことが知られている。つまり，拒食症よりも過食症の方が，精神病理的には問題が大きいということができる。小児でも過食症への移行例が増えてきているということは，子どもたちの心がそれだけ以前よりも不安定になり，病理性が増してきていることをも思わせるもので，発症例の治療に加え，予防対策の重要性を示すものと思われる。

III. 自閉性障害との合併例の存在

　自閉症は，ストレスに対して拒食反応を示すことは，以前から知られていた。一方，体重へのこだわりなど，通常の拒食症と同様の状態像を示す自閉症児も，1980年代より症例報告としては散見されていた。しかし，最近，知能障害のない自閉症（高機能自閉症）や知能障害とことばの遅れのない自閉症とでもいえるアスペルガー障害への関心と認識が高まるにつれて，拒食症の患者の中にこうした自閉性障害をあわせもっているものが，必ずしもまれではないことがわかってきている。

　高機能自閉症やアスペルガー障害は，固執性を特性として持っており，それが，強迫傾向や強迫性障害まで発展することも珍しくはない。この強迫性が，こうした自閉性障害で体重や食へのこだわり，引いては，拒食症状態を示す大きな背景要因と考えられる。

　自閉性障害を伴う拒食症においては，その発達障害としての特性を理解した対応が有用である。強迫性や融通性のなさが強く，パターン的な思考や行動が目立つ拒食症においては，乳幼児期からの発達経過を詳細に聴取し，自閉性障害の有無を鑑別すべきであろう。

拒食症への対応

　過食症は，精神病理が大きく，通常の小児科の診療範囲を超えるものである。過食症と判断されたときには，精神科へ紹介するのがよいと思われる。一方，拒食症は，身体管理が必要となることも多く，小児科で対応せざるを得ないことも少なくない。そこで，ここでは，拒食症状態への対応を概説する。

I. 基本方針

　栄養障害が強いときには心理的対応に反応しにくいこと，栄養障害が長期間続くと低身長など不可逆的な身体変化を示すことなどから，治療の初期は，患児の心を支えながら身体面への対応を積極的に行い（初期治療），栄養状態の改善にあわせながら心理面への対応を深めていくのが，治療の基本である。

II. 身体的治療の意義

　拒食症においては，栄養障害が強い場合には精神療法の有効性が小さいといわれる。精神療法は寛解時あるいは寛解状態の維持には有効であるが，急性期にはその効果は確認されていない。また，長期の栄養障害による慢性的，ときに不可逆的身体変化も知られるようになってきており，栄養障害が強い時期には身体的治療を優先すべきであろう。少なくとも，身体的治療よりも優先される治療があるとする根拠はない。

III. 初期治療

a) 目標（表149）

　身体的治療は拒食症を完治させることを目標とはしない。直接的な目標は体重回復（栄養障害の改善）と適切な体重を維持できるだけの食行動の再獲得である。体重回復の目安としては標準体重の 85～90％（BMI 18～20）が理想的である。

表149　身体的治療の目標

- ●直接的目標
  - 体重回復
    - （標準体重の 85～90％，BMI 18～20）
  - 栄養障害の改善
  - 栄養障害による身体的合併症の改善
  - 適切な栄養に関する知識獲得
  - 体重維持可能な食行動の獲得
  - 体重維持可能な運動量の理解と実行
- ●間接的目標
  - 栄養障害による身体的後遺症の予防
  - 「栄養障害による精神合併症」の改善

b）方法

栄養障害の回復のための身体的治療（再栄養）と，身体的治療への動機づけと再栄養に伴う心理的混乱状態改善のための心理的対応から成る。児の体重による治療方法の選択基準を表150に示す。また，入院治療の適応基準を表151に示す。入院治療の必要性は栄養状態によって決定されるがそれには体重が指標として使われることが多い。一般的には標準体重の70～75％以下，BMIで16前後の症例は入院治療をおこなう。小児の場合には体重が標準の75％を切っていなくても非常に短期間に体重減少がある場合には入院の適応になる。また，電解質の異常，とくに致死的不整脈を誘発する可能性が高い低カリウム血症や低リン血症が認められる場合も入院治療の適応となる。

Ⅳ．身体的治療

身体的治療とは，基本的には再栄養による栄養障害の回復をおこなうことである。拒食症患児は過度に動くことが多いので，消費カロリー節約と立ちくらみや不整脈などの合併症予防のために，ある程度の行動制限を併用しながらおこなうことが多い。

a）治療教育

疾病教育と栄養教育が中心である。

疾病教育では，患児の身体状況・検査結果と見通しの説明，拒食症の告知，拒食症に関する一般的説明，異常状態・異常値を改善する方法の説明をおこなう。

栄養教育では，栄養の必要性・重要性の説明，低栄養が身体に与える影響の説明，「太らない」ための適切な食事内容・量の説明（患児の希望が尊重されることの保証とともに），栄養相談が続けられることの保証などをおこなう。

b）再栄養療法
（refeeding・nutritional rehabilitation）

栄養障害の直接的改善である。その中心は食事指導，食事療法であるが，状況によっては点滴あるいは経管栄養・中心静脈栄養などの強制栄養をおこなわざるを得ない場合もある。食事療法は，低カロリーの食事から始める。経口流動食などを用いてもよい。食事療法に抵抗する場合には，ときに経管栄養や中心静脈栄養などの強制栄養が必要になることもある。

体重増加速度の目安は，外来では250～500g/週，入院では，1.0～1.5kg/週である。カロリー量は，30～40kcal/kg/日（800～1400kcal

表150　身体的治療の選択―体重を基準とした場合―

標準体重の	治療教育	食事指導	点滴	強制栄養	運動指導	薬物療法	治療の場
80％以上	◎	◎	×	×	△	△	外来
75～80％	◎	◎	○	×	○	△	外来
75％以下	◎	◎	○	△	◎	△	入院

◎：必須　○：ほぼ必要　△：状況により必要　×：原則，実施しない

表151　入院の身体的基準

以下のいずれか1項目に該当で入院適応
1. 体　重　　急激な体重減少 　　　　　　標準体重の70～75％以下
2. 心拍数　　50以下
3. 血　圧　　80/50mmHg以下
4. 起立試験　心拍数増加20以上 　　　　　　収縮期血圧低下10mmHg以上
5. 低カリウム血症
6. 低リン血症

APA：Practice guideline for the treatment of patients with eating disorders (revision), Am J Psychiatry 157 (Sappl.)：1-39, 2000 を改変

表152 再栄養時の合併症

- 水分貯留
  浮腫,うっ血性心不全,不整脈,せん妄,けいれん
  下剤・利尿剤長期使用例でとくに注意
- 胃内容排出遅延
  腹痛,鼓腸
- Refeeding syndrome
  重篤な電解質異常,特に低リン血症,ときに,低カルシウム血症,低マグネシウム血症
- せん妄,致死的不整脈
- その他
  にきび,乳房圧痛

/日)から始め,漸増していく。60 kcal/kg/日まで摂取できるようになれば,体重は安定する。なお,ビタミン・電解質・微量元素欠乏への配慮も忘れてはならない。

再栄養時の合併症(表152)としては,過剰な水分付加による水分貯留にもっとも注意をはらう必要がある。拒食状況では,慢性的な脱水状態があり,そのため,アルドステロンなどの内分泌系が過剰に分泌されている。この状況で再栄養をおこなうと,水分過多になりやすい。経口や経管栄養で胃に食物が入った場合は,胃内容排出遅延による腹痛や鼓腸もみられる。これに対しては消化管の蠕動を促すような薬物を使用する。

refeeding syndromeとは,顕著な電解質異常を生じている状態であり,心室細動やせん妄をきたすことがあるもっとも危険な合併症である。とくに,リンには注意が必要とされている。血清中のリンの絶対量が不足している状態で急速に栄養が入ると,顕著な低リン血症を生じ,不整脈を起こすことがあるとされる。

V. 心理的支持

再栄養がマニュアルどおりスムーズに進むことはむしろまれである。治療により少し食べ出すと不安が高まり混乱することがあるため,身体的治療においても心理的対応は必須である。患児との信頼関係形成のために,患児と一緒に何かをする時間を持つようにするとよい。遊びの相手でも世間話でもいいし,勉強の指導でもよい。

再栄養に伴う体重増加,体型変化に対する患児の不安感・恐怖感には,受容・共感的態度で接する。患児が感じている不安・恐怖を言語化してあげるのもよい。『食べると不安になるんだよね。早く気にならないで食べられるようになるといいね。』などのようにである。

VI. 初期治療後の対応

初期治療後は,体重維持を目標に,外来で長期間経過観察をしていくことになる。患児,家族の不安,心配事に対しては,共感とその都度の助言をおこなう。完治までは時間がかかること,焦らずある程度の現状維持を心がけることで次第に改善していくことなどを説明するのもよい。こうした一般的な配慮による対応では困難な患児・家族の場合は,通常の小児科の範囲を超えているとして,心身症を専門とする小児科,精神科や心療内科へ紹介するのがよいであろう。

文 献

1) 石川俊男,鈴木健二,鈴木裕也,中井勝義,西園文 編:摂食障害の診断と治療 ガイドライン2005,マイライフ社.東京,2005.
2) Fairburn CG, Brownell KD, ed：Eating Disorders and Obesity. A Comprehensive Handbook. 2nd ed, The Guilford Press, NY, 2002.
3) APA：Practice guideline for the treatment of patients with eating disorders (revision). Am J Psychiatry 157 (Suppl 1)：1-39, 2000.
4) Fisher M, Simpler E, Schneider M：Hypo-

phosphatemia secondary to oral refeeding in anorexia nervosa. Int J Eat Disord 28 : 181-187, 2000.
5) American Psychiatric Association「Eating Disorders」『Diagnostic and Statistical Manual of Mental Disorders 4th ed.（DSM-Ⅳ）』American Psychiatric Association, pp539-550, 1994.

（宮本信也）

索引

A

アシクロビル……99, 123
アスピリン…67, 98, 144, 301
アスペルガー障害……415
アセトアミノフェン……99, 238
アディポサイトカイン………158
アテトーゼ型脳性麻痺………10
アデノイド……314, 383
アデノイド顔貌……314
アデノイド肥大……267
アトピー性皮膚炎……147
アトピー素因……147
アナフィラキシー……117
アナフィラキシー反応
………149, 184
アナフィラクトイド紫斑病
………137, 302
アミノ酸の抱合酵素………72
アーモンド様眼裂………338
アルキル化薬………3
アルブミン………70
アレルギー………42
アレルギー性紫斑病
………19, 279, 302
アントラサイクリン………3
アンモニア………395
愛情遮断………7
赤毛………192
亜急性硬化性全脳炎………77
悪性腫瘍……23, 180, 307
悪性症候群………406
悪性リンパ腫………19

悪夢障害……320
安静臥床……366
安全チェックシート……222
A群溶連菌感染……285
A群β溶血性連鎖球菌
………105, 109, 115
A群β溶連菌感染後
急性糸球体腎炎………129
acromelic……59
Adams-Stokes症候群…262, 355
Adams-Stokes発作……352
ADHD……225, 389, 394
adiposity rebound……4, 328
ADN-B……107
adventitious sound……246
AHD……107
AIDS……22
air bronchogram……118
air trapping……251
Alport症候群……372
alternative pathway……129
anapylactoid purpura……137
anorexia nervosa……413
aplastic crisis……88
ARDS……119
ASP……107
Asperger障害……394
Attension deficite/
 hyperactivity disorder……394
auditory verbal learning test…390
$α_1$-酸性糖蛋白……70

B

バイオエレクトリカル・
 インピーダンス法……328
ビグアナイド薬……160
ビタミンA……77
ビタミンK……42
ビタミンK欠乏……18, 301
ビフィズス菌……42
ビリルビン抱合……45
ブドウ球菌……109
ブドウ球菌性熱傷様症候群…109
ブドウ糖放出……46
ベタイン療法……193
ベロトキシン……278
ボツリヌス……165
梅毒……113
微細脳損傷……393
微小変化群……133
鼻咽頭ファイバー……314
鼻閉……313
病理群精神遅滞……398
鼻翼呼吸……244, 247
微量元素欠乏……417
分時換気量……56
分枝鎖アミノ酸……192
分泌型IgA……43
便の色……171
便秘……278, 383
膀胱炎……125
膀胱内圧……382
膀胱尿管逆流……125, 381
膀胱容量……382

房室ブロック …………………257
乏尿 ……………………………367
母子健康手帳 ……170，323，333
母子相互作用 …………………69
母体水痘 ………………………96
母乳育児 ………………………70
母乳栄養児 ………………42，47
母乳黄疸 …………………72，171
b 型インフルエンザ菌 ………117
B 群溶連菌 ……………………105
B 細胞 …………………………21
B 細胞表面抗原 ………………22
B₆の大量投与 …………………193
bacterial inhibition assay ……191
Bartonella henselae ……………307
Basedow 病 ……………………325
BCG 接種 ………………………307
BCG 接種部位の変化 …………142
behavior disorder ………………393
BFU-E …………………………13
BH₄ 異常症 ……………………192
BIA ……………………………191
bile salt export pump …………73
Bland-White-Garland 症候群
　…………………………………273
BLNAR …………………………119
blood-brain barrier ……………10
body mass index ……… 323，328
bone peak mass ………………5
bronchial sound ………………245
Brudzinski 徴候 ………………121
Brugada 症候群 ………257，261
bruxism ………………………320
bulimia nervosa ………………413
β 刺激薬 ………………………243
β 溶血 …………………………105
β-glucuronidase ………………46
β₃ アドレナリン受容体 ………330

C

Ca 感知受容体 …………………64
Ca 拮抗薬 ………………………365
Ca 代謝 …………………………62
Ca 排泄量 ………………………372
café-au-lait 色素斑 ……………346
Caloric テスト …………………356
cAMP ……………………………346
Campylobacter jejuni/coli ……164
cataplexy ………………………318
CFU-E …………………………13
CFU-GEMM …………………13
CFU-GM ………………………13
CFU-MK ………………………13
chest wall syndrome …………273
child abuse and neglect ………213
Child Behavior Checklist ……394
chondrodysplasia ………………59
circadian rhythm ………………65
circalunar rhythm ……………65
Clostridium botulinum ………165
coarse crackle …………118，246
Common warts,
　Verruca vulgaris ……………112
Condyloma acuminata ………113
congenital adrenal hyperplasia
　…………………………………194
Congenital hypothyroidism …194
Conners の評価表 ……………394
consolidation …………………118
convulsion ……………………349
costchondritis …………………273
cramp …………………………349
CRS ……………………………79
Cryptosporidium spp. …………166
CyA ……………………………135
CYP ……………………………72

D

デキサメサゾン投与 …………122
ドーパミン ……………………9
ドーパミン D₂ 受容体遮断薬
　…………………………………405
ドパミン拮抗薬 ………………400
大腿骨遠位端骨格の X 線撮影
　…………………………………194
第二次性徴 ……………………32
大脳基底核 ……………………9
代理による
　ミュンヒハウゼン症候群 …216
打診 ……………………………246
脱アミノ化 ……………………47
脱水 ………………… 28，290，368
脱力発作 ………………………318
打撲傷 …………………………216
電気的興奮 ……………………8
電子体温計 ……………………235
伝染性腸管感染症 ……………161
洞機能不全症候群 ……………257
動脈血ガス分析 ………………250
読字障害 ………………………388
努力呼吸 …………………244，247
Delayed orthostatic hypotension
　…………………………………410
deoxyribonuclease-B …………107
Diamond-Blackfan 貧血 ………18
dizziness ………………………375
DMSA 静態シンチグラフィー
　…………………………………127
DN-B …………………………107
Down 症候群 ……159，312，315
DSM-Ⅳ ………………………387
DTPA 利尿レノグラフィー …127
dual-energy X-ray
　absorptiometry ………………328
dyslexia ………………………388

dysmorphic erythrocyte ……372	……135	**G**
dysostosis ………………………59	フェニルケトン尿症…………192	ガス交換………………………56
dyspnea ………………………247	フェリチン……………………47	ガスリー検査………………191
δ波 ……………………………260	フタル酸化合物………………71	ガラクトース血症………45, 193
	フローサイトメトリー……22, 23	グリシン抱合…………………46
E	不安神経症…………………318	グルクロン酸抱合……………72
エストロゲン…………………347	不安定膀胱…………………382	グルコシターゼ阻害薬………160
エネルギー産生量……………28	不感蒸泄量……………………28	グルタチオン転移酵素………72
エポシドヒドロラーゼ ………72	副甲状腺ホルモン……………64	グルタミン酸…………………10
エルシニア……………………165	複雑部分発作………………352	グレリン……………………330
エンテロウイルス……………123	副腎不全……………………194	ゴナドトロピン………………32, 343
エンテロトキシン……………165	腹水……………………310, 365	ゴナドトロピン放出ホルモン
エンピリック治療……………119	腹痛……………………134, 143	…………………………343
永久歯…………………………41	副鼻腔炎……………………267	外因性発熱物質………67, 235
栄養……………………………32	腹部超音波検査………126, 143	外眼筋麻痺…………………268
栄養教育……………………416	不顕性感染……………………79	概月周期………………………65
栄養障害……………………415	不随意運動…………………349	外傷…………………………216
腋窩温……………………65, 235	不整脈……………………257, 273	外性器の男性化……………194
易感染性………………………23	不整脈死……………………211	概日リズム睡眠障害…………318
液性（抗体）免疫系…………21	不眠…………………………315	学習障害………………9, 387
嚥下……………………………41	不慮の事故…………………219	学力の評価…………………390
塩分制限……………………366	噴水状………………………287	学校教育法…………………185
EBウイルス……………………19	Fabry病………………………285	学校検診……………………187
EHEC…………………………164	failure to thrive ……………323	学校生活管理指導表………197
Emotional Abuse ……………213	Fanconi-Bickel症候群………159	学校伝染病…………………185
endogenous pyrogen ………67	FECa …………………………64	学校不適応…………………391
enterohemorrhagic E. coli…164	fibrous dysplasia……………346	学校保健法…………………185
Epidermodysplasia verruciformis	fine crackles ………………246	眼球結膜充血………………142
………………………………112	Finnegan………………………69	眼筋麻痺型片頭痛…………268
erythropoietin …………………13	Flat warts……………………112	監察医制度…………………217
exposure index ………………70	focal segmental	眼振…………………………377
	glomerulosclerosis………133	眼精疲労……………………268
F	Frank-Starling機構…………50	眼底出血……………………216
ファージグループ……………109	free air ……………………310	眼痛…………………………267
ファミリーバイオレンス……216	Frostig視知覚発達検査………390	虐待………………170, 172, 285, 413
フィナプレス起立試験………409	FSH ……………………………38	逆方向性回帰頻拍…………260
フィブリン……………………18	fusion beat …………………261	牛乳アレルギー……………280
フィンランド型ネフローゼ症候群		牛乳貧血………………………18

凝固因子 …………………18	γグロブリン不応例 ………145	発熱の持続期間 …………236
魚様口唇 …………………338		発熱物質 …………………235
劇症A群溶連菌感染症 ………105	**H**	原田のスコア ……………144
劇症1型糖尿病 …………158	ほら吹き男爵症候群 ……216	反社会的生活行動 ………228
下気道 ……………………244	ヒステリー ………………285	反射中枢 ……………………9
月経不順 …………………413	ヒト乳頭腫ウイルス ……112	播種性血管内凝固 …………96
解熱薬 ………………103, 238	ヒトパルボウイルスB19 ……87	斑状出血斑 ………………301
下痢 ………………………134	ヘム ………………………47	反応性関節炎 ……………166
限外濾過 …………………366	ヘモグロビン尿症 ………371	肥厚性幽門狭窄症 ………325
言語遮断 ……………………7	ヘルスプロモーション …205	皮下脂肪 …………………328
言語の習得 ………………171	ホモシスチン尿症 ………193	非化膿性頸部リンパ節腫脹 …142
原始反射 …………………9, 41	肺炎 ………………………118	被虐待症候群 ……………325
原発性不眠症 ……………318	胚型赤血球 …………………13	非ステロイド系の抗炎症薬 …103
原発性免疫不全症 …………21	肺過膨張 …………………251	肥大型心筋症 ……………272
後負荷 ……………………50	肺血管拡張作用 …………255	必要水分量 …………………28
GABA作動性神経細胞 ……10	肺血管床 ……………………51	非定型欠神発作 …………352
galactosemia ……………193	肺高血圧症 ………………315	非定型神経遮断薬 ………406
gate way drug ……………228	肺呼吸 ……………………54	非定型的めまい …………375
Gaucher病 ………………311	肺水腫 ……………………366	日内周期 …………………65
generalized herpes zoster ……97	肺性心 ………………248, 315	皮膚色調 …………………355
germinoma ………………347	肺低形成 ……………………54	飛沫感染 …………75, 79, 95
GFR ………………………29	肺動静脈 ……………………54	肥満 ……………4, 158, 327
Giardia lamblia ……………166	排尿時膀胱尿道造影 ……126	肥満者 ………………………27
glucogenesis ………………46	排尿時膀胱尿道造影検査 …280	肥満小児 ……………………37
glucokinase ………………46	肺のコンプライアンス ……55	肥満度 ………………323, 333
gluconeogenesis …………46	肺複雑音 …………………246	標準失語症検査 …………390
glucuronyl transferase ……45	肺胞 ………………………53	標準体重 …………………327
glutamic acid decarboxylase …203	肺胞化 ……………………54	標準偏差曲線 ……………323
glycogenolysis ……………47	歯軋り ……………………320	表層体温 ……………………65
glycolysis …………………46	白色便 ……………………290	表皮融解細胞様細胞 ……109
GM-CSF …………………13	拍動性の頭痛 ……………267	表皮融解毒素 ……………110
gonadotropin ……………343	破骨細胞 …………………62, 64	日和見感染 …………………23
gonadotropin releasing hormone	発育パターン ………………31	昼間遺尿 …………………382
……………………343	白血球減少 …………………18	頻回再発型ネフローゼ症候群
Greulich-Pyle法 …………35	発達障害 ………………7, 394	……………………135
Gs α蛋白 …………………346	発達段階 …………………219	貧血 ………………………294
γグロブリン ………………78	発達遅滞 ………………217, 267	平衡反応 ……………………9
γグロブリン大量療法 ……182	発達プロフィール ………395	閉塞性乏尿 ………………368

遷延性起立性低血圧 ……410	HUS ……165, 278	溢水 ……366
変形赤血球 ……371	hyaluronidase ……107	溢水状態 ……134
片麻痺 ……268	hydranencephaly ……9	遺伝子多型 ……71, 72, 330
片麻痺型片頭痛 ……268	hypovolemic shock ……366	遺伝性球状赤血球症 ……18
片頭痛 ……265, 269		遺伝性肥満マウス ……329
扁桃周囲膿瘍 ……115	**I**	遺伝的素因 ……158
扁桃肥大 ……383	いびき ……267, 315	胃内停滞時間 ……42
扁平疣贅 ……112	いぼ ……112	胃内容排泄時間 ……71
蜂窩織炎 ……109	イオン化 Ca ……62	犬の遠吠え様咳 ……250
放散痛 ……273	イオンチャネル ……261	異物 ……313
放射線照射 ……2	イリノイ心理言語能力検査 ……390	疣贅状表皮発育異常症 ……112
飽和脂肪酸 ……44	イレウス ……144, 310	医療ソーシャルワーカー ……216
歩行障害 ……101	インスリン ……32	色白 ……192
補体 ……17	インスリン依存性糖尿病 ……203	咽後膿瘍 ……115
補体系 ……21, 129	インスリン作用不足 ……157	咽頭培養 ……115
発作型分類 ……154	インスリン抵抗性 ……4, 158	咽頭扁桃肥大 ……314
Haloperidol ……396, 405	インスリン抵抗性改善薬 ……160	陰嚢水腫 ……364
hamartoma ……347	インスリン非依存性糖尿病 ……203	陰嚢浮腫 ……364
Hb 異常症 ……253	インスリン分泌低下 ……158	陰毛 ……32, 35, 343
HbA ……15	インスリン療法 ……159	Ic 群抗不整脈薬 ……260
HbA1c ……160	インフルエンザ脳症 ……101	ICD-10 ……387
HbF ……15	家への閉じ込め ……213	IgA ……137
hCG 産生腫瘍 ……347	育児過誤 ……324	IgA 腎症 ……138, 200
Head の奇異反射 ……56	医源性 ……279	IGF-I ……13, 32, 38
head banging ……320	意識障害 ……102, 267, 287	IgG サブクラス ……21
hemiconvulsion	異状死 ……217	IL-1 ……13
hemiplegia epilepsy ……91	異常肢位 ……356	infancy ……31
hemochromatosis ……48	異食症 ……296	injury control ……219
hemosiderosis ……48	異所性甲状腺 ……194	injury prevention ……219
Hemophilus influenza type b ……117	異所性心房頻拍 ……260	instantaneous
Henderson-Patterson ……111	磯部のスコアー ……69	orthostatic hypotension ……409
Hering-Breuer 反射 ……56	苺舌 ……106	insulin-like growth factor-I
HHE ……91	一次胆汁酸 ……46	……13, 38
HI 抗体 ……76	胃－直腸反射 ……42	interleukin-1 ……13
Hirschsprung 病 ……46, 278, 325	一過性高 TSH 血症 ……194	International Study Group of
HIV 感染者 ……180	一過性甲状腺機能低下症 ……194	Disease in Chilhood ……138
homeostasis ……27	一価不飽和脂肪酸 ……44	irritant receptor ……56
human papillomavirus ……112	一酸化炭素 ……228	islet cell antibody ……203

isomorphic erythrocyte ……… 372
1型糖尿病 …………………… 157
Ⅰ型のアレルギー反応 ……… 147

J

ジアルジア …………………… 166
ジフテリア …………………… 115
耳下腺 ………………………… 306
耳下腺腫脹 …………………… 83
自己抗体 ……………………… 158
自己肯定感 …………………… 391
事故対策 ……………………… 219
自己注射 ……………………… 159
自己免疫疾患 …………… 23, 307
自己免疫性 …………………… 158
自己免疫性溶血性貧血 ……… 19
事故予防 ……………………… 219
事象関連電位 ………………… 387
事象関連電位 P300 検査 …… 400
児童虐待防止委員 …………… 216
児童虐待防止等に関する法律
　………………………………… 213
児童相談所 ……………… 213, 217
自動販売機 …………………… 232
自閉症 …………………… 9, 415
自閉症スペクトラム ………… 399
縦隔気腫 ……………………… 273
重症感 ………………………… 278
重症呼吸不全 ………………… 119
重症心身障害児 ……………… 180
重複尿管 ……………………… 126
術後管理 ……………………… 50
受動喫煙 ……………………… 225
授乳の禁忌薬物 ……………… 69
上気道 ………………………… 244
上室性頻拍症 ………………… 259
常習喫煙 ……………………… 229
静水圧 ………………………… 364

静脈血 CO_2 分圧 …………… 250
除脂肪体重 …………………… 35
除水 …………………………… 366
除脳硬直 ……………………… 356
徐波睡眠 ……………………… 317
除皮質硬直 …………………… 356
自力禁煙 ……………………… 230
自律神経反射 ………………… 352
自律神経不安定性 …………… 407
自律性卵巣嚢腫 ……………… 347
腎盂腎炎 ……………………… 279
腎炎起因株 …………………… 107
腎合併症 ……………………… 137
人工栄養児 ……………… 42, 324
人工換気 ……………………… 54
腎後性乏尿 …………………… 368
尋常性疣贅 …………………… 112
腎静脈血栓 …………………… 367
腎生検 …………………… 130, 372
腎性糖尿 ……………………… 203
腎性乏尿 ……………………… 367
腎前性乏尿 …………………… 367
迅速診断 … 102, 106, 116, 118,
119, 122, 251
腎瘢痕 ………………………… 127
腎不全 ………………………… 365
Japan Coma Scale …………… 353
Jervell and Lange-Nielsen 症候群
　………………………………… 261

K

くも膜嚢胞 …………………… 268
カイロミクロン ………… 43, 47
カタプレキシー ……………… 318
カテコラミン ………………… 49
カテコラミン依存性 ………… 50
カテコラミン誘発性心室頻拍
　………………………………… 261

カテコラミン誘発性
　多形性心室頻拍 …………… 257
カリニ肺炎 …………………… 23
カルシウム …………………… 41
カルシウム・トロポニン …… 50
カンピロバクター …………… 164
キャリーオーバー …………… 328
クリプトスポリジウム ……… 166
クループ ……………………… 250
クループ症候群 ……………… 117
クレチン症 …………………… 194
ケトン性低血糖 ……………… 289
ケノデオキシコール酸 ……… 46
コーヒー残渣様嘔吐 ………… 287
コール酸 ……………………… 46
コントロール ………………… 42
解糖 …………………………… 47
開発途上国 …………………… 166
開放型保育器 ………………… 29
解離性チアノーゼ …………… 253
科学的な評価 ………………… 220
化学発光測定 ………………… 23
過換気症候群 ………………… 274
蝸牛症状 ……………………… 377
核黄疸 …………………… 10, 45
拡張末期圧 …………………… 50
核内受容体 …………………… 72
過誤腫 ………………………… 347
過剰適応性格 ………………… 411
過食症 ………………………… 413
下垂体性巨人症 ……………… 36
家族背景 ……………………… 325
過体重度 ……………………… 323
褐色脂肪組織 ………………… 66
活性型ビタミン D …………… 64
活性酸素 ………………… 17, 23
家庭裁判所 …………………… 217
家庭内暴力 …………………… 215

化膿性髄膜炎 …………………121	気管支肺異形成 ……………54	局所ステロイド薬 ……………148
花粉症 …………………………150	気管支ファイバースコープ …251	局所性浮腫 ……………………366
痒み ……………………………147	気管支壁肥厚 …………………118	虚血性低酸素性脳症 …………10
川崎病 ……………………106, 273	気管内挿管 ……………………117	巨細胞性肺炎 …………………77
川崎病様症状 ……………141, 166	気管軟化症 ……………………251	拒食症 …………………………413
換気扇 …………………………225	奇形赤血球 ……………………296	起立性調節障害 …268, 375, 407
環境因子 ………………………158	起座呼吸 ………………………247	起立直後性低血圧 ……………409
環境温 …………………………67	基礎代謝 ………………………66	起立負荷試験 …………………378
間欠的水腎症 …………………279	喫煙関連疾患 …………………228	筋炎 ……………………………101
還元型ヘモグロビン …………253	気道異物 ………………………251	禁煙開始治療 …………………227
間質性腎炎 ……………………279	気道狭窄 ………………………313	禁煙教室 ………………………228
間質性肺炎 ……………………119	気道抵抗 ………………………53	禁煙サポート法 ………………225
肝腫大 …………………………51	気道閉塞 ………………………117	禁煙動機付け強化 ……………227
肝性浮腫 ………………………365	機能的残気量 …………………55	禁煙マラソン …………………228
関節炎 …………………………166	機能的磁気共鳴画像 …………387	筋弛緩薬 ………………………269
間接型高ビリルビン血症 ……46	吸気性喘鳴	筋短縮症 ………………………71
関節内出血 ……………………301	…………117, 247, 250, 251	緊張型頭痛 ………………267, 269
感染症 …………………………28	鼠径ヘルニア嵌頓 ……………279	緊張性頚反射 …………………9
感染防御 ………………………43	丘疹性紅斑 ……………………76	空気嚥下 ………………………41
完全房室ブロック ……………262	急性喉頭炎 ……………………117	空気感染 ………………………75
肝造血期 ………………………13	急性喉頭蓋炎 ……………117, 251	空気清浄機 ……………………225
肝胆道系異常 …………………143	急性細気管支炎 ………………251	口呼吸 …………………………315
浣腸 ……………………………291	急性糸球体腎炎	屈折異常 …………………268, 375
冠動脈炎 ………………………142	…………105, 109, 115, 365	首を振る ………………………404
間脳視床下部 …………………235	急性小脳失調症 ………………98	経済効果 ………………………219
間脳病変 ………………………356	急性尿細管壊死 ………367, 368	形態異常 ………………………296
陥没呼吸 …………244, 247, 315	急性腹症 ………………………137	携帯メールプログラム ………231
顔面頭蓋 ………………………3	急性リンパ球性白血病 ……2, 19	痙直型脳性麻痺 ………………10
寒冷暴露 ………………………66	強化インスリン療法 …………159	頚嚢胞 …………………………306
気温 ……………………………28	胸郭 ……………………………55	経鼻胃チューブ ………………41
飢餓 ……………………………45	胸郭のコンプライアンス ……55	傾眠 ……………………………353
気管 ……………………………53	胸鎖乳突筋の腫瘤 ……………306	稽留熱 …………………………236
気管音 …………………………245	強制栄養 ………………………416	痙攣 …………………………102, 349
気管狭窄 ………………………251	共同偏視 ………………………356	痙攣重積状態 …………………349
気管支 …………………………53	強迫性障害 ……………………415	痙攣予防策 ……………………181
気管支炎 ………………………118	強迫性同一性保持行動 ………394	血圧測定 ………………………268
気管支音 ………………………245	胸部痛 …………………………134	血液ガス …………………247, 395
気管支腔 ………………………53	胸膜炎 …………………………273	血液脳関門 ……………………10

血液培養 …………………122	検尿 ……………………279	抗体陽性状況 ……………77
結核 ………………………77	犬吠様咳嗽 …………76, 117	好中球 ……………………21
結核性髄膜炎 ……………123	高圧上咽頭側面X線 ……314	好中球エラスターゼ阻害作用
血管炎 ……………………137	行為障害 …………………225	……………………………145
血管雑音 …………………268	抗ウイルス薬 ……………98	交通事故 …………………219
血管神経性浮腫 ……117, 366	抗DNAase-B ……………130	行動異常 …………………393
血管性紫斑病 ……………137	高Phe血症 ………………192	喉頭X線側面像 …………117
血管抵抗 …………………54	抗RSウイルス・	喉頭気管気管支炎 ………117
血管透過性 ………………364	モノクローナル抗体 …118	喉頭狭窄症状 ……………117
血管内脱水 …………134, 367	抗SS-A（Ro）抗体 ……262	喉頭ジフテリア …………117
血球貪食症候群 …………19	硬化像 ……………………118	行動制限 …………………416
血漿交換療法 ……………145	口渇 ………………………315	行動変容 …………………220
血小板機能の異常 ………301	高ガラクトース血症 ……193	行動変容療法 ……………396
血小板凝集 ………………17	睾丸炎 ……………………85	抗ドーパミン作用薬 ……403
血小板減少性紫斑病	交感神経系 …………50, 364	高度蛋白尿 ………………133
……………………19, 77, 81	好気的脂肪酸代謝 ………49	抗パーキンソン薬 ………406
血小板増加 ………………144	高機能自閉症 …394, 400, 415	広汎性発達障害 …389, 394, 399
血清クレアチニン ………29	抗菌薬 ……………………161	後鼻鏡 ……………………314
血清GAD抗体 …………203	高血圧 ……………………267	抗不安薬 …………………269
結節性紅斑 ………………166	抗血小板薬 ………………134	項部硬直 ……………121, 267
血栓形成 …………………17	高血糖 ……………………157	後部尿道弁 ………………368
血栓症 ……………………134	抗原抗体複合体 …………129	興奮性アミノ酸 …………10
血栓塞栓症 ………………193	口腔温 ……………………65	興奮毒性 …………………10
血中アンモニア …………288	口腔内 ……………………235	硬膜下出血 ………………216
血中薬物結合蛋白 ………71	口腔内のアフタ …………290	硬膜下水腫 ………………123
血糖 ………………………395	抗コリン薬 …………291, 383	抗利尿ホルモン …………364
血尿 ………………………129	高サイトカイン血症 ……141	高齢者 ……………………216
血尿の色調 ………………371	膠質浸透圧 ………………364	小型球形ウイルス ………166
血便 ………………………278	高周波アブレーション …260	呼気延長 …………………245
血友病 ……………………19	恒常性 ……………………27	呼気性喘鳴 …………247251
血友病A …………………301	甲状腺 ……………………3	呼吸運動 ……………55, 56
血友病B …………………301	甲状腺機能亢進症 ………325	呼吸音 ……………………245
解熱薬 ……………………98	甲状腺機能低下症 ………291	呼吸関連睡眠障害 ………318
嫌気性解糖系 ……………47	甲状腺腫大 ………………306	呼吸器疾患 ………………253
嫌気的代謝 ………………49	甲状腺超音波検査 ………194	呼吸機能 …………………152
健康診断 ……………187, 188	甲状腺ホルモン …………55	呼吸窮迫 ……………54, 247
健康増進法 ………………225	硬性浮腫 …………………142	呼吸困難 …………………151
見当識障害 ………………267	構造上の特性 ……………1	呼吸性不整脈 ……………263

呼吸中枢 …………………56, 247		慢性硬膜下血腫 ……………267
呼吸不全 …………………55, 366	**L**	慢性腎炎 ………………………129
国際小児腎臓病研究グループ	LD ………………………………387	慢性肉芽腫症 ……………19, 307
…………………………………138	lean body mass ………………35	慢性の疼痛 ……………………285
国際頭痛学会 …………………265	learning disabilities …………387	慢性肺疾患 ………………54, 251
五炭糖リン酸回路 ……………47	Lennox-Gastaut 症候群	身代わり男爵症候群 …………216
骨大理石病 ……………………62	……………………………10, 352	未熟児 …………………………27
骨年齢 ……………………35, 329	LH ………………………………37	水中毒 …………………………29
骨の繊維性骨異形成 …………346	LHRH アナログ ………………347	水無脳症 ………………………9
骨吸収機能 ……………………62		耳鳴り ……………………377, 378
骨系統疾患 ……………………59	**M**	無害性雑音 ……………………210
骨石灰化 ………………………61	まばたき ………………………404	無機鉄 …………………………47
骨幹端 …………………………59	むくみ …………………………364	無気肺 ……………………55, 251
骨髄造血期 ……………………13	もやもや病 ……………………267	無菌性髄膜炎 …………………84
骨折 ……………………………216	マクロファージ ………………21	無形成クリーゼ ………………88
骨粗鬆症 ………………………4	ミエリン ………………………10	無月経 …………………………413
骨端 ……………………………59	ミオグロビン尿症 ……………371	無呼吸 …………………………56
骨端線 …………………………35	ミオシン ATPase ………………50	無呼吸発作 ……………………8
股動脈音 ………………………287	ミトコンドリア脳筋症 ………267	無髄自律神経 …………………151
子どもの事故予防情報センター	ミネラル代謝 …………………62	迷走神経 ………………………56
…………………………………223	ムンプスウイルス ……………123	免疫寛容 ………………………45
子どもの人権侵害 ……………213	メープルシロップ尿症 ………192	免疫グロブリン ………………21
粉ミルク ………………………28	メタボリックシンドローム …327	免疫グロブリン
個別健診 ………………………169	メチルプレドニゾロンの	スーパーファミリー ………135
鼓膜温 ……………………65, 235	パルス療法 ………………145	免疫調節作用 …………………45
混合ワクチン …………………172	メトヘモグロビン ……………253	免疫複合体病 …………………137
昏睡 ……………………………353	メモリー T 細胞 ………………22	免疫不全症 ………………95, 117
昏迷 ……………………………353	メラニン欠乏 …………………192	毛細胆管 ………………………45
K-ABC 心理・教育アセスメント	メラノコルチン 4 受容体 ……329	網状赤血球産生指数 …………294
バッテリー …………………390	モノクローナル抗体 …………22	M 蛋白 …………………………129
Kaup 指数 ……………………323	モノハイドロキシ胆汁酸 ……46	MacBurney 圧痛点 ……………278
Kent 束 ………………………260	膜性骨形成 ……………………59	Mackenzie 分類 ………………314
Kernig 徴候 ………………121, 267	膜性増殖性腎炎 ………………133	Mahaim 束 ……………………260
Kiesselbach 部位 ………………299	膜様落屑 ………………………142	male-limited
Klüver-Bucy …………………400	末梢血塗抹標本 ………………296	precocious puberty ………346
Koplik 斑 ………………………75	末梢性チアノーゼ ……………253	Mann 試験 ……………………377
Kostmann 症候群 ………………18	末梢性めまい …………………375	maple syrup urine disease ……192
	麻疹ワクチン …………………75	McCune-Albright 症候群 ……346
	麻薬性鎮咳薬 …………………291	

MCH ……296	内頸動脈 ……65	妊娠・出産の異常 ……225
MCHC ……296	内耳前庭系 ……375	認知機能 ……390
McKusick ……61	内分泌性浮腫 ……365	熱産生 ……65, 235
MCV ……296	軟骨異形成 ……59	熱産生内分泌系 ……66
membranous proliferative glomerulonephritis ……133	軟骨性骨形成 ……59	熱傷 ……367
Mendelian Inheritance in Man ……61	難聴 ……7, 85, 171, 372, 377	熱性痙攣 ……10, 77, 116, 181
	二次性徴 ……343	熱中症 ……67
	二次性の貧血 ……19	熱放散 ……65, 235
mesial temporal sclerosis ……10	二次胆汁酸 ……46	熱放出 ……66
mesomelic ……59	二次的不適応状態 ……391	眠気 ……406
minimal brain dysfunction ……393	二糖類 ……42	捻髪音 ……246
Mobitz Ⅱ型 ……262	二分脊椎 ……126, 291, 381	粘膜出血 ……301
MODY1～5 ……159	二枚貝 ……166	粘膜障害 ……151
molluscum body ……111	乳酸 ……268, 288, 395	粘膜免疫 ……42
molluscum contagiosum ……111	乳酸菌製剤 ……280	年齢依存性てんかん性脳症 ……11
m-PSLパルス療法 ……134	乳歯 ……41	粘液水腫 ……365
MRSA ……110	乳児白血病 ……18	脳室周囲白質軟化症 ……10
MSSA ……110	乳児ボツリヌス症 ……165	脳重量 ……7
mucous membrane warts ……113	乳汁移行 ……69	脳障害 ……7
multidrug resistance protein ……71	乳頭浮腫 ……268	脳神経 ……377
	乳糖分解酵素 ……42	脳頭蓋 ……3

N

ナチュラル・キラー細胞 ……21	入眠時幻覚 ……318	脳性麻痺 ……9, 117, 171
ナットクラッカー現象 ……372	乳幼児健診 ……221	脳脊髄液腔 ……2
ナテグリニド ……160	乳幼児突然死症候群 ……8, 217, 225	脳底動脈型片頭痛 ……267
ナルコレプシー ……318		脳膿瘍 ……267
ニコチン依存 ……226	入力刺激遮断 ……8	脳波記録 ……395
ニコチンガム ……227	尿管瘤 ……126	脳波ポリグラフ ……318
ニコチン代替療法 ……226	尿細管障害 ……366, 367	膿皮症 ……105
ニコチンパッチ ……227	尿細管リン最大吸収量 ……64	脳浮腫 ……10, 123, 216, 356
ニトロプルシド反応 ……372	尿中アミノ酸分析 ……372	脳ヘルニア ……121, 267
ネグレクト ……213	尿中シュウ酸 ……372	膿尿 ……125
ネフリン ……135	尿沈渣 ……371	膿瘍 ……123
ネフローゼ症候群 ……365, 369	尿道狭窄 ……382	n-3系脂肪酸 ……44
ノイラミニダーゼ阻害薬 ……103	尿糖 ……203	Na再吸収能 ……29
ノーウォーク様ウイルス ……166	尿道リング状狭窄 ……381	Na貯留 ……365
ノロウイルス ……166	尿濃縮力 ……29	narcolepsy ……318
内因性発熱物質 ……67, 235	尿路感染症 ……279	narrow QRS頻拍 ……260
	人形の目現象 ……356	nasal airway ……316

nasal CPAP ……………316
NBT還元試験 ……………23
neglect ……………213
neonatal depression ……………69
nephritogenic strain ……………129
neurally mediated syncope ……410
Niemann-Pick病 ……………311
niveau ……………310
NK細胞 ……………21
nonpitting edema ……………365
non-REM睡眠 ……………317
non-shivering thermogenesis
　……………65
normal vesicular sound ………245
NT抗体 ……………76
2型糖尿病……………158, 328
2度房室ブロック ……………262

O

オリゴペプタイド ……………43
嘔気 ……………267
黄色ブドウ球菌 ……………165
黄体形成ホルモン ……………37
黄疸 ……………143, 355
嘔吐 ……………267, 287
温度受容器 ……………65
温ニューロン ……………65
温熱性発汗 ……………66
温熱中間帯 ……………67
ocular bobbing ……………356
oculocephalic reflex ……………356
oculovestibular reflex……………356
organic anion transporter ……71
organic cation transporter ……71
oseltamivir ……………103
osteoporosis pseudoglioma ……62
overflow mechanism ……………364

P

パーキンソニズム ……………9
パリビズマブ ……………251
ピーナッツ ……………251
ピモジド ……………401
ピルビン酸 ……………26, 288, 395
ピロリン酸 ……………61
プログラム神経細胞死 ……………8
ペースメーカ植え込み ……………262
P糖蛋白質……………73
P3b ……………400
PDD ……………389
palivizumab ……………118
pediatric emergency……………21
pencil sign ……………250
periventricular leukomalacia ……10
Perthes病 ……………286
phenylketonuria ……………192
physical abuse……………213
Pickwickian症候群 ……………315
Pierre Robin症候群 ……………315
Pimoside ……………396
Pimozide ……………405
pitting edema ……………364
PKU ……………192
plantal warts ……………112
Poiseuilleの法則 ……………247
poststreptococcal acute glomeru-
　lonephritis ……………105, 129
postural tachycardia syndrome
　……………410
Prader-Willi症候群……………159, 315
precordial catch syndrome ……273
premature pubarche ……………344
premature thelarche ……………343
probiotics ……………42
pro-opiomelanocortin ……………329
PRSP ……………119

prune-belly症候群 ……………312
pseudorenal sign ……………278
PT-INR ……………146
puberty ……………31

Q

QOL ……………135, 154
QRS ……………208
QT延長 ……………208
QT延長症候群……………257, 261

R

リウマチ熱 ……………115
リスパダール ……………406
リスペリドン ……………401
リゾチーム ……………17
リタリン ……………396
リトコール酸 ……………46
リバビリン ……………251
リピドーシス ……………47
リポ蛋白 ……………47
リモデリング ……………151
リレンザ ……………103
リン代謝 ……………64
リンパ管腫 ……………315
リンパ節腫脹 ……………79
ループ利尿薬 ……………366
レニン-アンジオテンシン-
　アルドステロン系……………364
レプチン ……………329
レプチン受容体 ……………329
レンサ球菌性毒素性
　ショック症候群 ……………105
落陽現象 ……………268
卵円孔 ……………54
卵巣炎 ……………85
卵胞 ……………38
卵胞刺激ホルモン ……………38

離乳食 …………………291, 295	シクロゲナーゼ ………………67	錯乱 ………………………353
利尿薬 ……………………123	シクロスポリンA ……134, 135	左室流出路狭窄 ……………272
良性家族性血尿 ……………372	シクロフォスファミド ……3, 135	嗄声 ………………………117
良性頭蓋内圧亢進症 ………269	シスチン尿症 …………368, 372	殺菌作用 ……………………17
両側性腎動脈閉塞 …………367	シナプス形成 …………………7	左右短絡量の変化 …………51
緑内障 ……………………267	ショック …………………134	酸化ヘモグロビン ……………17
老親虐待 …………………215	スーパー抗原 ……106, 129, 141	三環系抗うつ薬 ……………384
漏斗胸の増悪 ………………315	ステロイド ………………338	算数能力障害 ………………389
肋骨骨折 …………………216	ステロイド依存性	酸素 ………………………255
肋軟骨炎 …………………273	ネフローゼ症候群 ………135	酸素分圧 ……………………17
Ramsay Hunt症候群 …………97	ステロイド治療 ……………134	指圧痕 ……………………364
rapid eye movement …………317	ステロイド抵抗性	視覚異常 …………………267
rating scale ………………394	ネフローゼ症候群 ………133	視覚刺激遮断 …………………7
RDS …………………………54	ステロイド投与 ………………54	視覚障害者 ……………………8
refeeding・	ステロイド薬 ………………329	志賀毒素1 …………………165
nutritional rehabilitation …416	ステノン管 …………………84	志賀毒素2 …………………165
refeeding syndrome …………417	ストレス障害 ………………318	色素沈着 ……………………76
REM睡眠 …………………317	ストレプトザイム・テスト …108	試喫煙 ……………………229
renal scar …………………127	セカンダリーワクチンフェーラー	糸球体濾過率 ……………29, 73
respiratory distress …………247	……………………………79	刺激受容体 …………………56
reticulocyte production index	セロトニン代謝 ……………400	事故予防 …………………172
…………………………294	セロトニン	脂質新生 ……………………47
Reyの複雑図形 ……………390	トランスポーター遺伝子 …400	思春期外来 ………………230
Reye症候群 ………………238	細気管支炎 ………………118	思春期女子 ………………325
rhabdomyolysis ……………368	細気管支腔 …………………53	思春期のスパート ……………31
rhizomelic …………………59	催奇形性 ……………………79	自然気胸 …………………273
Romano-Ward症候群 ………261	細菌性気管炎 ………………118	自然流産 …………………192
Romberg試験 ………………377	最終身長 …………………343	肢端紅痛症 ………………285
RSウイルス …………118, 251	再生不良性貧血 ………………19	疾病教育 …………………416
	臍帯血 ………………………13	市中肺炎 …………………119
S	臍帯静脈 ……………………49	弛張熱 ……………………236
サーファクタント ……………54	臍帯動静脈 …………………54	失神 ……………259, 261, 262
サイトカイン ………………13	細胞外液 ………27, 69, 71, 367	湿性咳嗽 …………………118
サイトメガロウイルス …………19	細胞性免疫系 ………………21	湿性ラ音 …………………118
サルフォニル尿素 …………160	細胞内液 …………………27, 71	紫斑病性腎炎 ………………279
サルモネラ …………………161	細胞内殺菌能 ………………23	脂肪酸 ………………………47
シェイクンベビー症候群 ……216	細胞内小器官 ………………50	脂肪成分 ……………………27
シガトキシン ………………278	細胞内伝達機構 ……………346	社会的サポート体制 ………226

視野狭窄 …………………267	心筋虚血 ……………49, 272	身体的虐待 …………213, 355
しゃっくり ………………41	心筋筋線維鞘 ………………50	伸展受容体 …………………56
斜偏視 ……………………356	心筋症 ……………………211	心電図コンピュータ判読 ……205
周期性呼吸 …………………56	神経因性膀胱 …………126, 382	浸透圧脳圧降下薬 …………123
収縮蛋白 ……………………50	神経系合併症 ………………144	浸透圧負荷 …………………29
修飾麻疹 ……………………77	神経支配領域 ………………96	心拍出量 ……………………50
集団健診 …………………169	神経性大食症 ………………413	心拍数 ……………………208
集団食中毒 ………………164	神経性無食欲症 ……………413	心拍同期直流通電 …………260
縮瞳 ………………………356	神経生理学的検査 …………390	心不全 ………………260, 368
出血性水痘 …………………96	神経調節性失神 ……………410	深部体温 ……………………65
出血性素因 ………………300	神経痛 ………………………96	深部知覚 …………………375
出血性膀胱炎 ………………135	神経伝達物質 ………………8	心房性期外収縮 ……………257
出席停止期間 ………………78	神経ペプチド ………………151	心房中隔欠損 ………………51
腫瘍マーカー ………………311	進行性風疹脳炎 ……………81	心膜炎 ……………………273
消化管出血 …………………48	心雑音 ……………………171	心律動異常 ………………211
症候性肥満 ………………328	心室性期外収縮 ………209, 259	心理社会的ストレス ………411
猩紅熱 ……………………105	心室中隔欠損 ………………51	心理的虐待 ………………213
脂溶性ビタミン ……………47	心室頻拍症 …………………261	膵β細胞 …………………157
小脳 …………………………9	心身症 ……………………407	膵β細胞関連自己抗体 ……203
小脳炎 ………………………98	新生児 ………………………27	膵炎 ………………………83
小脳症状 ………………268, 377	新生児一過性多呼吸 …………54	水腎症 …………125, 127, 368
食細胞免疫系 ………………21	新生児壊死性腸炎 …………41	錐体外路症状 ………………406
食作用 ………………………17	新生児黄疸 …………………45	錐体路症状 ………………377
食道炎 ……………………273	新生児期 ……………………71	膵嚢胞性線維症 ……………46
食道ペーシング ……………260	新生児高ビリルビン血症 ……72	水分含有率 …………………27
植物機能 ……………………8	新生児水痘 …………………96	水泡音 ……………………246
食物アレルギー ……149, 288	新生児水痘症候群 ……………98	睡眠驚愕障害 ………………320
初経 …………………35, 338, 343	新生児低血糖 ………………45	睡眠時間 …………………317
書字障害 ………………388, 389	新生児糖尿病 ………………159	睡眠時無呼吸症候群
視力障害 …………………268	新生児突発性胃破裂 …………41	…………………265, 318, 383
心因性胸痛 ………………274	新生児遷延性肺高血圧症 ……54	睡眠障害 …………………318
心因性の身体症状 …………408	新生児溶血性疾患 ……………18	睡眠随伴症 …………………320
心因反応 ………285, 352, 408	心臓血管系疾患 ……………179	睡眠ステージ ………………317
心エコー・ドプラ検査 ……210	腎臓疾患 …………………179	睡眠相後退型 ………………318
心音 ………………………245	心臓手術 ……………………50	睡眠発作 …………………318
心音図診断 ………………209	腎臓無形成機能不全 …………54	睡眠麻痺 …………………318
心合併症 …………………142	身体計測 …………………327	睡眠遊行 …………………320
心筋炎 …………………143, 273	身体測定 …………………333	巣状糸球体硬化症 …………133

生活習慣病 ………………4, 327	脊椎 ………………………59	掻破痕 ……………………147
生活の質 …………………399	脊椎管 ………………………1	僧帽弁逸脱 ………………272
正期産児 …………………71	咳払い ……………………404	掻痒 ………………………99
精子形成 …………………38	赤血球寿命 ………………45	即時型反応 ………………151
正常肺胞音 ………………245	赤血球増多症 ……………255	足底疣贅 …………………112
生殖機能 …………………343	赤血球内の封入体 ………296	側頭葉てんかん …………352
精神遅滞の定義 …………397	赤血球の形態 ……………371	組織間液 …………………27
性ステロイドホルモン ……32	赤血球の形態異常 ………297	組織間質液 ………………364
性腺 …………………………3	赤血球の細胞内封入体 …297	咀嚼 ………………………41
性腺刺激ホルモン …………37	世代間連鎖 ………………214	Save our smokers ………231
性腺障害 …………………135	線維芽細胞成長因子受容体 …62	Scammonの発育曲線 ………2
精巣上体炎 …………………85	閃輝暗点 …………………267	SCF …………………………13
精巣捻転 …………………279	占拠性病変 ………………356	sexual abuse ……………213
精巣容量 ……………32, 343	尖圭コンジローマ ………113	SFU分類 …………………126
成体型造血 …………………13	鮮紅色 ……………………355	shivering …………………65
生体防衛反応 ……………237	選択的セロトニン	Sjögren症候群 ……………262
生体防御機構 ………………21	取り込み阻害薬 ………400	SIADH ……………………123
生体膜輸送体 ………………71	先天性甲状腺機能低下症 36, 194	SIDS ………………………217
成長因子 ……………………55	先天性冠動脈奇形 ………273	skew deviation …………356
成長曲線 …………170, 323, 333	先天性好中球減少性 …18, 307	sleep apnea syndrome ……318
成長障害 ……………37, 170	先天性股関節脱臼 ………171	sleep disorder …………318
成長痛 ……………………285	先天性再生不良性貧血 ……18	sleep onset REM ………318
成長パターン ………………31	先天性小腸閉鎖 …………46	slip rib syndrome ………273
成長発育 …………………149	先天性心疾患	slow wave sleep ………317
成長ホルモン ………32, 37	……117, 170, 251, 253, 267	SOS ………………………231
成長ホルモン	先天性代謝異常症 ………191	spasm ……………………349
分泌不全性低身長症 ……36	先天性胆道閉鎖症 ………171	SRSV ……………………166
成長率 ………………32, 333	先天性ネフローゼ症候群 …135	SSRI ………………396, 400
性的虐待 …………………213	先天性白内障 ………………7	SSSS ………………………110
性の成熟 …………………35	先天性風疹症候群 ………79	Staphylococcus aureus ……165
生物学的利用率 …………70	先天性副腎皮質過形成症	status epilepticus ………10
正方向性回帰頻拍 ………260	………………………36, 194	steal ……………………273
生理群精神遅滞 …………398	先天性無γグロブリン血症 …22	steeple sign ………118, 250
生理的 ……………………293	潜伏感染 …………………96	stem cell factor …………13
生理的貧血 ………………15	譫妄 ………………………353	storage disease …………62
脊髄 …………………………1	早期乳房発育症 …………343	streptococcosis …………105
脊髄髄膜瘤 ………………291	早期恥毛発育症 …………344	streptopolysaccharide …107
赤沈亢進 …………………144	蒼白 ………………………355	stretch-receptor ………56

stridor ……………………243, 247	胎児水腫 ……………………………88	乳房 ………………………………343
syndrome of	胎児の発育 ………………………225	注意欠陥/多動性障害
cerebral dysfunction ………393	胎児ヘモグロビン ………………49	………………………9, 389, 394
1,25 水酸化ビタミン D …62, 64	体脂肪量 …………………………328	中間代謝産物 ……………………72
25 水酸化ビタミン D ……………64	代謝症候 …………………………327	中鎖脂肪酸 ………………………44
3 歳時検尿 ………………………372	体重増加不良 ……………170, 217	中耳炎 ……………………………119
	体重増加率 …………………32, 324	中心静脈圧 ………………………51
	体重の変化 ………………………287	虫垂炎 ……………………………278
T	耐性インフルエンザ菌 …………119	中枢神経感染症 …………………121
てんかん ……………………182, 267	耐性ウイルス ……………………103	中枢神経系 ………………………71
てんかん重積状態 ………………10	体性感覚 ……………………………8	中枢神経系機能 ……………………2
ターナー症候群 ……………36, 159	耐性肺炎球菌 ……………………119	中枢神経系白血病 …………………2
タウリン抱合 ……………………46	大泉門 ……………………………121	中枢神経症状 ……………………137
タバコ規制枠組み条約 …………232	大腸菌 O-157 ……………………278	中枢性思春期早発症 ……………345
タミフル …………………………103	耐糖能障害 ………………………158	中枢性チアノーゼ ………………253
チアノーゼ …………………171, 355	大脳機能障害症候群 ……………393	中枢性めまい ……………………375
チェックバルブ機序 ……………250	胎盤呼吸 …………………………54	中毒 …………………………217, 289
チオプリン S-メチル転移酵素	体表面積 …………………………69	中脳視蓋病変 ……………………356
…………………………………72	胎便塞栓症候群 …………………46	中胚葉造血期 ……………………13
チトクローム P450 ………………70	多因子遺伝 ………………………158	腸炎ビブリオ ……………………164
チャイルドシート ………………222	多飲多尿 …………………………325	腸管虚血 …………………………134
テストステロン …………………346	多価不飽和脂肪酸 ………………44	長管骨 ……………………………59
テトラヒドロ	立ち直り反射 ………………………9	腸管出血性大腸菌 ………………164
ビオプテリン異常症 ………192	多糖類 ……………………………42	腸肝循環 …………………………45
ドメスティックバイオレンス	多能性前駆細胞 …………………13	腸管穿孔 …………………………280
……………………………………215	胆汁酸 ……………………………46	長鎖脂肪酸 ………………………43
トランスフェリン ………………47	胆汁酸刺激性リパーゼ …………44	腸重積 ……………………………278
体位性頻脈症候群 ………………410	胆汁酸プール ……………………46	腸蠕動 ……………………………280
高安病 ……………………………268	胆汁性嘔吐 ………………………287	超大量メソトレキサート …………2
第一呼吸 …………………………56	単純ヘルペス ……………………95	超大量 γ グロブリン療法 ……144
体温 …………………………………28	単純性肥満 …………………315, 328	直腸温 ………………………65, 235
体温調節中枢 …………………65, 235	単糖類 ……………………………42	鎮痛薬 ……………………………280
胎芽 ………………………………71	胆嚢腫大 …………………………143	椎骨の脱臼 ………………………216
体型的変化 ………………………32	蛋白分解酵素 ……………………43	低 Na 血症 ………………………29
対光反射 …………………………356	知覚過敏 …………………………96	定型的めまい ……………………375
胎児 …………………………………4	知覚神経節 ………………………95	低血圧 ………………………………8
胎児帯状疱疹 ……………………98	致死性不整脈 ………………261, 416	抵抗血管 …………………………409
胎児呼吸様運動 …………………56	遅発型反応 ………………………151	抵抗血管収縮不全 ………………409
胎児循環 ……………………49, 51		

低酸素環境 …………………49
低出生体重児 …4, 41, 45, 180
低身長 ……267, 329, 333, 347
低体温 ………………8, 65, 236
低蛋白血症 …………………133
低補体血症 …………………130
鉄 ………………………………47
鉄吸収阻害 …………………48
鉄欠乏性貧血 …………18, 296
点状出血斑 …………………301
天井排気装置 ………………225
伝染性膿痂疹 ………………105
伝染性軟属腫 ………………111
動悸 ……………………259, 261
糖原病Ⅰ型 …………………47
頭蓋内圧亢進 ………………265
頭蓋内出血 ……………137, 216
頭蓋内動静脈奇形 …………268
瞳孔 …………………………356
登校禁止 ……………………213
糖質コルチコイド …………55
等尺性収縮 …………………66
糖新生 ………………………46
透析療法 ……………………366
糖尿病 ………………………5
糖尿病性ケトアシドーシス
　………………………159, 203
糖尿病母体児 ………………45
動脈管 …………………51, 54
動脈管閉鎖作用 ……………255
時々喫煙 ……………………229
特異 IgE 抗体 ………………147
特発性低髄液圧症候群
　………………………267, 269
特発性浮腫 …………………365
特別支援教育 ………………391
突然死
　………117, 211, 260, 261, 273

塗抹標本 ……………………296
鶏肉 …………………………278
努力性呼吸 …………………151
T 細胞 …………………………21
T 細胞機能不全 ……………22
T 蛋白 ………………………129
Tanner–Whitehouse 2 法 ……35
target sign ……………278, 310
TEACCH 方式 ………………401
testotoxicosis ………………346
TGF-β …………………………45
Th1 タイプ …………………147
thin basement membrane disease
　………………………………372
thrombopoietin ………………15
Tietze 症候群 ………………273
TK 式学力検査 ……………390
TmP/GFR ……………………64
torsade de pointes ……257, 261
Tourette 障害 ………………403
tracheal sound ………………245
Treacher Collins 症候群 ……315
tumor lysis syndrome ………368
Turner 症候群……………36, 159

U

うつ病 ………………………318
ウイルス感染 …………23, 307
ウリナスタチン ……………145
ウロビリノーゲン …………46
ウロビリン …………………46
右室 …………………………51
右室肥大 ……………………51
内側側頭葉硬化 ……………10
うっ血性心不全 ……………365
運動機能 ……………………356
運動負荷心電図 ……………259
運動療法 ……………………159

UDP-グルクロン酸転移酵素 …72
UDPG …………………………45
underfill mechanism …134, 364
uric acid nephropathy ………368
uridine diphosphate
　glucuronic acid …………45
urosepsis ……………………125

V

vascular purpura ……………137
VCG …………………………280
VCUG ………………………126
vertigo ………………………375
vesicoureteral reflux …………125
vesicular breath sound ………245
Vibrio parahaemolyticus ……164
voiding cystourethrography
　………………………………126
von Gierke disease …………47
von Willebrand 因子 …………17
von Willebrand 病 …………301
VUR ……………………125, 127

W

ワクチン ………………………78
ワクチン接種基準 …………181
ワクチン接種要注意者 ……179
Wechsler 式知能検査 ………390
Wenckebach Ⅱ型 ……………262
West 症候群 …………………10
wheeze …………………118, 243
wheezing ……………………247
white strawberry ……………106
wide QRS 型頻拍 ……257, 260
Wilms 腫瘍 …………………372
wine bottle appearance
　………………………118, 250
WISC-Ⅲ ……………………390

Wiskott-Aldrich症候群 ……23	火傷 …………………216	**Z**
withdrawal syndrome ………69	夜尿 …………………315	ゼラチン凝集法 ……………76
Wolfram症候群 ……………159	有効循環血液量 ……………364	頭囲 ………………170, 268
WPW症候群……………209, 260	遊離脂肪酸 …………………47	髄外造血 ……………………15
	遊離薬物 ……………………70	髄鞘化 ………………………7
X	夢 ……………………317	髄鞘形成 ……………………44
X連鎖無γグロブリン血症……23	溶血性尿毒症症候群	髄膜炎 ………………23, 125
	……………165, 278, 369	髄膜刺激症状 ……121, 267, 356
Y	羊水 …………………54	髄膜脳炎 ……………………83
やせ …………………323	腰椎穿刺 ……………2, 267	髄膜瘤 ………………………126
夜間睡眠パターン …………317	腰部叩打痛 …………………279	舌根沈下 ……………………315
夜間多尿 ……………………383	容量負荷 ……………………50	全身弛緩 ……………………356
夜間の授乳 …………………319	溶連菌感染後糸球体腎炎	全身性浮腫 …………………365
夜驚 …………………315	………………365, 368	全身性リンパ節腫脹 ………307
夜驚症 ………………………320	溶連菌感染症 ………………289	喘鳴 …………………118
薬剤感受性 …………………122	夜泣き ……………317, 319	造血器 ………………………13
薬剤性浮腫 …………………365	予防医療 ……………………169	造血機能 ……………………13
薬疹 …………………106	予防接種 ……………………172	zanamivir …………………103
薬物代謝酵素 ………………71	Y蛋白 …………………45	zoter sin herpete …………97
薬物の胎盤移行 ……………69	Yersinia ……………………165	
薬用量 ………………………69		

[編著者略歴] **別所　文雄**（べっしょ　ふみお）

1969年東京大学医学部卒業
1969年東京大学医学部小児科研修医
1970年東京大学医学部小児科助手
1975年から1977年米国テネシー州メンフィス市 St. Jude Children's Research Hospitalに
Hematology/Oncology部門のClinical Fellowとして留学
1978年東京大学医学部小児科講師
1990年東京大学医学部小児科助教授
2000年杏林大学医学部小児科教授

所属学会
国内
　日本小児科学会（専門医，指導医）
　日本小児血液学会
　日本小児がん学会
　日本小児保健協会
　日本血液学会（専門医，指導医）
　日本臨床血液学会
　日本癌学会
　日本癌治療学会
　その他
国外
　国際小児がん学会
　アジア小児がん学会
　国際血液学会
　米国小児血液/腫瘍学会
　米国臨床腫瘍学会
　国際小児 ITP 研究会（ICIS）

©2006　　　　　　　　　　　　　　　　第1版発行　2006年2月16日

これだけは知っておきたい
小児医療の知識　　　　　　　　（定価はカバーに表示してあります）

　　　　　　　　　　　　　　　編　著　　別　所　　文　雄

　　　　　検印省略　　　　　　発行者　　　　服　部　秀　夫
　　　　　　　　　　　　　　　発行所　　株式会社　新興医学出版社
　　　　　　　　　　　　　　　〒113-0033　東京都文京区本郷6丁目26番8号
　　　　　　　　　　　　　　　電話　03（3816）2853　　FAX　03（3816）2895

印刷　株式会社　藤美社　　ISBN4-88002-634-4　　郵便振替　00120-8-191625

・本書およびCD-ROM（Drill）版の複製権・翻訳権・譲渡権・公衆送信権（送信可能化権を含む）は株式会社新興医学出版社が所有します。
・JCLS〈（株）日本著作出版権管理システム委託出版物〉
本書の無断複写は著作権法上での例外を除き禁じられています。複写される場合は，その都度事前に(株)日本著作出版権管理システム（電話03-3817-5670，FAX 03-3815-8199）の許諾を得てください。